Sandra Maxeiner - Hedda Rühle

Dr. Psych's Ratgeber Borderline

mit einem Beitrag zur Multiplen Persönlichkeit

»Damit ihr wisst, wie ich mich fühle«

Was Betroffene und Angehörige wissen sollten

JERRY
MEDIA VERLAG

Auflage 2018

Homepage:	www.jerrymedia.eu; www.dr-psych.com
Facebook:	Dr. Psych
twitter:	@dr_psych_
Lektorat:	Harald Gourgé
Satz:	Peggy John
Grafik:	Uta Elsholz
Zeichnungen:	Katja P. (Name von der Redaktion geändert)
Gedichte:	Renate Lilge-Stodieck
Fotos:	Hedda Rühle © Beauty Shots, Sandra Maxeiner © Fotostudio Urbschat
Einbandgestaltung:	Peggy John, © pbrazauskas - Fotolia.comv (52020589), © thomas.andri - Fotolia.com (68335284)
Druck:	Druckzentrum Nord, Dänemark
ISBN:	978-3952367285

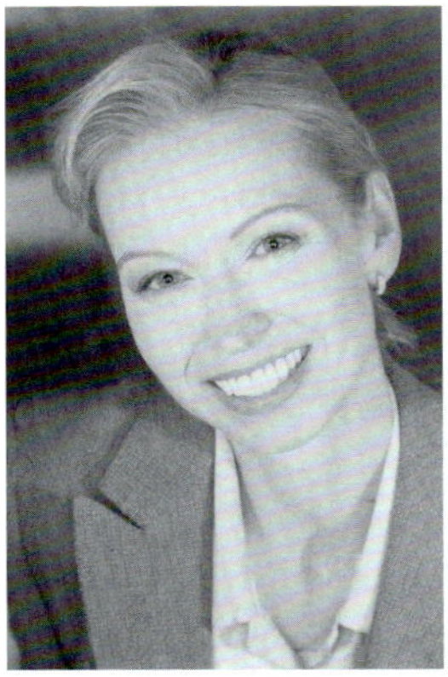

Dr. Sandra Maxeiner

Geboren in Thüringen; Studium der Betriebswirtschaftslehre in Frankfurt (Stipendiatin der Stiftung der Deutschen Wirtschaft), Promotion in Politik- und Sozialwissenschaften an der Freien Universität Berlin (Stipendium der Konrad-Adenauer-Stiftung). Weitere Qualifikationen: Heilpraktikerin für Psychotherapie, Ausbildung zum Coach an der Freien Universität Berlin, Dozentin für Personalmanagement. Seit mehreren Jahren Geschäftsführerin eines mittelständischen Unternehmens und Verlagsleiterin. Seit 2013 ehrenamtliche Hospizhelferin und Gründerin von »Was wirklich zählt im Leben e.V.« (www.was-wirklich-zaehlt-im-leben.de)

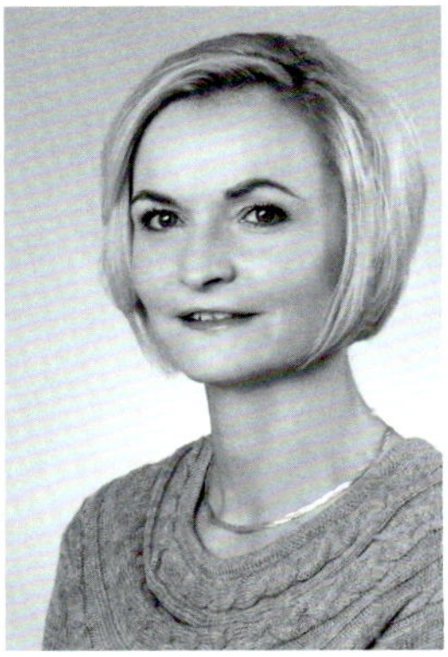

Dipl.-Psychologin Hedda Rühle

Geboren in Berlin; ausgebildete Krankenschwester mit Ausübung des Berufes in diversen Fachrichtungen (Psychiatrie, Onkologie, Chirurgie, Intensivstation), Studium der Psychologie an der Freien Universität Berlin, wissenschaftliche Mitarbeit am Sozialpädagogischen Institut Berlin, Tätigkeit als Dozentin für das Fach Psychologie und Gesprächsführung am Institut für Angewandte Gerontologie sowie Dozentin für die Fächer Psychopathologie, Psychologie und Psychotherapie. Seit 1995 selbstständig in freier psychotherapeutischer Praxis in Berlin.

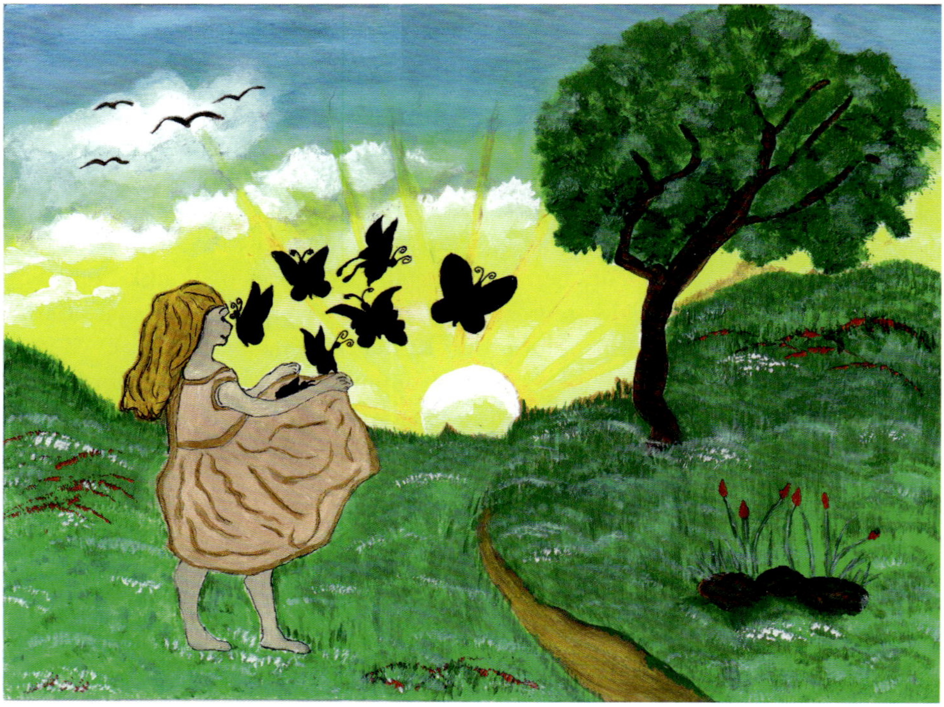

Abbildung 1: »Das Sonnenkind«, Zeichnung von Katja

SONNENKIND

Nein, ich will mich nicht
in dein Leben begeben,
will dir nur helfen,
den Schatz zu heben,
der in dir verborgen
hinter viel Mühsal,
Kummer und Sorgen.
Will dir nur helfen,
das Lachen zu wecken,
auch das kannst du
vor mir nicht verstecken.
Will nur helfen,
alle Scham zu vertreiben,
denn dann wird nur
die Freude noch bleiben,
dass du bist, wie du bist,
tanzendes Kind
im Sonnenlicht.
Sprich uns von dir,
das wird uns entzücken,
was du fühlst, siehst,
riechst und schmeckst,
wenn du ganz leise
die Schmetterlinge
schreckst.
Komm, Sonnenkind,
tanze im Wind.

Renate Lilge-Stodieck

1. »Ritzt du dich, oder was?« – Leben mit einer Borderline-Erkrankung 21

1.1.	Das »Pinguin-Prinzip«	21
1.2.	Katja und der Pinguin in der Wüste	23
1.3.	Was ist Borderline?	30
1.4.	Marilyn, Diana, Romy & Co. – Wer ist betroffen?	33
1.5.	Wie lebt es sich mit Grenzerfahrungen?	40
1.6.	»Alles explodiert von Null auf 180.« – Ein Gespräch mit Julia T.	45
1.7.	Im Ozean der Extreme: Die Borderline-Symptomatik	58
1.7.1	Katja und das gebrochene Herz im Käfig	63
1.7.2.	Was Borderliner fühlen	67
1.7.2.1.	Katja und der Vogel Strauß	70
1.7.2.2.	In der Achterbahn der Gefühle	71
1.7.2.3.	Die Anspannung ist groß	78
1.7.2.4.	Von innerer Leere, Sinnlosigkeit und depressiven Phasen	81
1.7.2.5.	»Wer bin ich?«	87
1.7.2.6.	Meine größte Angst	91
1.7.2.7.	Katja und die Mauer der Angst	92
1.7.3.	Warum sich manche Borderliner ritzen und andere nicht	94
1.7.3.1.	Selbstverletzung, Spannungsabbau, Selbstbestrafung	95
1.7.3.2.	Nicht alle Borderliner verletzen sich selbst	96
1.7.4.	Warum Beziehungen so schwierig sind	98
1.7.4.1.	»Ich liebe dich, ich hasse dich, ich habe Angst!«	99
1.7.4.2.	Du bist schuld!	103
1.7.4.3.	Bitte zeige mir, dass ich gut und liebenswert bin!	104
1.7.4.4.	Verlasse mich nicht!	106
1.7.4.5.	Wenn Sex zur Obsession wird	110
1.7.4.6.	Bin ich eine gute Mutter?	112
1.7.5.	Wenn Suizid der letzte Ausweg ist	113
1.7.5.1.	»In Gedanken werde ich immer bei dir sein« – Katja und der Abschiedsbrief	113
1.7.5.2.	Katja und Gevatter Tod	120
1.7.5.3.	Wenn der Gedanke an Suizid das Leben bestimmt	125
1.7.5.4.	Wenn Bäume, Tabletten und Schnürsenkel der letzte Ausweg sind	127
1.8.	Was die Krankheit einem nimmt	132
1.8.1.	Über den Alltag mit Borderline, über Abstiege, Abschiede und Verluste	134
1.8.2.	Wie das soziale Umfeld reagiert	139
1.8.2.1.	Liebe allein heilt nicht – wie Beziehungspartner sich verhalten	145
1.8.2.2.	Was Kollegen, Freunde und andere Menschen sagen	148

1.9. Von der Hoffnung, vielen bunten Träumen und persönlichen Wünschen 155
1.10. Was sich in unserer Gesellschaft ändern sollte 161

2. Traumatisiert, ungeliebt und ungewollt: Über Kindheitstraumata und ihre Folgen 167

2.1. Psychotrauma – Was ist das? 168
2.2. Welche Psychotraumata gibt es? 170
2.3. »Ich war ein Unfall!« – Die Geschichte von Sophia Z. 172
2.4. Traumata und ihre Schweregrade 176
2.4.1. »Ich hatte nie eine Familie!« 177
2.4.2. »An den Krieg habe ich furchtbare Erinnerungen« – Die Geschichte von Sora K. 187
2.4.3. »Das ist noch viel zu wenig, und du hast es verdient!« – Ein Gespräch mit Semra A. 194
2.4.4. Die Traumata muslimischer Frauen 196
2.5. Die Spaltung der Identität durch ein Trauma 199
2.5.1. Gesunde Anteile 200
2.5.2. Traumatisierte Anteile 200
2.5.3. Überlebensanteile 202
2.6. Die Weitergabe von Traumata über Generationen 209
2.7. »Weil ich mich für dich schäme« – Ein Gespräch mit Sarah C. 213
2.8. Borderline ist keine Krankheit! 220
2.9. »Der Anfang vom Ende war, als ich von einem Zuhälter zum nächsten durchgereicht wurde ...« – Die Geschichte von Cheyenne V. 229

3. Wie wird Borderline diagnostiziert? 235

3.1. Der Weg zur Diagnose 236
3.2. Schock oder Erleichterung? 239

4. Wege aus einer Borderline-Erkrankung 242

4.1. Die Dialektisch Behaviorale Therapie (DBT) 243
4.1.1. Das Fertigkeiten- (oder auch Skills-) Training 247
4.1.2. Die verhaltenstherapeutische Einzeltherapie 259
4.1.3. Die Krisenintervention per Telefon und E-Mail 260
4.2. Die Übertragungsfokussierte Psychotherapie (TFP, engl. Transference focused Therapy) 260
4.3. Die mentalisierungsbasierte Therapie (MBT) 262
4.4. Die Schematherapie (Schemafokussierte Therapie SFT) 266

4.4.1. Was ist ein Schema? 266
4.4.2. Das Modus-Modell 268
4.4.3. Was geschieht in der Schematherapie? 272
4.5. Das STEPPS-Training 273
4.6. Die Traumatherapie 273
4.7. Von sicheren Orten und Krafttieren 276
4.8. Betroffene berichten über ihre Erfahrungen mit der Therapie 280
4.8.1. Gute und schlechte Erfahrungen 290
4.8.2. Von Bädern, Düften & Co. – wie das Skills-Training Betroffenen hilft 301
4.8.3. Was hilft außerhalb der Therapie? 305

5. Empfehlungen für Betroffene 311

5.1. Lernen, sich selbst zu lieben 311
5.2. Sag ja zu Dir und Deinen Gefühlen! 316
5.2.1. Achtsamkeitsübungen 316
5.2.2. Die Regler-Übung 320
5.2.3. Kleine Dinge, die helfen 321
5.3. Was tun, wenn die Beziehung schwierig wird? 323
5.4. Lernen, sich zu versöhnen 324
5.5. Übungen von Luise Reddemann 327
5.5.1. Geben Sie schlechten Gefühlen eine Gestalt! 327
5.5.2. Packen Sie unliebsames Gepäck in den Tresor! 329
5.5.3. Distanzieren Sie sich von Schreckensbildern! 329
5.6. Packe deinen Ressourcenkoffer! 332
5.7. Was in den Notfallkoffer gehört 334
5.8. Traumaheilung in Selbsthilfe – Das Konzept von Vivian Broughton 339
5.8.1. Was geschieht im gespaltenen Selbst? 340
5.8.2. Kommen Sie Ihren Anteilen auf die Spur 341
5.8.3. Wenn die Überlebensstrategien gefährlich werden 346
5.8.4. Wie Sie übernommene Traumata erkennen 348
5.9. Geschichten für den Selbstwert 351
5.10. Tipps von Betroffenen für Betroffene 358

6. Für und Wider von Selbsthilfe 361

6.1. »Ich kann nicht mit einem Mann zusammen sein, mit dem ich auch Sex habe.« – Ein Nachmittag in einer Borderline-Selbsthilfegruppe 363

6.2. »Es ist für mich wahnsinnig anstrengend mit dieser großen »Jammer-Fraktion« – Betroffene berichten über ihre Erfahrungen mit Selbsthilfegruppen 369
6.3. »Verrückt, na und?« – Wie ehrenamtliches Engagement das Leben der Betroffenen verändert 372
6.4. Mit EX-IN zurück in eine berufliche Tätigkeit 376

7. Was Angehörige und Freunde tun können 387

7.1. »Anfangs war es so reizvoll, dass ich gar nicht wusste, ob ich mich nun in die Frau oder in die Erkrankung verliebt hatte ...« – Ein Gespräch mit Valeska 387
7.2. Was können Sie tun? 399
7.2.1. Erkennen Sie erste Anzeichen! 401
7.2.2. Sind Sie co-abhängig? 403
7.2.3. Empfehlungen für den Umgang mit Borderlinern 405
7.3. »Ich bin für dich da, wenn du mich brauchst« – Empfehlungen von Betroffenen für Angehörige und Freunde 412

8. »Ich bin viele« – Leben mit multipler Persönlichkeitsstörung 413

8.1. Was eine multiple Persönlichkeitsstörung ist und was Betroffene tun können 413
8.1.1. Tanja und ihre Lebensretter 414
8.1.2. Wie erkennt man eine multiple Persönlichkeit? 415
8.1.3. Was sind die häufigsten Symptome? 416
8.1.4. Wie entsteht eine multiple Persönlichkeitsstörung? 417
8.1.5. Was geschieht in der Therapie? 418
8.2. »Sie sind ja viele!« – Ein Gespräch mit Matilda K. 419
8.3. »Meist übernimmt eine Persönlichkeit den Kopf, während die andere den Körper steuert« – Ein Gespräch mit Katharina B. 436
8.4. »Ein bisschen Gagapedia muss schon sein« – Multiple und ihre ganz besonderen Herausforderungen 443

Nachwort 444
Anhang 446

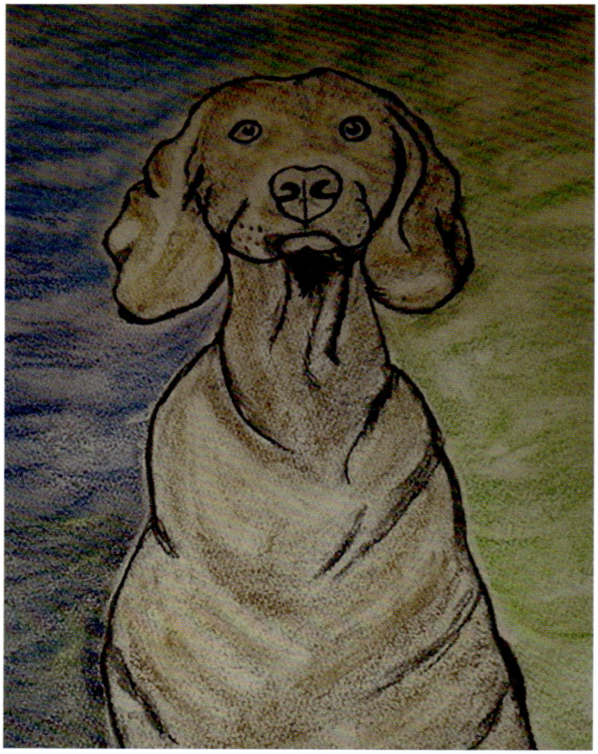

»Charlotte« und »Ostseestrand«, Zeichnungen von Katja für den ALS-kranken Tom

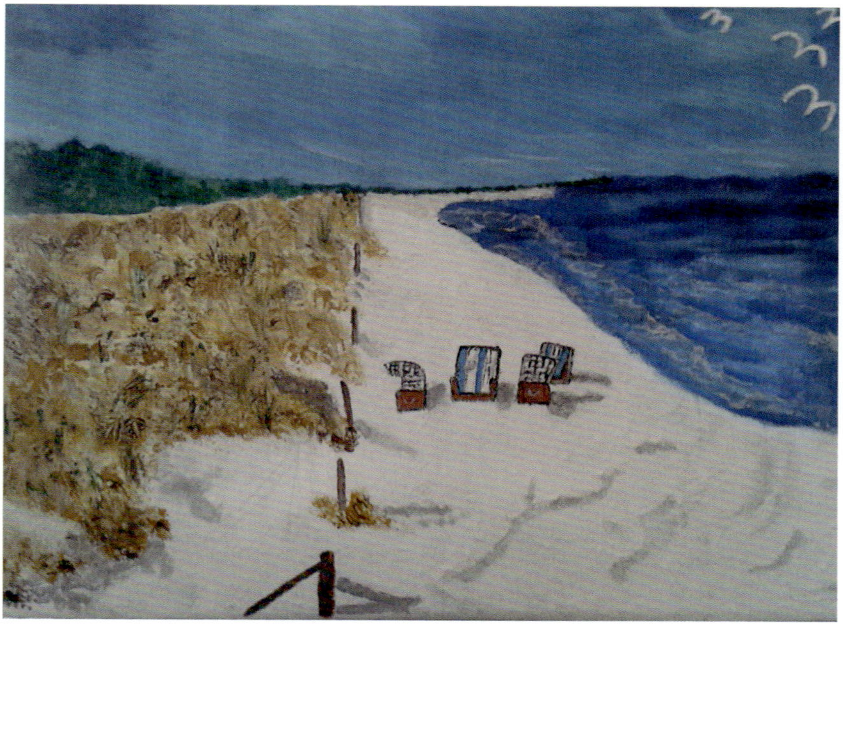

Für Katja

Diesen Ratgeber möchten wir einem ganz besonderen Menschen widmen. Einige von Ihnen kennen Katja und ihre Geschichte bereits aus unserem Depressions-Ratgeber [Dr. Psych's Ratgeber Depressionen, 2015, Jerry Media Verlag], zu dem sie einen wesentlichen Beitrag leistete. Nun möchten wir ihre Geschichte weitererzählen und über ihren anderen dunklen Begleiter sprechen: das Borderline-Syndrom. Wir wollen über die Zeit berichten, die wir seither mit ihr verbracht haben, über die vielen Aufs und Abs in ihrem Leben und über ihre tiefe Verzweiflung. Wir werden über ihre dunkelsten Gedanken, ihre Suizidversuche, die sie seither unternommen hat, und ihre wiederholten Klinikaufenthalte schreiben, aber auch über den warmherzigen und sensiblen Menschen dahinter. Als wir im Jahr 2015 unsere Spendenkampagne für den 47-jährigen Tom, der an einer besonders rasch fortschreitenden Form von ALS erkrankt war, starteten, und ihr davon erzählten, spendete sie ohne zu zögern 10 Euro. Und das, obwohl sie selbst noch nicht einmal genug für ihren eigenen Lebensunterhalt hatte, geschweige denn das notwendige Geld aufbringen konnte, um ihr Haus abzuzahlen, in dem sie seit ihrer Scheidung allein mit ihrer Tochter lebte. Und Katja engagierte sich noch weit darüber hinaus: sie zeichnete zwei wunderschöne Bilder für Tom – eines mit einem Ostseestrand und ein Porträt seiner Hündin Charlotte –, denn Tom wäre so gern mit seiner Weimeraner Hündin ein letztes Mal an die Ostsee gereist. Als Katja davon erfuhr, dass wir ihn besuchen wollten, brachte sie uns spontan einen selbst gebastelten Schutzengel für Tom vorbei. Wie viel sie in diesem Engel von sich selbst gezeigt hatte, wurde uns sofort klar, als wir ihn betrachteten. Wir drehten und wendeten die kleine weiße Tonfigur in unseren Händen, sahen die vielen kleinen Beulen, die ihr – im übertragenen Sinn – das Leben zugefügt hatte, und ihren traurigen Gesichtsausdruck. Aber wir sahen auch die wunderschön herausgearbeiteten Flügel, mit denen der Engel Tom in eine andere Welt tragen sollte.

Als wir Tom schließlich am folgenden Tag die Geschenke von Katja überbrachten, freute er sich so sehr darüber, dass er vergnügt lachte. Es war sein unvergleichliches ansteckendes Lachen, das aus der Tiefe seines Herzens kam. Toms schweres Schicksal ließ auch Katja fortan nicht mehr los. In einer sehr emotionalen Mail erzählte sie uns von ihrem Traum und schrieb: »Ich habe geträumt, dass ich mit Tom an der Ostsee war und ihm mein Leben geschenkt habe. Und er hat es dankbar angenommen, weil ich ihm erzählt habe, dass mein Leben nur aus Kampf, Trauer und Einsamkeit besteht und dass ich keine Kraft mehr habe für ein Leben, das für mich kein Leben ist.« Diese Zeilen von Katja zeigten uns einmal mehr, wie schlecht es ihr zu diesem Zeitpunkt erneut ging. Doch ganz egal wie sehr sie selbst unter ihren psychischen Erkrankungen leidet, verliert sie doch das Wohlergehen ihrer Mitmenschen nie aus den Augen. Dafür, liebe Katja möchten wir dir danken. Wir danken dir außerdem für die inspirierende Zusammenarbeit und dass wir so vieles von dir lernen durften, für dein Vertrauen, deine mitfühlende und deine so erfrischend herzliche, natürliche und unkomplizierte Art. Und von ganzem Herzen danke dafür, dass du den Kampf nicht verloren gibst, sondern weitermachst – auch wenn es dir so verdammt schwerfällt – auch weil du weißt, dass du damit vielen anderen betroffenen Menschen Kraft schenkst, deinem Beispiel zu folgen und nicht aufzugeben!

Warum wir unsere Ratgeber-Reihe fortsetzen

Vor einiger Zeit schrieb uns eine junge Leserin: »Hallo liebes Dr.-Psych-Team, mein Name ist Ricarda. Ich bin 20 Jahre alt und Borderlinerin mit mittelschweren Depressionen und lese gerade Ihren Ratgeber. Nun wollte ich Ihnen danke sagen. Es ist sehr mutig, ein Tabuthema – wie es Depressionen und Suizid noch immer sind – offen anzusprechen und gleichermaßen so einfühlsam und dennoch anschaulich darzustellen. Ich bin sehr gespannt auf Ihren nächsten Ratgeber zu meiner Krankheit Borderline: Zu erfahren wie es anderen Menschen gelingt, ihr Leben mit dieser Krankheit zu meistern, wie sie es schaffen, nicht unterzugehen, wird mir sehr helfen. Es ist schön zu erkennen, dass man nicht alleine mit dieser Krankheit ist. Danke für diese sehr hilfreichen Ratgeber! Bitte machen Sie weiter!«

Liebe Ricarda und liebe LeserInnen: Ja, wir machen weiter und auch wir möchten an dieser Stelle gern danke sagen für die vielen ermutigenden Feedbacks, die uns immer wieder erreicht haben. Auch den Betroffenen und Angehörigen, die unsere Arbeit so wundervoll unterstützt haben, möchten wir für die positiven und in jeder Hinsicht bereichernden Erfahrungen, die wir während unserer Arbeit mit ihnen sammeln durften, danken.

Deshalb – und weil uns die Arbeit an dem Buch so viel Freude gemacht hat – haben wir unser Konzept aus dem Depressions-Ratgeber weiterverfolgt und erneut mit den Menschen, die es wirklich wissen müssen, zusammengearbeitet. Abermals ist dabei etwas Besonderes entstanden, denn wir haben diesen Ratgeber nicht über Borderliner[1], Multiple und ihre Angehörigen geschrieben, sondern mit ihnen gemeinsam (Die entsprechenden Interviews führte jeweils Sandra Maxeiner.).

Katja war eine der Betroffenen, die uns an ihrem täglichen Leben teilhaben ließ, uns sehr persönliche Einblicke in ihre Gefühlswelt gewährte und mit uns auch über ihre dunkelsten Stunden voller Verzweiflung und Todessehnsucht sprach. Mit der Zeit übernahm sie auch die Rolle einer »Probeleserin« und wurde zur wertvollen Kritikerin. Und weil Katja künstlerisch außerordentlich begabt ist, drückte sie das, was sie bewegte, in starken, intensiven Bildern aus, die sie ihren Impulsen folgend spontan malte und uns zur Verfügung stellte. So war sie auf heilsame Art und Weise in unser Projekt eingebunden. Sie fühlte sich von uns gesehen, verstanden und angenommen wie sie ist. Das gab ihr nicht nur Halt, sondern vermittelte ihr auch das Gefühl, Teil eines Teams zu sein und wirklich gebraucht zu werden. Während dieser Zeit fand Katja schließlich auch die Kraft, sich von ihren Suizidgedanken abzugrenzen und zuversichtlicher in die Zukunft zu blicken.

Sandra Maxeiner & Hedda Rühle

Geschichten, die uns bewegten – und warum Abgrenzung so wichtig ist!

Einer der Menschen, dessen Schicksal uns besonders bewegt hat, ist Sascha. Wenn Sie das Foto sehen, können Sie vielleicht kaum glauben, dass Sascha, der hier auf »Schmusekurs« mit seinem Hund Max ist, an Borderline erkrankt ist. Er wirkt so innig und absolut unbeschwert, dass man nie auf die Idee käme, dass er einer der Menschen ist, die niemanden wirklich nah an sich heranlassen, sondern durchaus andere und schlussendlich auch sich selbst verletzen. Denn wie den meisten Borderlinern sieht man auch Sascha seine Erkrankung nicht an.

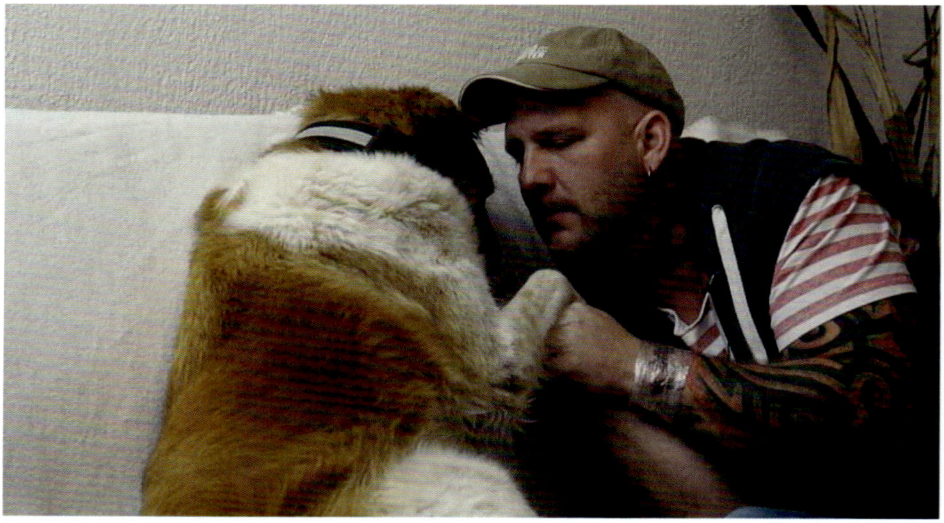

Foto: Sascha Milk, © Sascha Milk

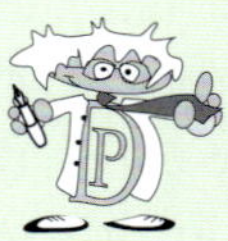

Sascha ist ledig und lebt zusammen mit seinem achtjährigen Bernhardiner-Mischling Max, den er vor zwei Jahren aus dem Tierheim geholt hat. Er hat eine 16-jährige Tochter, die bei ihrer Mutter wohnt.

Sascha ist einer der wenigen Männer, die ich für ein Gespräch gewinnen konnte. Wie bereits bei der Arbeit an unserem Depressions-Ratgeber waren nicht sehr viele Menschen bereit, offen über ihre Erkrankung mit uns zu sprechen. Vielleicht liegt es schlicht und ergreifend daran, dass Frauen häufiger von einer Borderline-Erkrankung betroffen sind (etwa zwei Drittel der Borderliner sind weiblich). Aber womöglich ist es auch noch immer die Rolle, die Männer nach wie vor allzu häufig einnehmen sollen: die Rolle des Starken, der nicht über

→

seine Gefühle spricht. Auch ein berufliches Scheitern wird bei Männern noch immer weniger akzeptiert als bei Frauen. Der Opernsänger Laszlo Maleczky sagte dazu kürzlich in einem Interview: »Ich glaube, dass Männer in der Tendenz mehr Angst vorm Scheitern haben als Frauen. Vielleicht liegt das an den stereotypen Rollenerwartungen. Ich finde das wirklich furchtbar, denn es gibt kein Lernen, kein Weiterentwickeln ohne Scheitern. Wenn sich alle Menschen darauf konzentrieren, bloß keine Fehler zu machen, hetzen sie am Ende einer unerfüllbaren Illusion hinterher.«[2]

Eventuell ist es dieses antiquierte Rollenbild, das es Männern verbietet, über ihre psychischen und emotionalen Probleme zu sprechen, sich schwach und verletzbar zu zeigen. Schließlich dürfen sie ja ihren Status als richtiger Mann nicht verlieren. In den Gesprächen mit Männern wurde immer wieder deutlich, wie schwer es ihnen fiel, über ihre Gefühle, ihre Gedanken und das, was sie bewegt, zu sprechen.

Dass beides möglich ist – nämlich ein richtiger Mann zu sein und sich dennoch zu öffnen – zeigte mir der 42-jährige Sascha Milk. Als ich vor einigen Jahren zum ersten Mal mit ihm sprach, lernte ich einen beeindruckenden jungen Mann kennen, der trotz – oder vielleicht sogar gerade wegen – seiner Erkrankung nie aufgegeben hat. Sascha kämpfte für ein Stück Normalität, für ein Leben ohne Ausgrenzung und ohne Stigmatisierung. Er wollte Vorbild sein, aufklären und hatte eine Mission: Er wollte das komplexe Bild einer Borderline-Erkrankung einfach und verständlich darstellen, wollte für mehr Verständnis und Akzeptanz für eine Erkrankung werben, die man eigentlich gar nicht verstehen kann. Er wollte nicht länger wie ein Aussätziger oder Irrer – wie im Film »Einer flog übers Kuckucksnest« – behandelt werden. Deshalb hat er sein Leben mit Borderline, seine Erfahrungen und seine Gefühle in dem Buch »Ein harter Kerl im Tal der Tränen[3]« verarbeitet.

Obwohl die Reaktionen auf dieses Buch sehr unterschiedlich ausfielen und er ebenso viel Anerkennung wie Unverständnis und Kritik erntete, ist Sascha entschlossen, seinen Kampf für sich und für alle Borderliner fortzuführen. Und vielleicht ist diese Mission zu seiner neuen Lebensaufgabe geworden, nachdem seine Leidenschaft einst das Lkw-Fahren gewesen ist. Seine Familie, sagte mir Sascha mit etwas Wehmut in seiner sonst kräftigen Stimme, hatte fast 50 Jahre lang ein Taxiunternehmen. Damit ist er aufgewachsen. »Solange ich denken kann«, erzählte er, »habe ich mich fürs kraftfahrende Gewerbe interessiert. Mit 21 bin ich Lkw gefahren, mit 26 habe ich mich mit Schwertransporten europaweit selbstständig gemacht.« Eine Lehre hat er nie gemacht. Wozu auch? Er wusste ja von Anfang an, was er einmal machen wollte. Und so war es nur folgerichtig, dass »das einzige, das ich gemacht habe, die Zulassung zum ›Führen eines Güterkraft-Verkehrsunternehmens – Spedition, Transport' war. Seinen Beruf als Spediteur kann er durch seine Borderline-Erkrankung schon lange nicht mehr ausüben. 2009 war Schluss – endgültig. »Ob und wie man mich wieder eingliedern kann, darüber streiten sich derzeit die Geister.«

Das zweite Mal sprach ich mit Sascha Ende November 2015. Bei dieser Gelegenheit erzählte er mir, wie schwer es für ihn sei, eine Partnerin zu finden: »Liebe bedeutet für Frauen anscheinend etwas anderes als für Männer.« Eigentlich sagten ihm Frauen immer, dass sie einen gefühlvollen Mann haben wollten, einen, der sensibel und einfühlsam ist und der auch über seine Gefühle spricht. »Aber wenn du dann darüber sprichst, wenn du deine Schwächen offenlegst, ziehen sie sich zurück.« Diese bittere Erfahrung, die Sascha machen musste, stimmt nachdenklich und wirft für ihn die Frage auf, ob es mit seiner Erkrankung überhaupt möglich ist, eine Partnerin zu finden – oder ob er Frauen mit der Intensität seines Gefühlslebens schlichtweg überfordert. Hinzu kommt, dass Sascha ohne gesichertes Einkommen und berufliche Zukunft nicht gerade als gute Partie betrachtet wird.

So ist es für Sascha immer wieder schwer, sein Alleinsein zu ertragen: »Abends muss ich wegen der Einsamkeit und der Traurigkeit, die dann über mich kommt, ganz besonders auf mich aufpassen. Mein Hund ist mir zwar eine große Stütze, aber auch er leidet unter Verlustangst und Verunsicherung. Er ist eben ein Heimatloser, der mit wenig Liebe und Zuwendung aufgewachsen ist. Und das merkt man. Aber er passt zu mir. Ich gebe ihm all meine Liebe, Nähe und Geborgenheit. Mehr kann ich im Moment nicht tun.«[4]

Bis heute ist es für Sascha nicht leicht, mit seiner Erkrankung umzugehen. Doch aufgeben kommt für ihn nicht infrage. Vor einiger Zeit erst schrieb er mir: »Ich versuche damit zu leben und das gelingt mir mal besser und mal schlechter. Ich bekomme sehr viel Hilfe und Unterstützung, und dort, wo es noch klemmt, braucht es wohl noch etwas Zeit.«

In 18 weiteren Begegnungen lernte ich Frauen und einen(!) weiteren Mann kennen, die bereits in frühester Kindheit und Jugend großes Leid erfahren mussten. Sie berichteten von fehlender Liebe, mangelnder Anerkennung, Schuldgefühlen, von Verwahrlosung, Missbrauch, Vergewaltigung und von Gewalt in der Familie oder in ihren späteren Partnerschaften. Da ist zum Beispiel die 28-jährige Nele, die hilflos mit ansehen musste, wie ihr Vater ihre Mutter regelmäßig verprügelte und die ihren Vater als unberechenbaren Psychopathen bezeichnet. Als junges Mädchen musste Nele miterleben, wie ihre Mutter versuchte, sich am Frühstückstisch die Pulsadern aufzuschneiden.

Oder die selbstständige Malermeisterin Charlotte (41), die von ihrer Mutter mit allem, was im Haushalt zu finden war, geschlagen und später von ihrem ersten Freund mehrmals sexuell missbraucht wurde.

Die junge Türkin Semra musste von zu Hause fliehen, weil sie ein uneheliches Kind erwartete, und die 48-jährige Julia erfuhr nie, wie es ist, geliebt zu werden, weil ihre Mutter das Leben so schrecklich fand, dass sie meinte, »es einfach nur aushalten« zu müssen. Amelie (34) hat ihren Vater gehasst, weil sie als Kind nicht verstand, warum er mit ihrer Mutter zusammen sein durfte und sie nicht. Für die 26-jährige Romy war im Leben ihrer Mutter schlicht kein Platz, weil sich für diese alles um Männer drehte. Und die 51-jährige Sarah plagen seit dem Suizid ihres Sohnes Schuldgefühle, weil sie ihm nie gezeigt hatte, wie sehr sie ihn liebte. Michael (35) wurde als kleiner Junge von einem Mann missbraucht und hat bis heute die Erinnerung an jenen Tag verloren. Nur Erinnerungsfetzen tauchen hin und wieder in seinem Kopf auf.

Dies sind nur einige von vielen Beispielen dafür, wie traumatisch die Erfahrungen sind, die Borderliner im Laufe ihres Lebens gemacht haben. Für sie alle sind es Erlebnisse, die sich für immer tief in ihre Seele eingebrannt haben. Schon für mich als Zuhörerin waren diese Geschichten zum Teil unbegreiflich und schwer auszuhalten. Doch wie schlimm war es erst für diese Frauen und Männer gewesen, die dieses Leid oft tage-, wochen- oder manchmal sogar jahrelang erdulden mussten? Oft kam ich bei meinen Interviews auch für mich selbst an eine Grenze, denn ich konnte mir kaum vorstellen, wie viel Leid Menschen anderen, ihnen nahestehenden Menschen zufügen können. Manchmal verfolgten mich die schrecklichen Geschichten bis in den Schlaf, bis mir klar wurde, dass ich mich abgrenzen musste. Doch gerade als hochsensibler Mensch war genau das sehr schwierig für mich, spürte ich doch nicht nur ganz genau, was meine Gesprächspartner gerade bewegte und wie es ihnen ging, sondern auch, was das alles in mir selbst auslöste. Natürlich war es gut, empathisch mitzuschwingen, denn so war ich zur Anteilnahme fähig.

Doch der Impuls zum Mitfühlen und Helfen brauchte als Korrektiv auch die Achtsamkeit für mich selbst. Einmal mehr waren dies die Musik sowie meine Hunde Jerry und Whiskey, mit denen ich es schaffte, all das Schreckliche, von dem ich erfahren hatte, zu verarbeiten, mich abzugrenzen und vor allem die depressive Stimmung, in die mich das Gehörte so manches Mal versetzte, loszuwerden. So konnte ich wieder optimistisch nach vorn blicken. Warum erzähle ich Ihnen das alles? Weil es für die Angehörigen, für Freunde, Verwandte und Arbeitskollegen wichtig ist, sich von dem Leid, von dem sie erfahren, nicht einfangen zu lassen und sich nicht von der Hilflosigkeit, die das Gehörte auslöst, erdrücken zu lassen. Ja, es ist schwer damit umzugehen, dass man am Ende mit der eigenen Liebe nicht stärker sein kann als die Dämonen dieser Krankheit, es ist schwer damit umzugehen, sich dem Leid der anderen ausgeliefert und vielleicht sogar schuldig zu fühlen. Auf Dauer kann das die Menschen, die eigentlich helfen wollen, sogar selbst psychisch krank machen. Fühlen Sie also mit, aber grenzen Sie sich unbedingt ab. Nur wenn Sie es schaffen, Schutzzonen für sich selbst einzurichten und sich Zeit und Aufmerksamkeit für sich zu nehmen, können Sie wirklich helfen. Die 48-jährige Valeska wird uns später aus ihrer Beziehungserfahrung mit ihrer an Borderline erkrankten Exfreundin berichten und erzählen, wie wichtig es ist, Grenzen zu setzen und zu sich selbst zurückzufinden.

An wen richtet sich dieses Buch?

Dieser Ratgeber stellt Menschen in den Mittelpunkt, die mit einem Borderline-Syndrom oder mit einer multiplen Persönlichkeit leben. Es sind Menschen, deren Leben sich durch traumatische Erlebnisse tiefgreifend verändert haben. Sie haben als Kinder oder Erwachsene Demütigungen, Erniedrigungen, fehlende Liebe, körperliche oder sexuelle Gewalt und damit tief gehende Verletzungen erfahren. Häufig werden sie zwischen ihren Gefühlen von innerer Leere und seelischer Anspannung schmerzhaft hin- und hergerissen. Manche von ihnen können Berührungen und Nähe nur schwer oder gar nicht ertragen. Andere versuchen, in wechselnden Beziehungen und ausschweifender Sexualität sich selbst zu spüren. Einige haben sich so sehr in sich selbst zurückgezogen, dass sie ein Leben als Außenseiter führen, während wieder andere besonders extrovertiert sind und alles tun, um im Mittelpunkt zu stehen. Sie alle leben jeden Tag mit dem Gefühl der Unsicherheit, weil sie nicht wissen, was morgen mit ihnen geschehen wird.

Wir haben mit Borderlinern über ihre Gefühlswelt, ihre Beziehungen, ihren Alltag mit der Erkrankung, ihre Hoffnungen und Wünsche gesprochen und darüber, wie ihre Familien oder Arbeitskollegen auf sie reagieren. Auch Angehörige kommen in diesem Ratgeber zu Wort und berichten, wie sich ihr Leben mit der Erkrankung eines Familienmitglieds verändert hat und was ihnen hilft, mit der Herausforderung umzugehen.

Der Ratgeber ist geeignet für alle, die einen unverstellten, unvoreingenommenen Blick in das Innenleben von Menschen mit einer Borderline-Erkrankung oder einer Multiplen Persönlichkeitsstörung gewinnen möchten. Dr. Psych erläutert, wie man diese Erkrankungen erkennt und wie man sie behandeln kann. Außerdem gibt er Tipps zum Umgang mit Betroffenen. Er hilft nahestehenden Menschen, mehr Verständnis zu entwickeln und mit mehr Akzeptanz und Empathie auf die Erkrankten einzugehen. Für die Betroffenen selbst kann es heilsam sein, sich in den Erfahrungsberichten anderer wiederzufinden und dabei über sich nachzudenken. Außerdem bekommen sie wertvolle Anregungen und Tipps für den Umgang mit ihrer Erkrankung.

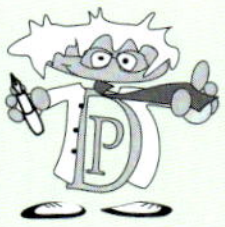

Als ich Anfang März ein buddhistisches Kloster in Liebenau bei Hannover besuchte, kam ich ziemlich durchgefroren dort an. Feuchtes Wetter und Temperaturen um die null Grad hatten die lange Anreise nicht gerade zu einem Vergnügen gemacht. Unseren Zen-Meister jedoch schien dieses ungemütliche Wetter nicht weiter zu kümmern. Er empfing uns gut gelaunt in seinem verwunschen wirkenden Zen-Garten.

Als alle acht Teilnehmer angekommen waren, bat er uns nicht etwa ins Haus, damit wir einen wärmenden Tee zu uns nehmen und uns etwas ausruhen konnten, sondern er gab uns einen Kōan, ein spezielles Rätsel, als kleine Denksportaufgabe zum Einstieg mit auf den Weg. Er klatschte in die Hände und fragte in die Runde: »Wie klingt das Klatschen einer Hand?« Die Gruppe war verblüfft. Wir standen da, stierten angestrengt vor uns hin, und unser Verstand arbeitete auf Hochtouren. Eigentlich eine einfach formulierte und verständliche Frage. Und doch schien uns ihr Inhalt unsinnig. Wie soll man denn etwas hören, wenn man mit einer Hand klatscht? Man klatscht doch mit zwei Händen! Aber kann man nicht auch mit einer Hand klatschen, etwa einem anderen auf den Rücken? Doch das wäre als Lösung vermutlich zu gewöhnlich gewesen. Und je mehr wir darüber nachdachten, umso mehr merkten wir, dass wir die Antwort nur dann finden würden, wenn wir uns tiefer, eingehender mit dieser Frage beschäftigten. Vielleicht stand ja das Klatschen als Symbol für eine Gegebenheit, um deren Hälfte es geht. Aber was könnte das sein? Vielleicht meint das Klatschen einer Hand auch das Geräusch, das sie verursacht, während sie in ihrer Bewegung durch die Luft ist? Vielleicht geht es um jenen Laut, der für unsere Ohren nicht hörbar ist? Doch je mehr wir uns bemühten, den Kōan mit unserem Verstand von jeder Seite aufzurollen und je tiefschürfender wir die Frage untersuchten, umso mehr fanden wir zwar einen Zugang zu ihrem Inhalt, merkten aber auch, dass es keine verstandesmäßige Antwort darauf gab.

Warum beginne ich nun ausgerechnet mit einem Zen-Kōan? Nein, ich möchte Sie nicht für den Zen-Buddhismus gewinnen, auch wenn das ganz gewiss eine interessante und bereichernde Erfahrung sein kann. Vielmehr möchte ich Ihnen zeigen, dass wir mit unseren herkömmlichen Denkmustern immer wieder an Grenzen stoßen, wenn es darum geht, ungewöhnliche Dinge zu erfassen – und das gilt auch für das Verständnis psychischer Erkrankungen. Es bedarf mitunter anderer, alternativer Wege, um neue Erkenntnisse zu gewinnen, um vorgefertigte Meinungen und Vorurteile abzulegen, um den Geist für andere Einsichten und neue Wahrheiten zu öffnen. Und manchmal, wenn uns das gelingt, erleben wir jenen berühmten Aha-Moment, in dem wir uns plötzlich wie befreit fühlen, weil uns erst jetzt bewusst wird, mit welchen Scheuklappen wir die ganze Zeit durch unser Leben gegangen sind.

So wie dieser Kōan ist auch dieser Ratgeber anders, ungewöhnlich und nicht allein mit unserem Verstand erfassbar. Er fordert von Ihnen, alte Denkmuster zu verlassen, und sich einzulassen auf die Welt der Borderliner und der Menschen mit multiplen Persönlichkeiten – eine Welt, die so anders ist als die, in der wir tagtäglich leben. Auf Ihrem Weg durch diese neue, andere Welt, werde ich Sie mit meinen Geschichten, Erklärungen, Anekdoten, mit meinen Rätseln, Gedanken oder manchmal auch mit kleinen Kommentaren begleiten. Ich denke, dass ich Ihnen nicht zu viel verspreche, wenn ich schon jetzt sage, dass Sie auf jeden Fall etwas für sich und Ihr Leben mitnehmen werden – sei es nun eine andere Perspektive, eine neue Erkenntnis, ein weiterer Aspekt oder eine neue Anregung. All das finden Sie hier in den interessanten Begegnungen mit Menschen, die uns »Gesunden« manchmal so rätselhaft wie ein Kōan erscheinen.

Unsere Mitarbeiter

Um Ihnen das Lesen und die Orientierung in unserem Ratgeber zu erleichtern, betreue ich gemeinsam mit meinen Kollegen verschiedene Bereiche:

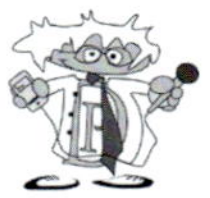

Immer dann, wenn Sie mich mit Mikro und Aufzeichnungsgerät ausgerüstet sehen, folgt eines der spannenden, bewegenden Gespräche, die ich mit den Menschen geführt habe, die ich besuchen durfte.

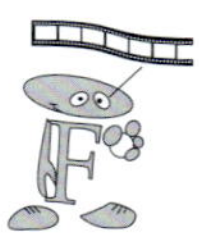

Unser Filmvorführer taucht auf, wenn wir Ihnen ein interessantes und lehrreiches Werk der Filmgeschichte ans Herz legen wollen.

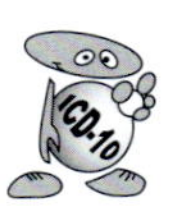

ICD-10

Unser Mitarbeiter aus der psychopathologischen Buchhaltung informiert Sie über die korrekte Einteilung und Erfassung psychischer Störungen.

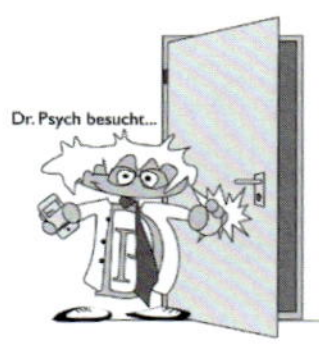

Hier habe ich mich auf den Weg gemacht und an die Tür von Betroffenen, Selbsthilfegruppen und Angehörigen geklopft, um mit ihnen zu sprechen.

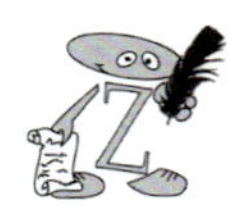

Mein Kollege aus der Lyrikabteilung versorgt Sie mit interessanten Zitaten.

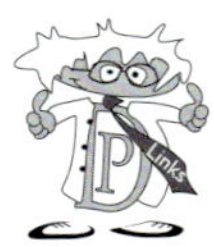

Unser Internetguide versorgt Sie mit den besten Adressen aus dem www.

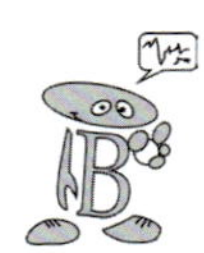

Hier erzählen Betroffene direkt von ihren Erfahrungen.

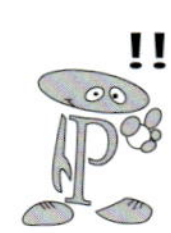

Unser Kollege aus der Praxis gibt Ihnen wertvolle Tipps.

1. »Ritzt du dich, oder was?« Leben mit einer Borderline-Erkrankung

Bevor wir Ihnen nun unsere Gesprächspartner vorstellen, möchten wir Ihnen zunächst einen ersten Einblick geben, was eine Borderline-Erkrankung eigentlich ist. Das Leben mit dieser Erkrankung können Sie sich vorstellen, als ob ein Pinguin versuchen müsste, in der Wüste zu überleben.

1.1. Das »Pinguin-Prinzip«

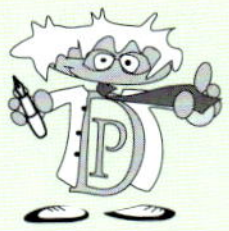

Kürzlich sah ich auf Youtube einen Ausschnitt aus einer Sendung mit Eckart von Hirschhausen. Er sprach in diesem Clip über das »Pinguin-Prinzip« und ich dachte: »Wie genial einfach das ist!«
Es passt so wunderbar hierher, dass ich Ihnen diese Geschichte von Eckart von Hirschhausen einfach erzählen muss:
»Ich war engagiert als Moderator auf einem Kreuzfahrtschiff und dachte: ›Wow, Kreuzfahrt ist eine super Sache‹ – bis ich auf dem Schiff war. Doch dann merkte ich schnell, dass ich auf dem falschen Dampfer war: Seekrankheit kennt keinen Respekt vor der Approbation. Das war nicht lustig und ich war auf der Kreuzfahrt kreuzunglücklich. Endlich festen Boden unter den Füßen, ging ich in Norwegen in den Zoo und sah dort auf einem Felsen einen Pinguin stehen. Und ich dachte: ›Was für ein armes Würstchen: Zu kleine Flügel, untersetzte Statur und irgendwie hat der Schöpfer auch noch die Knie vergessen.‹ Mein Urteil stand fest: Fehlkonstruktion! Da sprang der Pinguin vor meinen Augen ins Wasser und schwamm. Und ich dachte: ›Boah! Der Pinguin ist ein hervorragender Schwimmer. Er ist so geeignet, sich im Wasser mit Spaß wendig und schnell zu bewegen. Mit einem Liter Sprit käme der umgerechnet über 2000 km weit!‹ Und ich dachte: ›Fehlkonstruktion?‹
Der Pinguin erinnert mich an zwei Dinge: Erstens, wie schnell ich Urteile fälle und wie sehr ich damit komplett danebenliegen kann, gerade wenn ich Menschen nur in einer Situation erlebt habe. Und das Zweite: Wie wichtig die Umgebung dafür ist, ob das, was du kannst, überhaupt zum Vorschein kommt. Menschen ändern sich nämlich nicht komplett und grundsätzlich. Wenn du als Pinguin geboren wurdest, werden auch sieben Jahre Psychotherapie aus dir in diesem Leben keine Giraffe machen. Und ein guter Therapeut wird auch mit dir nicht darüber reden wollen, warum du keinen so langen Hals hast und was das mit deiner Kindheit zu tun hat. Nein! Ein guter Therapeut wird dich fragen: ›Wer bist du?‹, ›Was kannst du?‹, ›Was willst du?‹, ›Was sind deine Stärken?‹ Denn Stärken zu stärken ist so viel sinnvoller als an seinen Schwächen

herumzudoktern. Und wenn Sie immer denken: ›Ja, ich müsste doch aber so sein wie die anderen‹, hier ein kleiner Trost: Andere gibt es schon genug! Alles, was von uns gefordert wird, ist, uns selbst zu kennen und zu schauen, ob wir dafür eine gute Umgebung haben. Und wenn ich Pinguin bin und mich in der Wüste aufhalte, dann liegt es nicht an mir, dass es nicht flutscht. Ich muss nur kleine Schritte machen, zu meinem Wasser und springen. Dann weiß ich, wie sich das anfühlt, in meinem Element zu sein.«[5]

Sicher ahnen Sie längst, warum ich Ihnen diese Geschichte erzählt habe: Erwischen Sie sich auch manchmal dabei, dass Sie Menschen in Schubladen stecken und sie vorverurteilen, nur weil sie so gar nicht in Ihr Schema passen oder nicht das erfüllen, was Sie von ihnen erwarten? Und genau das passiert auch Menschen mit einer Borderline-Erkrankung: Sie werden von ihren Mitmenschen schnell abgestempelt als die, »die sich immer ritzen«, als »Leute, die nur simulieren«, als »theatralische, selbstbezogene Chaoten« oder – ganz besonders Frauen – als »männerverschleißende Vamps.« Oft werden sie von Arbeitskollegen, wenn sie sich geoutet haben, auch erstaunt gefragt: »Du und Borderline? Du schaust doch gesund aus und wirkst normal«. Und vielleicht werden sie auch gefragt: »Borderline? Das ist doch wie Schizophrenie. Du bist also geistesgestört?« Oder sie erhalten von Freunden den Rat: »Jeder hat mal Probleme. Du steigerst dich da doch nur rein. Reiß dich einfach mal zusammen, dann wird das auch gehen.« Diese Liste ließe sich praktisch endlos fortsetzen. Wenn Sie also das nächste Mal einen Menschen mit Borderline treffen, achten Sie doch einmal auf Ihre eigenen Gedanken, beobachten sich selbst und versuchen Sie, dem anderen einfühlsam zu begegnen. Sie werden sehen, wie schnell sich Ihre Vorurteile in Luft auflösen.

Auch die zweite Feststellung von Eckart von Hirschhausen trifft auf Borderliner zu: Sie sind wie Pinguine in der Wüste und können sich nicht entfalten – allerdings nicht nur, weil sie schlicht in der falschen Umgebung sind, sondern auch, weil sie vielfältigen Bedrohungen und schmerzhaften Erlebnissen ausgesetzt sind. Stellen Sie sich nur diesen armen Pinguin in der Wüste vor: Sengende Hitze, glühend heißer Boden, kaum Wasser, geringes Nahrungsangebot, ständige Bedrohung durch Schlangen und Skorpione und kaum Schutz vor diesen Feinden – wer will schon in einer Gegend mit solchen Standortnachteilen leben? Der Pinguin ist für diese Umgebungsbedingungen schlichtweg nicht gemacht. Er ist nicht an den Wassermangel gewöhnt wie ein Kamel, das bis zu 40 Prozent seiner Körperflüssigkeit unbeschadet verlieren und dies durch einmaliges Trinken wieder ausgleichen kann.

→

Und zu allem Überfluss ist er noch ganz allein, hat keinen Partner, der ihm Schatten spendet oder Wasser gibt. Er hat auch keine Giftzähne wie die Schlangen oder einen Stachel wie der Skorpion, um sich vor Angreifern zu schützen.
Vielleicht hilft Ihnen die Pinguin-Metapher, ein Gefühl dafür zu bekommen, welche Kämpfe ein Mensch mit einer Borderline-Erkrankung durchstehen muss. Und vielleicht werden Sie ihm künftig dadurch ganz anders begegnen, weil sie wissen, dass er ein Überlebender ist, der jeden Tag darum kämpft, zurück in sein Element zu kommen und mit den seelischen Verletzungen, die er aus dem Exil in der Wüste davongetragen hat, leben muss.

1.2. Katja und der Pinguin in der Wüste

Gewiss werden sich diejenigen unter Ihnen, die bereits unseren Depressions-Ratgeber gelesen haben, an die bewegende Geschichte von Katja erinnern. So wie der Pinguin in unserer Erzählung, so allein, so unverstanden, so fremd in einer Welt, die sie nicht versteht, fühlt sie sich oft.

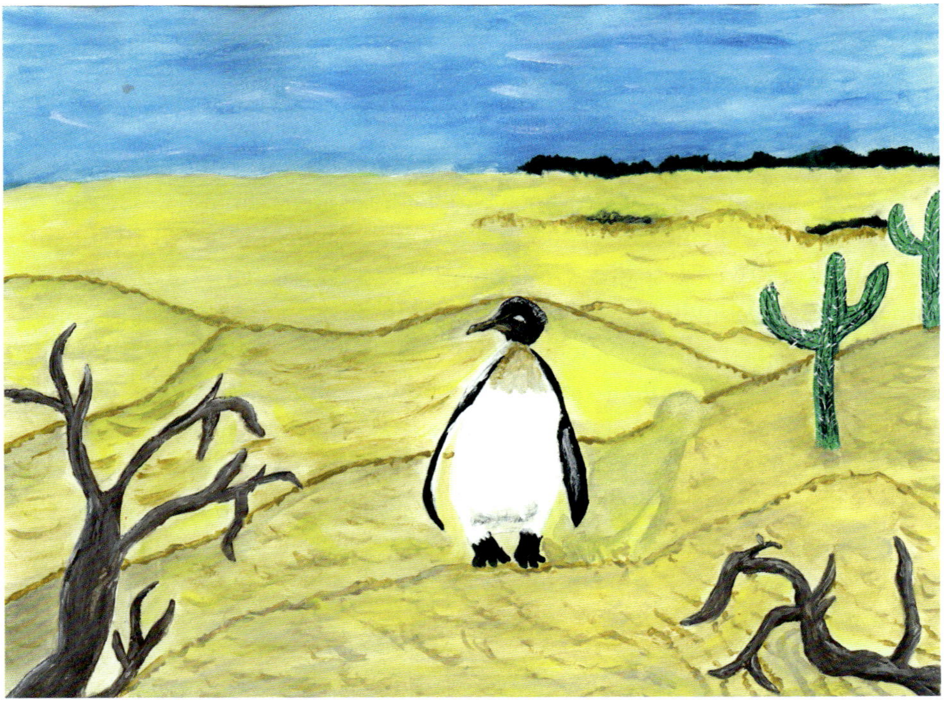

Abbildung 2: »Katja und der Pinguin in der Wüste«, Zeichnung von Katja

Mutterseelenallein steht ihr Pinguin in der Wüste. Verloren blickt er sich um, in einer Umgebung, die er nicht kennt. Nichts als heißer Sand, Kakteen, und einige verdorrte Äste, über sich die sengende Sonne am blauen Himmel. Was soll Katja hier in dieser lebensfeindlichen Gegend tun? Wovon soll sie leben und wie soll sie überleben? All das sind Fragen, die sich Katja täglich stellt. Denn schließlich sind Pinguine ja eigentlich auf den weiten Eisflächen der Antarktis zu Hause. Doch es gibt einige wenige Vertreter ihrer Art, die auch am Rand der Wüste, in hohem Gras oder sogar in Südafrika leben. Pinguine, so sagt man, sind Meister der Anpassung. Und vielleicht ist das ja auch einer der Gründe, warum Katja gerade dieses Tier gezeichnet hat. Vielleicht fühlt sie sich wirklich manchmal wie ein Pinguin, weil von ihr wie selbstverständlich erwartet wird, sich an das anzupassen, was ihre Mitmenschen von ihr erwarten? Und vielleicht traut Katja sich deshalb nicht zu, so zu sein, wie sie wirklich ist, weil sie glaubt, dass sie – wenn sie nicht so ist, wie es von ihr erwartet wird – ausgegrenzt, gemieden und einsam ist. Und dann kommt es, dieses leere Gefühl, das ihr mit Macht vermittelt, wie ungeliebt, alleingelassen, unverstanden, verloren und vom Leben abgeschnitten sie ist. Dann ist die Einsamkeit zurück, die sie innerlich so sehr zerfrisst, dass nichts mehr von ihr übrig bleibt und Katja sich oft wünscht, lieber tot zu sein, als so weiterleben zu müssen – als ein Schatten ihrer selbst.

Katjas Exil in der Wüste begann, als sie durch einen Skiunfall, bei dem sie sich ein Bein brach, aus ihrem bisherigen Leben herausgerissen wurde, nicht mehr laufen konnte und mehrere Wochen das Bett hüten musste. Wenngleich die OP gut verlief, verschlechterte sich ihr seelischer Zustand während dieser Zeit zusehends, bis es schließlich so schlimm wurde, dass sie heute sagt: »Ich habe mich selbst gehasst.« Wenig später – im Jahr 2012 – wurde bei ihr zunächst eine schwere Depression diagnostiziert. Doch als ob diese Diagnose nicht schon belastend genug gewesen wäre, schien damit auch vieles von dem zu zerbrechen, was ihr bisheriges Leben zusammengehalten hatte: Katjas Ehemann, der schon seit einiger Zeit eine Geliebte hatte, verließ sie und ihre gemeinsame Tochter. Von jetzt an musste sie allein für sich und ihre Tochter sorgen und das, obwohl Katja schon lange arbeitsunfähig war und ihre geringe Sozialhilfe bei Weitem nicht ausreichte, um den Lebensunterhalt zu bestreiten. Geschweige denn dass genügend Geld da war, um ihr Haus, das sie zusammen mit ihrem Mann bewohnt hatte, halten zu können.

Drei Jahre später wurde bei ihr Borderline diagnostiziert. Sie wollte nicht mehr leben mit diesem ständigen Hoch und Runter, mit diesem plötzlichen »weinen müssen ohne Grund« und dem »alles nur Schwarz-Weiß-Sehen«. »Wenn ich mal gelacht habe oder einen schönen Tag hatte, wollte ich nicht mehr sofort daran denken müssen, dass danach wieder was ganz Schlimmes kommt. Ich wollte nicht mehr die Gedanken haben: ›Was wird morgen sein, wenn du heute fröhlich warst?‹ Aber das schlimmste an Borderline ist, dass ich mir selbst Verletzungen zufügen muss, um mich zu spüren. Das macht mir Angst. Begonnen hat alles im Frühjahr 2014. Ich glaube, es war diese Einsamkeit, die ich zu jener Zeit verspürte. Mein Mann wohnte zwar noch bei mir, aber jeder von uns lebte zu dieser Zeit schon sein eigenes Leben. Ich hatte das Gefühl, nicht mehr gebraucht zu werden, ausgemustert zu sein, weil ich eben nicht mehr hundertprozentig funktioniert habe. Irgendwann habe ich mir mal einen Finger im Geschirrspüler eingeklemmt. Es hat ganz schön wehgetan, aber ich dachte plötzlich: ›Wow, du spürst dich ja richtig.‹ Als ich dann bei uns im Keller ein Cuttermesser entdeckte, habe ich begonnen, mich zu ritzen, so lange, bis Blut floss. Es war ein tolles Gefühl, denn ich spürte: ›Oh, du lebst ja noch.‹«[6]

»Auch als ich kürzlich in der Tagesklinik war, habe ich das angesprochen. Ich habe der Therapeutin dort gesagt, dass ich mich verletzt habe, weil keine meiner Skills (▸siehe S. 247) gewirkt haben – nicht kaltes Duschen und auch nicht nachts spazieren zu gehen. Für mich war das eine unglaubliche Leistung, dass ich mich getraut habe, darüber zu sprechen, und dann habe ich zur Antwort bekommen: ›Ja, Katja, das müssen Sie doch aber nicht. Sie haben doch schon so viele Therapien gemacht. Wieso müssen Sie sich verletzen?‹ Ich war wütend über diese Antwort. Es war ein Hilfeschrei, verdammt noch mal. Ein Hilfeschrei, weil ich eben nicht klarkomme. All meine Wut ist da aus mir herausgekommen, sodass ich in Tränen ausgebrochen bin. ›Lieber verletzen als sich das Leben nehmen. Und das ist für mich die Vorstufe.‹, habe ich dann noch unter Tränen gesagt. Und wieder hat mich die Therapeutin in der Tagesklinik so einen Mist gefragt: ›Wie, sich das Leben nehmen?‹ ›Ja‹, habe ich ihr gesagt, ›ich kämpfe jeden Tag darum, einen Grund zu finden, weiterzuleben.‹«[7]

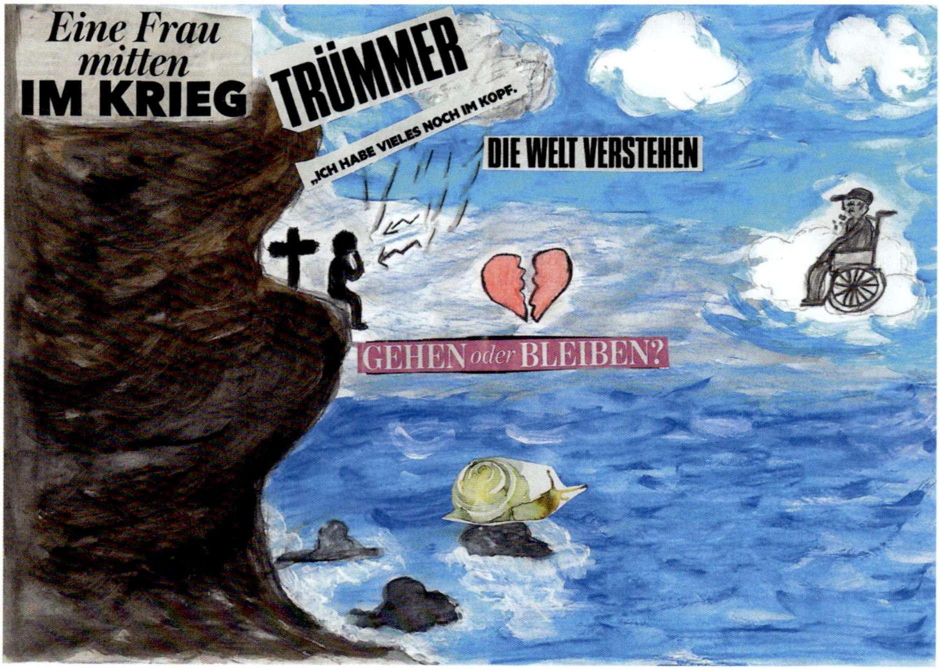
Eine Frau mitten IM KRIEG
TRÜMMER
„ICH HABE VIELES NOCH IM KOPF.
DIE WELT VERSTEHEN
GEHEN oder BLEIBEN?

Abbildung 3: »Die Welt in Trümmern«, Zeichnung von Katja

Wie in diesem Bild »Die Welt in Trümmern«, das Katja während eines Klinikaufenthaltes Anfang 2015 gemalt hat, greift sie immer wieder Motive des Scheiterns, des Zweifelns und die Frage »Leben oder Sterben?« auf. In dieser Zeichnung sehen wir Katja, wie sie auf einem riesigen, düsteren Felsvorsprung sitzt und sehnsuchtsvoll hinüber zu ihrem Vater in den Himmel blickt. Immer wieder zeichnet sie dieses Motiv mit ihrem Vater im Rollstuhl, der ihr erst nach einem überstandenen Schlaganfall zum ersten Mal Liebe zeigen konnte. Als ich Katja frage, ob ihre Eltern sie geliebt haben, erzählt sie mir: »In gewissem Sinne haben sie mich sicher geliebt. Wir waren sechs Geschwister, ich war die Jüngste. Ich glaube, dass sie ihr Bestes gegeben haben und dass sie es damals einfach nicht besser gewusst haben. Ich weiß auch, dass meine Oma genauso mit meiner Mutter umgegangen ist. Aber wahre Liebe und echte Zuneigung habe ich erst dann von meinem Papa erfahren, als er einen Schlaganfall hatte und nicht mehr sprechen und laufen konnte. Erst als er auf meine Hilfe angewiesen war, als er gelähmt war und in einem Heim betreut werden musste, und ich über anderthalb Jahre lang jeden zweiten Tag zu ihm ins Heim gefahren bin und mich um ihn gekümmert habe. Erst als ich ihn gefüttert und gewickelt habe und mit ihm spazieren gegangen bin und ihn ins Bett gebracht habe, hat er mir seine Liebe auch gezeigt.« Als ich nachfrage und von Katja wissen will, wie genau er ihr seine Liebe gezeigt hat, sagt sie: »Er konnte ja nicht mehr sprechen, aber er hat mich in den Arm genommen, wir haben zusammen geweint. Ich habe meinen Vater nie vorher weinen sehen, außer, als ich ihn als Kind – ich war damals etwa zwölf Jahre alt – vor einem Suizid gerettet hatte, als er sich aufhängen wollte.«[8]

In dieser Zeichnung sehen wir vieles, das typisch für Borderliner ist: Eine Gefühlslage, die zwischen Weltuntergangsstimmung und Euphorie wechselt, die Katja durch den wunderschönen blauen Himmel andeutet. Sie hat das Gefühl, eine Kriegerin zu sein, die tatenlos mit ansehen muss, wie die alte, vertraute Welt, die sie so geliebt hat, um sie herum in Trümmer fällt. Ihr Herz ist schon lange zerbrochen – zu viel hat Katja erleiden müssen – auch zwei Vergewaltigungen. Von der letzten erzählte sie mir Sommer 2015 in einer Mail: »Ich habe mich mit einem Mann aus dem Internet getroffen. Er war sehr nett. Wir haben Kaffee getrunken und sind im Wald spazieren gegangen. Er wurde dort immer aufdringlicher und hat mich schließlich vergewaltigt. Du bist die erste, die es erfährt. Ich habe auch meiner Freundin nichts davon erzählt. Ich habe einfach meine Maske genommen und sie mir übergestülpt, wie schon so oft in meinem Leben. Ich fühle mich so ohnmächtig und beschmutzt – trotz gefühltem tausendmal duschen. Ich gehe nicht mehr vor die Tür, ich sehe nur noch das Böse im Menschen. Angezeigt habe ich den Vergewaltiger auch nicht, ich weiß nur seinen Namen. Warum bin ich nur so blauäugig und steige in ein fremdes Auto? Es lief wie ein Film ab in meinem Kopf, wie damals. ›Warum immer ich? Reicht es nicht langsam?‹ Ich weiß nicht, ob ich mich beim Wildwasser-Forum[9] melden soll. Die Scham ist für mich einfach zu groß. Außerdem sind Frauen ja immer Schuld und vielleicht liegt es ja wirklich an mir und an meiner Ausstrahlung. Ich finde für das, was geschehen ist, einfach keine Worte. Nur wieder die drei Fragen: WIESO? WESHALB? WARUM?«

Da Katja ihre Gefühle nicht in Worte fassen konnte, hat sie sie in diesem Bild sehr eindringlich zu Papier gebracht:

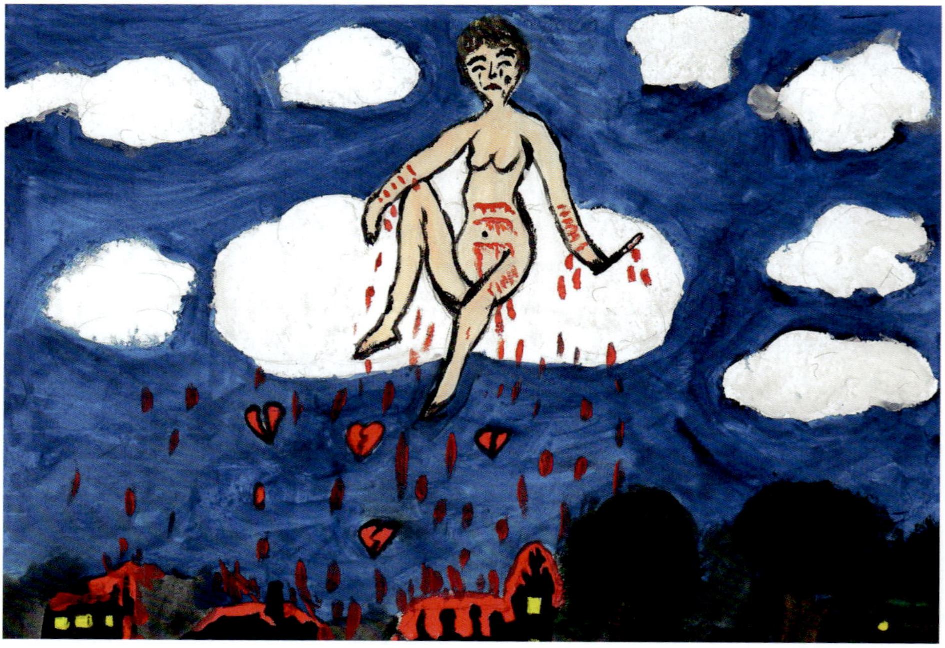

Abbildung 4: »Blutendes Herz«, Zeichnung von Katja

Dieses Bild ist grausam. Es zeigt Katja nackt, auf einer Wolke – inmitten eines wunderschönen blauen Himmels – mit dem Messer in der Hand. Katja weint, Blut rinnt ihr über die Arme, den Bauch, ihren Unterleib und über ihre Schenkel. Wie warmer Regen fällt es hinab auf die Erde. Aber es ist nicht einfach »nur« warmer blutroter Regen, da ist noch mehr: Ihr zerbrochenes Herz. Es sind viele zerbrochene Herzen, die für all die Verletzungen stehen, die Katja in ihrem jungen Leben bereits erleiden musste. Das Blut rinnt über die Dächer der Häuser, aus deren Fenstern warmes Licht scheint. Es läuft die Hauswände hinab. Und doch scheinen die Häuser leer zu sein. Es ist niemand da, der ihre Hilfeschreie hört und der sie in ihrem Leid wahrnimmt, keine Menschenseele befindet sich auf der Straße. Katja ist ganz allein. Lange konnte ich meinen Blick nicht von diesem bildgewaltigen Martyrium abwenden. Ich war wie gefesselt, wie hypnotisiert.

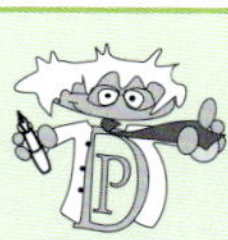

Natürlich wollte ich Katja dazu bewegen, diesen Teufelskreis zu durchbrechen. Ich wollte, dass sie handelt, dass sie sich den Frauen aus dem Wildwasser-Forum anvertraut und zur Polizei geht. Denn nur so konnte sie den Opferstatus verlassen und sich wehren. Deshalb schrieb ich ihr: »Ganz egal, wie schwer es dir auch fällt, auch wenn eine Anzeige bei der

Polizei vielleicht erfolglos bleibt: Tue etwas, tue es für dich! Es ist dein Leben! Lass nicht länger zu, dass du fremdbestimmt wirst, du bist eine starke, mutige Frau. Zeige es und gehe nach vorn. Hole dir Hilfe bei den Frauen von Wildwasser. Sicher werden sie dich auch zur Polizei begleiten.«

Leider fand Katja nicht den Mut, ihren Peiniger anzuzeigen. Zu groß waren ihre Schuldgefühle, zu groß die Scham und die Angst davor, von den Menschen, bei denen sie Hilfe suchte, abermals enttäuscht zu werden. Und so waren wir froh, dass sie ihre Gefühle zumindest in diesem Bild ausdrücken konnte. Auf diese Art wird Katja gesehen – von all jenen, die dieses Bild betrachten.

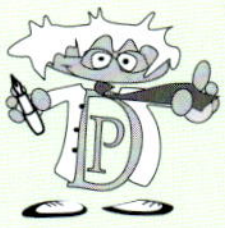

Damit Frauen wie Katja künftig bessere Chancen haben, Anzeige gegen einen Sexualstraftäter zu erstatten, ist 2016 ein neues Sexualstrafrecht (eine Reform des § 177 StGB) auf den Weg gebracht worden[10]. Denn leider war die Zahl der Verurteilungen bis dahin niedrig: Von den in den Jahren 2001 bis 2012 angezeigten Fällen endeten die meisten mit der Einstellung des Verfahrens. Nur jede zehnte Anklage kam auch zur Verurteilung. Früher war eine sexuelle Handlung gegen den ausdrücklichen Willen einer Person nicht zwangsläufig strafbar. Weinte eine Person oder sagte sie nur »Nein«, reichte das nicht aus. Nur bei drei konkreten Umständen wurde Geschlechtsverkehr als Vergewaltigung anerkannt: Wenn der Täter sein Opfer mit Gewalt oder mit Drohungen für Leib und Leben zum Sex zwang, oder wenn er die schutzlose Lage seines Opfers ausnutzte.
Das ist nun anders: Künftig sind auch sexuelle Handlungen strafbar, wenn das Opfer aufgrund der überraschenden Handlungen des Täters keinen Widerstand leisten kann oder aus Furcht von Widerstand absieht.«[11]

Immer wieder kommen in Katja die schrecklichen Bilder und die düsteren Gedanken hoch und sie stellt sich fortwährend die Frage: »Warum widerfährt all das Schlimme, das Böse und Grausame immer nur mir?« Doch eine Antwort darauf findet sie nicht, so intensiv sie auch darüber nachgrübelt. Auch Selbstzweifel plagen sie. Ständig fragt sie sich: »Was ist falsch an mir?«

Lange schon fühlt sie sich wie die Schnecke, die sie auf einem der Felsbrocken gezeichnet hat. Nur zentimeterweise kommt sie in ihrem Leben voran. Und wenn sie sich dann traut, ihre Fühler herauszustrecken, braucht nur eine Kleinigkeit zu geschehen und die gesamte so behutsam und vorsichtig zurückgelegte Strecke war umsonst: Sie zieht den Kopf ein, kehrt zurück in ihr Schneckenhaus und verfällt erneut in Selbstzweifel.

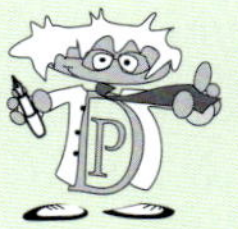

Als ich Katja am Ende unseres letzten Gespräches fragte: »Was ist für dich belastender, die Depression oder die Borderline-Erkrankung? Wo ist für dich der Leidensdruck höher?«, antwortete sie ohne zu zögern: »Beim Borderline. Weil ich mich da verletze und es anschließend bereue. Ich habe mich zwar noch nie so tief geschnitten, dass es genäht werden musste, aber man sieht die Narben an den Armen und an den Beinen. Das Problem ist aber, dass ich es tun muss, sonst zerplatze ich. Es staut sich so viel auf, dass ich dann denke: ›Wenn du dich jetzt ritzt oder den Kopf jetzt gegen die Wand knallst, spürst du dich wieder.‹ Außerdem kann ich mit dem Ritzen verhindern, dass ich mir das Leben nehme: Denn der Gedanke daran ist vorher ganz stark und indem ich mich ritze, kann ich verhindern, dass ich es wirklich tue. Mit diesem Verletzen verhindere ich, dass ich ins Auto steige und irgendwo dagegenbrettere.«[12]
Katja hat uns mit ihrem Beispiel gezeigt, wie wichtig es für Therapeuten ist, den Sinn des selbstverletzenden Verhaltens zu erkennen. Denn Borderliner fügen sich selbst Schmerz zu, um Schlimmeres zu verhindern. Das bedeutet also, dass eine positive Absicht dahintersteckt. Daher ist es nicht ausreichend, einfach zu »verordnen« damit aufzuhören und stattdessen Skills (▶siehe S. 247) anzuwenden. Wesentlich ist, auf das einzugehen, was dahinter steckt und den Mut zu haben, mit Frauen wie Katja ausführlich über ihre innere Anspannung und ihre Todessehnsucht zu sprechen.

Nachdem Sie nun Katjas Weg in die Wüste mit verfolgt und einen ersten Einblick in das Leben mit Borderline bekommen haben, wollen wir einen genaueren Blick auf diese Erkrankung werfen und fragen: Was ist Borderline eigentlich?

1.3. Was ist Borderline?

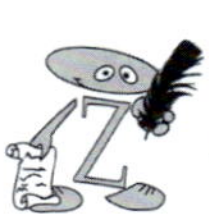

»Es ist sehr anstrengend, manchmal wie ein trotziges vierjähriges Mädchen zu sein.« (Aus dem Bericht einer jungen Borderline-Patientin)

Diese Aussage stammt von der 34-jährigen Nadine, die die Diagnose im Alter von 20 Jahren bekam. Als Nadine, eine attraktive Frau mit langen dunkelblonden Haaren und braunen Augen, das erste Mal bei mir ist, sitzt sie etwas nervös auf ihrem Stuhl und versucht, die richtigen Worte zu finden: »Manchmal fühle ich mich wie von einem wütenden Dämon besessen, dem ich nicht Herr werden kann. Wenn er die Oberhand gewinnt, weiß ich beispielsweise nicht mehr, wie sehr mein Freund Felix mich liebt. Es ist, als hätte ich böse Schmetterlinge im Bauch. Dann toben schwarze Wellen in mir und meine Gefühle explodieren. Vor fünf Minuten war die Welt noch vollkommen in Ordnung, und plötzlich ist alles anders. Böse Dinge schießen mir durch den Kopf und mit aller Macht will ich Felix so sehr verletzen, dass es kein Zurück mehr gibt. Ich will ihn zum Teufel jagen, ich kann so einfach nicht mehr leben und flippe vollkommen aus. Dann schreie ich ihn an, beschimpfe ihn mit übelsten Worten, werfe Gegenstände nach ihm und gehe wie eine Furie auf ihn los. Felix hatte nach meinem letzten Ausbruch genug. Er ist aufgestanden und hat mir gesagt, dass er endgültig geht. Verzweifelt habe ich mich an ihn geklammert und ihn angefleht, zu bleiben. Das Gute und Normale in mir war zurück, der Dämon verschwunden. Ich wusste wieder, wie sehr mich Felix liebte. Vor allem war meine Liebe zu ihm plötzlich wieder so stark, dass ich das Gefühl hatte, ohne ihn nicht weiterleben zu können. Doch selbst nach unseren stundenlangen Versöhnungsgesprächen und dem leidenschaftlichen Sex bleibt ein ungutes Gefühl. Ich vertraue ihm nicht mehr, vertraue überhaupt niemandem mehr, fühle mich ganz allein auf dieser Welt und bin wütend. Oft stehe ich so unter Hochspannung, dass ich nicht weiß, wohin mit mir. Und wenn es zu viel wird, fühle ich mich irgendwie taub und bin innerlich leer. Manchmal wünsche ich mir, dass der Dämon mich tötet und von meinem Leid erlöst. Ich möchte mich wieder fühlen können. Wenn der Druck zu groß wird, fange ich an, meine Arme oder Beine zu ritzen, bis es blutet, nur damit ich mich wieder spüre. Wenn das Blut fließt, beruhigt mich das für einen Moment und ich komme wieder ein wenig bei mir selbst an. Oder ich nehme eine brennende Kerze und verbrenne meine Haut. Der Schmerz entlastet mich vorübergehend und holt mich wieder ins Hier und Jetzt zurück. Manchmal bestrafe ich mich auf diese Weise auch selbst, wenn ich meinen eigenen, perfektionistischen Ansprüchen nicht genüge oder weil ich mich als schlechter Mensch fühle[13].«

Nadine leidet – wie Katja, deren Geschichte Sie gerade kennengelernt haben – unter dem Borderline-Syndrom (englisch: Grenzlinie oder Grenzgebiet), einer Symptomatik, die im Grenzgebiet zwischen Psychose, Neurose und Persönlichkeitsstörung angesiedelt ist. Inzwischen ist das Borderline-Syndrom als eigenes Krankheitsbild anerkannt und wird in der Internationalen Klassifikation psychischer Störungen (ICD-10) den emotional instabilen Persönlichkeitsstörungen zugeordnet. Borderline ist in erster Linie ein großes Chaos der Gefühle. Euphorische Glücksgefühle verwandeln sich im nächsten Augenblick in abgrundtiefe Trauer, die große Liebe wird zur großen Enttäuschung, die Romanze wechselt sich ab mit dem Drama: Es ist schwarz oder weiß, aber nie grau. »Sich glücklich zu fühlen, ist reine Euphorie. Traurig zu sein, fühlt sich an, als würde man verbrennen. Verliebt zu sein ist, als würde man am liebsten in den anderen reinkriechen«, so beschrieb eine junge Borderline-Patientin ihre Gefühle.

Borderliner haben Schwierigkeiten, ihre Emotionen differenziert zu spüren und mit ihren extremen Stimmungsschwankungen umzugehen. Bereits minimale Anlässe genügen, damit sie aus einer glücklichen Phase in eine tiefe Depression verfallen oder Wutausbrüche bekommen. »All die Gefühle, die stündlich, manchmal gar minütlich wechseln können, aushalten zu müssen ist anstrengend«, so Nadine. Von einem Moment auf den anderen können Borderliner von überwältigender Wut, Angst bis hin zur Panikattacke oder völliger Verzweiflung überfallen werden. Sie sind nicht in der Lage, diese rasch wechselnden Stimmungen und ihre Impulse zu kontrollieren. Um ihren inneren Druck abzubauen und sich wieder zu spüren, verletzen sie sich selbst, ritzen sich zum Beispiel immer wieder mit einem Messer oder einer Rasierklinge in den Unterarm, drücken brennende Zigaretten auf ihrer Haut aus oder schlagen ihren Kopf gegen die Wand.

Viele Borderliner leiden zudem an weiteren psychischen Erkrankungen wie Essstörungen, Depressionen, Störungen der Sexualität, Zwangs- oder Ticstörungen, Angst- und affektiven Störungen sowie posttraumatischen Belastungsstörungen. Manche flüchten sich auch in Alkohol, Medikamente oder Drogen, um ihre negativen, zerstörerischen Gefühle abzuschwächen und durch den Rausch – zumindest für einen begrenzten Zeitraum – zu dämpfen. Auch wiederholte Suizidgedanken und suizidale Handlungen sind ein großes Problem, zumal sich diese Gedanken in Stress-Situationen immer wieder aufdrängen. Etwa acht Prozent der Borderliner töten sich selbst, ca. die Hälfte von ihnen hat zuvor bereits mindestens einen Suizidversuch begangen.

1.4. Marilyn, Diana, Romy & Co. – Wer ist betroffen?

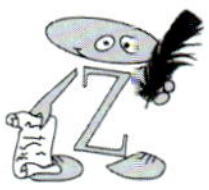

»Sag mir, dass dieser Ort hier sicher ist,
und alles Gute steht hier still.
Und dass das Wort, das du mir heute gibst,
morgen noch genauso gilt.
Diese Welt ist schnell
und hat verlernt, beständig zu sein.
Denn Versuchungen setzen ihre Frist.
Doch bitte schwör, dass wenn ich wiederkomm,
alles noch beim Alten ist.

Gib mir 'n kleines bisschen Sicherheit,
in einer Welt, in der nichts sicher scheint.
Gib mir in dieser schnellen Zeit irgendwas das bleibt.
Gib mir einfach nur 'n bisschen Halt,
und wieg mich einfach nur in Sicherheit.
Hol mich aus dieser schnellen Zeit,
nimm mir ein bisschen Geschwindigkeit.
Gib mir was, irgendwas, das bleibt.«
(Silbermond)

Borderline ist eine Erkrankung, die sich durch alle gesellschaftlichen Schichten zieht. Möglicherweise ist sie auch Teil eines gesellschaftlichen Phänomens, das sich in den letzten Jahren mehr und mehr verbreitet hat: Denn in einer Gesellschaft, die den Einzelnen kaum als den Menschen, der er ist, wertschätzt, einer Gesellschaft, in der sich die innere Orientierung und wahre Werte auflösen und nur noch der anerkannt wird, der erfolgreich ist, ist es nicht verwunderlich, dass Menschen auch soziale Bindungen Stück für Stück verlieren. Und dabei beschränkt sich der Verlust der sozialen Geborgenheit nicht nur auf die Familie oder den Lebenspartner, sondern auf alle Lebensbereiche: Ganz egal, ob am Arbeitsplatz oder mit Freunden, überall scheinen Bindungen wegzubrechen und mehr und mehr den Zweckbeziehungen zu weichen. Was also bleibt, wenn nichts mehr verbindlich ist, wenn es nichts mehr gibt, was Halt und Beständigkeit bietet? Die Band Silbermond sang vor einigen Jahren den Titel »Irgendwas bleibt« und hat damit einen Nerv der Zeit getroffen. Wir sehnen uns nach Beständigkeit, nach Sicherheit, Geborgenheit und Liebe in dauerhaften Bindungen. Immerhin ein Drittel der Deutschen gab das in einer Umfrage des Spiegels als ihre Vorstellung vom

Lebensglück an.[14] Gleichzeitig wächst die Angst vor Unsicherheit, vor Risiken, die unkalkulierbar erscheinen – vor allem vor Terror und der Bedrohung durch den Flüchtlingsstrom. 74 Prozent der Deutschen fürchten sich laut einer Umfrage des Allensbach-Instituts vor einem Terroranschlag, 73 Prozent haben Angst, dass immer mehr Flüchtlinge ins Land kommen und wir damit überfordert sind, und 58 Prozent meinen, dass wir in einer besonders unsicheren Zeit leben.[15]

In einer Gesellschaft, die keine wahren Werte und keine Orientierung bietet, nimmt das Gefühl von Sicherheit und Beständigkeit immer mehr ab. Vielleicht liegt das auch daran, dass unsere Ziele und Wünsche immer unklarer werden, weil die Grenzen zwischen dem, was wir selbst wollen, verschwimmen mit dem, was uns täglich von den Medien und unserem sozialen Umfeld suggeriert wird: dass Sicherheit und Beständigkeit nur erreichen kann, wer es schafft, finanziell abgesichert und erfolgreich zu sein. Und so werden prächtige Fassaden errichtet, die eigentlich nur die Unsicherheit, die innere Leere und Einsamkeit mit Pseudoglück und immer neu geweckten Scheinbedürfnissen notdürftig übertünchen. Beruht also das, was wir vermeintlich für unser Lebensglück brauchen, gar nicht auf eigenen tiefen Wünschen, sondern vielmehr auf Scheinbedürfnissen? Wenn das so ist, ist es dann verwunderlich, dass immer mehr Menschen ihr Empfinden für sich selbst verlieren und Werten und Zielen nachjagen, die nicht ihre eigenen sind?

Unter diesen Gesichtspunkten werden einige der Nöte und Verhaltensweisen von Borderlinern erklärbar, beispielsweise ihre rastlose Suche nach Sicherheit, Geborgenheit, Aufmerksamkeit und Anerkennung, die aufgrund ihrer Zerrissenheit und Orientierungslosigkeit allzu oft ins Chaos führt. Auch ihre innere Leere, die sie offensichtlich mit vielen Menschen teilen, wird vor diesem Hintergrund nachvollziehbar. Nicht nur Borderliner, sondern immer mehr Menschen überhaupt versuchen sich durch Grenzerfahrungen, die extreme Gefühle wecken, wieder selbst zu spüren. Sie laufen wie Joey Kelly den Ultramarathon von 250 km durch die Wüste Gobi, springen Bungee, haben Sex mit vielen, ständig wechselnden Partnern, Piercen oder Branden sich. Sie tun das, weil da ein inneres Vakuum ist, weil sie den Halt zu verlieren drohen und glauben, nur wieder festen Boden unter die Füße zu bekommen, wenn sie sich auf eine heftige Art spüren und durch extremes Verhalten vom Rest der Welt abheben. Bei Borderlinern geschieht das auch durch selbstverletzendes Verhalten, und zwar so lange, bis Blut fließt und ihr Selbst in ihr Bewusstsein »zurückschwemmt«.

Viele Promis haben Borderline

Viele Borderliner sind faszinierende, schillernde Persönlichkeiten, die aus ihrem starken Leid und intensivem Erleben auch eine große Kreativität erschaffen haben. Leider gleicht das oft einem Tanz auf dem Vulkan: Er ist wundervoll anzusehen, doch für die Tänzer selbst extrem gefährlich. Folgt man den Ausführungen des bekannten deutschen Psychiaters Borwin Bandelow ist eine bestimmte Persönlichkeitsstruktur notwendig, um ein Star zu werden, und viele Prominente haben eine Borderline-Persönlichkeit. Sie haben den Hang, Aufmerksamkeit auf sich zu ziehen, weil sie nicht leben können, ohne Aufsehen zu erregen und permanent Beachtung zu finden. Sie schaffen es, »attraktiv und faszinierend auf andere Menschen zu wirken.«[16] Doch das ist nur die lichtvolle Seite ihres Erfolges, denn jenseits des Rampenlichts sind sie oft einsam. Sie sind haltlos, heimatlos, wissen nicht, wem sie wirklich vertrauen können und selbst in partnerschaftlichen Beziehungen können sie nie sicher sein, dass es ihr Geliebter wirklich ernst mit ihnen meint oder ob er es nur auf das schillernde Gesamtpaket abgesehen hat, das Ruhm und Erfolg mit sich bringt.

Auch Prinzessin Diana litt an einer Borderline-Erkrankung mit selbstverletzendem Verhalten. Ihr Leben lang war sie auf der Suche nach Aufmerksamkeit und Liebe. In einem TV-Interview mit dem Sender BBC am 20. November 1995 gestand sie dem Journalisten Martin Bashir, dass sie sich absichtlich in den Unterarm schneide. Je nach Laune benutze sie dabei Rasierklingen, Glasscherben oder einen Zitronenhobel. Nur ein Jahr später, im August 1997, kam Diana im Alter von nur 36 Jahren bei einem tragischen Autounfall in Paris ums Leben.[17] Julie schrieb uns in einem Kommentar auf unserer Dr. Psych-Facebook-Seite: »Diana hatte viele Kuscheltiere. Sie positionierte sie immer so, dass sie sie stets um sich hatte, sie anfassen und fühlen konnte wie ein Kind. Darin suchte sie vermutlich Trost. Auf Reisen nahm Diana stets ihren Lieblingsteddy mit. Viele Borderliner haben solche Übergangsobjekte[18], die ihnen helfen, Trost spenden, zeigen, dass gewisse Dinge existieren. Beispielsweise vergewissert sich eine Borderlinerin, die die Visitenkarte ihres Psychiaters in ihrer Handtasche trägt und sie hin und wieder rausnimmt, sie dreht und wendet, um seinen Namen zu lesen, dass er existiert.«

Und eine weitere faszinierende Persönlichkeit soll an Borderline gelitten haben: Marilyn Monroe. Das zumindest behauptet die Autorin Claudia Kalb. Es sei offensichtlich, so schreibt Claudia Kalb, dass Marilyn Monroe ein schweres psychisches Leiden hatte. Die Schauspielerin habe sich nach Liebe und Stabilität gesehnt. Menschen, die ihr nahestanden, haben sie jedoch oft schlecht behandelt. Als Symptome führt die Autorin »ein Gefühl der Leere, eine gespaltene oder konfuse Persönlichkeit, extreme emotionale Sprunghaftigkeit, labile Beziehungen und eine Impulsivität, die sie in die Drogensucht und in den Suizid führte« an[19]. »Marilyn Monroe selbst machte sich über ihre Borderline-Erkrankung lustig und bezeichnete sich in einer ihrer Notizen als Mitglied der anonymen Borderliner.«[20]

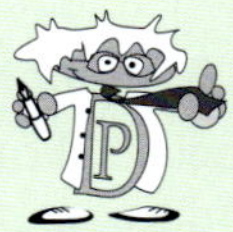

Wir kennen Sie alle, Marilyn Monroe, die von Andy Warhol in einem seiner berühmtesten Gemälde verewigt wurde. Als Schauspielerin unterschätzt war Marilyn Monroe das Sexsymbol der 50er-Jahre und gilt noch heute als einer der bekanntesten Filmstars aller Zeiten. Ihr Leben endete viel zu früh im Alter von nur 36 Jahren. Als die Monroe damals tot in ihrem Bett gefunden wurde, ging man zunächst davon aus, sie habe sich mit einem Medikamenten-Cocktail das Leben genommen. Allerdings ranken sich um ihren Tod vielfältige Spekulationen. Einige gehen davon aus, dass es kein Suizid war und dass Bobby, der Bruder von John F. Kennedy, den Mordauftrag gegeben haben soll, als Marilyn eine Enthüllungspressekonferenz über ihre Kennedy-Affäre plante[21]. Schon lange war die Liason des Präsidenten mit Marilyn Monroe ein offenes Geheimnis. Oft haben sie sich in Kennedys Suite im New Yorker Carlyle-Hotel getroffen und Marilyn soll sich sogar ins Weiße Haus geschlichen haben. Die Affäre mit ihr habe Kennedys Frau Jackie besonders schwer getroffen: »Monroe war eine tickende Zeitbombe, die jeden Moment an die Öffentlichkeit gehen und einen Skandal auslösen könnte, der die Reputation ihres Mannes vernichten, ihre Ehe zerstören und sie selbst öffentlichem Spott aussetzen würde.« Mehr noch: Marilyn sei überzeugt gewesen, dass Kennedy sich scheiden lassen und sie heiraten würde. Nach Darstellung des JFK-Schwagers Peter Lawford habe sie Jackie sogar einmal direkt angerufen und sie über die Affäre informiert.[22]

Bis heute ist die Popularität von Marilyn Monroe ungebrochen. Liegt es an den mysteriösen Verschwörungstheorien, die sich um ihren Tod ranken, an ihrer unglücklichen Affäre mit dem Präsidenten, ihrer exzentrischen Persönlichkeit oder ihrer unvergesslichen lasziven Ausstrahlung? Vermutlich ist es ein wenig von allem, das die Faszination von Marilyn Monroe ausmacht und dazu geführt hat, dass im Laufe der Jahrzehnte hunderte Biografien, Romane und Bildbände über sie erschienen sind. »Ihr früher Tod ist wohl das offene Ende ihres Lebens«, heißt es in einer Trauerrede im Internet. Und: »Die Legende, sie lebt auf jeden Fall weiter.« Zumindest das hat sie mit ihrem Geliebten JFK gemeinsam, der nur etwa 15 Monate später – am 22. November 1963 in Dallas – durch ein Attentat getötet wurde.

Marilyn Monroe gehörte ganz gewiss zu den Borderlinerinnen, die unglaublich anziehend, verführerisch und sexy auf Männer wirken. Doch das ist nur die eine, die schöne Seite der Medaille, denn – wie alles im Leben – hat auch sie eine Kehrseite, und die heißt »Drama und Chaos«. Marilyn ist ein klassisches Beispiel dafür, dass Männer einfach nicht von ihr lassen konnten, weil sie so aufregend und verlockend war, obwohl sie sie immer wieder mit sich hinab in den Abgrund gerissen hat. Auch JFK ist wohl ihrer verführerischen Ausstrahlung erlegen und hat vermutlich auch ihre dunkle Seite kennengelernt. Vielleicht wusste oder ahnte er gar, dass Marilyn an einer psychischen Erkrankung litt. Tatsache ist jedenfalls, dass er dieses Thema im Jahr 1963 bei einer Rede im US-Kongress aufgriff und sagte: »Wir haben psychisch kranke Menschen lange vernachlässigt, und dabei gehören gerade psychische Krankheiten zu unseren wichtigsten gesundheitlichen Problemen und Herausforderungen.« («We as a nation have long-neglected the mentally ill, and mental illness [is] among our most critical health problems.«[23]) Ob er mit seiner Ansprache auf Marilyn anspielte, bleibt wohl für immer ein Geheimnis – ebenso wie das, was die beiden außergewöhnlichen Persönlichkeiten wirklich miteinander verbunden hat. War es tatsächlich nur eine leidenschaftliche, heiße Affäre, oder war es vielleicht sogar die große Liebe – eine Liebe, die nicht sein durfte, weil sie ganz und gar nicht in das vorgezeichnete, fremdbestimmte Leben des Präsidenten passte?

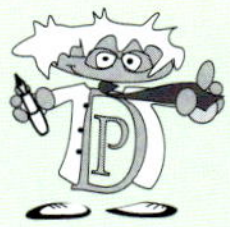

Eine Ikone des deutschen Films soll ebenfalls unter einer Borderline-Erkrankung gelitten haben: Romy Schneider, die viele von uns in ihrer Filmrolle als Kaiserin Elisabeth von Österreich (»Sissi«) zu Tränen gerührt hat. Unvergessen die Abschlussszene, als die bezaubernde junge Kaiserin auf dem Markusplatz auf ihre kleine Tochter zuläuft und sie stürmisch umarmt. So dramatisch wie im Film, so tragisch war auch ihr Leben, das von Leidenschaften und Schicksalsschlägen bestimmt war. Ihr Tod blieb – ähnlich wie der von Marilyn Monroe – bis heute ungeklärt. Interessant ist auch, dass einige ihrer Persönlichkeitsmerkmale – wie beispielsweise ihre Sprunghaftigkeit, ihre Rastlosigkeit, ihre Impulsivität und ihre innere Leere – an eine Borderline-Störung erinnern. Vielleicht war Romy Schneider auch aus diesem Grund für die Rolle der Sissi prädestiniert.

Romy Schneider fühlte sich wohl ihr ganzes Leben lang unverstanden, auch sie hat Schmerzen gebraucht, um sich zu fühlen[24]. »Ganz oder gar nicht, schwarz oder weiß« war ihre Devise. Darauf zumindest lassen einige Äußerungen von Romy Schneider schließen wie: »Ich muss immer bis zum Äußersten gehen, selbst wenn es nicht mehr gut ist.«, »Ich liebe es, bis an die Grenzen des Möglichen zu gehen, im Beruf wie im Gefühlsleben.« und »Ich gehe immer aufs Ganze«.[25] Die Frauenrechtlerin und Journalistin Alice Schwarzer, die Romy Schneider gut kannte, nennt als ihre wichtigste Eigenschaft die Leidenschaft. »Ich bedaure nichts!«, sagte Romy einmal. »Man muss viele Leidenschaften haben in seinem Leben, es ist zu kurz, als dass man

→

so etwas nur einmal erleben sollte.«[26] »In der Liebe träumte sie vom Beruf und im Beruf von der Liebe«, so Alice Schwarzer, die eine Biografie über die Schauspielerin schrieb.

Neben der Sissi spielte Romy Schneider unterschiedliche Frauenrollen: die eines amoralischen Teenagers, die einer Hure, die einer Mörderin und die eines jüdischen Opfers. Stets jedoch waren es Frauen auf der Kippe, Frauen, die das Leben herausforderte, Frauen, die sich das nahmen, was sie wollten. Auch in ihrem wirklichen Leben nahm sich Romy, was sie wollte, sie nahm sich die Männer, die ihr gefielen, mischte Whisky in ihren Rotwein, sie nahm Tabletten und fast jede Droge, allen voran eine: die Kamera. Je mehr sie sich in jenen Filmpausen verrannte, die andere Leben nennen, desto mehr wuchs ihre Sucht nach Aufmerksamkeit. »Im Film kann ich alles, im Leben nichts«, soll Romy Schneider einmal gesagt haben.

Tatsache ist, dass viele persönliche Tragödien, Schuldgefühle und Versagensängste ihr Leben prägten. Das größte Drama ereignete sich nur knapp ein Jahr vor ihrem Tod: Als ihr 14-jähriger Sohn David über einen Zaun klettern wollte, verletzte er sich tödlich. Ein tragischer Unfall, für den sich Romy Schneider gewiss schuldig gefühlt und mit Selbstvorwürfen gemartert hat. Zunächst schien die ohnehin bereits labile Schauspielerin daran zu zerbrechen. Doch nur kurze Zeit später schmiedete sie wieder Pläne: Sie kaufte mit ihrem Lebensgefährten Laurent Pétin ein Haus, in das sie mit ihm und ihrer Tochter Sarah einziehen wollte. »Hier will ich mich um meine Tochter kümmern, hier will ich Konfitüre einkochen, unter den Bäumen spazieren gehen und endlich richtig leben«, schrieb sie in einem Brief an ihre Mutter. Doch Romy Schneider zog nie in das Haus: Ihr Lebensgefährte Pétin fand die 43-Jährige im Mai 1982 tot an ihrem Schreibtisch[27].

Doch nicht alle prominenten Persönlichkeiten rufen nach Aufmerksamkeit und Liebe, indem sie sich selbst verletzen. Häufig äußert sich ihr selbstverletzendes Verhalten auch in Essstörungen, Drogen- und Alkoholmissbrauch, außergewöhnlichen sexuellen Aktivitäten oder in riskantem Verhalten, das sie in Lebensgefahr bringt. Weibliche Stars neigen eher zu Magersucht, Drogenabhängigkeit, Alkoholmissbrauch und häufig wechselnden Bettgeschichten. Die amerikanische Rocksängerin Janis Joplin etwa hatte Unmengen Kontakte mit Männern und Frauen und sagte dann zu einem, mit dem sie seit ein paar Wochen das Bett teilte: »Ich fühle mich immer einsam!«[28] Die britische Sängerin und Songschreiberin Amy Winehouse bezahlte ihren Rauschmittelkonsum mit ihrem Leben.

Männer hingegen neigen eher zu antisozialen oder besonders riskanten Verhaltensweisen. Dass Justin Bieber wegen Trunkenheit am Steuer im Gefängnis landete, sei zwar noch keine schlimme Straftat, so der Psychiater Borwin Bandelow, aber »er hat schon eine Neigung zu Regelverstößen.«[29] Oder denken Sie nur an Michael Jackson. Bestimmt haben Sie noch die Szene im Kopf, in der der King of Pop sein Baby waghalsig und unbesorgt über die Brüstung eines Balkons hielt – wie eine Trophäe und als Fanal seiner Unschuld.

Borderline kann jeden treffen!

Wie viele Menschen tatsächlich an Borderline erkrankt sind, darüber gibt es bis heute keine gesicherten Zahlen. Das liegt zum einen daran, dass der größte Teil der Betroffenen keine fachliche Hilfe sucht und daher auch nicht erfasst wird. Wissenschaftler gehen jedoch von einer Lebenszeit-Prävalenz[30] von ca. drei bis fünf Prozent aus, wobei die meisten der Betroffenen im Alter zwischen 15 und 20 Jahren erkranken.[31] Zwei Drittel davon sind Frauen.

Borderline gilt bislang vor allem als Störung, die im frühen Kindesalter ihren Anfang nimmt. In den meisten Fällen gab es bei den betroffenen Männern und Frauen schon im Säuglings- und Kleinkindalter Schwierigkeiten, eine sichere emotionale Bindung zu den Eltern oder anderen wichtigen Bezugspersonen aufzubauen. Eine drogenabhängige Mutter kann beispielsweise ihrem Kind keine sichere Bindung bieten. Mal wird sie es mit Affenliebe überhäufen, ihm schwören, dass es ihr ganzer Lebenssinn sei, dann wieder wird sie es wütend abweisen, wenn sie unter Entzugserscheinungen leidet, oder völlig vernachlässigen, wenn sie im Drogenrausch ist. Dabei entwickelt sich eine Art Hass-Liebe, die sehr verwirrend und verunsichernd für das Kind ist – eine Hass-Liebe, die viele Borderliner in ihren späteren Beziehungen fortsetzen werden.

Viele Borderliner haben während ihrer Kindheit und Jugend traumatische Erfahrungen gemacht, sexuellen Missbrauch erlebt oder sind emotional vernachlässigt worden. Nur in den allerwenigsten Biografien finden sich überhaupt keine Ursachen für die Entstehung einer solchen Persönlichkeitsstörung. Borderliner sind also in gewissem Sinne Überlebende einer überstandenen Katastrophe, in deren Folge ihre Psyche schreckliche Verletzungen erlitten hat.

1.5. Wie lebt es sich mit Grenzerfahrungen?

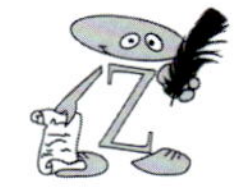

»Mich hat interessiert, was eigentlich mit dem Menschen passiert, wenn er sich hinauswirft in unwegsame Gegenden. Denn wenn wir uns ins Geheimnisvolle, ins Unbekannte wagen, kann man nichts planen. Ich kann bei einer Expedition auch immer nur einen Teil planen, aber wenn ich einen Schritt weiter gehe, als meine Vorgänger, kann ich nichts planen. Niemand ist da, der mir den Rücken frei hält, niemand, der mir sagt, was richtig oder falsch ist. Sondern: Wenn ich einen entscheidenden Fehler mache, dann bezahle ich das mit meinem Leben. Und das ist das höchste Gut, das wir haben.« (Reinhold Messner[32])

Warum es Teil eines gesellschaftlichen Phänomens sein könnte, dass es heute immer mehr Grenzgänger gibt, haben wir bereits erfahren und ebenso, dass Borderliner in einer Welt der Extreme leben, in der ihre Gefühle minütlich zwischen Liebe und Hass, Euphorie und Depression, zwischen Selbstüberschätzung und Selbstzweifeln wechseln. Und manchmal ist es nur mehr ein schmaler Grat auf dem sie wandeln. Hat ihr Leben voller Extreme und Grenzerfahrungen sie so ausgelaugt, dass sie keine Perspektive mehr sehen, und sind die Narben erst einmal so tief, dass sie immer wieder aufbrechen, kommen sie irgendwann an den Punkt, an dem sie sagen: »Ich habe gelernt mit dem Ungewissen, meiner Unberechenbarkeit umzugehen – aber nun komme ich einfach nicht mehr weiter, ich will und ich kann nicht mehr so weiterleben. Meine Kraft, über das Drahtseil meines Lebens zu balancieren, ist aufgebraucht. Ich lasse mich fallen.«

Doch ab wann sind Grenzgänger nun krank? Und warum suchen auch wir »normalen« Menschen so wie Reinhold Messner Erfahrungen in Extremsituationen und versuchen unsere eigenen Grenzen zu überwinden – selbst wenn wir diese Erfahrungen im schlimmsten Fall mit unserem Leben bezahlen? Viele Sportler gehen immer wieder an ihre Grenzen: Seien es nun Formel-Eins-Piloten wie Michael Schumacher oder der Ausnahme-Skifahrer Bode Miller, der bekannt war für seine atemberaubenden waghalsigen Ski-Abfahrten. Immer ging der als »Stuntman auf Skiern« bezeichnete Miller bis an seine Grenzen und fuhr sogar dann weiter, als ihm ein Ski wegflog. Als wäre es das Selbstverständlichste der Welt, setzte er die Abfahrt kurz entschlossen auf nur einem Ski fort. Aufgeben war für Miller nie eine Option.

Aber auch Bergsteiger gehören zu dieser Gruppe der Extremsportler. Einer der bekanntesten der Welt ist wohl Reinhold Messner. Gemeinsam mit Peter Habeler hat er als Erster den Gipfel des Mount Everest ohne Flaschensauerstoff erreicht. Als erster Mensch stand er auf den Gipfeln aller vierzehn Achttausender. Und dabei ging es Messner »nie um die Faszination der Berge«, sondern auch ihm ging es um den Reiz der Grenzerfahrung, sich dem Extremen auszusetzen.[33] »Bergsteigen«, so erzählte er in einem Interview mit Alexander Kluge, »ist der Widerstand gegen den herausgeforderten Tod. Wir sind bereit, in die Todesgefahr zu gehen, aber die Kunst dabei ist, nicht umzukommen.«[34] Können wir also Grenzerfahrungen nur machen, wenn wir uns der Gefahr, dabei zu Tode zu kommen, aussetzen? Und sind sich Extremsportler wie Messner dieser Gefahr immer bewusst? »Ich denke nicht an den Tod, wenn ich klettere, aber mein Körper ist sich über die Konsequenzen eines Fehlers bewusst. Ein falscher Griff – und es ist aus. Man spürt den Abgrund unter sich, auch wenn man den Blick nur auf die Hände, die nächsten Griffe fixiert.«[35] Brauchen wir tatsächlich die Nähe der Gefahr, müssen wir den Abgrund unter uns spüren, brauchen wir die Todesnähe, um zu fühlen, dass wir leben?

Wir können Grenzerfahrungen bewusst herbeiführen, indem wir wie Reinhold Messner & Co. die besondere Herausforderung suchen und uns dabei in Gefahr begeben. Wir machen jedoch auch häufig im Laufe unseres Lebens Grenzerfahrungen, ohne dass wir sie gesucht hätten. Es sind Erlebnisse, bei denen wir spüren, dass wir so extremen Belastungen ausgesetzt sind, dass sie uns nicht nur an unsere psychischen, sondern auch an unsere körperlichen Grenzen bringen. Jeder von uns hat sie bereits erlebt, Momente, Augenblicke, Tage oder vielleicht sogar Wochen und Monate, die so intensiv, so emotional, so nachhaltig und eindringlich, ja, um ein Vielfaches heftiger und oft auch schmerzhafter waren als unsere normalen Alltagserlebnisse, dass sie sich für immer in unser Gedächtnis einbrennen. Das können Unfälle sein, schwere lebensbedrohliche Erkrankungen, die Geburt eines Kindes, der Tod eines nahestehenden Menschen, aber auch sexuelle Grenzerfahrungen und Drogenerlebnisse. Derartige Erfahrungen bringen uns immer wieder an subjektive Grenzen, auch an die unserer Gefühle. Sie bescheren uns ein Wechselbad aus Liebe und Hass, Euphorie und Depression, Fröhlichkeit und Traurigkeit, aus Selbstüberschätzung und Selbstzweifeln, Furchtlosigkeit und Angst, Hoffnung und Verzweiflung. Aber manchmal führen sie uns auch – ob gewollt oder ungewollt – an die Grenze zwischen Leben und Tod.

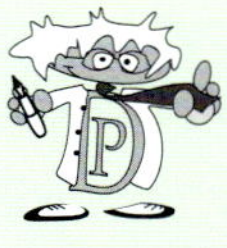

Dazu möchte Sandra ihre ganz persönliche Grenzerfahrung erzählen: Als wäre es gestern gewesen, sehe ich mich an jenem Nachmittag des 7. April 2016 – kurz nach der geglückten Operation meines Mannes Norbert – voller Zuversicht sein Krankenzimmer auf der Station 5 des Bethanien Krankenhauses in Frankfurt betreten. Es war ein Zweibettzimmer, rechts saß ein älterer Herr auf seinem Bett und las Zeitung. Er musterte mich

→

voller Mitgefühl, grüßte kurz und verließ taktvoll das Zimmer. Als ich dann den sorgenvollen Gesichtsausdruck meines Mannes sah, der mich bat, mich an sein Bett zu setzen, ahnte ich, was er mir mitteilen wollte. Ich nahm Platz auf der Bettkante und hielt seine Hand fest umklammert, während er begann, mir das Unvorstellbare zu erklären: »Dr. Schneider war gerade hier. Eine Dreiviertelstunde haben wir uns unterhalten. Es ist zu 99,9 Prozent wieder Krebs, vermutlich abermals ein Plattenepitelkarzinom.« Norberts Stimme klang ruhig und gefasst. Doch obwohl ich wach und klar war, gelang es mir nicht, seinen Ausführungen zu folgen. Nur mühsam konnte ich meine Tränen zurückhalten. »Fang jetzt bloß nicht an zu weinen«, flüsterte er, als er sah, wie sich meine Augen mit Tränen füllten. Ich wusste, dass es ihm nicht helfen würde, wenn ich jetzt weinte, wusste, dass er jetzt eine Partnerin an seiner Seite brauchte, die stark war. Eine Partnerin, die ihm signalisierte, dass wir das schaffen würden! Also versuchte ich, stark zu sein für ihn. Immer wieder übermannte mich jedoch eine Welle des Mitgefühls, der Trauer, aber auch der Wut und vor allem eine Frage: »Warum jetzt? Warum war der Krebs jetzt und warum überhaupt noch einmal zurückkehrt?« Ich wusste, dass dies die sinnloseste aller Fragen war, und dennoch ging sie mir immer wieder durch den Kopf.
Einige Zeit später kehrte der freundliche ältere Herr zurück ins Zimmer. Norbert stellte uns vor und wir begannen uns zu unterhalten. Das Gespräch lenkte mich ab. »Wissen Sie, ich hab's nur am Herzen, aber das hier«, sagte der 82-jährige Klaus-Peter und deutete auf Norbert, »ist viel schlimmer. Ich wünsche Ihnen alles Glück dieser Welt und viel Kraft.« Dann erzählte er von seinen Reisen, die er schon unternommen hatte. »Aber die schönste, die ich nie vergessen werde, war meine Reise nach Indien, zum Taj Mahal. Das müssen Sie sich unbedingt ansehen! Ein wunderschönes Monument der Liebe, das der Maharaja als Andenken an seine große Liebe, die persische Prinzessin Mumtaz Mahal errichtet hat. Als ich mit meiner Frau vor ein paar Jahren dort war, setzte sie sich auf eine der umstehenden Bänke, blickte hinüber zu diesem außergewöhnlichen Gebäude, das wie aus einem Märchen entsprungen schien, und begann zu weinen – so überwältigt war sie von all der Schönheit, die vor ihr lag.« Lange sprachen wir über das, was er schon in seinem Leben erlebt und gesehen hatte, aber auch über das, was er noch vorhatte. Begeistert erzählte er mir, dass er unbedingt einmal mit seiner Frau nach Tibet wollte, sprach davon, wie sehr ihn der Buddhismus faszinierte und gestand dennoch resigniert, dass auch er ihm keine Antworten auf die Fragen geben konnte, die ihn wirklich bewegten: Warum leiden Menschen? Warum erkranken gerade Menschen, die nur Gutes in ihrem Leben getan haben? Warum werden wir immer wieder in unserem Leben so harten Prüfungen unterzogen?

Als ich mich kurze Zeit später von meinem Mann und Klaus-Peter verabschiedete und die Zimmertür leise hinter mir schloss, spürte ich auf dem Gang des Krankenhauses, wie mir immer kälter wurde. Ich fror, ja, ich schlotterte förmlich. Mein ganzer Körper bebte. Wie in Trance drückte ich den Knopf des Aufzugs, fuhr hinunter ins Erdgeschoss und lief durch den Park direkt am Krankenhaus. Immer wieder quälte ich mich mit der Frage nach dem Warum. Was hatte das alles für einen Sinn? Wie soll es jetzt weitergehen? Was, wenn der Krebs schon gestreut hatte? Was, wenn es keine Heilung mehr gab? Was, wenn ich hilflos mit ansehen musste, wie mein Mann langsam und qualvoll starb? All diese düsteren Gedanken schossen mir immer wieder durch den Kopf. Wie ferngesteuert lief ich den Weg durch den Park zurück zum Hotel. Nichts von meiner Umwelt schien zu mir durchzudringen: Weder die Menschen, die an mir vorüberliefen, noch das bezaubernde Stockentenpaar, das gerade meinen Weg kreuzte. Doch dann spürte ich plötzlich einen wärmenden Sonnenstrahl auf meinem Gesicht. Die Sonne hatte sich durch die großen Baumkronen gedrückt, gerade so, als hätte sie ihre letzten wärmenden Strahlen geschickt, um meine düsteren Gedanken zu vertreiben. Ich hielt inne, blieb stehen, schloss meine Augen und sog langsam die frische Frühlingsluft in meine Lungen. Ein betörender Duft umfing mich, es roch nach frisch gemähtem Gras, feuchter Erde, nach Blumen und blühenden Sträuchern – und obwohl es keinen Jasmin weit und breit gab, meinte ich seine zarte Note wahrnehmen zu können.

Als ich meine Augen wieder öffnete, sah ich vor mir eine riesige, wunderschöne Trauerweide. Ich sah das frische, saftige Grün, sah die bunte Farbenpracht des Frühlings, sah, wie alles im Entstehen und im Werden begriffen war. Und dann keimte plötzlich Hoffnung in mir auf. Warum eigentlich sollte alles so düster werden, wie ich es mir ausgemalt hatte? Könnte es nicht auch ganz anders kommen? Und war es nicht viel besser, das, was das Schicksal für uns vorgesehen hatte, anzunehmen, es zu akzeptieren – so wie es war? Wie viel leichter würde es sein, wenn ich das könnte? Leichter nicht nur für mich, sondern auch für meinen Mann Norbert. Langsam lief ich weiter und ließ meine Gedanken fließen, fast so schnell, wie die weißen Wolken, die über mir hinweg zogen.

Sind es nicht gerade diese Weckrufe, sinnierte ich, die uns aus unseren gewohnten Bahnen katapultieren? Sind es nicht ausgerechnet diese schmerzvollen Tage, die uns aus dem Trott der Selbstverständlichkeit herausreißen, der sich zuweilen in unser Leben schleicht? Sind es nicht diese Tage, die uns – wenn auch schmerzlich – vor Augen führen, dass Leben so viel mehr ist? Ja, Leben ist mehr als Tage, die ohne Kontraste, ohne wirkliche Bewegung in einem trüben Ozean der Gleichgültigkeit zu versinken drohen.

→

Auch wenn ich ahnte, dass alles im Leben einen Sinn hatte, war es dennoch schmerzvoll zu erfahren, dass es den sicheren Boden unter unseren Füßen, auf dem wir uns gern wähnen, nicht gibt. Denn der sichere Halt, den der Alltag uns bietet, ist nichts als eine schöne Illusion, der wir nur allzu gern auf den Leim gehen. Keiner von uns lebt für immer auf sicherem Grund. Jeder von uns strauchelt irgendwann, jeder von uns stürzt, jeder von uns lebt mit der ständigen Gefahr, all das zu verlieren, was ihm lieb und teuer ist. Nur ein kleines Beben, eine kleine Erschütterung und dann bekommt der sicher geglaubte Boden Risse, die alles um uns herum zum Einstürzen bringen. Warum nur braucht es immer wieder diese Beben? Damit wir lernen, das wertzuschätzen, was wir haben und doch so oft als selbstverständlich hinnehmen? Damit wir lernen, dankbar, demütig und bescheiden zu sein? Damit wir lernen, dass nichts im Leben selbstverständlich ist? Vielleicht sollen wir auch einfach nur lernen, jeden Augenblick, den wir hier auf dieser Erde verbringen dürfen, wertzuschätzen und zu genießen. Und vielleicht können wir das nur, wenn wir uns bewusst machen, wie vergänglich und zerbrechlich alles ist?

Aber was ist nun der Unterschied zwischen einer Grenzerfahrung wie sie ein Sportler sucht, einer »normalen« Grenzerfahrung, wie Sandra sie erlebt hat und solchen wie Borderliner sie häufig suchen? Bergsteiger und Sportler streben bewusst Grenzerfahrungen an, um Ziele zu erreichen, sich selbst auszuloten, ihre Fähigkeiten zu erweitern und an die Grenzen ihrer Möglichkeiten zu gehen. Borderliner dagegen suchen riskante, mitunter lebensgefährliche Grenzerfahrungen, in die sich ein gesunder Mensch niemals freiwillig begeben würde. Sie brauchen extreme Erfahrungen, die stärker sind als ihr Gefühlschaos und ihre Anspannung. Der Reiz einer solchen Grenzerfahrung, der Schmerz und die Todesnähe überdecken ihre schwer zu ertragenden emotionalen Zustände. So können sie ihren inneren Überdruck abbauen und alles wird wieder erträglicher. Borderliner suchen dabei, manchmal unbewusst, die Nähe zum Tod, weil sie sich danach sehnen, dass alles vorbei ist. Paradoxerweise berichten sie aber, dass sie sich durch den Schmerz und die Todesnähe lebendig fühlen und sich selbst wieder spüren können. Auch Selbsthass spielt eine große Rolle, denn Borderliner sind es sich oft nicht wert genug, gut mit sich umzugehen und ihr Leben zu schützen.

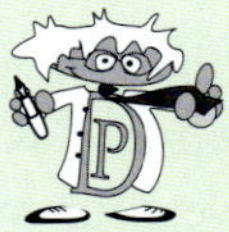

Nachdem Sie nun so viel über Grenzerfahrungen wissen, fragen Sie sich jetzt vielleicht, was es denn genau ist, das Borderliner suchen? Borderliner verletzen sich, um sich selbst wieder zu spüren, ja, um irgendetwas zu spüren, um der Gefühllosigkeit, der inneren Leere zu entfliehen oder auch →

um die große Spannung loszuwerden. Sie fügen sich ganz bewusst körperliche Schmerzen zu, ritzen sich mit Rasierklingen und drücken Zigaretten auf ihren Unterarmen aus, um sich Erleichterung zu verschaffen. Doch das ist noch nicht alles. Die Palette, was Borderliner zu tun bereit sind, um ihre Spannungszustände abzubauen und sich vom Gefühlschaos in ihrem Kopf abzulenken, ist noch viel breiter. Dazu gehört auch, dass sie bewusst das Risiko suchen und ihr Leben oder ihre wirtschaftliche Existenz aufs Spiel setzen. Das tun sie, indem sie auf der Autobahn rasen, den besonderen Kick beim S-Bahn-Surfen suchen, ohne Seil einen Berg erklimmen, über große Höhen balancieren, sich in sexuelle Abenteuer stürzen oder exzessiv Drogen und Alkohol konsumieren. Aber auch Glücksspiele, Diebstahl und Kaufsucht gehören dazu. Häufig powern sie ihren Körpern auch mit Sport bis zur totalen Kraftlosigkeit aus oder hungern bis zum körperlichen Zusammenbruch.

Auch mit Julia spreche ich über ihr Leben auf der Grenze. Es ist ein Leben zwischen zwei Ozeanen, ein Leben am Kap der Stürme.

1.6. »Alles explodiert von Null auf 180.« – Ein Gespräch mit Julia T.

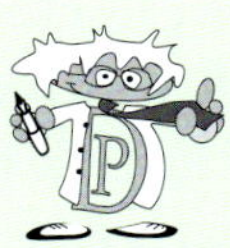

Sie alle haben sicher schon vom berühmten »Kap der Guten Hoffnung« gehört, an dem zahllose Schiffe untergingen, jener Stelle im Meer, an der der Atlantik auf den Indischen Ozean trifft. Als ich vor einigen Monaten an diesem weltberühmten Kap stand, dem südlichsten Punkt Afrikas, spürte ich, wie ich ungeschützt Wind und Wetter ausgesetzt war. Ich spürte, wie der Sturm an meinen Kleidern zerrte, wie er drohte, mich mit sich in die Tiefe zu reißen. Einen Moment lang stand ich auf dem kleinen Felsen, auf den ich geklettert war, um ein spektakuläres Foto zu schießen, doch dann wurde mir mulmig und ich war froh, als ich mich langsam wieder hinab auf den steinigen Grund hangeln konnte. Als ich wenig später vor der riesigen Felswand und dem Schild mit der Aufschrift »Cape of Good Hope« stand, jenem Punkt, an dem die Wellen mit voller Wucht gegen die Felsen prallen, wurde mir bewusst, wie machtlos wir solchen Naturgewalten ausgeliefert sind. Schließlich verließ ich die Plattform und dachte darüber nach, wie viele Legenden sich wohl um diesen äußersten Zipfel Afrikas ranken?

Die wohl bekannteste besagt, dass Kapitän Hendrik van der Decken 1680 in einen starken Sturm am Kap gekommen sein soll. Er soll alles versucht haben, um doch noch sein Schiff zu retten und die Kap-Halbinsel zu umrunden. Nachdem er jedoch vergeblich gegen die starken Winde und Strömungen am Kap angekämpft hatte und trotz größter Anstrengungen kein Stück vorwärts-

→

gekommen war, soll er in schreckliche Gotteslästerungen ausgebrochen sein. Und obwohl seine Crew vollkommen erschöpft war und nur noch nach Hause zurück wollte, weigerte er sich aufzugeben. Er wollte erneut gegen die tückische See am Kap ankämpfen. Sein Steuermann widersetzte sich schließlich diesem Wahnsinn und versuchte, die Mannschaft zu überreden, den Kapitän an den Mast zu binden. Doch bevor es dazu kommen konnte, fasste der Kapitän seinen Steuermann wütend am Kragen, schlug ihn, sodass dieser taumelte und bei stürmischer See über Bord ging. Selbst dieser schreckliche Unfall hielt den Kapitän nicht davon ab, sein Ziel zu verfolgen. Er schwor auf die heilige Reliquie des Kreuzes, dass er trotz tobender See, trotz Blitz und Donner das Kap umsegeln würde, selbst wenn er dazu die Hilfe des Teufels benötigen würde. Der Kapitän hatte seinen Fluch noch nicht fertig gesprochen, als der Orkan tobend das Schiff erfasste und die Segel in Fetzen davonfliegen ließ. Die Wellen türmten sich meterhoch und verschlangen das Schiff. Seither spuken der Kapitän und seine Mannschaft auf dem Geisterschiff »The Flying Dutchman« für ewig am Kap. Immer wieder behaupten seither Seefahrer, das Schiff und seine untote Crew gesehen zu haben.[36]

Warum haben wir Ihnen diese Geschichte von Kapitän Hendrik van der Decken erzählt? So wie er und seine Crew fühlen sich Borderliner – als Spielball zwischen den Wellen des Lebens, die immer wieder über sie hereinbrechen und sie zu zerschmettern drohen, ohne dass sie eine Chance hätten, sich dagegen zu wehren. Dennoch sind sie von einem fast unverwüstlichen Willen getrieben, ihr Leben zu meistern, sie geben nicht auf und kämpfen immer weiter, leider mitunter wie Kapitän Hendrik van der Decken auch in Situationen, die so aussichtslos sind, dass sie den Kampf nicht gewinnen können. In diesem Kampf verletzen sie nicht nur andere, sondern auch sich selbst und bringen sich dabei in tödliche Gefahren. Das war auch bei Julia der Fall. In einem ihrer Tiefpunkte raste sie in suizidaler Absicht mit 220 »Sachen« über die Autobahn und nahm dabei in Kauf, dass andere Menschen verletzt oder womöglich mit in den Tod gerissen werden. Über das, was sie erlebt hat, sprach ich mit der 48-Jährigen am 23. Dezember 2015.

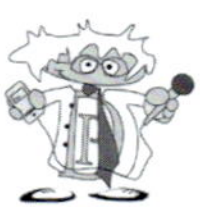

Ihre Geschichte hat mich aus vielerlei Gründen besonders berührt. Als sie mir zum Schluss unseres Gespräches erzählte, dass der Song von Sunrise Avenue »Nothing is over« ihr Lebensretter war, musste ich an mein eigenes Erlebnis mit einem Song der finnischen Band denken. Ich war 2013 auf der Autobahn von Frankfurt zurück nach Berlin unterwegs und am Boden zerstört. Kurz zuvor hatte ich meinen besten Freund im Krankenhaus besucht und gesehen, wie schlecht es ihm ging, wie abgemagert er war, wie ausdruckslos seine

Augen waren und wie wenig Kampfgeist ihm noch blieb. Sein Anblick hatte mich damals so sehr geschockt, dass ich sofort – ohne nachzudenken – in die Kantine lief und mit einer riesigen Portion Essen und Eis zurück in sein Zimmer kam, ohne mir auch nur im entferntesten Gedanken darüber zu machen, dass er vielleicht gar keinen Hunger haben könnte. Ich war so verzweifelt, dass ich einfach irgendetwas tun musste. Schon lange wussten wir, dass er unheilbar an Krebs erkrankt war, aber ich wollte einfach nicht wahrhaben, dass ich ihn wahrscheinlich schon in einigen Wochen für immer verlieren würde.

Als ich nun auf der Autobahn unterwegs zurück nach Berlin war, weinte ich bittere Tränen und konnte mich gar nicht mehr beruhigen. Gerade wollte ich eine Raststätte anfahren, weil es mir durch den Tränenstrom unmöglich wurde, mich auf die Fahrt zu konzentrieren, als im Radio »Lifesaver« von Sunrise Avenue lief. Ich weiß nicht, was genau es war, das mich so berührte, aber innerhalb von Sekunden hörte ich auf zu weinen. Ich fischte ein Taschentuch aus dem Handschuhfach und fuhr weiter. An diesem Tag wusste ich, dass dies ein schwerer Abschied für mich werden würde, aber der Song hatte mir etwas Trost und Zuversicht gespendet. All diese Bilder und Erinnerungen kamen nun zurück, als Julia mir ihre eigene Geschichte erzählte, die mit einem Song von Samu Haber und seiner Band zusammenhängt.

Im Verlauf unseres einstündigen Gespräches habe ich Julia als ausgesprochen reflektierte Gesprächspartnerin kennengelernt, die sich bereits sehr tiefgreifend mit ihrer Borderline-Erkrankung auseinandergesetzt hatte. So war es auch für mich ein überaus interessantes Gespräch, in dem ich noch einiges dazulernen durfte. Julia erzählte mir, dass sie Diplom-Ökonomie studiert und eineinhalb Jahre in diesem Beruf gearbeitet hatte. Doch schon damals war sie nahezu die komplette Zeit krankheitsbedingt ausgefallen. Später versuchte sie noch einmal, beruflich neu durchzustarten und begann eine Reha-Umschulung zur Optikerin. »Leider«, so erzählte sie mir traurig, »ist auch das nicht lange gut gegangen und ich bin schließlich in Rente geschickt worden.« Seit 13 Jahren war Julia, die allein lebt und keine Kinder hat, zum Zeitpunkt unseres Gesprächs nun schon Rentnerin – ein Dasein, dass ihr ganz und gar nicht behagte. Gern wollte sie sich wieder einbringen, sich nützlich machen und eigenes Geld verdienen. Aber der Arbeitsmarkt gibt, wie sie meinte, den unberechenbaren Borderlinern einfach keine Chance. Im Moment engagiert sich Julia ehrenamtlich in der Aufklärungsarbeit und geht u. a. an Schulen, um dort über ihre Erkrankung zu sprechen und mit Vorurteilen aufzuräumen. Was sie dort erlebt hat und welches Feedback sie von Schülern bekam, hat mich sehr berührt. Wir werden später ▶ im Kap. 6.3. darauf zurückkommen.

Wie geht es dir heute?
Nicht so besonders gut, wenn ich ehrlich bin.

Warum?
Das liegt daran, dass Weihnachten für mich eine ganz blöde Zeit ist: Alle Medien berichten praktisch pausenlos über die Familie, man sieht Bilder, wie alle schön beieinander sind, man bekommt vermittelt, wie wunderbar die Zeit der Liebe ist. Aber wenn man das so wie ich nie kennengelernt hat, spürt man diese Leere an Weihnachten ganz besonders. Dann werde ich auch schon mal traurig. Natürlich ist am Jahresende auch immer Zeit, Bilanz zu ziehen, und ich frage mich dann schon: »Mensch, Julia, was hast du eigentlich geschafft in deinem Leben?« Die Antwort darauf ist ernüchternd, denn ich habe nicht das erreicht, was ich gern gewollt hätte: Ich habe kein normales Leben, habe drei Berufe und trotzdem keinen Job, keinen Erfolg und kann mir nicht das leisten, was ich gerne möchte. Und dann ist im Sommer diesen Jahres mein kleiner Hund gestorben. Er war mein allergrößter Halt und fehlt mir jetzt wahnsinnig.

Was war das für ein Hund?
Das war Tommi, ein kleiner Mischling, den ich vor 17 Jahren aus dem Tierschutz geholt habe. Er war so winzig klein, fast zerbrechlich, ein Yorki-Chihuahua-Mix. Tommi war mein ganzes Glück.

Und du möchtest keinen neuen Gefährten?
Doch, schon. Aber es ist so, dass ich Tommi noch nicht loslassen kann. Er war 17 Jahre lang mein Ein und Alles. Momentan würde ich mich noch wie eine Verräterin fühlen, wenn ich mir einen neuen Hund ins Haus hole. Ich glaube, ich brauche noch etwas Zeit. Hinzu kommt, dass es auch eine finanzielle Frage ist. Denn wenn man ein verantwortungsvolles Frauchen sein will, braucht man Geld, um den Tierarzt bezahlen zu können und man muss eine Versicherung haben.

Wem sagst du das, ich habe zwei Hunde …
(Julia lacht)
Dann kennst du das ja. Dazu kommen auch noch die Steuern. Und man braucht auch ein funktionierendes soziales Netz. Gerade für mich ist das wichtig, denn wenn ich mal wieder ins Krankenhaus muss, brauche ich jemanden, der sich um den Hund kümmert. Und den habe ich nicht. Meine Freunde gehen alle in Vollzeit arbeiten, die können ihn nicht nehmen. Und die Profis wie Dogsitter, Hundepensionen oder Tageseinrichtungen kann ich nicht bezahlen. Insofern muss ich mir da echt etwas überlegen.

Wann hast du denn erkannt, dass du an einem Borderline-Syndrom leidest?
Dass ich damals anders war als die anderen Kinder in meinem Alter und dass ich mit denen nicht klarkam, habe ich schon sehr früh bemerkt. Schon im Kindergarten hat sich das abgezeichnet. Dort bin ich aufgefallen, weil ich so wechselhaft war. Mal habe ich geschrien »Mir nach, Leute!« und habe gesprüht vor Ideen, und dann saß ich wieder still in der Ecke und habe geflüstert: »Ich habe Angst, Leute, lasst mich in Ruhe.« Damit konnte natürlich niemand umgehen und ich war schnell die komische Außenseiterin. Dass mit mir etwas ganz doll anders ist, ist mir mit 13 richtig bewusst geworden. Als die anderen in meiner Klasse auch alle in die Pubertät kamen, kam ich überhaupt nicht mehr klar. Ich bin ja in der DDR groß geworden und zu dieser Zeit wusste ich nicht, was »psychisch krank« eigentlich bedeutet. Das war in der DDR ja auch nie ein Thema.

Erst nach der Wende, als ich schon 25 Jahre alt war, bin ich in die Klinik gekommen, weil ich einige Male versucht hatte, mich umzubringen. Und so stand erst einmal auf der Tagesordnung: »Leben sichern, Depressionen und Ängste behandeln.« Borderline war zwar auch auf der Diagnose-Liste, aber von den Ärzten hieß es dazu nur lapidar: »Du hast so ein Zwischending zwischen Psychose und Neurose. Damit musst du leben, da kann man nichts machen. Wir behandeln deine Depressionen und versuchen, dir zu helfen.« Das war der Stand damals. Was Borderline eigentlich ist und was es bedeutet, ist mir erst in einer Spezialklinik bewusst geworden. Da war ich bereits 35 Jahre alt.

Wie hast du die erste Diagnose mit 25 empfunden? Konntest du überhaupt etwas mit dem Begriff »Borderline« anfangen?
Nein, gar nicht. Es war wirklich so, dass mit der Wende für mich alles zusammengebrochen ist. Ich hatte keinen Beistand in der Familie und auch keine Freunde; die DDR war mein einziger Halt. Es war meine Heimat. Und als auch das noch wegfiel und ich erkannte, an was ich da eigentlich geglaubt hatte und was in diesem Staat wirklich gelaufen war, ist bei mir alles zusammengebrochen.

Ist deine Mutter mit dir nie zum Arzt gegangen, um herauszufinden, was mit dir los war?
Nein. Von der Seele wusste man ja zu DDR-Zeiten wirklich gar nichts. Und dass das ein Ausdruck von irgendetwas sein könnte, auf diese Idee ist meine Mutter auch überhaupt nicht gekommen. Sie hat dann einige hilflose Versuche unternommen, meine Selbstverletzungen zu verhindern und hat meine Hände und meine Füße nachts verbunden, damit ich da nicht dran kam. Das hat natürlich nichts gebracht. Aber jemanden um Hilfe zu bitten, das kam für sie nicht infrage.

Da würde ja vielleicht jemand hinter die Fassade schauen und bemerken, dass nicht alles so schön und heil war, wie sie es gern gehabt hätte. Denn nach außen hin musste immer alles ganz wunderbar sein. Nur keine Schwäche zeigen.

Und in der Schule ist es auch niemandem aufgefallen, dass du dich selbst verletzt hast?
Nein. Zu der Zeit habe ich das auch so gemacht, dass ich mich an den Füßen und an den Beinen verletzt habe. Oder ich habe mir Haare rausgerissen, aber die konnte ich ja abschneiden wenn sie nicht mehr schön waren. Meine Füße steckten in Strümpfen und Schuhen und meine Beine waren bedeckt, denn ich habe nur lange Hosen getragen. Warum ich oft humpelte, danach hat nie jemand gefragt.

Wie geht es dir heute in deinem täglichen Leben? Kannst du uns mehr über deine emotionalen Hochs und Tiefs erzählen?
In meinem Leben gibt es wellenförmige Bewegungen. Ist ein langfristiges Tief dran, dann habe ich übers Jahr verteilt etwa sieben oder acht Monate richtig doll mit Depressionen zu kämpfen. Dann kommen noch die Suizidgedanken dazu: Im Durchschnitt sieben Mal pro Jahr habe ich Suizidimpulse, nicht nur Gedanken daran, denn die sind jeden Tag da. Im Laufe eines Tages kommen diese Wellen auch so kurzfristig, dass ich es morgens oft nicht einmal schaffe, aufzustehen. Erst am Abend bekomme ich wieder Energie und werde aktiv. Na ja, und dazu kommen dann noch aktuelle Dinge wie eine Mieterhöhung, die mich sofort wieder in ein Tief stürzen. Eigentlich Sachen, bei denen jeder normale Mensch sagen würde: »Okay, das ist jetzt blöd. Aber wir schauen mal, wie wir das wieder hinbekommen.« Bei mir hingegen bricht dann wieder die große Panik aus und ich denke: »Jetzt verliere ich alles.« Dann kommt der typische Borderliner in mir durch: Alles explodiert von Null auf 180. Und es dauert lange, bis ich von 180 wieder auf normal herunterkomme.

Gibt es in den verbleibenden Monaten auch mal so ein richtiges Hoch für dich?
Es gibt Hochphasen, wenn etwas Schönes passiert; die sind aber immer ganz kurz. Wenn ich mit meinem Hund Tommi draußen war und gesehen habe, wie fröhlich er da geschnüffelt hat, dann war ich glücklich. Oder wenn wir im Chor auf der Bühne stehen und viel Applaus für das Konzert bekommen – das sind richtige Hochs. Da bin ich dann richtig glücklich und vergesse alles andere. 700 Meter von mir entfernt ist ja die Ostsee, und wenn ich dort am Strand bin und auf das große Wasser schaue, geht es mir immer gut. Dann kann ich meine Sorgen für einen Augenblick abstreifen, und plötzlich sind alle Probleme nicht mehr ganz so wichtig, weil ich merke, wie klein man als Mensch eigentlich ist. Solange wie ich dort am Wasser bin und zur Ruhe komme, bin ich ganz bei mir. Das fühlt sich wirklich schön an.

Auch wenn ich mit Menschen zusammen sein kann, die ich mag, geht es mir gut. Wenn ich mit meinen Freundinnen einen schönen Abend verbracht habe und mit einem richtigen Hochgefühl nach Hause komme, ist das jedoch schnell auch wieder vorbei: Denn sobald ich die Tür hinter mir schließe, bin ich allein. Niemand ist da, niemand, der mich mal in den Arm nimmt, niemand, dem ich »Gute Nacht« sagen kann. Dann stürze ich schnell wieder ab.

Was ist für dich am schwersten zu ertragen im Umgang mit deiner Borderline-Erkrankung?
Das Schwierigste ist für mich, dass ich mich nie auf mich verlassen kann. Ich weiß nie, wie ich jetzt drauf bin, weiß nie, wie mein Tag wird, weiß nie, wie und ob ich alles bewältigen kann, was auf mich zukommt. Diese Unsicherheit, die Ungewissheit, nie zu wissen, wie ich reagiere, ist mein ständiger Begleiter. Ich weiß, dass ich hin und wieder heftiger reagiere als andere Menschen. Aber ich weiß auch, dass ich es nicht abstellen kann, denn es ist ja diese sch... Krankheit, die dahintersteckt. Und obwohl ich das alles weiß, fühlt es sich in dem Moment, in dem es passiert, heftig an. Dass da Gefühle ausgelöst werden, auf die ich gar keinen Einfluss habe und die mich wirklich überfluten, ja, mich teilweise handlungsunfähig machen oder mich zu Handlungen zwingen, die ich nicht möchte, das ist schlimm. Oder dass ich vor anderen Menschen ausflippe und dass ich vor lauter Angst einfach anfange zu weinen, das ist furchtbar. Auch, dass ich plötzlich heftig reagiere, weil mich unerwartet jemand berührt, den ich nicht kenne.

Die Depressionen, die mit meiner Erkrankung verbunden sind, sind richtig heftig. Es ist sehr anstrengend, damit zu leben. Ich bin dadurch oft einfach nur k. o. Und das macht mich dann wiederum traurig, weil es mein ganzes Leben zerschossen hat. Nein, ich habe nicht das erreicht, was ich gern gewollt hätte. Ich bin einfach nicht so belastbar, komme mit Menschen schlecht zurecht, kann mit Kritik nur schwer umgehen – und das macht ein normales Sozialleben schlichtweg unmöglich. Auch dass ich so früh in Rente musste und nun von Sozialhilfe leben muss, ist schwer zu ertragen. Und dass ich einfach nicht so für mich sorgen kann, wie ich es in der Therapie gelernt habe, weil ich mir viele Dinge eben nicht leisten kann. Ich kann mich nicht einfach mit jemandem in einem Café verabreden, ich kann nicht mitgehen, wenn meine Freunde sagen »Komm, lass uns mal ins Kino oder ins Konzert gehen« oder »Los, wir machen mal einen Ausflug.« Das zu registrieren, macht mich traurig und verstärkt die Depressionen. Die Konsequenz daraus ist, dass ich mich zurückziehe, obwohl ich weiß, dass das nicht gut für mich ist. Aber ich ertrage dann die Menschen einfach nicht mehr.

Diese Krankheit macht so viel kaputt. Dazu kommt noch, dass die wenigsten Menschen das verstehen. Wenn man sagt, dass man Krebs hat, heißt es: »Ach Gott, du Ärmste, das muss ja schrecklich sein.« Aber wenn man sagt: »Ich leide unter schweren Depressionen«, kommt oft zurück: »Ach, ich habe auch manchmal Depressionen. Da musst du was für dich tun, geh doch mal unter Menschen.« Und da fühle ich mich wieder wie eine Aussätzige oder eine Simulantin. Es ist das ganze Drumherum, das ich so unheimlich schwer und extrem anstrengend finde. Eigentlich weiß ich nie, wer ich wirklich bin, was ich wirklich kann und was ich wirklich will. Ewig schweben über meinem Leben Zweifel: Ich zweifle an dem, was ich tue, zweifle an dem, was ich fühle, und zweifele an meinen Entscheidungen. Und damit ich auch ja nichts falsch mache - denn davor habe ich panische Angst -, versuche ich, mich anzupassen und verbiege mich bis zur Selbstaufgabe. All das ist in dem Rucksack, den ich täglich mit mir rumschleppe. Ein Rucksack, der ständig schwerer wird, so schwer, dass er mich immer weiter runterdrückt und ich nicht mehr weiterlaufen kann, weil ich keine Kraft mehr habe, meinen Weg bis zum Ende zu gehen. Wie so oft in meinem Leben bin ich dann völlig erschöpft, muss mich hinsetzen und ausruhen und meine Wanderung abbrechen: Egal, ob im Beruf, in der Partnerschaft oder in meinem Zuhause – nichts bringe ich zu Ende. Alles endet mit abrupten Brüchen. Nie ist etwas von Dauer, nur eines: Die Angst, die über allem schwebt. Vielleicht ist es auch deshalb so, weil mir das berühmte Urvertrauen, das man als Kind vermittelt bekommt, schlichtweg fehlt. Dieses Bild: »Ich bin o. k. Es ist gut, dass ich da bin, alles wird irgendwie gut«, ist für mich ein Zerrbild, das keine Gültigkeit hat. Wenn ich in den Spiegel blicke, sehe ich nichts, zu dem ich Ja und nichts, zu dem ich Okay sagen kann. Alles was ich sehe und spüre, ist Angst.

Früher habe ich dann oft keinen Ausweg mehr gefunden und wollte mich deshalb umbringen. Heute sage ich, ich weiß, dass das Leben auch schöne Stunden für mich bereithält. Ich freue mich darüber, dass es diese Stunden gibt und tue auch Dinge, die mir guttun, beispielsweise rausgehen und fotografieren – das ist wunderbar. Aber immer wieder stoße ich an Grenzen und auf Unverständnis, weil ich eben vieles nicht mitmachen kann und deshalb wieder an den Rand gedrängt werde. Obwohl ich doch so gern auf die anderen Menschen zugehen möchte.

Was machst du, wenn dein innerer Druck und die Spannung, unter der du stehst, zu groß werden? Verletzt du dich dann heute auch noch selbst?
Wenn es wieder sehr schlimm kommt, ja. Ich war schon 35 Jahre alt, als ich mit der Therapie begonnen habe. Ich glaube, es ist logisch, dass man das dann nicht einfach abstellen kann wie vielleicht mit 18, als man bis dahin nur drei Jahre lang mit Borderline gelebt hat. Das ist für mich schon klar. Auch muss jetzt schon viel mehr passieren, bevor ich mich verletzen muss. Ich rufe dann aber schon eher mal um Hilfe, versuche mit Freundinnen zu sprechen, wenn es schlimm wird, oder

rauszugehen – und da war Tommi mir eine große Hilfe. Oder ich höre Musik. Es gibt auch einige Skills, die gut funktionieren. Aber wenn es ganz schlimm kommt, hilft leider nichts so gut wie das Blut, das dann fließt, und der Schmerz, der irgendwann kommt.

Was hilft dir am meisten, wenn du dich schlecht fühlst?
Das Größte war tatsächlich, Tommi zu haben und zu erfahren, dass sich so ein Lebewesen voll und ganz auf mich einlässt, dass es nichts von mir verlangt außer Fairness. Es sind so einfache Spielregeln mit einem Hund, aber als ich die verstanden hatte, war das wirklich eine Offenbarung. Deshalb möchte ich unbedingt wieder einen Hund. Das Zweitbeste, was mir hilft, ist Musik, und zwar ganz laut auf die Ohren. Und natürlich Reden! Eine Freundin anrufen zu können und zu sagen: »Mensch, ich muss dir mal erzählen, was mich hier ganz doll bedrückt« oder: »Ich muss dir einfach mal erzählen, warum ich jetzt so eine große Angst habe«, das hilft. Zu wissen, dass ich jederzeit zu meinem Arzt kommen kann, auch wenn ich Sch... gebaut haben sollte. Das hilft sogar so sehr, dass ich auch mal eine Nacht überstehe, ohne ihn anzurufen oder ihm schreiben zu müssen, weil ich ja weiß: »Morgen kannst du zu ihm gehen.« Das ist ganz wichtig.

Solange es nicht in die Richtung »Ich halte es nicht mehr aus!«, »Ich will nicht mehr!«, »Ich bringe mich jetzt um!« und »Schluss, aus, Ende!« geht, solange hilft es mir auch, rauszugehen in die Natur, ans Meer, in den Wald und einfach nur die Stille zu atmen. Das geht allerdings nicht, wenn ich sage »Ich kann nicht mehr!«; dann darf ich meine Wohnung nicht verlassen, denn sonst tue ich mir wirklich etwas an. Sonst hilft mir auch, wenn ich mir ordentlich auf die Beine klopfe, mit den Fäusten in meine Handflächen schlage oder zur Not auch mal auf die Tischkante donnere.

Du hast ja schon beschrieben, dass du oft Suizidgedanken hast und bereits wegen deiner Suizidversuche in einer Klinik warst. Wie viele Suizidversuche hast du schon unternommen?
Viele. Mit 16 habe ich es das erste Mal getan, danach war etwas Ruhe, aber von da an war der Gedanke einfach sehr präsent. Mit Anfang 20, während des Studiums, als ich gemerkt habe, dass alles total schiefließ, ging es noch mal los. Ich denke, zwischen 21 und 35 habe ich es ein Dutzend Mal versucht.

Hast du Medikamente genommen?
Die ersten Male habe ich es mit Tabletten probiert. Mit 16, zu DDR-Zeiten, habe ich einfach Mutters Medikamentenschrank ausgeräumt und alles an Schmerzmitteln eingeworfen, was da war. Das hat natürlich nicht geklappt. Danach habe ich mir gesagt: »Okay, du musst Schlaftabletten nehmen.« Also habe ich mir Schlaf-

tabletten besorgt, später, als ich in psychiatrischer Behandlung war, habe ich die Beruhigungs- und Schlaftabletten zusammengemixt, mal mit Alkohol, mal ohne Alkohol – mal nur Schlaftabletten, dafür ganz viele. Ich habe wirklich probiert, wie es am besten geht. Aber es hat nie geklappt. Heute denke ich, dass es selbst für einen »Profi« nicht ganz einfach ist, die richtige Dosis zu finden. Es ist eben nicht so wie im Fernsehen, dass man ein Röhrchen Schlaftabletten schluckt und tot ist. So funktioniert das nicht. Und dann habe ich versucht, auf der Autobahn mein Auto zu crashen.

Und im letzten Moment siegte doch dein Überlebenswille?
Nein, es hat einfach nicht funktioniert. Ich war damals nach meiner ersten Borderline-Therapie so wütend auf die Welt. Denn nach vier Monaten Klinik bin ich rausgekommen und dachte: »Das schaffst du nie!« Die haben dir dein Leben so was von versaut, du hast keine Chance, in dieser Gesellschaft irgendetwas zu erreichen. Und ich war so wütend, weil ich kapiert hab, dass ich das alles nicht zu verantworten hatte. Es gab so viele Menschen, die mein Leben ruiniert hatten, aber nun musste ich das alles ausbaden. Und dann habe ich gesagt: »Ihr Verdammten. Gerade die, die andere dazu zwingen wollen, das zu tun, was sie für richtig halten. So einen will ich mitnehmen!« Vielleicht war es aber auch nur der Gedanke, das ich mich nicht mehr beugen werde: Wenn mir heute wieder einer quer kommt, der mir einfach seinen Willen aufzwingen will, hat er eben Pech gehabt.

Und da kam mir die Idee mit der Autobahn, denn ich hatte damals während meiner Umschulung viele tausend Kilometer auf der Autobahn zurückgelegt und dabei die Erfahrung gemacht, dass es immer Menschen gibt, die auf der linken Spur prinzipiell mit Bleifuß fahren, und es gibt auch immer solche, die versuchen, diese Leute aus Sturheit auszubremsen, nach dem Motto: »Nein, ich lass dich nicht vorbei, hier ist 120! Und daran hast auch du dich zu halten!« Ich habe auch einige Unfälle gesehen, die auf so eine Art und Weise passiert sind. Also bin ich mit dem Auto auf die nagelneue A 20 raufgefahren. Sie verlief sehr gerade, war also super geeignet. Ich hatte damals einen Mietwagen, einen schnellen Audi, habe mich abgeschnallt, hochgeschaltet, auf das Gaspedal getreten, habe alle Fenster geöffnet, damit noch so ein bisschen Bewegung ins Auto kommt, und bin mit mindestens 220 Sachen auf der linken Spur durchgerast: Von Lübeck bis Rostock. Und ich war hundertprozentig sicher, dass mir Menschen begegnen, die auf die linke Spur fahren und mich nicht durchlassen. Aber an diesem Tag ist das Wunder passiert: Alle sind rechts gefahren und haben meinen Willen, links durchzubrettern respektiert und Platz gemacht!

Irgendwann musst du dann von der Autobahn wieder runtergefahren sein!?
Als ich das Schild »Rostock« gesehen habe, habe ich gedacht: »Was ist denn jetzt los?« Von da an fehlt mir ein Stück Erinnerung. Ich weiß nur noch, dass ich kurz vor Rostock auf einem Parkplatz stand, irgendwann meine Autotür geöffnet habe und nicht fassen konnte, was ich da gemacht hatte.

Was hast du für dich mitgenommen? Welche Erklärung hast du für dich gefunden?
Ich habe mir am Ende des Tages gesagt: »Dann soll es offensichtlich nicht sein. « Und plötzlich fiel mir mein kleiner Hund wieder ein, der auf mich gewartet hat. Ich war ja vier Monate lang weg gewesen. Das war wohl das Zeichen, dass es nicht sein sollte, denn ich durfte den kleinen Kerl nicht im Stich lassen. Und dann habe ich gedacht: »Vielleicht gibt es doch noch was Gutes im Leben für dich.« Das war mein letzter Versuch. Ich habe es nie wieder probiert.

Bist du heute froh, dass deine Suizidversuche nicht geklappt haben?
Manchmal. Wenn ich Glückmomente erlebe, bin ich froh, dass es nicht geklappt hat und ich denke: »Mensch, das hättest du alles nicht erlebt.« Da steckt auch etwas sehr Trotziges dahinter, und ich sage mir: »Ich gehe nicht von dieser Welt, bis ich nicht ein kleines bisschen Glück in diesem Leben hatte.« Aber es gibt schon auch Momente, wo ich denke, es wäre vielleicht besser gewesen, wenn es geklappt hätte. Was ich gerade jetzt wieder durchmache, wäre mir erspart geblieben.

Waren die meisten deiner Suizidversuche spontan oder hattest du auch welche längerfristig geplant?
Die meisten waren spontan. Unter den Dutzend waren fünf, die längerfristig geplant waren.

Wie stark werden dein tägliches Leben und deine Beziehungen durch die Erkrankung beeinflusst? Ich gehe mal davon aus, dass du gar keine normale Beziehung führen kannst?
Genau. Ich habe es versucht, bin natürlich wieder an gewalttätige Männer geraten. Inzwischen weiß ich auch, dass das fast allen Frauen passiert, die so aufgewachsen sind. Weil man sich einfach wieder unbewusst das sucht und auf das einlässt, was man kennt. Und weil auch das Vertrauen fehlt, dass es jemanden geben könnte, der einen fair behandelt. Nach dem letzten Mann, der mit Mord gedroht hat, als ich mich von ihm getrennt hab, habe ich beschlossen, dass ich es lieber bleiben lasse, solange ich nicht hundertprozentig weiß, dass ich nicht wieder auf so etwas reinfalle. Und mir ist noch kein Mann begegnet, bei dem ich mich sicher gefühlt und auf den ich mich gern eingelassen hätte. Ich habe einfach zu viel Angst.

Mit meinen Freundinnen ist es ähnlich. Ich habe ein Handvoll Freundinnen, würde ich sagen – eine wirklich liebe, gute Freundin seit vielen Jahren. Mit ihr komme ich immer gut zurecht, mit allen anderen ist es schwierig. Ich merke schon, dass es Grenzen und Dinge gibt, die sie nicht verstehen. Sie bekommen beispielsweise Angst oder fühlen sich angegriffen, wenn ich ausraste. Das macht ihnen Angst, obwohl ich versucht habe, ihnen zu erklären, dass ich dafür nichts kann, dass es dieses Etwas in mir gibt, das dann in dem Moment nicht mehr zu bändigen ist. Damit können sie nicht umgehen und mit der Suizidgefahr kann niemand leben. Sie verstehen es nicht und sagen mir dann immer: »Wie kannst du denn dein Leben wegwerfen? Es gibt doch immer noch Hoffnung!« Heute spreche ich nicht mehr darüber. Und dazu kommt eben die Einschränkung, wegen der fehlenden finanziellen Möglichkeiten an einem normalen Leben teilzunehmen – außerhalb der Psychiatrie. Auch fehlt mir die Kraft. Ich habe nicht die Energie, mich auf regelmäßige Treffen einzulassen; ich halte manchmal Menschen einfach gar nicht aus. Einige machen das zeitweise auch mit, versuchen es zu akzeptieren, aber ich merke schon, dass es irgendwann zu viel für sie wird. Der Wille, mich mit meiner Krankheit zu akzeptieren, ist zwar da, aber wirklich verstehen können sie es nicht.

Gibt es neben dem, was du uns schon berichtet hast, etwas, das dir hilft, mit deiner Borderline-Erkrankung umzugehen?

Ja. Auf meinem Körper gibt es ja viele Narben. Und irgendwann habe ich mir gesagt: »Wenn du das schon machst, kannst du es ja auch so machen, dass es nicht ganz so schlecht aussieht.« Ich habe mir dann – weil mir ein Lied sehr geholfen hat, zu überleben – den original Pfötchenabdruck von meinem Tommi und dazu diesen Liedtext auf meinen Arm tätowieren lassen. Es ist genau die Stelle, wo Tommi sich oft abgestützt hat, denn er war ja so klein. Das hat mir sehr geholfen, denn oft, wenn es ganz schlimm kommt, und man überflutet wird, vergisst man die Skills, die man gelernt hat, ja, man vergisst sogar, wo der Notfallkoffer steht. Aber wenn mein Blick auf meine Arme fällt, dann erinnert mich das daran: Halt durch, es geht vorbei!

Welcher Liedtext ist das, der dir geholfen hat?

»Nothing is over« von Sunrise Avenue. Ich habe ihn wirklich durch Zufall entdeckt. Mein Englisch ist sonst nicht gut, aber das wenige, das ich verstanden habe, hat mich umgehauen. Es war etwas Seltsames, Umwerfendes, Magisches, dass ich sofort beim ersten Hören jedes Wort verstanden habe. Plötzlich ist mir so vieles klar geworden. Wenn jemand singt: »Sei tapfer! Vertrau mir! Du musst bei mir bleiben! Nichts ist vorbei!« Das war genau das, was ich in dem Moment gebraucht habe: »Hey, bleib bei mir, ich bin an deiner Seite. Bleib bei mir, wir schaffen das.

Nichts ist vorbei. Auch wenn es gerade alles total verrückt ist.« Auch der Sänger Samu Haber hat nie aufgegeben, obwohl auch bei ihm nicht immer alles gleich geklappt hat. Er hat immer an sich geglaubt.

Welche Wünsche und Hoffnungen hast du denn für das nächste Jahr?
Mein Wunsch ist, eine Möglichkeit zu finden, einen Hund zu haben. Einfach, weil ich auch etwas Lebendiges brauche. Und ein Hund ist das Stabilste, das ich aushalte. In menschlichen Beziehungen habe ich meine Schwierigkeiten, aber die Beziehung mit meinem Hund war stabil. Und ich wünsche mir, dass unser Schulprojekt (▶Kap. 6.3) wieder richtig gut anläuft und wir mehr machen können. Oder aber, dass ich mit dem zweiten Projekt, dem »EX-IN« (▶Kap. 6.4), einen Neustart schaffe. Das ist eine einjährige Ausbildung, die für Psychiatrie-Erfahrene angeboten wird.

Welchen Rat würdest du anderen Borderlinern für den täglichen Umgang mit der Erkrankung geben?
Sucht euch Menschen in eurem Umfeld, die stabil bei euch sind! Es wäre gut, wenigstens einen Arzt, einen Therapeuten oder irgendeinen Profi zu finden, der im Ernstfall auch zu euch steht. Und wenn es der erste, der zweite und selbst der 15. nicht ist, sucht weiter! Denn ohne Hilfe geht es nicht. Und je früher ihr fachkundige Hilfe – jemanden, der sich mit Borderline wirklich auskennt – annehmt, desto größer sind eure Chancen, dass ihr damit besser leben könnt. Das habe ich wirklich am eigenen Leib erfahren. Ich war mit 35 in dieser Klinik. Viele der Betroffenen waren in meinem Alter, einige waren 40 oder auch 45, aber die meisten waren sehr viel jünger, etwa 18 bis 25 Jahre. Und die sind so schnell an uns vorbeigezogen und haben in der gleichen Zeit viel mehr erreicht. Ist ja auch logisch, denn je länger man versucht ohne Therapie zu überleben, umso tiefer eingefahren sind natürlich auch Verhaltensmuster wie sich zu verletzen und andere Menschen von sich wegzustoßen – als Selbstschutz zum Überleben. Aber wenn das alles noch nicht so tief sitzt, kann man das leichter verändern. Also wichtig ist: Holt euch so früh wie möglich Hilfe!

Julia, ich danke dir herzlich für dieses Gespräch![37]

Nach unserem Gespräch schrieb mir Julia dieses schönes Feedback: »Ich freue mich, dich getroffen zu haben zu diesem Gespräch und hoffe, du kannst damit was anfangen. Die menschliche Psyche ist schon spannend. Ich finde ehrlich gesagt nichts interessanter als Lebenswege, besonders wenn sie sehr krumm sind!

Ich habe unser Gespräch als sehr angenehm empfunden, weil ich merkte: Du weißt, wovon wir reden. Und weil es so eine Ruhe hatte. Du hast eine Struktur beibehalten. Das gelingt nicht so vielen bei Geschichten von Borderlinern. Es ging mir wirklich gut damit. Und ganz lieben Dank auch für deinen musikalischen Gruß kurz danach auf deiner Facebook-Seite.

Inzwischen hat übrigens mein vernarbter Arm auch eine Pusteblume dazubekommen. Tommi sah immer süß aus mit deren Schirmchen im schwarzen Fell, und sie symbolisiert den Lebenskreislauf so schön. Vielleicht finde ich auch eine Möglichkeit, das Sunrise-Avenue-Konzert in Berlin zu besuchen, und vielleicht spielen sie mein Lied. Alles kleine Helfer, zu leben. Schön, dass es das gibt.

1.7. Im Ozean der Extreme: Die Borderline-Symptomatik

Für Außenstehende ist es nur schwer nachvollziehbar, auf welch unruhiger, rauer See Borderliner schippern.

Erinnern Sie sich noch an den Film »All is Lost«, mit Robert Redford? Darin geht es um einen einsamen Segler, der nach einer Havarie mit einem knallharten Überlebenskampf auf hoher See konfrontiert wird. Ein über Bord gegangener Container hat sein Segelboot gerammt und steckt im Rumpf fest. Mit einiger Mühe gelingt es ihm, den Container zu stabilisieren, sich von ihm zu befreien und Reparaturen an seinem Boot durchzuführen. Zunächst kann er das entstandene Loch flicken und das Wasser abpumpen. Jedoch ist sein Laptop völlig durchnässt und seine Funkgeräte sind defekt. Als er versucht, die Funkantenne zu reparieren, bemerkt er, dass ein Sturm aufzieht. Eilig bereitet er das Boot auf das Unwetter vor und pumpt Trinkwasser in einen Reservekanister. Der Sturm trifft ihn hart. Bereits beim Versuch, eine Sturmfock zu setzen, ertrinkt er beinahe und kann sich nur dank seiner Sicherungsleine wieder an Bord retten. Mit schier übermenschlicher Anstrengung gelingt es ihm, das schwer beschädigte Boot rudimentär zu stabilisieren. Doch dieser Erfolg bringt ihm nur eine kleine Verschnaufpause, denn wenig später läuft das Boot mit Wasser voll. Als ihm klar wird, dass er es nicht retten kann, bläst er sein Rettungsfloß auf und holt den Wasserkanister, einen Sextanten und Vorräte von Bord. Kurz danach versinkt sein Boot im Ozean. Auf dem Floß muss er sich neu organisieren, rationiert sein Essen und versucht, mit dem Sextanten seine Position zu bestimmen. Doch der Kampf ist noch nicht vorbei. Ein weiterer Sturm zieht auf und trifft ihn erneut mit voller Wucht. Er kentert. Selbst jetzt, in dieser aussichtslos erscheinenden Situation, gibt der einsame Skipper nicht auf. Er versucht, sein Floß aufzurichten, was ihm auch gelingt. Als er auf einer Seekarte entdeckt, dass er mit der Strömung auf eine Schifffahrtsroute zutreibt, schöpft er Hoffnung. Wenig später sieht er ein Licht und glaubt, dass es das Schiff sein könnte, das ihn endlich rettet. Mit letzter Kraft, zerreißt er sein Seglerhandbuch und zündet es an, um einen Notruf abzusetzen. Bald greift das Feuer auf das gesamte Floß über und er muss von Bord gehen. Am Ende, als alles verloren scheint und er sich bereits unter Wasser befindet, naht Rettung in allerletzter Sekunde.

So, wie dem von Robert Redford grandios gespielten namenlosen Skipper muss es Borderlinern gehen. Ständig kämpfen sie mit immer neuen Herausforderungen, und wenn sie eine gemeistert haben, werden sie von der nächsten überrollt.

Wie man das, was Borderliner in ihrem täglichen Überlebenskampf empfinden, am besten in Worte fassen kann?

Als ich Nele bei unserem Interview frage: »Wenn du jemandem erklären willst, was Borderline ist, was sagst du ihm dann?« antwortet sie: »Ich sage dann, dass wir Borderliner nur zwei Farben kennen: Schwarz und Weiß. Es gibt keine Nuancen, kein Grau. Unsere Welt zerbricht schon bei Kleinigkeiten und es gibt kaum etwas, das uns dann wieder aufrichtet. Außerdem neigen wir zu impulsivem Verhalten und sind manchmal nur schwer zu ertragen. Meist versuche ich, nicht zu sehr ins Detail zu gehen und nicht zu sagen: ›Borderliner ritzen sich oder versuchen, sich umzubringen.‹ Ich belasse es dann auf der Gefühlsebene. Denn wenn ich ihnen sage, dass es Borderliner gibt, die sich jahrelang jeden Tag ritzen, sind sie vermutlich geschockt.«[38] Auch Romy benutzt das Schwarz-Weiß-Bild, um zu erklären, was in ihr vorgeht. »Es gibt keine Grauzonen«, erzählt sie mir, »man kommt von einem emotionalen Hoch sofort in ein emotionales Tief. Und man schafft es kaum, einen geraden Weg zu finden. Man zweifelt immer wieder an sich selbst und hat tausend Gefühle, die man nicht zuordnen kann.«[39]‹

Nachdem Ihnen nun Nele, Romy, Sascha, Katja und Julia bereits einige Einblicke in ihr Leben mit einer Borderline-Erkrankung gegeben haben, möchten wir Ihnen die Symptome näherbringen. Meist wird in der Öffentlichkeit nur ein Aspekt mit der Borderline-Persönlichkeitsstörung verbunden: Das »Ritzen«. Dabei stehen keineswegs nur die typischen Selbstverletzungen durch Ritzen und die bekannten vernarbten, blutenden Unterarme im Mittelpunkt. Vielmehr sind es instabile zwischenmenschliche Beziehungen, starke Stimmungsschwankungen, eine verzerrte Selbstwahrnehmung und ausgeprägte impulsive Verhaltensweisen, die Borderlinern das Leben schwer machen. Vor allem Beziehungen stellen sie immer wieder vor unüberwindliche Schwierigkeiten, weil sie von widersprüchlichen Gefühlen wie einerseits der Angst vor Nähe und andererseits der Panik vor dem Alleinsein beherrscht werden. Auch kann das Gefühl von Liebe plötzlich in wütenden Hass kippen. Diese paradoxe Einstellung macht ein Zusammenleben mit Borderlinern so schwierig: Einerseits klammern sie sich an ihren Partner, andererseits ziehen sie sich schnell von ihm zurück. Viele Partner sind mit dem schwer zu ertragenden Zustand überfordert.

Weil Borderliner oft nicht wissen, wer sie wirklich sind, verlieren sie sich in ihrem Ozean der Gefühle. Sie werden von ihren Emotionen überflutet und haben Schwierigkeiten, das rettende Ufer zu erreichen. Ein Rettungsring fehlt ihnen und sie können nicht signalisieren, dass sie Hilfe benötigen. Meist erkennen sie selbst viel zu spät, dass sie erneut in Seenot geraten sind, weil sie ihre Gefühle nicht rechtzeitig wahrgenommen haben. Nehmen sie sie dann wahr, fällt es ihnen oft schwer zu unterscheiden, ob es positive oder negative Gefühle sind, die sie gerade verspüren. Und so kommt es, dass sie sich wie der einsame Segler aus dem Film »All is Lost« immer wieder allein auf einem weiten Gefühlsmeer wiederfinden, randvoll mit ihren Emotionen, doch ohne Rettungsboot und Schwimmweste und ohne zu wissen, wie und wo sie Hilfe bekommen. Sie werden panisch, wütend, unbeherrscht oder verzweifelt, rationales Denken, das gerade in solchen Ausnahme-Situation dringend erforderlich wäre, ist nicht mehr möglich und so verschärft sich ihre Not immer mehr.

Was sagen die Fachleute?

In der Internationalen Klassifikation der psychischen Erkrankungen[40] wird die Borderline-Störung als emotional instabile Persönlichkeitsstörung vom Borderline-Typ bezeichnet. Alle Borderliner sind demnach emotional instabil und impulsiv:

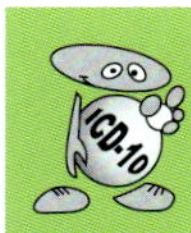 ICD-10	Diagnostische Leitlinien emotional instabile Persönlichkeitsstörung, impulsiver Typ F60.30
1.	Emotionale Instabilität mit unbeständiger, wechselnder, launischer Stimmung
2.	Mangelnde Impulskontrolle mit deutlicher Tendenz, unerwartet und ohne Berücksichtigung der Konsequenzen zu handeln
3.	Häufige Streitereien und Konflikte, besonders wenn impulsive Handlungen unterbunden oder getadelt werden
4.	Ausbrüche intensiven Ärgers mit gewalttätigem und explosivem Verhalten, häufig verursacht durch Kritik und Behinderung durch andere
5.	Schwierigkeiten in der Beibehaltung von Handlungen, die nicht unmittelbar belohnt werden

Tabelle 1: Diagnostische Leitlinien emotional instabile Persönlichkeitsstörung, impulsiver Typ F60.30

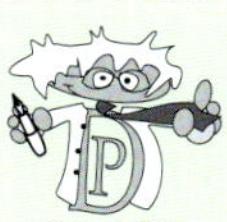

»Impulsivität« steht umgangssprachlich für eine Mischung aus Erregbarkeit, Leidenschaft, Leichtfertigkeit und Gewissenlosigkeit. Gemeint ist ein explosiver Mix, bei dem der Handelnde spontan reagiert, ohne die naheliegenden Konsequenzen oder Grenzen zu erwägen. Das Verhalten Impulsiver könnte man mit den Worten »Der flippt ja völlig aus« oder »Er ist mal wieder am Explodieren« beschreiben.

Es geht also um das Ausleben von Impulsen, ohne dass die Betroffenen die Konsequenzen berücksichtigen. Ihre emotionalen Ausbrüche sind berüchtigt und gefürchtet, häufig führen sie zu gewalttätigem und explosivem Verhalten. Ausgelöst werden solche emotionalen Entladungen vor allem dann, wenn impulsive Handlungen von anderen kritisiert oder behindert werden. Für eine Borderline-Diagnose müssen aber noch andere Merkmale hinzukommen:

ICD-10	Diagnostische Leitlinien emotional instabile Persönlichkeitsstörung, Borderline-Typ F60.31
1.	Kennzeichen des impulsiven Typs, vor allem emotionale Instabilität, sind vorhanden
2.	Selbstbild, Ziele und innere Präferenzen (einschließlich der sexuellen) sind unklar und gestört
3.	Neigung zu intensiven, aber unbeständigen Beziehungen, oft mit der Folge emotionaler Krisen und übertriebenen Bemühungen, das Verlassenwerden zu vermeiden
4.	Selbstschädigendes Verhalten, Suiziddrohungen
5.	Chronisches Gefühl innerer Leere

Tabelle 2: Diagnostische Leitlinien emotional instabile Persönlichkeitsstörung, Borderline-Typ F60.31

Menschen mit Borderline-Störung haben große Schwierigkeiten, ihre Gefühle differenziert wahrzunehmen. Stattdessen leiden sie unter quälenden, anhaltenden Spannungszuständen, die nicht selten mit dem Ausschalten von Schmerzempfinden oder anderen Körperwahrnehmungsstörungen einhergehen. Viele Borderliner können ihre Spannungszustände nur durch selbstverletzendes Verhalten, durch Schneiden, Brennen oder durch das Schlagen des Kopfes gegen die Wand unterbrechen. Sie handeln impulsiv und treffen aus einer Stimmung heraus Entscheidungen, die ihnen viel Ärger einbringen können. Nicht selten suchen sie das Risiko, balancieren auf Brückengeländern, sitzen auf Bahnschienen oder rasen auf der Autobahn, um ihrem Ozean der Gefühle nicht mehr so ohnmächtig ausgeliefert zu sein. Oft sind Borderliner sexuell überaus aktiv, gehen dabei aber keine stabilen Beziehungen ein, sondern wechseln häufig ihre Sexualpartner. Nur selten wird offensichtlich, dass sich hinter dieser Überaktivität und Rastlosigkeit eine quälende, innere Leere verbirgt. Nichts scheint zu existieren, das für sie wichtig oder interessant wäre. Mitmenschen scheinen lediglich eine Projektionsfläche für ihre Gefühle zu sein. Nichts ist wirklich von Bedeutung. Manchmal sind sie sich selbst so entfremdet, dass für sie alles irreal erscheint: die Mitmenschen, die eigenen Pläne und sogar die eigenen Wünsche. Um ihre innere Leere zu füllen und ihre überbordenden Gefühle zu besänftigen, greifen sie häufig zu Alkohol, Medikamenten und Drogen oder verfallen in einen Shoppingrausch. Manche Borderliner entwickeln auch Essstörungen.

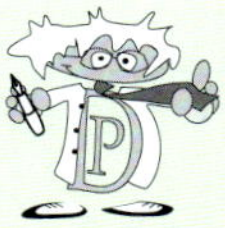

Vielleicht fragen Sie sich jetzt, wie die Borderline-Erkrankung mit einer Essstörung zusammenhängen kann? Manche Borderliner versuchen, ihr inneres Chaos und ihre emotionalen Spannungszustände auszugleichen, indem sie mit aller Macht die Kontrolle über ihren Körper erlangen wollen. Sie kontrollieren dann ihr Essverhalten und rationieren ihre Nahrungsaufnahme. Sie tun das, weil sie annehmen, dass sie – wenn sie das schaffen – auch alles andere in ihrem Leben unter Kontrolle bringen können. Als würden sie durch diese selbst auferlegten Begrenzungen nicht mehr ihrem inneren Chaos ausgeliefert sein. Ja, vielleicht würden sie sich dann sogar irgendwann mögen. Doch statt ihre Emotionen in den Griff zu bekommen, kontrollieren sie nur ihren Körper. Es beruhigt sie, zu wissen, dass sie es schaffen, diesen kleinen Bereich ihres Essverhaltens in der Hand zu haben und damit kurzfristig ihre Anspannung zu senken. Doch auch das schaffen sie oft nicht: Und so wechseln sich Phasen, in denen sie fast keine Nahrung aufnehmen, mit übermäßigem Essen ab. Mitunter schlucken sie jeden Tag dutzende Abführkapseln auf leeren Magen, um sich zu bestrafen und sich Schmerzen zuzufügen. Oder sie essen, nur um etwas erbrechen zu können und sich anschließend wieder zu spüren und um ruhig zu werden.

1.7.1 Katja und das gebrochene Herz im Käfig

Um Ihnen einen Einblick in den Ozean der Gefühle und die Symptomatik zu geben, möchten wir Ihnen eine Collage von Katja zeigen. Darin spiegelt sich alles, was sie bewegt: Ihr gebrochenes Herz, ihre Unfähigkeit, fröhlich und unbeschwert zu sein, das ständige Grübeln müssen, ihre Gefühle, die plötzlich nach einer schönen euphorischen, ja, fast glücklichen Phase wieder mit ihr in den Keller rasen, der Impuls, einfach davonlaufen zu wollen, all das Negative, Schlimme und Schmerzhafte, das sie in ihrem Leben bereits erfahren musste, und die »Endstation Klapse«, vor der sie sich so sehr fürchtet.

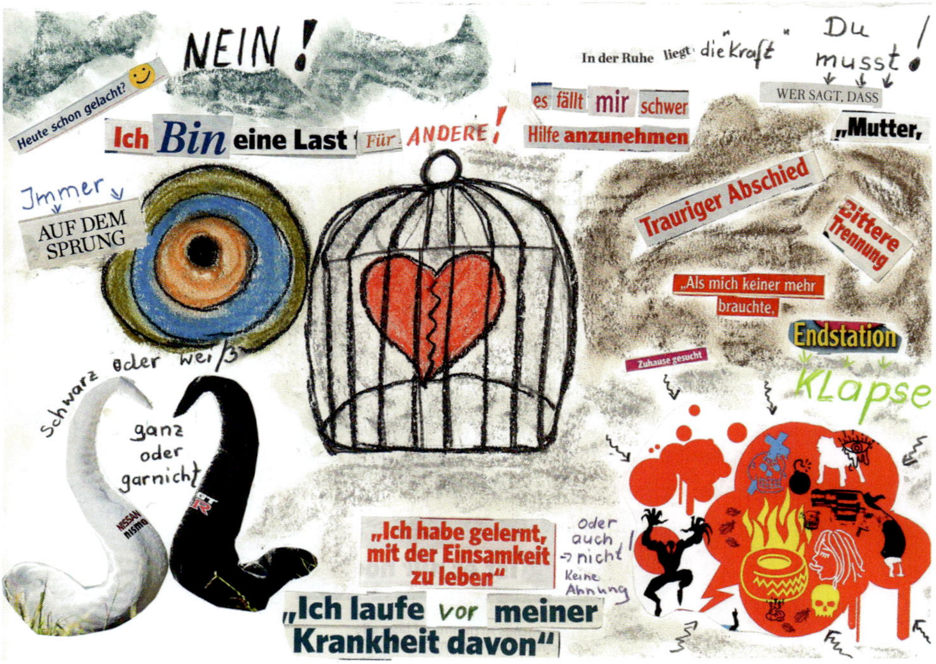
NEIN!
Heute schon gelacht?
In der Ruhe liegt die Kraft
Du musst!
WER SAGT, DASS
es fällt mir schwer
Hilfe anzunehmen
Ich Bin eine Last Für ANDERE!
„Mutter,
Immer
AUF DEM SPRUNG
Trauriger Abschied
Bittere Trennung
„Als mich keiner mehr brauchte.
Endstation
Zuhause gesucht
KLapse
Schwarz oder weiß
ganz oder garnicht
„Ich habe gelernt, mit der Einsamkeit zu leben"
oder auch nicht
Keine Ahnung
„Ich laufe vor meiner Krankheit davon"

Abbildung 5: »Gebrochenes Herz im Käfig«, Zeichnungen von Katja

Diese Collage stellte Katja bei einem Klinikaufenthalt Ende Oktober 2015 her. »Die Gestalttherapeutin hatte mir die Aufgabe gegeben, ein Bild zu malen«, erzählt sie, »ich sollte zeigen, wie es mir geht und wie meine Symptomatik ist, aber ich hatte an diesem Tag überhaupt keine Lust, irgendetwas zu malen. Also habe ich nur ein bisschen gemalt und mir dann einfach die Zeitschriften genommen, die auf dem Tisch lagen, und habe sie durchgeblättert nach Dingen, die ich ausschneiden und einkleben könnte.«

Im Zentrum der Collage steht Katjas gebrochenes Herz im Käfig: »Damit es niemand mehr verletzen kann. Damit es nicht noch weiter zerbricht. Deshalb muss ich es schützen. Eigentlich fühle ich mich, als wäre ich ein altes morsches Fachwerkhaus, in dem der Hauptbalken entfernt wurde und das Dach kurz davor ist, einzustürzen. Und was wäre schon, wenn alles zusammenbrechen würde? Ich bin ja doch nur noch eine Last für andere. Und Hilfe anzunehmen, die Handwerker zu rufen, die das Haus vor dem Einsturz bewahren könnten, das fällt mir verdammt schwer. Vielleicht will ich mir auch deshalb nicht helfen lassen, weil meine Mutter immer zu mir sagte: ›Du musst!‹«

»Heute schon gelacht? – Nein!«, hat Katja auf ihrer Collage notiert. Als ich sie darauf anspreche, erzählt sie mir: »Ich kann mich nicht erinnern, wann ich das letzte Mal wirklich richtig herzlich gelacht habe. Doch«, fällt ihr plötzlich ein, »es war gestern. Da habe ich kurz mit meiner Therapeutin gelacht. Sie hatte mich gefragt, warum ich so sehr kämpfe, um weiter zu ihr kommen zu können. Und ich habe geantwortet: ›Weil es die Krankenkasse erlaubt‹. Und da mussten wir beide herzlich lachen.«

Als ich von Katja wissen will, warum sie den Kreisel in den schönen bunten Farben gezeichnet hat, sagt sie: »Ich bin immer auf dem Sprung, weil es mir gut geht, wenn ich abgelenkt bin, wenn ich etwas zu tun habe. Dann grüble ich nicht ständig darüber nach, warum mein Leben bislang so sch... gelaufen ist: So viele traurige Abschiede, so viele bittere Trennungen. Wenn ich etwas zu tun habe, bin ich zwar einsam und traurig, aber ich bin abgelenkt: Wenn ich beispielsweise im Garten bin und Rasen mähe oder Laub harke, ist das gut für mich.«

»Die beiden schwarz-weißen Schwäne zeigen sehr gut meine Borderline-Gefühle, die ich folgendermaßen beschreiben würde: Ich stehe in einem Hochhaus, in der zehnten Etage, und es geht mir gut. Dann kommt der Aufzug, ich steige ein und plötzlich kappt jemand das Seil des Aufzugs und ich rausche mit Volldampf runter in den Keller. Das ist für mich Borderline: ein ewiges Hoch und Runter. Und dazwischen gibt es nichts, keinen Puffer, niemanden, der den hinabstürzenden Aufzug stoppen könnte.«

»Ich würde so gern vor meiner Krankheit davonlaufen, weil ich sie so sehr hasse«, erzählt Katja. »Aber es gelingt mir nicht, sie holt mich immer wieder ein. Und das Schlimmste für mich ist diese Einsamkeit. Ich wünschte, ich hätte wirklich gelernt, mit der Einsamkeit zu leben, aber ich glaube, dass man das nicht lernen kann. Man lebt damit, weil man muss und weil niemand da ist.«

»Der rote Zeitungsausschnitt (▶rechts unten) hat mich so angesprochen«, fährt sie fort, »weil ich das Monster bin. Das Pulverfass, die Mordgedanken und das tränende Auge habe ich dazugenommen, weil immer so viel Negatives, so viel Schlimmes, so viel Schmerzhaftes in meinem Leben passiert, dass ich Tränen in meinen Augen habe. Und der Reifen passte auch prima, denn ich musste, kurz bevor ich in die Klinik ging, noch neue Winterreifen kaufen, die ich mir eigentlich gar nicht leisten konnte. Deshalb der brennende Reifen, weil er mein Konto abgefackelt und total gesprengt hat.«

»Endstation Klapse, so habe ich mich am Ende wirklich gefühlt. Ich dachte: So, jetzt ist es vorbei, ich komme hier nie wieder raus. Einige Krankenschwestern haben sich ja wirklich Mühe gegeben. Es gab eine, die – nachdem ich von meinem Wochenendausgang zurückkam – gefragt hat: ›Katja, wie geht es Ihnen denn?‹ Ich hab sofort angefangen zu weinen, weil ich mich immer gewehrt habe, sonntags wieder in die Klinik zu fahren. Schließlich habe ich der besorgten Schwester geantwortet: ›Es geht mir nicht gut. ‹, und sie hat nachgefragt: ›Was ist denn passiert?‹ Obwohl ich ihr signalisiert hatte, dass ich nicht reden wollte, ließ sie nicht locker. ›Komm‹, hat sie gesagt, ›ich mach dir erst mal 'nen Tee, damit du in Ruhe wieder ankommen kannst.‹ Und dann fragte sie erneut: ›Was ist denn passiert?‹ ›Ich will nicht mehr herkommen‹, habe ich ihr geantwortet. ›Ich fühle mich hier einfach nicht wohl. Denn es gibt leider nicht viele Menschen, die sich so rührend um mich gekümmert haben, wie Sie.‹ Sie hat sich wirklich für mich und dafür interessiert, wie es mir geht. Später haben sie mir in der Klinik dann eine Bezugsschwester zur Seite gestellt, von der ich glaube, dass sie nicht wirklich psychiatrisch geschult war. Mit ihr bin ich überhaupt nicht klargekommen, auch menschlich nicht. Ich glaube, ich habe auch nur zweimal mit ihr gesprochen und gesagt: ›Mir geht's gut.‹ Nur um meine Ruhe zu haben. Es gab auch einige Einzelgespräche mit meiner Ärztin, aber auch die haben mir nichts Neues gebracht.«[41]

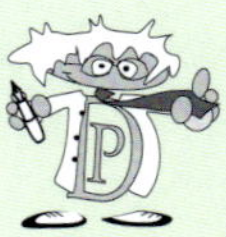

Als ich Katja frage, ob ihr Psychiater mit ihr in der Klinik über ihre Collage gesprochen hat, schüttelt sie den Kopf: »Nein, es wurde keines meiner Bilder ausgewertet.« Und als ich wissen will, ob sie auch etwas Positives aus dem Klinikaufenthalt mitgenommen hat, erwidert sie: »Momentan sehe ich nichts. Aber vielleicht fruchtet das auch erst nach einem viertel Jahr. Ich habe dieser Klinik aber nie nachgetrauert. Während ich der Klinik, wo ich zuvor war, lange nachgeweint habe, weil ich mich dort super aufgehoben gefühlt habe, war ich jetzt heilfroh, dass ich nach Hause konnte.«
Ich weiß nicht genau, was alles dazu beigetragen hat, dass Katja sich in dieser Klinik so verloren gefühlt hat. Aber eines ist sicher: Das Wesentliche in der Arbeit mit Borderlinern ist, sie nicht mit ihren Problemen allein zu lassen, sondern mit ihnen und ihrer Welt verbunden zu sein, zu wissen, wie es ihnen geht und ihnen Mut zu machen, darüber zu sprechen. Und weil Bilder oft mehr sagen als tausend Worte, vergeudet man wertvolle Chancen, wenn man die starken Aussagen, die in Katjas Bildern stecken, außer Acht lässt.

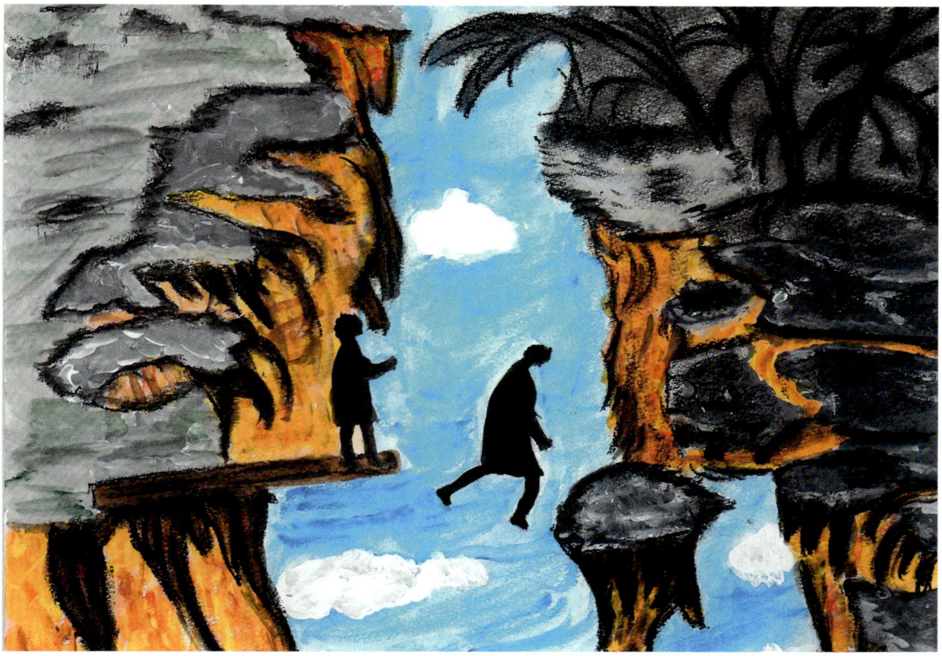

Abbildung 6: »Zwischen den Welten«, Zeichnung von Katja

Borderliner wie Katja sind Grenzgänger zwischen den Welten in jeder Hinsicht: Phasen voller Glücksgefühle wechseln mit solchen tiefer Betrübnis und euphorische Zustände werden von Dramen abgelöst. Immer wieder hat Katja das Gefühl, am Abgrund zu stehen und womöglich abzustürzen. Und obwohl in diesem Bild die Felsen weniger bedrohlich wirken und der blaue Himmel, der den Abgrund rahmt, fast einladend zu sein scheint, ist die Bedrohung doch vorhanden. Denn da ist noch eine zweite Katja, eine, die nicht mehr unentschlossen auf der Klippe steht. Eine Katja, die den Sprung gewagt hat in eine andere, vielleicht bessere Welt und es doch nicht schafft, auf die andere Seite zu gelangen. Sie stürzt ab und fällt in die Tiefe.

1.7.2. Was Borderliner fühlen

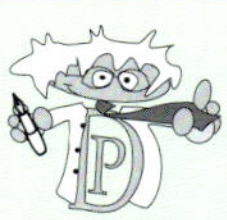

Lassen Sie uns einmal über Ihre Gefühle sprechen: Welche Gefühle haben Sie gerade? Was spüren Sie, während Sie diese Zeilen lesen? Gar nicht so einfach, seine Gefühle in Worte zu fassen, oder? Denn bevor wir über ein Gefühl reden können, müssen wir ja erst einmal bemerkt haben, dass eins da ist, und eine Idee haben, wie wir es beschreiben würden. Das können wir nur, wenn es uns als erstes gelingt, die körperlichen Anzeichen

eines Gefühls zu realisieren. Das kann beispielsweise sein, dass unser Herz schneller schlägt, eine Enge in der Brust entsteht, sich ein Kloß im Hals bemerkbar macht, sich unser Magen zusammenzieht, wir eine Gänsehaut bekommen, wir eine Schwere in den Beinen oder eine diffuse Aufregung im Bauch verspüren. Wenn wir diese körperlichen Empfindungen bemerkt haben, sind wir in der Lage wahrzunehmen, welche Emotion dahintersteht.
Erinnern Sie sich beispielsweise noch daran, was sie heute morgen gefühlt haben, als sie aufgestanden sind, oder daran, was sie empfunden haben, als sie ihr Partner liebevoll umarmt oder geküsst hat? Und welche Gefühle löst die Begegnung mit Ihrer Freundin aus, die ein so liebenswerter Mensch ist und jetzt so schwer an Krebs erkrankt ist? Und was haben Sie gefühlt, als Sie das letzte Mal in der nervtötenden Warteschlange einer Telefonhotline hingen und dann, als Sie endlich an die Reihe kamen, aus der Leitung gekickt wurden?

Ganz egal, welche intensiven Gefühle der Liebe, des Glücks, der Dankbarkeit Sie in Ihrem Leben bereits verspürt haben, egal wie wütend, misstrauisch, ängstlich, irritiert, unsicher, entmutigt oder wie zurückgewiesen sie sich je gefühlt haben: die Gefühlswelt der Borderliner toppt alles. Denn sie sind ihren Gefühlen auf der einen Seite viel stärker ausgesetzt als wir »gesunden« Menschen, auf der anderen Seite fehlt ihnen aber die Fähigkeit, genau wahrzunehmen, was sie fühlen.

Auch Katja scheint hilflos ihren Gefühlen – vor allem ihren negativen – ausgeliefert. Irgendwann hat sie in der Klinik die Aufgabe bekommen, eine Kriegerin aus Ton zu basteln. Doch Katja wollte keine Kriegerin modellieren, denn sie hasst Krieg, und bastelte kurzerhand lieber eine Wasserträgerin. Warum? »Weil ich meine Lasten, meine Gefühle immer allein trage. Meine Arme sind durch die extreme Last, die stetig mehr wird, überlang geworden. Sie berühren fast den Boden, aber noch schaffe ich es, noch kann ich sie tragen.«[42]

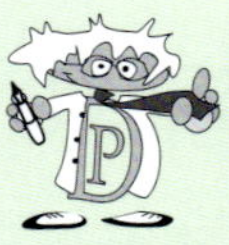

Die Wasserträgerin von Katja hat jedoch noch eine andere, eher unbewusste Bedeutung. Denn Wasser zu tragen und anderen Menschen zu bringen ist eine urzeitliche, archetypische Tätigkeit, um das eigene Überleben und das der anderen zu sichern. Damit ist die Wasserträgerin, die Katja modelliert hat, auch ein Symbol für Hoffnung und Menschlichkeit. Auch Katja hat nie die Hoffnung aufgegeben, auch wenn sie noch so klein schien. Und Mitmenschlichkeit ist etwas, das sie auszeichnet. Trotz der großen Last, die sie ihr ganzes Leben lang schon mit sich herumschleppen musste, hat sie den Blick immer auch auf andere Menschen gerichtet und ihnen Trost und Mitgefühl gespendet.

In einer ihrer Zeichnungen, die Katja mir mitgebracht hat, hängt sie an einem Vertikalseil wie eine Artistin im Zirkus und versucht eine Volte zu schlagen. Auf den ersten Blick scheint es, als werde ihr das nicht gelingen. Stattdessen verharrt Katja bewegungslos, mit dem Kopf nach unten, den Rücken gekrümmt, die Arme abwärts ausgerichtet, die Beine zum Schwung positioniert und starrt auf die Blutlache, die sich unter ihr gebildet hat. Gerade so als wollte sie damit sagen: »Seht endlich her, so schlecht geht es mir wirklich! Warum, verdammt noch mal, merkt das keiner? Warum hilft mir niemand?« Als sei sie eingefroren für immer – wie die lebenden, weiß geschminkten Statuen, die man so oft in Einkaufszentren oder Fußgängerzonen beobachten kann. Stundenlang verharren sie scheinbar bewegungslos in der gleichen Position auf einem Sockel. Katjas Blick bleibt fixiert, der Hilfeschrei bleibt stumm, wie hypnotisiert starrt sie auf den blutroten Bach unter sich, der all ihre Verletzungen symbolisiert.

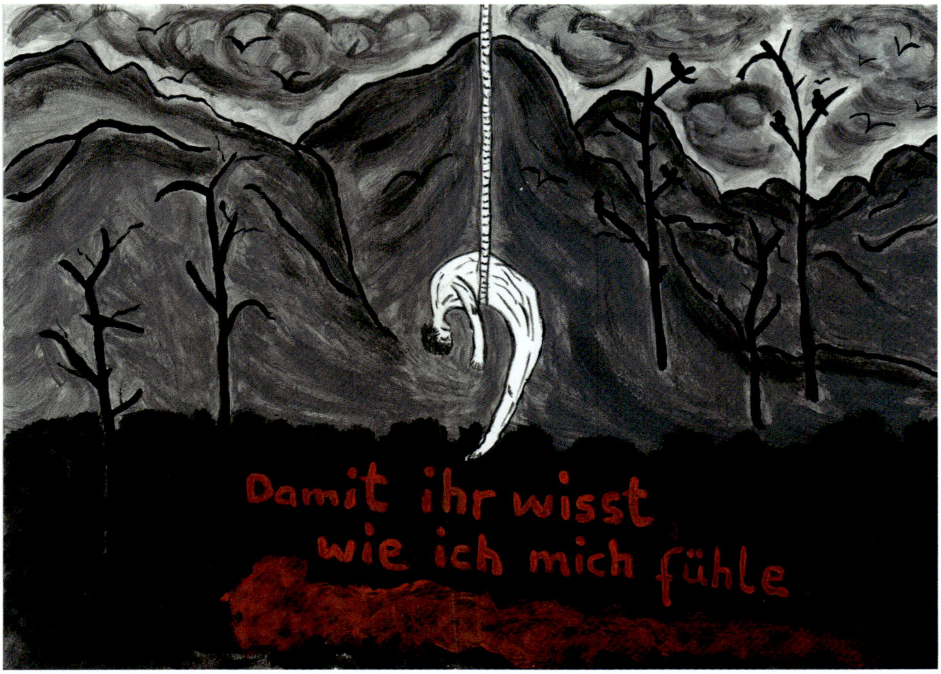

Abbildung 7: »Damit ihr wisst, wie ich mich fühle«, Zeichnung von Katja

Auch wir fragen uns des Öfteren – wenn Katja uns mal wieder von ihren vielen negativen Erlebnissen mit Behörden, Kliniken und Therapeuten berichtet –, warum es niemanden gibt, der ihr hilft, ihr den Weg weist, damit sie ihre Volte endlich vollenden und zurück ins Leben schwingen kann. Und wie lange wird Katja wohl noch weiter an diesem Seil über dem Abgrund hängen müssen, ohne Hoffnung, ohne Licht am dunklen Horizont? Nur sie, ihre Verzweiflung, die Ausweglosigkeit und das viele Blut.

1.7.2.1. Katja und der Vogel Strauß

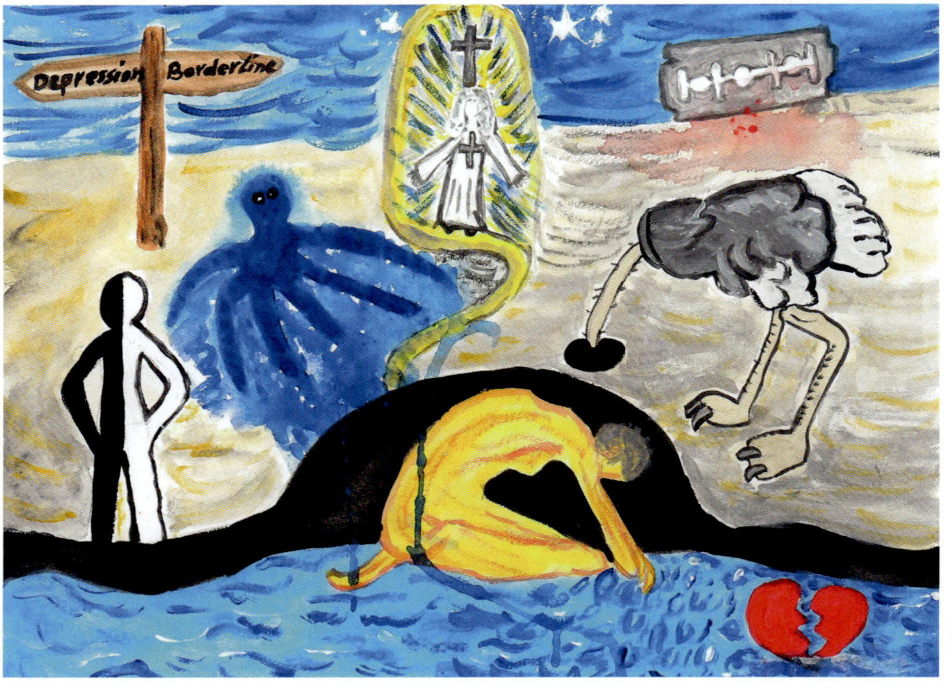

Abbildung 8: »Kopf in den Sand«, Zeichnung von Katja

Diese Zeichnung gehört für mich zu den eindrucksvollsten Bildern Katjas. Wieder finden sich die für ihre Bilder so typischen Farben – das wunderschöne tiefe Blau, das sandfarbene Beige, Schwarz, Weiß, Rot und Gelb. Im Mittelpunkt des Bildes steht Katja in einer Doppelrolle: zum einen kauert sie in gekrümmter Haltung unter der Erde – fest verbunden mit dem Wasser, also mit ihren Gefühlen und dem gebrochenen Herzen, das sie bereits in ihrer Zeichnung »Gebrochenes Herz im Käfig« (▶Abb. 5, S. 64) thematisiert hat.

Zum anderen symbolisiert der riesige Vogel Strauß Katjas Abwehrmechanismus. Lieber steckt sie den Kopf in den Sand, verharrt in der Dunkelheit und will nicht gesehen werden, als unangenehm aufzufallen oder etwas Falsches zu tun. Der Strauß steht auch für Katjas Unfähigkeit, anderen Menschen zu sagen, was sie gerade bewegt. So wie bei ihrer Freundin Sarah, von der sie sich schon lange ausgenutzt fühlt. Dass sie sich von ihr benutzt fühlt und dass es so nicht mehr weiter geht, bringt sie einfach nicht über die Lippen. Sarah lässt sich jedes Mal von ihr durchfüttern und kommt nie auf die Idee, selbst ein paar Brötchen oder einen Kaffee mitzubringen. Und obwohl Katja das immer wieder sauer aufstößt, hat sie es bis heute nicht geschafft, ihrem Ärger Luft zu machen. Lieber steckt sie den Kopf in den Sand, um die scheinbare Harmonie zu bewahren, als offen auszusprechen, was sie bewegt und damit einen Konflikt mit ihrer Freundin zu riskieren. Nein, Katja ist wahrlich keine Kriegerin.

Und noch etwas in diesem Bild fällt auf: Es ist der riesige Krake, der für alle Menschen steht, die Katja mit ihren Fangarmen fest umklammern und eine giftige Flüssigkeit ausstoßen, mit der sie Katja verletzen oder auch betäuben. »Der Krake«, erzählt mir Katja, »steht in erster Linie für meine Mutter. Sie hat mir Geld für einen Prozess vorgeschossen, und seitdem bin ich wieder ganz in ihren Fängen. Und mit ihrem Gift zerschneidet sie die Verbindung zu dem Engel oben im Himmel, der auf mich aufpasst. So wie der Blauringkrake, dessen Gift innerhalb weniger Minuten zu Lähmungserscheinungen bei seinen Opfern führt.«

Ganz oben rechts im Bild finden wir einen von Katjas ständigen Begleitern – die Rasierklinge. »Für den Fall, dass ich es nicht mehr aushalte.« Ihr zweiter ständiger Begleiter – das Schwarz-weiß-Denken – steht links unten in Warteposition, die Beine breit und fest auf der Erde verankert. Die Arme fordernd in die Hüfte gestemmt lässt er keinen Zweifel daran: »Ich krieg dich! Du gehörst mir!« Warum er Katja so fest im Griff hat, erklärt sie so: »Ich kann es einfach nicht genießen, wenn ich einen schönen Tag habe. Ich denke immer, morgen kommt etwas Schlimmes, weil es ja bislang auch fast immer so war. Oder wenn ich mal ganz viel gelacht habe, auch mit meiner Freundin Sarah, kam sofort wieder etwas Negatives.«[43]

1.7.2.2. In der Achterbahn der Gefühle

Natürlich sind wir alle manchmal einer Achterbahn der Gefühle ausgesetzt. Aber wir können uns während eines Tiefs bewusst machen, dass wieder gute Tage folgen werden. Sind Borderliner down, sind sie so tief unten, dass sie sich nicht mehr bewusst machen können, dass es wieder bergauf gehen wird. Zweitens halten sich unsere Stimmungsschwankungen in einem erträglichen Rahmen, während die von Borderlinern viel extremer sind. Die Fallhöhe ist größer, die Geschwindigkeit rasanter und es zieht sie in einen Strudel der Emotionen, der sie völlig einnimmt. So haben sie keine Chance mehr, damit umzugehen.

Wie sich das anfühlt, kann jeder von Ihnen nachvollziehen, der bereits in einer Achterbahn gesessen hat. Doch wie lebt es sich wohl in einem Achterbahnwagen, bei dem man nie weiß, wann er den Höhepunkt erreicht, wann er sich neigt, wann der gefühlte freie Fall kommt und vor allem, wann man endlich aussteigen kann. Mit Emma, Sascha und Semra habe ich über diese Gefühle gesprochen.

Emma beschreibt es so: »Es ist schon eine totale Achterbahn der Gefühle, die aber in eine Geisterbahn integriert ist. Die Schwankungen der Gefühle sind grausam, aber was noch schlimmer ist, ist die Tiefe der Gefühle. Denn es geht nicht nur hoch und runter, sondern darum, dass diese Gefühle extrem sind.«[44] »Ein ganz extremes Erlebnis hatte ich letzten Sommer. Da ist meine Beziehung auseinandergegangen. Mein Freund hat den Kontakt zu mir einfach abgebrochen, und ich weiß bis heute nicht, warum. Ich bin in einen unfassbaren Abgrund gestürzt und hatte das Gefühl, dass mein Leben in Gefahr ist. Innerlich hat mich das völlig zerrissen und aufgelöst, ich war leer. Ja, es ist unheimlich schwer in Worte zu fassen, was da in mir los war. Ich habe durch diesen Verlust mein Leben bedroht gefühlt.«[45]

Für Emma ist ein Tag gut, wenn es ihr gelingt, ihren Alltag zu bewältigen. »Also ein guter Tag, wo ich mich normal fühle, den ganzen Tag über, den gibt es eigentlich gar nicht. Es sind immer wieder auch Momente dabei, in denen ich einbreche. Aber grundsätzlich kann ich sagen, ein guter Tag für mich ist ein Tag, an dem ich merke, ich funktioniere – im Haushalt, beim Versorgen der Tiere, ein Tag, an dem ich keine Probleme habe, mit Menschen umzugehen.«[46] An schlechten Tagen stellt sie sich die Frage: »Warum lebe ich überhaupt und wie soll ich dieses Leben überhaupt aushalten? An diesen Tagen werde ich hin- und hergerissen von meinen Gefühlen. Wenn dann die Depression hinzukommt, spüre ich sie wieder, diese innere Leere, dieses stumpfe Gefühl, dass ich nichts mehr fühle. In der Regel sind es Tage, an denen einfach zu viele Emotionen auf mich einprasseln, an denen ich nichts geregelt bekomme. Und dann fange ich an zu kompensieren.«[47]

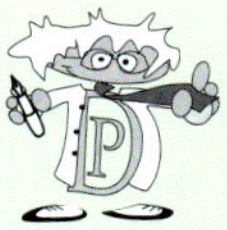

Gewiss erinnern Sie sich noch an Sascha, den Sie mit seinem freundlichen vierbeinigen Gefährten Max bereits kennengelernt haben (▶siehe S. 14). Auch Sascha erlebt diese Achterbahn der Gefühle immer wieder und erzählt mir: »Weil der Wechsel der Gefühle ja bei uns so schnell geht, ist das schon wie in einer Achterbahn. Da gibt es gar keine bessere Beschreibung. Die korrekte Frage ist, wie fährt die Achterbahn? Und da finde ich, muss man das Bild modifizieren: Denn wenn sie startet, geht es ganz weit nach oben, und dieses Hoch, würde ich bildlich einfach noch verlängern. Weil es viel höher hinausgeht als bei einer normalen Achterbahn, und wenn sie dann hinunter in den Boden schießt, dann tut sie das noch viel, viel tiefer. Also unsere Borderline-Achterbahn geht hoch in den Himmel und dann in die Erde rein. Aber das ist noch nicht das Ende, denn dann fangen die Loopings erst richtig an.«
Als ich wissen will, wie häufig denn die guten Tage bei ihm sind und wie es ihm dann geht, wird er sehr nachdenklich und resümiert: »Dafür habe ich keine Strichliste. Im Moment würde ich sagen: 60 Prozent positive und 40 Prozent negative. Aber eigentlich kann ich es so genau gar nicht sagen. Ich weiß nur, dass ich an guten Tagen definitiv leistungsfähiger und mehr ICH bin, Blödsinn mache, nicht viel über irgendwelche Dinge nachdenke, sondern sie einfach tue. Ich habe in diesen Momenten keine großen Gefühle, nur dieses Quäntchen von Zufriedenheit, die Gelassenheit. Wie oft das ist, ist immer abhängig von meiner Tagesform. Und die kann sich schnell ändern. Das können Ereignisse sein, Nachrichten, die mich beschäftigen: Und dann fängt es wieder an: Du gehst einen Schritt zurück, zwei Schritte vor, einen Schritt zurück, zwei Schritte vor – also pauschalieren kann man das nicht.« Sascha ergänzt: »Und diese Einsamkeit ist es, die »besonders schwer zu ertragen ist. Es ist die Melancholie, die dich so tief hinab ins Negative zieht und so schwer auszuhalten ist.«[48]
An schlechten Tagen, fühlt sich Sascha so mies, dass er sich fast wünscht, lieber im Rollstuhl zu sitzen und die Welt da draußen – zwar mit einigen körperlichen Einschränkungen, aber dennoch mit Freude – genießen zu können, als ständig Gefangener seiner Impulsivität und Aggressivität zu sein und mit seinem Gefühlschaos im Kopf leben zu müssen. Das Bild, das Sascha hier verwendet hat, lässt mich so schnell nicht mehr los. Immer wieder frage ich mich: Warum möchte ein an sich körperlich gesunder Mensch lieber im Rollstuhl sitzen, als mit einer psychischen Erkrankung zu leben? Denn ein Leben im Rollstuhl ist in unserer Gesellschaft wirklich nicht einfach. Zwar gibt es viele Einrichtungen für Behinderte und Rollstuhlfahrer gelangen meist früher oder später auch dorthin, wo sie hinwollen, aber sie sind dennoch auf Hilfe ange-

wiesen. Und wer bittet schon gern ständig um Hilfe? Oft wird der Gang zur Toilette bereits zur Belastungsprobe: Sie rollen dann zur Behindertentoilette, ärgern sich darüber, dass es mal wieder keine Schiebetür gibt, verhaken sich an der Tür, rangieren nach vorne, nach hinten, stecken irgendwann fest, reißen sich wieder los und sind endlich drin. Nicht anders sieht es oft im Aufzug aus: Auch hier ist Geduld und Millimeterarbeit gefordert, damit sie überhaupt in den Lift kommen. Zudem sind Rollstuhlfahrer häufig den neugierigen Blicken der »Gesunden« ausgesetzt, die kurz aufschauen, wenn sie in einen Raum hineinrollen und genauso schnell betroffen wieder wegschauen. Würde Sascha all das für ein ausgeglicheneres Gefühlsleben in Kauf nehmen?
»Natürlich«, erzählt er mir zum Schluss unseres Gespräches, »habe ich mich auch schon mal selbst in den Rollstuhl gesetzt und mir Reportagen angesehen, und dann denke ich mir manchmal: ›Du kannst noch schöne Dinge machen, nur deine Birne versteht es manchmal nicht, aber die Menschen im Rollstuhl können das nicht. Es ist schwierig.‹ An schlechten Tagen denkst du dir: ›Hey, im Rollstuhl passt alles‹ und an guten Tagen denkst du dann: ›ich kann Sport machen, ich kann reisen, ich habe keine Einschränkung‹, und dann will ich auch nicht im Rollstuhl sitzen.«[49]

Auch Semra verunsichern ihre emotionalen Hochs und Tiefs, weil nichts Bestand hat: »Ich weiß nicht, wer ich bin und verstehe nun auch, warum Borderline eine Persönlichkeitsstörung ist. Denn mein wahres ICH kenne ich nicht. Alles ändert sich ständig, nichts hat Bestand. Jetzt bin ich gut drauf, aber in fünf Minuten kann ich schon wieder total abstürzen. Es braucht nur jemand etwas Negatives zu sagen, und ich bin wieder ganz unten. Und dann diese ständige Impulsivität, sie kommt ganz plötzlich und ich raste dann einfach aus. Vor allem dann, wenn nicht das passiert, was ich will. Dann bin ich wie ein Kind, das im Supermarkt vor der Schokolade steht, seine Mutter sagt ›Nein‹, und es stampft mit den Füßen auf den Boden und beharrt ›Aber ich will die Schokolade!‹, schreit, weint und tobt. Damit zu leben ist ganz schwer.« Komplett gute Tage gibt es bei Semra gar nicht: »Das hält allenfalls ein paar Stunden an, und dann ist es wieder weg. Ich weiß nicht, warum das so ist.«[50]

Sarah hatte, bevor erkannt wurde, dass sie an Borderline erkrankt ist, schon verschiedene Suizidversuche hinter sich. »Was zum Glück nie geklappt hat. Inzwischen bin ich von diesen Gedanken weggekommen. Ich habe schwere Depressionen und eine Essstörung, habe viel Alkohol getrunken. Und ich kann gut Menschen manipulieren. Das ist typisch Borderliner: Sie können lügen und betrügen und die

Leute glauben ihnen alles. Das ist auch mein Verhalten, und dann dieses krasse Liebe-Hass-Erleben: Ich liebe etwas, und wenn dann nur eine Kleinigkeit passiert, die mir nicht passt, schlägt es sofort um in Hass. Auch das aggressive Verhalten gehört zu meinen Tiefs.« Bei Sarah gibt es auch gute Tage: »Es gibt Zeiten, in denen ich richtig manisch bin. Und damit kommt meine Familie überhaupt nicht klar. Wenn ich meine Hochs habe, höre ich total laut Musik – ich liebe Heavy Metal. Ich drehe sie immer so laut auf, dass das ganze Haus wackelt. Dann koche und putze ich, bin absolut euphorisch, setze mich auf mein Motorrad und fahre los. Ich kann gar nicht beschreiben, wie ich dann bin.« Sarahs Stimmungsschwankungen sind für andere schwierig und verursachen ihr Schuldgefühle. Auch Ereignisse, die sie nicht persönlich treffen, lösen in ihr heftige emotionale Reaktionen aus. »Mich beschäftigen manche Dinge sehr intensiv und sehr lange. Beispielsweise die Terroranschläge in Paris im November 2015, die haben mich richtig mitgenommen. Meine Familie versteht aber nicht, warum ich dann Rotz und Wasser heule und es mich so unheimlich belastet. Und es geht auch nicht nur einen Tag lang so, sondern dauert eine ganze Weile, bis ich wieder runterfahre und denke, jetzt ist alles wieder okay. Aber dann kommt schon wieder das Nächste. Mein jüngster Sohn wird gerade auf seiner Arbeitsstelle gemobbt. Ich steigere mich dann da so rein, und mein Sohn will das gar nicht. Aber ich kann in dem Moment nicht anders. Mein Verhalten ist einfach nur krass.«[51]

Lia konnte Auslöser für die heftigen emotionalen Schwankungen von Borderlinern entdecken: »Bei uns gibt es Anfälligkeitsfaktoren, die uns schneller von einem Extrem ins andere befördern. Sei es Stress, Schlafmangel, intensive Gefühle, Konflikte ... Auch geht es bei uns nicht so schnell, dass wir unser Anspannungslevel wieder verlieren. Es kann passieren, dass die kleinste Kleinigkeit uns zum ›Explodieren‹ bringt. Wir erleben eher die Extreme als das Mittelmaß. Wir sehen weiß – alles positiv, alles bestens, oder eben schwarz. Auch können Leute, die wir mögen, plötzlich von uns gehasst werden, wenn etwas vorgefallen ist, das wir nicht verstehen können. Auch das Erleben geht um einiges schneller. Es ist wie wenn man mit einem Porsche über die Autobahn rast.«[52] Früher gab es bei Lia fast nie gute Tage. »Inzwischen kann ich mich und mein Leben besser reflektieren und ich sehe, dass die guten Phasen länger werden und ich sie besser genießen kann, weil ich sie mir inzwischen auch erlauben darf. Krisen hauen mich auch nicht mehr so sehr in ein Tief. Es ist besser aushaltbar und ich brauche kaum noch Bedarfsmedikamente oder muss zur Krisenintervention in die Klinik. ›Gute Tage‹ sind, wenn mich die Erkrankung so gut wie nicht bewusst beeinträchtigt und wenn ich einem gewöhnlichen Alltag mit all den Verpflichtungen als Arbeitnehmerin, Hausfrau und Mutter nachgehen kann. Ich bin zufrieden, wenn ich keine Probleme mit dem Antrieb und der Struktur habe und ich ›im Moment‹ lebe und das Grübeln mich nicht einnimmt. Wenn ich das Gefühl habe es läuft gut, so wie es ist.«[53]

Auch Amelie erlebt ihre Gefühle intensiver als andere Menschen: »Und wenn ich etwas fühle, dann fühle ich das zwei- oder dreimal intensiver als ihr. Wobei ich natürlich nie sage: ›Ich fühl jetzt mehr als du.‹ Schließlich hat jeder Mensch seine Gefühle und auch einen Grund, warum er jetzt so fühlt. Ich versuche nur immer ehrlich zu sein und zu sagen, was gerade in mir vorgeht.« Sehr schwer fällt es ihr, alleine zu sein: »Ich kann nicht allein sein und bin auch nicht gern allein. Natürlich weiß ich, dass das auch mal sein muss. Aber ich suche mir dann immer Gründe, nur damit ich nicht allein sein muss und aus der Wohnung raus kann.«[54]

Wie für Lia sind es für Amelie gute Tage, wenn sie es schafft, ihren Alltag zu strukturieren: »Wenn ich morgens aufstehen kann, meine Wohnung verlasse, wenn ich Sport mache und Freunde treffen kann ... Wenn dann allerdings an den schlechten Tagen wieder die extremen Gefühlszustände kommen, schaffe ich es noch nicht einmal, morgens aufzustehen. Alles fällt mir doppelt so schwer. Mittlerweise weiß ich, dass ich dann einfach mein Tempo drosseln muss. Wenn ich mir beispielsweise vorgenommen hatte, die Wohnung zu putzen, dann tue ich es nicht. Wenn ich vorhatte, irgendwo einkaufen zu gehen, dann tue ich es nicht. Ich fang dann immer ganz von vorne an: Ich stehe auf, dusche mich, ziehe mich an, gehe zu meinen Eltern frühstücken, weil ich dann gezwungen bin, aus dem Haus zu gehen. Alles passiert jedoch sehr langsam. Ich versuche, mich nicht zu überfordern.«[55]

Lena weiß, dass man ihre Hochs und Tiefs auch als Craving-Wellen der Emotionen bezeichnet. »to crave« kommt aus dem Englischen und steht für »verlangen«. Das Problem bei Borderlinern ist, dass ihre heftigen Emotionen danach »verlangen«, ausgelebt zu werden. »Himmelhoch jauchzend und zu Tode betrübt! Das geht oft so weit, dass ich nur noch sterben will, weil ich diese Trauer und Einsamkeit und Kälte nicht mehr ertragen kann. Gute Tage bestehen nur darin, dass ich versuche, mein Leben zu regeln und es schaffe, meine Katzen und meine Arbeit zu händeln. Sonst gibt es nichts, was mir im Leben mehr Freude gibt, außer Heavy-Metal-Festivals, wo ich aber nur einmal war.«[56]

Fridas Gefühlsschwankungen sind »ein Fall für sich und schwer greifbar und komplex. Sie können innerhalb kürzester Zeit von Null auf 100 oder von 100 auf Null kippen, und wieso das dann passiert oder in welchem Kontext oder was der Auslöser ist, ist sehr schwierig zu verstehen. Häufig ist es so automatisiert, dass ich es nicht merke oder erst sehr spät, wenn das Kind in den Brunnen gefallen ist. Bei mir ist es so, dass ich dann unter Amnesie leide, depersonalisiere[57], dissoziiere[58], depressiv bin, lethargisch, aggressiv … , mehrere Persönlichkeiten haben ihre Finger im Spiel, schizophrene und autistische Züge oder Neurosen.« Am schwierigsten ist für sie der depersonalisierte Zustand zu ertragen: »Nichts zu fühlen, nichts zu spüren. Körper und Geist sind getrennt.« Wirklich gute Tage sind für Frida selten. »An guten Tagen strahle ich, bin fröhlich, schaffe es, mich um mich zu kümmern. Fast schon zu euphorisch und lebendig. Ich traue diesem Zustand einfach nicht. Es ist sehr ungewohnt für mich und es fällt mir schwer, mir selbst zu erlauben, glücklich zu sein. Seitdem ich die Diagnose habe und an vielen Stellen an mir arbeite, sind die schlechten Tage weniger und erträglicher geworden.«[59]

Nele hat im Moment mehr Tiefs, weil ihr Sohn schwer krank war. »Inzwischen geht es ihm wieder gut, aber ich muss das einfach noch verarbeiten. Wenn ich ein Hoch habe, fällt mir alles total leicht, dann kann ich mit meinem Mann ganz normal reden. Aber heute habe ich noch nicht einmal Lust, mit ihm zu sprechen. Ich würde eigentlich am liebsten gar nichts machen.« Die Hälfte ihrer Tage verbringt sie im Tief. »Da geht es mir schlecht, dann weine ich viel oder ich verletze mich wieder selbst. Das kann natürlich mal mehr sein, das kann aber auch weniger sein.«[60]

Auch Charlotte hatte mit einer Erkrankung ihres Sohnes zu kämpfen. Er hatte Krebs. Weil ihr momentan zu den schönen Momenten im Leben nicht viel einfällt, beginnt sie mit den Tiefs: »Sie kommen vor allem, wenn ich vor mir selbst versagt habe. Ich habe sehr hohe Ansprüche an mich und meine Arbeit, und wenn dann etwas nicht so funktioniert, wie ich mir das vorstelle, falle ich sehr schnell sehr tief. Auch wenn ich meinen Kindern nicht alles ermöglichen kann, was ich gern möchte, falle ich tief. Oder wenn mich jemand persönlich angreift, der mich überhaupt nicht kennt und auch nicht versteht, was ich versuche ihm zu sagen. Und natürlich hat mich die Erkrankung meines Sohnes in ein Tief gestürzt, als ich mit ihm beim Kinderarzt war und wieder neue Hiobsbotschaften bekommen habe.«[61]

Aber Charlotte, die als selbstständige Malermeisterin arbeitet, hat auch gute Tage, wenn sie Anerkennung bekommt. »Wenn ich beispielsweise eine Baustelle abgeschlossen habe und der Kunde zufrieden ist, nichts zu bemängeln hat, sich für die gute Zusammenarbeit bedankt. Immer dann, wenn ich Anerkennung bekomme, ist mein Tag ein guter Tag. Oder wenn ich viel Sport gemacht habe, wenn ich jogge und sehe, dass sich meine Laufzeiten verbessert haben, geht es mir gut.«[62]

Für Romy ist es schwierig, »mich immer wieder selbst fragen zu müssen, ob das gerade gesund ist, was ich denke … und schöne Tage einfach nicht zulassen kann.

Ich stelle mir dann ganz viele Fragen: ›Sind andere auch so?‹, ›Bin ich zu empfindlich?‹ oder ›Mache ich doch alles falsch?‹ Es gibt einfach viele Zweifel, die mir dann durch den Kopf gehen. Wenn zwei, drei positive Ereignisse an einem Tag zusammenkommen, geht es mir schon wieder schlecht, weil ich denke, so viel Glück hast du gar nicht verdient. Das kann nicht sein. Da kommt doch noch was Negatives hinterher.«[63]

Michael hat sehr selten Hochs. »Früher war es mit den Tiefs ganz schlimm. Da habe ich mich oft geschnitten und viel Alkohol getrunken. Ich bin seit meinem 14. Lebensjahr alkoholabhängig und nehme jetzt seit fünf Jahren Venlafaxin®[64], ein Medikament, das meine Stimmungsschwankungen etwas stabilisiert hat.« Einen guten Tag hat er nur »etwa einmal im Monat. Dann denke ich: ›Ach, ich habe heute etwas geschafft, heute war ein guter Tag. Und den möchte ich gern schön gemütlich ausklingen lassen, mit einem Bierchen.‹ Und dann ist es auch schon wieder vorbei mit dem guten Tag.«[65]

Amelie hat Stück für Stück gelernt, ihre Gefühle, die zu heftigen Spannungszuständen führen, einzuordnen. »Das Schlimmste an meiner Erkrankung sind alle Gefühle, die die Spannungszustände auslösen, und es hat auch viele Jahre gedauert, bis ich diese Gefühle einordnen konnte. Auch heute noch ist das für mich wahnsinnig anstrengend, aber ich weiß, dass ich lernen muss, damit umzugehen.«[66]

1.7.2.3. Die Anspannung ist groß

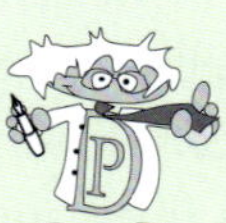

Wir alle haben schon einmal erlebt, wie es ist, unter Hochspannung zu stehen. Stellen Sie sich vor, Sie wären ein Kandidat bei »The Voice of Germany« und stünden vor der schweren Eisentür, die sich in einigen Sekunden öffnet, damit Sie auf die Bühne treten, um der strengen Jury und einem Millionenpublikum draußen am TV Ihr Können zu beweisen. Wie fühlen Sie sich, wenn Sie sich in diese Situation hineinversetzen? Bestimmt ist Ihr Adrenalinpegel hochgeschnellt, Sie sind zittrig und stehen unter Hochdruck. Sie wissen nicht wohin mit sich und wollen am liebsten nur weg.

Und sicher kennen auch Sie dies: Mehr als 20 Minuten lang kreisen Sie nun schon auf Parkplatzsuche in der Münchner Innenstadt und werden zunehmend unruhiger und nervöser. Denn schließlich haben Sie in wenigen Minuten einen wichtigen Termin, zu dem Sie unbedingt pünktlich erscheinen müssen. Schon dreimal haben Sie erlebt, dass ein anderer Autofahrer vor Ihnen eine Parklücke gefunden hat. Als Sie endlich einen Platz entdecken, schießt ein Verkehrsteilnehmer von der Gegenfahrbahn unberechtigterweise in die Lücke und schnappt Ihnen auch noch

→

diese Parkmöglichkeit vor der Nase weg. Gewiss werden Sie in dieser Situation unter Hochdruck stehen, und Sie könnten vor Wut platzen.
Doch während solche Gefühle von Anspannung bei uns nur in Ausnahmesituationen auftreten, müssen Borderliner in vielen Fällen permanent damit leben. Doch wie lebt es sich mit dauernder Anspannung, ohne dass man irgendwann »verrückt« wird? Und vor allem, wie fühlt sich das an?

Marlene beschreibt dieses Gefühl als »die Hölle auf Erden. Ich glaube, wenn sich ein psychisch gesunder Mensch in einen Borderliner hineinversetzen wollte, müsste er sich vorstellen, wie es wäre, einen 24-Stunden-Job zu erledigen, sieben Tage die Woche, ein Job, der furchtbar stressig ist und in dem man nur am Wirbeln ist, weil man Termin- und Zeitdruck hat und nicht weiß, wie man alles eigentlich schaffen soll. Dann hätte er eine ungefähre Vorstellung davon, wie groß die innere Anspannung ist. Wenn man selbst mal so einen Tag erlebt hat, kann man sich auch die Anspannung und die Stimmungsschwankungen vorstellen.«

Die innere Anspannung von Borderlinern steigert sich bis ins Unerträgliche. Es ist ein beklemmendes Gefühl, als würden sie keine Luft mehr bekommen, ein Gefühl, als würde es sie jeden Augenblick zerreißen. »Ich glaube«, erzählt Marlene, »dass jeder dieses Gefühl kennt, der schon einmal im Streit ausgerastet ist und herumgebrüllt hat. Da hat man sich einfach nicht mehr unter Kontrolle. Es ist dieser innere Druck, unter dem man steht, der alles bestimmt. Ein Druck, der einfach raus muss, weil man kurz vorm Platzen ist.«[68]

Emma erzählt, dass diese Momente großer Spannung meist sehr plötzlich kommen. »Klar gab es auch schon Momente, in denen ich den Auslöser erkennen konnte. Aber in der Regel kommt es von jetzt auf gleich und haut mich einfach um. Es ist, als ob jemand dein Gehirn wie die Zündung eines Autos einfach abschaltet. Im Grunde läuft man dann auf Autopilot. Die Länge dieser Phasen ist unterschiedlich – das können auch mal Tage sein, in denen ich unter einer hohen Anspannung stehe, es können aber auch nur Minuten sein, in denen ich plötzlich so einen ›Knall‹ bekomme. Im Grunde fühle ich mich gelähmt, wie in einer Blase, alles um mich herum ist nebelig, dumpf. Einerseits bin ich noch total aufmerksam, der Überlebensmechanismus ist eingeschaltet, sodass ich schnell reagieren könnte und alles mitbekomme, aber andererseits bin ich schon ganz weit weg.

Genau das ist die größte Borderline-Schwäche, die Frage: Wie benenne ich jetzt das Gefühl genau? Das Gefühl ist da, es ist heftig, aber was ist es überhaupt? Ist es Angst, Wut, Erschöpfung? In den Anspannungssituationen sind es Negativgefühle.

Ich war lange Zeit krankgeschrieben und tagelang allein, weil ich von morgens bis abends auf dem Sofa gelegen habe. Klar bin ich mit den Hunden rausgegangen und habe sie gefüttert, aber in der restlichen Zeit habe ich ferngesehen, auf dem Sofa gelegen und geschlafen. Wenn ich aber jetzt meinen normalen Alltag weiterlebe, weiter zur Arbeit gehe, die Tiere versorge, dann löst sich das oft von allein wieder auf. Mein Therapeut sagt immer, wenn die Arbeit nicht wäre, dann hätten wir ein Problem. Manchmal reicht es auch, dass banale Dinge passieren, ich bekomme ein Lob, eine nette Nachricht – und dann ist der Anfall schlagartig vorbei. Das heißt, ich bekomme eine positive Rückmeldung, Wertschätzung, und alles hebt sich von selbst wieder auf.«[69]

Lia erklärt mir, dass »… Borderline-Patienten alles viel intensiver erleben. ›Normalos‹ kennen Anspannung im Bereich von null bis ca. 70 Prozent. Borderline-Patienten sind eher im Bereich von 50 bis 100 Prozent unterwegs. Wenn sie schon in Therapie sind und regelmäßig Skills (▶siehe S. 247) anwenden kann es auch mal sein, dass man unter 30 Prozent kommt und die Hochstressphasen über 70 Prozent geringer werden, aber das braucht viel Übung.«[70]

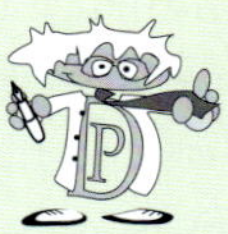

Auch mit Sascha habe ich über Zustände der Anspannung gesprochen und ihn gefragt, wie man sich diese Gefühle vorstellen muss. »Na ja«, erklärte er mir, »ein gutes Beispiel ist eine Emotion, die jeder kennt: die Trauer, ein starkes Gefühl, das mit dem Tod geliebter Menschen verbunden ist. Und jeder, der weiß, wie es ist, ein Familienmitglied zu verlieren, und der schon einmal erlebt hat, wie man sich fühlt, wenn man weinend am Grab steht, hat eine Vorstellung von der Spannung, den Gefühlen, die mich in diesen Momenten überwältigen. Ball doch einfach mal eine Faust und halte sie ein paar Minuten geballt: Irgendwann fängt dein Körper an, total zu verkrampfen, du hast höllische Schmerzen. Und nun stelle dir vor, wie es ist, wenn du versuchst, diese Spannung, diese krampfhaften, überwältigenden Gefühle auszuhalten, sie nicht rauszulassen, weil man es dir nicht beigebracht hat, denn ›Ein Indianer kennt keinen Schmerz.‹ Typisch Mann.«[71]

Amelie führt es vor allem auf ihre Feinfühligkeit zurück, dass ihr »Kessel« irgendwann überkocht. »Wenn ich etwas fühle – ich bin ja feinfühliger als andere –, entstehen Folgegefühle. Irgendwann kocht der Kessel über. Ich sag immer: ›Das ist, wie wenn ihr Milch erwärmt. Ein Gefühl kommt, die Milch wird wärmer und es kommt noch ein Gefühl und irgendwann kocht die Milch dann über. Irgendwann ist es so heiß im Kopf, dass es nicht mehr geht.‹ Und das verstehen die meisten durchaus. Auch andere Menschen haben Gefühle. Sie rasten vielleicht nicht so aus, aber sie sind irgendwann auch erschöpft von ihrer Gefühlswelt. Irgendwann ist man ja auch körperlich ermattet, wenn man weint. Und wenn sie es dann noch immer nicht verstanden haben, ist es auch nicht schlimm. Meine beste Freundin sagt dann manchmal zu mir: ›Weißt du, Amelie, ich kapier das gerade nicht, mir ist das zu hoch.‹ Und dann erwidere ich: ›Okay, gut, dass du ehrlich zu mir bist.‹ Denn mit dieser Ehrlichkeit kann ich viel besser umgehen, als wenn sie sagen würde: ›Ich versuche es zu verstehen‹, es aber in Wirklichkeit gar nicht versteht.«[72]

1.7.2.4. Von innerer Leere, Sinnlosigkeit und depressiven Phasen

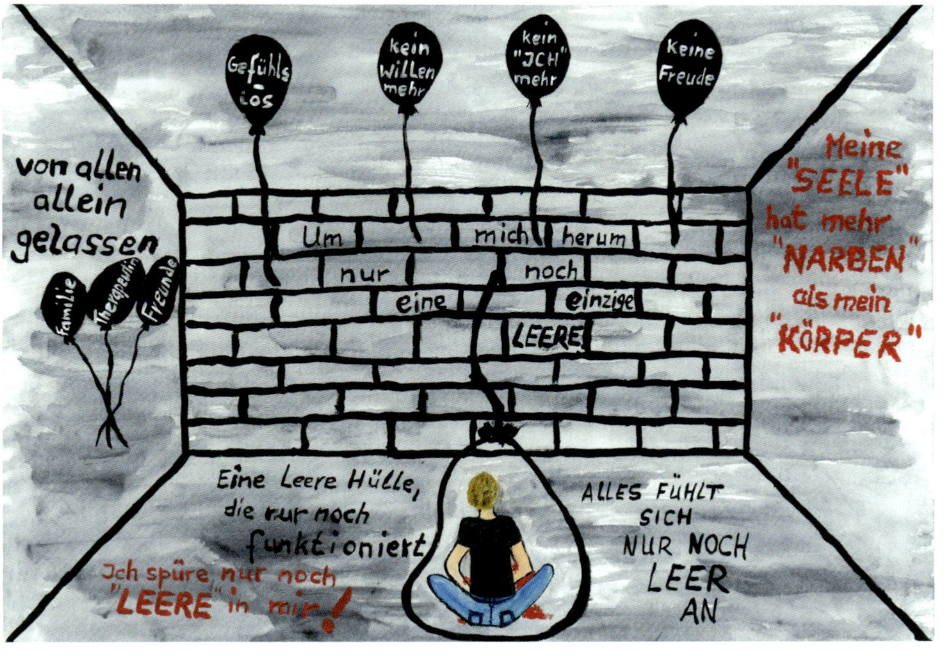
Gefühls-los
kein Willen mehr
kein "ICH" mehr
Keine Freude
von allen allein gelassen
Familie
Therapeutin
Freunde
Meine "SEELE" hat mehr "NARBEN" als mein "KÖRPER"
Um mich herum nur noch eine einzige LEERE
Eine Leere Hülle, die nur noch funktioniert
ALLES FÜHLT SICH NUR NOCH LEER AN
Ich spüre nur noch "LEERE" in mir!

Abbildung 9: »Ich spüre nur noch LEERE in mir«, Zeichnung von Katja

Katja zeichnete dieses Bild vor einigen Wochen. Allein sitzt sie, eingehüllt in einen riesigen Luftballon, vor einer schier unüberwindbaren Backsteinwand. Eigentlich sind Luftballons ja etwas Wundervolles, so leicht, bunt und fröhlich. Doch Katjas Luftballons sind anders: düster und schwer wie Blei, festgezurrt an einer Mauer, repräsentieren sie die Leere in ihrem Leben: Die Gefühle, die nicht mehr da sind, und der Wille, der ihr immer mehr abhanden gekommen ist. Sie lebt ohne zu wissen, wer sie eigentlich ist, kann sich nicht mehr freuen und leidet unter einer Einsamkeit, die mit jedem Tag unerträglicher wird. Katjas Seele hat mehr Narben als ihr Körper, der von den ständigen Selbstverletzungen gezeichnet ist.

Bei einem unserer Gespräche erzählt sie mir, wie mutlos sie sei und warum ihre Gefühle von Sinnlosigkeit und innerer Leere immer mehr zugenommen haben. »62 Absagen habe ich von Therapeuten bekommen. Ich weiß einfach nicht mehr weiter. Ich schaffe es kaum noch, nach vorn zu blicken.« Und wenn sie es dann doch mal wieder schafft, in eine ambulante Tagesklinik zu kommen, trifft sie auf unmotivierte Therapeuten, die mit ihrer ruppigen Art und Weise alles nur verschlimmern. »Wann fressen Sie endlich mal was?«, raunzte sie ihr letzter Therapeut an, weil sie fast nicht mehr aß (Katja ist sehr dünn und hat auch eine Essstörung). Immer wieder wird sie gefragt: »Können wir Sie so gehen lassen, Katja?«

»Aber«, fragt Katja, »was soll ich denn antworten? Soll ich ihnen die Wahrheit sagen, soll ich ihnen sagen, dass sie mich verdammt noch mal so nicht gehen lassen können? Das will doch niemand hören!« Auch in der Selbsthilfegruppe, erzählt sie mir, ist das neue Mitglied, die 70-jährige Elvira, inzwischen genervt, weil Katja immer nur negative Themen hat: »Können Sie nicht mal was Positives erzählen? Ich ertrage das nicht mehr.« Selbst von einigen Therapeuten hat sie das Feedback bekommen, dass sie nicht immer alle ihre Gefühle auf der Zunge tragen soll, weil das für andere Patienten kontraproduktiv sei und sie dadurch nur noch mehr runtergezogen werden. »Aber wem verdammt noch mal«, fragt Katja verzweifelt und weint, »soll ich denn meine Gefühle mitteilen, wenn ich es noch nicht einmal bei Therapeuten oder in einer Selbsthilfegruppe darf?« Und so fühlt sie sich von allen allein gelassen, von den Therapeuten, von ihrer Krankenkasse, von der Selbsthilfegruppe, ja, von der ganzen Welt. »Ich bin einfach nur leer«, sagt sie mir immer wieder. »Wozu soll ich noch weitermachen?«

Viele Borderliner spüren sich nicht. Alles fühlt sich für sie an wie ein riesiges Loch, in dem sie zu versinken drohen. Während wir wissen, was uns ausmacht, spüren, welche Konstanten es in unserem Leben gibt, kommen Borderliner nicht bei sich selbst an. Sie spüren nur eine große, alles verschlingende innere Leere.

Diese Leere wird auch sichtbar in Katjas »Gedankenbaum« mit seinen verdorrten Ästen.

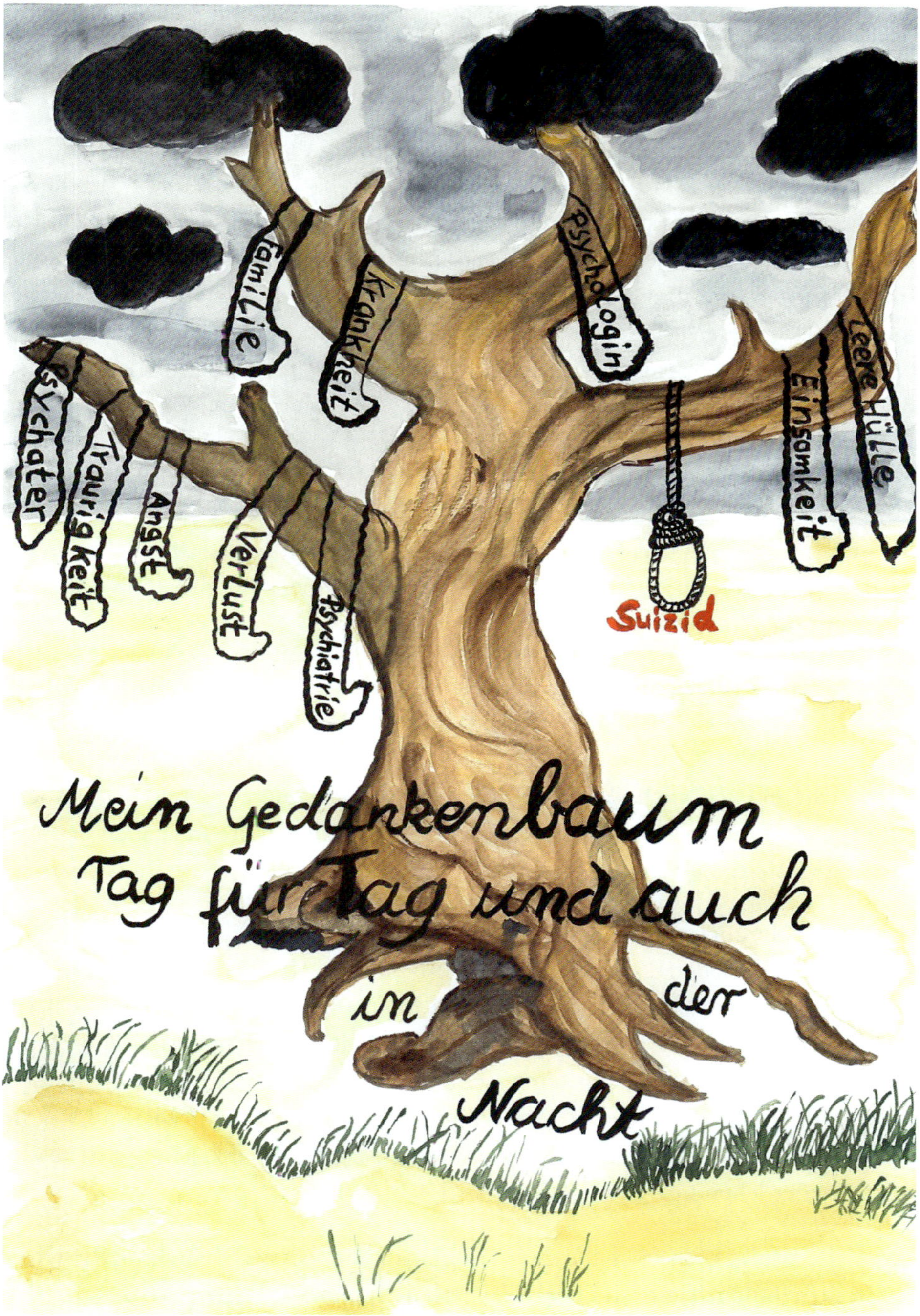

Abbildung 10: »Der Gedankenbaum«, Zeichnung von Katja

Der Baum ist scheinbar tot, es gibt nichts, das auf Leben hindeutet – kein Laub, keine grünen Blätter. Mit diesem Baum zeichnete Katja all das, was sie so belastet, sie ausbrennen lässt und ihre innere Leere immer mehr verstärkt.

Als ich sie frage: »Wenn an dem Baum nichts Lebendiges mehr ist, müssten die Äste doch morsch und brüchig sein? Sie könnten so den Lasten, die sie tragen, überhaupt nicht mehr standhalten, aber du trägst sie dennoch, obwohl du die Kraft dazu gar nicht mehr hast. Woher nimmst du diese Kraft?«, antwortet Katja: »Ich weiß es nicht«, und klingt dabei unendlich traurig. »Vielleicht ist es ja gerade so, dass die Last der Pakete, die ich trage, mich absterben lassen: Der Therapieabbruch durch meine Psychologin, die Krankheit, der Verlust meiner Familie, die ich mit meiner Krankheit zerstört habe. Oft fühle ich mich einfach nur noch als leere Hülle, fühle mich unendlich einsam. Die Zukunft macht mir Angst, mein ganzes Leben macht mich traurig. Dann diese ständigen Aufenthalte in der Psychiatrie, die Psychiater, die mich nicht verstehen. Und immer wieder die Suizidgedanken, die mich jeden Tag quälen. All das hat meinen Lebensbaum absterben lassen, es hat dazu geführt, dass ich nur mehr ein hohler Stamm, eine leere Hülle bin.«

»Aber es gibt doch auch etwas, das Hoffnung macht«, werfe ich ein, als ich merke, wie verzweifelt Katja ist. »Denn es gibt ja auch noch etwas Grünes, das auf Leben hindeutet. Das heißt, der Baum wird noch versorgt, vielleicht schlägt er ja auch wieder aus.« Katja greift diesen Hoffnungsschimmer auf und stimmt mir zu: »Vielleicht sehe ich noch Hoffnung. Alle sagen ja auch immer zu mir: ›Kopf hoch‹, ›Wird schon wieder‹, ›Das schaffst du schon‹. Vielleicht könnte man auch noch an einen der Äste die Hoffnung hängen.«[73]

Immer wieder berichten uns Betroffene von diesem großen schwarzen Loch, dieser unbeschreiblichen Leere. Jasmin schreibt uns via Facebook: »Manchmal ist es so, dass ich gar nichts fühle. Aber dieses Nicht-Fühlen ist eigentlich auch ein Gefühl. Es fühlt sich bei mir immer so an, als hätte ich ein riesiges schwarzes Loch in mir, ein bodenloses Nichts, eine unbeschreibliche Leere. Diese Leere ist wie ein inneres Vakuum, das gefüllt werden will, aber ich weiß nicht wie und womit. Da ich das leere Gefühl nicht aushalte, muss ich irgendwie eskalieren. Das macht mich wieder lebendig.«

Für Carla ist das Unerträgliche das Gefühl, dass sie sich »selbst nicht mehr wirklich wahrnehmen« kann und den Bezug zu sich selbst und ihrem Körper verliert. Sie schreibt uns auf unserer Dr. Psych-Facebook-Seite: »Es ist, als ob alle meine Gefühle gelähmt wären. Wo ich zuvor Gefühle hatte, komme ich in einen Zustand der Sinnlosigkeit, in dem mir alles egal ist. Nichts bedeutet mir mehr etwas, nichts interessiert mich. Egal ob Gutes oder Schlechtes passiert, nichts bewegt mich mehr. Gemein daran ist, dass ich auch keine Freude mehr am Leben habe. Dinge, bei denen ich früher mit Eifer bei der Sache war, sind mir nun gleichgültig, auch andere Menschen. Diese durchgehende Leere ist anstrengend, weil ich anderen Gefühle vorspielen und so tun muss, als würden sie mir etwas bedeuten, dabei sind mir alle total gleichgültig.«

Valerie glaubt, dass sich ihre innere Leere vor allem »in globaler Einsamkeit« äußert. »Ich fühle mich von meinen Mitmenschen abgeschnitten, nirgends dazugehörig und schwebe im luftleeren Raum. Ich fühle mich leer, sinnlos und traurig, ein Gefühl, das bei mir vor einer depressiven Eskalation kommt.«

Viele unserer BorderlinerInnen berichteten uns, dass sie immer wieder depressive Phasen haben, so auch Emma:

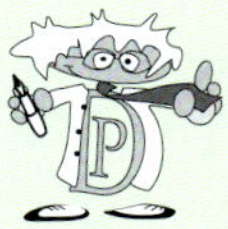

Einige Wochen nach unserem ersten Gespräch schrieb mir Emma: »Die Depression ist wieder da. Von gestern auf heute. Ganz plötzlich. Schon seit einigen Wochen ignoriere ich vehement die sich mehrenden Warnzeichen. Ich ziehe mich schon seit Längerem wieder immer weiter zurück, gehe immer weniger raus, ertrage nur noch wenige, bestimmte Menschen. Ich schaffe nur noch das Allernötigste. Arbeit, Tiere versorgen. Die gewaschene Wäsche bleibt liegen, die Putzintervalle verlängern sich, mein Essverhalten ändert sich, beim Duschen lasse ich immer öfter die Haare aus und trage stattdessen eine Mütze. Mein immer verkniffenerer Gesichtsausdruck und meine fast permanent aufeinander gepressten Kiefer führen zu Kopf-, Kiefer- und Nackenschmerzen. Der Arthritisschmerz in Händen, Füßen und der Hüfte ist plötzlich zurück. Sicher sagt mein Blutbild alles wäre okay. Und meine Erfahrung sagt mir, dass das nur der Anfang ist. Das wird in den nächsten Wochen noch schlimmer werden. Ich werde immer weniger funktionieren bis ich den Tiefpunkt erreiche. Danach wird es wieder bergauf gehen, das weiß ich aus Erfahrung. Die Frage ist nur, wie lange ich dieses Mal brauchen werde, bis ich aus dem Tief wieder herauskomme und was dazu nötig sein wird. Um mich vor dem völligen Absturz abzufangen, was ich in den letzten Jahren schon einige Male geschafft habe, ist es dieses Mal bereits zu spät, das spüre ich. Ich weiß, ich habe diesmal zu lange weggesehen.
Ich werde in den nächsten Wochen das erste Mal seit einigen Jahren den Punkt erreichen, an dem ich nur noch mit Mühe und Not schaffen werde, was notwendig ist, um die Fassade zu wahren. Ich werde arbeiten gehen und bei notwendigen Kontakten mit der Außenwelt tapfer, aber leer lächeln. Die, die mich

nicht gut kennen, werde ich es nicht merken lassen, und selbst die, dich mich besser kennen, werden nichts bemerken, wenn ich sie nicht lasse. Das habe ich mein Leben lang trainiert. Darin bin ich Meister.
Hinter der Fassade wird jedoch alles zusammenbrechen. Ich werde kaum noch essen, weil mir nichts mehr schmecken wird. Alles wird geschmacksneutral sein. Ab und an werde ich große Mengen fett- und kohlenhydratreicher Lebensmittel in mich hineinstopfen, so viel bis ich kurz vor dem Punkt bin, mich übergeben zu müssen. Danach werde ich mich kurzfristig besser fühlen, weil ich etwas fühle: Übelkeit und Magenschmerzen. Oder aber ich werde wochenlang gar nichts essen und mich dabei besser fühlen, weil es mir das Gefühl der Macht und Kontrolle über meinen Körper gibt. Weil ich jede andere Kontrolle verlieren werde. Ich werde meinen kompletten Antrieb einbüßen. Ich werde die Tage mit den Hunden auf dem Sofa verbringen und versuchen, den Tag zu verschlafen, weil ich das Wachsein nicht aushalten kann. Und weil mir zu allem anderen die Kraft fehlen wird, weil ich nichts mehr können werde. Ich werde mich körperlich so schwach fühlen, wie bei einer heftigen Grippe, mein Leben auf das Erdgeschoss verlegen, weil mir selbst die Treppe zu anstrengend wird. Ich werde nichts mehr im Haushalt tun können, weil es einfach nicht geht, ich werde wie gelähmt sein. Auch mein Kopf wird langsamer werden, ich werde mich kaum noch konzentrieren können, alles Komplexe wird zur Unmöglichkeit. Da ich durch die Arbeit gezwungen bin, rauszugehen, werde ich es vermutlich weiterhin schaffen, duschen zu gehen und meine Kleidung zu wechseln. Und vermutlich werde ich es auch noch schaffen, die Tiere zu versorgen. Ich werde mich unnütz und hoffnungslos fühlen, tieftraurig und verzweifelt. Zwischendurch wird sich immer wieder eine riesige, dunkle Leere in mir ausbreiten. Vielleicht werde ich versuchen, die Leere zu füllen, indem ich esse und dadurch Gefühle erzeuge, negative zwar, aber Hauptsache Gefühle, vielleicht werde ich für unnötige Dinge Geld ausgeben, um dadurch kurzfristig ein gutes Gefühl zu bekommen, vielleicht werde ich mir selbst Schmerzen zufügen, um zu bemerken, dass ich noch lebe. Meine Ratio wird wissen, dass ich mir damit selbst schade und dass ich eigentlich Techniken gelernt habe, dieses Verhalten zu vermeiden, aber vermutlich wird es mir wieder nicht gelingen, diese anzuwenden.
Ich werde es wahrnehmen und wertschätzen, dass ihr mir Mut zusprecht, aber es wird mir nicht helfen. Ich werde mich in einer furchtbaren Parallelwelt befinden, aus der ich selbst den Weg zurück finden muss ... Und ich werde ihn finden, wie ich es immer getan habe.«[74]

1.7.2.5. »Wer bin ich?«

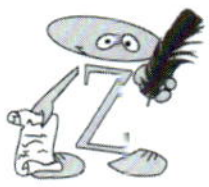

»Ich versuche mich selbst zu finden.
Manchmal ist das nicht leicht.«
(Marilyn Monroe)

Wir alle haben uns schon einmal die Fragen gestellt, »Wer bin ich?« und »Was will ich?« Doch wer von uns hat wirklich abschließende, überzeugende Antworten gefunden?

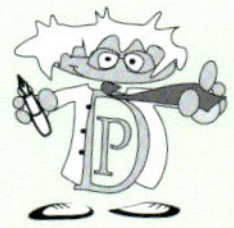

Sandra erzählte mir kürzlich von ihrem Erlebnis mit der Frage »Wer bin ich?«: »Als ich kürzlich mit einer Redakteurin des Bayerischen Rundfunks in Vorbereitung auf eine Radio-Sendung über mein Leben sprach, war das für mich eine sehr interessante Erfahrung. Denn mit einem fremden Menschen über mein Leben, meine Ideen und meine ganz persönlichen Erlebnisse zu sprechen, war neu für mich. Dass sich jemand so sehr für mich und mein Leben interessierte, dass er mir immer wieder neue Fragen stellte, war ich nicht gewohnt. Beschäftigen wir uns doch normalerweise mit allem Möglichen, nur nicht mit uns selbst, weil alles andere wichtiger scheint. Doch nun musste ich genau das tun, musste akzeptieren, dass es im Augenblick nichts Wichtigeres gab als mich selbst und dieses Gespräch. Anfangs fiel es mir schwer, mich wirklich darauf einzulassen. Immer wieder galoppierte ich meiner Gesprächspartnerin mit schnellen Antworten und Zeitsprüngen davon, weil ich glaubte, dass nur das wichtig sei, was mir gerade wichtig erschien. Doch die Redakteurin ließ sich davon nicht beirren, holte mich zurück und hakte nach. Während unseres Gespräches wurde mir auch viel über mich selbst klar: Warum mein Leben die eine oder andere ›unerwartete‹ Wendung genommen hatte, warum es keine Zufälle gibt, warum ich diesen Weg eingeschlagen hatte und keinen anderen und warum ich nach dem Studium der Wirtschaftswissenschaften unbedingt noch mit Politikwissenschaften eins draufsetzen musste. Und ich verstand, warum mir das Engagement für meine Mitmenschen so sehr am Herzen lag. Ja, ich kam der Antwort auf die Frage ›Wer bin ich?‹ ein kleines Stück näher.«

Natürlich hat nicht jeder das Glück, durch geschickte journalistische Fragen auf eine entscheidende Spur gesetzt zu werden. Doch was wir alle tun können, ist, uns ganz bewusst einmal hinzusetzen, uns Zeit zu nehmen und uns mit nichts anderem außer mit uns selbst zu beschäftigen. Und wenn Sie das

→

versuchen, werden Sie merken, wie schwer es fällt, einfach nur in Stille mit sich selbst zu sein. Aber Sie werden auch erfahren, wie bereichernd und erkenntnisreich es sein kann, genau das zu tun: Zu hinterfragen, warum wir uns in bestimmten Situationen so und nicht anders entschieden haben, warum wir genau diesen Beruf gewählt haben, ob wir ihn überhaupt lieben und was uns wirklich wichtig ist im Leben.
Ganz gewiss werden auch Sie dadurch der Antwort auf die Frage »Wer bin ich?« ein gutes Stück näherkommen. Selbsterkenntnis ist ein langer und intensiver Prozess – und manchmal auch beschwerlich, aber er ist eben auch wirklich spannend und lohnenswert. Denn erst dann, wenn wir wirklich wissen, wer wir sind und was wir brauchen, um zufrieden und in ganz seltenen, geschenkten Momenten auch glücklich zu sein, können wir uns das Leben erschaffen, das zu uns passt, das Leben, das uns erfüllt.

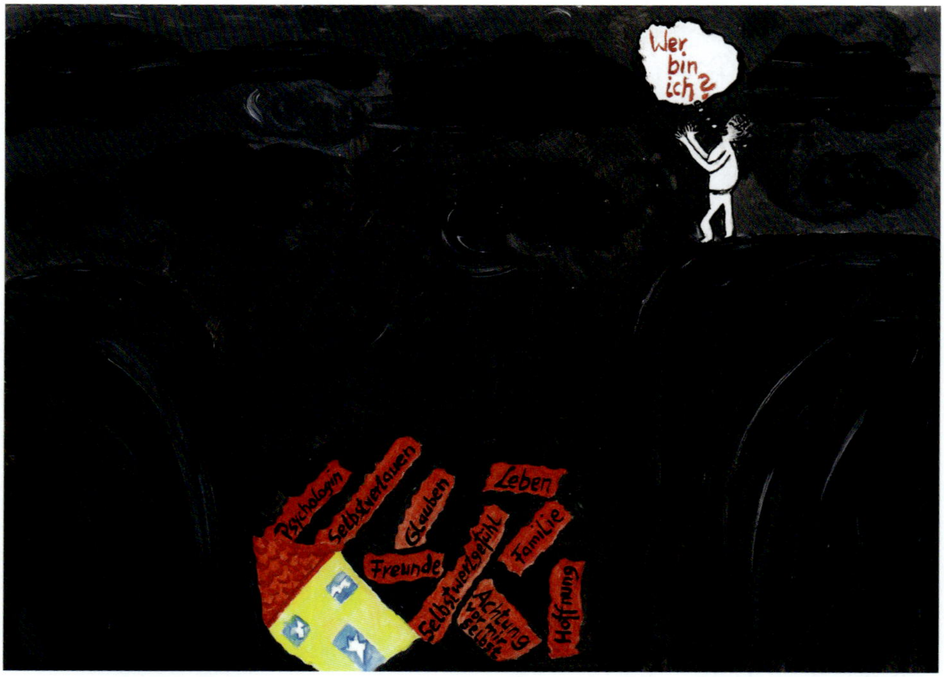

Abbildung 11: »Wer bin ich?«, Zeichnung von Katja

Auch Katja hat sich in ihrer Zeichnung mit dieser Frage beschäftigt. Sie fragt sich, was bleibt, wenn alles, was ihr bislang in ihrem Leben wichtig schien, was sie erfüllte, alles, was sie ausmachte, in den Abgrund stürzt: Ihr geliebtes Haus, die Psychologin, ihr Selbstvertrauen, ihre Freunde, ihr Glauben, die Familie, ihre Achtung vor sich selbst, die Hoffnung – ja, ihr gesamtes Leben. All das ist weg, es scheint unwiederbringlich verloren. Doch was bleibt? Es scheint, dass in Katja eine Lebenskraft steckt, die sie selbst nicht sieht, die sie aber befähigt, trotz allem nicht die Hoffnung aufzugeben, sondern weiterzukämpfen.[75]

Borderliner wie Katja haben kein klares Gefühl dafür, wer sie eigentlich sind. Das, was jeder von uns unter einer Identität versteht, eine Übereinstimmung mit sich selbst, fehlt. Ihr Selbstbild ist gestört. Für Borderliner sind da nur viele kleine Splitter, die einfach nicht zusammenpassen wollen. Fast so, als wäre ein Stein gegen eine riesige Glasscheibe geprallt und das Glas in viele hundert Splitter zerbrochen, die zum Teil so klein und fein sind, dass man sie einfach nicht mehr zu einem großen Ganzen zusammenfügen kann. Und so kommt es, dass Borderliner keinen inneren Zusammenhalt haben. Sie können nur schwer verstehen, geschweige denn erklären, was in ihnen vorgeht. Sie wissen nicht, was sie mögen und was nicht oder was sie wirklich gut können. Ständig zweifeln sie an ihren Worten und ihren Fähigkeiten und vertrauen ihrer eigenen Wahrnehmung nicht. Ihre Vorlieben, Wünsche, Bedürfnisse und Ziele ändern sich permanent. Sie fühlen sich wie nach einer notdürften »Car-Glas-Reparatur«.

Um ihre inneren Risse und Splitter zu überdecken, schlüpfen sie wie Schauspieler in verschiedene Rollen. Manchmal provozieren sie, indem sie Rollen annehmen, die sozial nicht konform sind. Aber häufig bemühen sie sich auch, die Rolle anzunehmen, die von ihnen erwartet wird. Im Alltag sind sie Meister der Camouflage, sie spielen ihrer Umwelt etwas vor, damit keiner merkt, dass sie anders sind. Immer wieder haben mir Borderliner davon berichtet, wie schwer es für sie ist, ihren Alltag zu meistern und für ihre Mitmenschen zu funktionieren. Es kostet sie große Mühe, Tag für Tag in eine Rolle zu schlüpfen, nur um den Anforderungen gerecht zu werden, die an sie gestellt werden. Julia erzählt mir, wie schwer es für sie ist, damit zu leben, dass sie nie weiß, wer sie wirklich ist, was sie wirklich kann und was sie wirklich will. Sie zweifelt an dem, was sie tut, an dem, was sie fühlt, an dem, was sie entscheidet. Ihr Selbstwertgefühl liegt so vollkommen am Boden, dass ihr nur ein Ausweg bleibt, all dem zu entfliehen: Sie zwingt sich, in eine Rolle zu schlüpfen und sich anzupassen, und zwar so sehr, dass sie oft das Gefühl hat, sich selbst verloren zu haben. Doch dieses »Verstellen«, das »Spielen einer Rolle« kostet viel Kraft, die ihr fehlt, um ihr Leben zu meistern und die Dinge anzugehen, die ihr wichtig sind.

Auch die junge Türkin Semra spricht mit mir darüber, wie es ist, ständig mit einer Maske zu leben: »Es war ganz schwer für die Therapeuten, da ranzukommen, denn ich habe selbst gar nicht gemerkt, dass ich die ganze Zeit über nur Masken aufsetze. Ich habe mich immer angepasst wie ein Chamäleon. Egal, was die Situation erforderte: Ich hatte immer eine passende Maske dabei, um nur ja nicht aufzufallen. Und so war es auch in der Klinik, so bin ich auch mit den anderen Patienten, und mit den Therapeuten umgegangen. Ich habe ihnen gesagt, was sie hören wollten. Die Therapie war sehr anstrengend. Denn mir war ja nicht bewusst, dass ich die tausend Masken trage, bis die Therapeuten endlich unter diesen Masken mein wahres ICH gefunden haben, verging viel Zeit.«[76]

Lena erzählt mir: »Ich bin einer der wenigen Borderliner, die ihr Leben lang darauf trainiert wurden, niemanden mitbekommen zu lassen, was bei ihnen los ist, weil es zu schwer und zu krass ist.«[77] Doch Borderliner beschäftigen sich nicht nur mit der Frage »Wer bin ich?«, sondern gehen noch ein ganzes Stück weiter. Sie stellen infrage, ob sie als Borderliner überhaupt ein liebens- und achtenswerter Mensch sind. Denn ihre Erkrankung nimmt ihnen das Gespür für sich selbst und lässt sie glauben, dass sie nichts wert sind. Sie sind überzeugt, dass sie ihren Mitmenschen nichts geben können, außer kompliziert und anstrengend zu sein, denn die Erkrankung bringt das Diabolische in ihnen zum Vorschein und setzt das Zerstörerische frei. Wieder und wieder stellen sie sich selbst infrage. Das bringt einige von ihnen zu der Überzeugung, dass alles, was sie tun und was sie sind, falsch ist: Es ist falsch, was sie fühlen, es ist falsch, was sie denken. Oft hören Borderliner auch von Freunden und Angehörigen, dass sie zu sensibel, zu emotional, zu dramatisch sind und durch ihr Verhalten nur die Aufmerksamkeit anderer auf sich ziehen wollen.

Borderliner schämen sich für ihre Gefühle oder befürchten, dass es sehr schmerzhaft wäre, sie zuzulassen. Sie quälen sich mit Fragen wie: Werde ich ausrasten, wenn ich meine Gefühle zulasse? Werde ich meinen Gefühlen jemals wieder Herr werden, wenn ich sie zulasse? Kann ich sie überhaupt aushalten? Werden andere meine Gefühle ertragen können? Werde ich sie damit verletzen?

1.7.2.6. Meine größte Angst

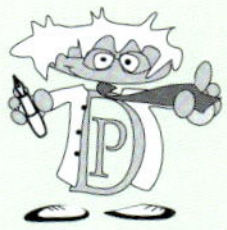

Wer kennt es nicht, das Gefühl der Angst? Eine meiner Patientinnen erzählte mir kürzlich: »Gerade in meiner derzeitigen Lebenssituation, in der viel Altvertrautes, Liebgewonnenes, Sichergeglaubtes wegbricht, kenne ich dieses Gefühl der Angst nur zu gut. Nie zuvor hatte ich so viel Angst davor, Menschen, die mir nahestehen, zu verlieren, nie zuvor hatte ich so viel Angst vor dem, was der Morgen mir bringen würde und noch nie habe ich mich so sehr davor gefürchtet, dass auch der nächste Tag neue Unsicherheit, und ›kleinere und größere Katastrophen‹ bringen wird, wie jetzt, da mein geliebter Partner todkrank ist und mein langjähriger Freund plötzlich und unerwartet infolge eines Schlaganfalls verstarb. Nie zuvor wurde ich mit so heftigen Schicksalsschlägen und Herausforderungen konfrontiert, wie in den letzten Monaten. Und doch – auch wenn es zuweilen aussichtslos erscheinen mag – haben wir alle immer eine Wahl. Auch wenn alles Sichergeglaubte einstürzt, auch wenn wir zweifeln, auch wenn wir glauben, am Ende unserer Kräfte zu sein, liegt es doch allein in unserer Hand, was wir aus dem, was das Schicksal uns da mit auf den Weg gegeben hat, machen: Es liegt an uns, ob wir diese Herausforderung annehmen und uns in einen, zugegebenermaßen harten Lernprozess begeben oder ob wir resigniert und angstvoll aufgeben.«

Doch während wir die Wahl haben, unser Schicksal anzunehmen und solche Lernerfahrungen als Herausforderung zu betrachten, scheinen sie für Menschen, die an einer Borderline-Störung leiden, wie ein dunkler, bedrohlicher, allgegenwärtiger, unbezwingbarer Schatten. Sie fühlen sich gefangen und ohnmächtig ausgeliefert. Von einer Sekunde zur anderen reagieren sie mit Panik und extremen Gefühlsausbrüchen. Sie versuchen, dem Schatten der Angst um jeden Preis zu entfliehen, denn Borderliner sind unfähig, ihre Ängste auszuhalten. Plötzlich überkommt sie beispielsweise aus heiterem Himmel die Befürchtung, dass ihr Partner sie verlassen wird und sie alleine zurücklässt. Dann reagieren sie allzu häufig mit wütenden Attacken, denn so müssen sie die Angst nicht spüren. Die Angst vor dem Verlassenwerden und viele andere Ängste sind bereits in frühester Kindheit entstanden und haben im Laufe der Zeit an Intensität zugenommen. Sie lösen ein so hohes Stresslevel aus, dass Borderlinern ein normaler Umgang mit der Angst unmöglich ist. Auch wenn der Auslöser objektiv betrachtet nichtig erscheinen mag, empfindet der Borderliner seine Situation dann als existenzbedrohend.

1.7.2.7. Katja und die Mauer der Angst

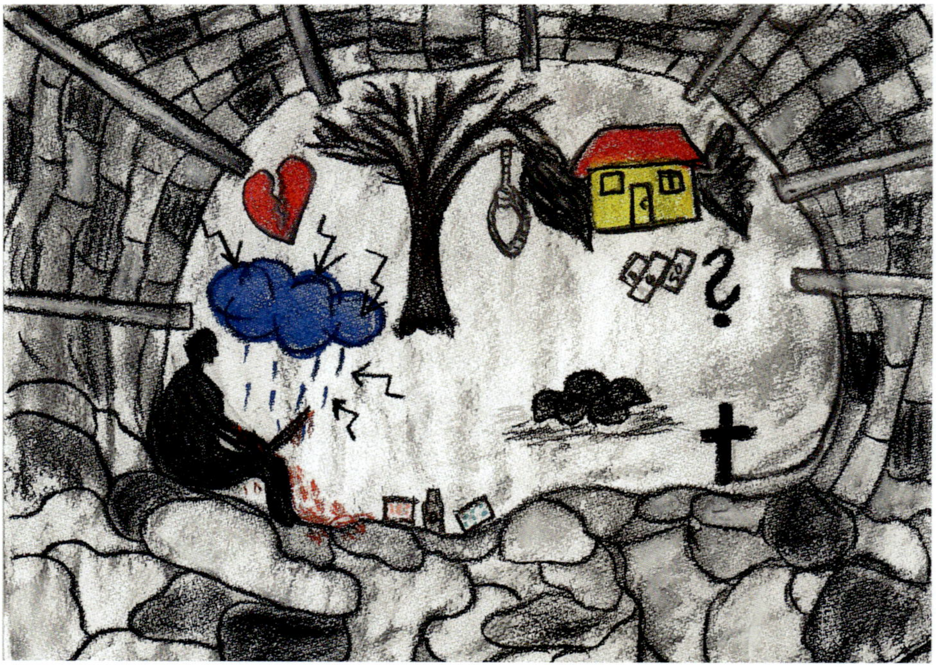

Abbildung 12: »Meine größten Ängste«, Zeichnung von Katja

In diesem Bild hat Katja ihre größten Ängste gezeichnet: kein Geld zu haben, ihr Haus zu verlieren, die Angst, dass sich wieder Suizidgedanken aufdrängen, die Angst, dass ihr gebrochenes Herz noch mehr verletzt wird und dass sie sich wieder selbst verletzt.

Katja sitzt in diesem Bild unter einer Gewitterwolke und wird vom Regen durchnässt. »Das Gewitter steht symbolisch für die Kopfschmerzen, die ich durch das viele Grübeln und das Nicht-Schlafen-Können habe. Sie sind so heftig, dass es in meinem Kopf grollt und donnert wie bei einem Gewitter«, erzählt sie. »Als ich kürzlich beim Friseur war, konnte meine Friseuse noch nicht einmal meine Haare anfassen: ›Du bist elektrisch geladen.‹, sagte sie zu mir. Und genauso fühlte sich an jenem Tag auch mein Kopf an, gerade so als würde der Blitz einschlagen und mein Schädel zerspringen. Dieser ständige Druck in meinem Kopf entlädt sich durch den Regen – es sind meine Tränen, die im Bild zu sehen sind. Es ist wie ein ewiger Kreislauf, denn wenn sich alles entlädt, brauche ich wieder einen Kanal, in den ich diese Spannung abladen kann.«[78]

Die Ängste, unter denen Borderliner leiden, sind sehr verschieden. Sarah erzählt uns: »Ich habe vor allem Angst. Ich muss immer allen etwas vorspielen, auch meiner Familie. Meine Angst ist auch, dass meine Familie irgendwann merkt, wie ich sie manipuliere. Ich habe Angst vor der Zukunft, habe Angst vor Weihnachten [Anmerkung: der Verlust ihres Sohnes, der sich kurz vor Weihnachten des Leben genommen hat, wird ihr in dieser Zeit jedes Mal schmerzlich bewusst], Angst, dass ich doch wieder einen Suizidversuch unternehme, obwohl ich momentan keine Gedanken daran habe. Eigentlich habe ich ständig Angst.«[79]

Lia fürchtet, die Kontrolle über sich selbst zu verlieren »und das Alltägliche, die Arbeit und die Kindererziehung nicht mehr bewältigen zu können, in der Klinik zu landen und meine Familie im Stich zu lassen, evtl. verlassen zu werden und auch, dass ich den Job verlieren könnte.«[80]

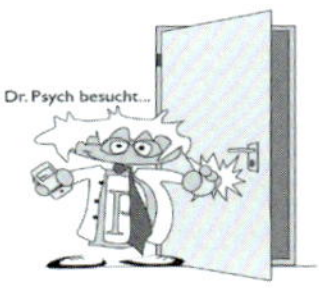

Auch Sascha befürchtet, die Beherrschung zu verlieren. »Am meisten Angst habe ich davor«, erzählt er mir, »dass ich irgendwann mal die Contenance verliere. Weil ich bislang nur die Gedanken an Suizid hatte, ich habe ja noch nie etwas versucht. Ich habe einfach Angst, irgendwann nicht mehr stark zu sein, irgendwann diesen einen Tag zu erwischen, an dem ich mir sage, jetzt ist mir alles scheißegal. Davor habe ich Angst.«[81]

Semra fürchtet sich davor, sich wirklich eines Tages das Leben zu nehmen. »Ich denke jedes Mal an Suizid, wenn ich unter Druck stehe oder mich ritze. Wenn meine Kinder nicht da wären und es meine Therapeutin nicht gäbe, wäre ich wohl schon lange weg. Das macht mir Angst. Ich hasse diese Krankheit. Meine Therapeutin sagt immer zu mir: »Solange du dich nicht mit deiner Krankheit anfreundest, kann die Heilung nicht beginnen.«[82] Für Marlene sind es vor allem existenzielle Fragen, die sie ängstigen. »Schaffe ich das alles? Kann ich eine gute Mutter sein? Bekomme ich mein Leben jemals in den Griff? Meine größte Angst ist, durch die Krankheit nie ein vollwertiges Mitglied der Gesellschaft zu werden, weil die Gesellschaft nach wie vor der Meinung ist, dass wir Borderliner irre sind, Drogen nehmen oder uns Körperteile aufschneiden. Schnell wird man in eine Schublade gesteckt, was die Ängste eher größer werden lässt.«[83] Während Marlene am ehesten befürchtet, durch ihr Anderssein ausgegrenzt zu werden, ist Charlottes größte Angst, ihr Umfeld zu enttäuschen.[84] Romy fürchtet sich in erster Linie davor, dass ihr Mann nicht mehr für sie da sein könnte. »Denn wenn er da ist, dann klappt alles.«[85]

1.7.3. Warum sich manche Borderliner ritzen und andere nicht

Für Außenstehende ist es häufig erschreckend, welche Verletzungen sich Borderliner an den Armen, auf der Brust oder auch an den Beinen selbst zufügen können. Ihre Haut liest sich dann wie eine Landkarte psychischer Krisen, Verletzungen und Narben als stumme Zeugen großer innerer Not, die zu heftigen Spannungszuständen führt. Um diese Spannungszustände zu beseitigen, verletzen Borderliner sich selbst: Sie schneiden sich die Arme auf, trinken schädliche Substanzen oder verletzen sich mit einer brennenden Zigarette. Sobald sie sich geritzt haben und sehen, wie das Blut fließt, lässt der innere Druck nach, sie werden ruhiger und können sich selbst wieder aushalten.

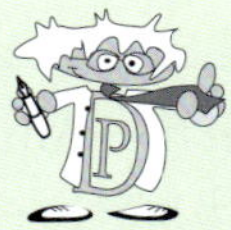

Das Spektrum selbstverletzender Verhaltensweisen bei Borderlinern ist groß:

- Dazu gehören Verletzungen mit Rasierklingen, Messern, Scherben oder anderen scharfen Gegenständen, mit denen sie sich Schnitte zufügen (man bezeichnet diese Verhaltensweise auch als »Ritzen«).
- Manche Borderliner kratzen sich so lange mit den Fingernägeln, bis Blut fließt.
- Einige verbrennen sich mit Zigaretten und Feuerzeugen, verbrühen sich mit heißem Wasser oder verätzen ihre Haut.
- Andere geißeln sich selbst mit Lederpeitschen oder schlagen so lange den Kopf gegen die Wand, bis sie den Schmerz spüren.
- Manche reißen sich die Haare aus oder
- schlucken Medikamente bzw. Chemikalien (wie beispielsweise Spülmittel) oder zapfen sich selbst Blut ab.

Weitere Varianten sind exzessives Tätowieren, Piercen oder Branden (Brandzeichen, bei denen Narben durch glühende Brandeisen verursacht werden) oder auch das Implantieren von Silikonteilen unter die Haut, beispielsweise Hörner auf die Stirn.

Auch die riskanten Verhaltensweisen, die wir bereits im Dr. Psych-Kasten, ▶S. 44/45 beschrieben haben, werden von Borderlinern zum Abbau innerer Spannungen eingesetzt.

1.7.3.1. Selbstverletzung, Spannungsabbau, Selbstbestrafung

Wenn Borderliner sich selbst verletzen, tun sie dies also nicht, weil sie durch Schmerzen Lust empfinden wie masochistisch veranlagte Menschen, sondern weil sie die Verbindung bzw. den Zugang zu ihrem eigenen Körper verloren haben und sich selbst aufgrund der großen inneren Anspannung nicht mehr spüren können. Dabei ist dieses Zufügen von Verletzungen auch ein Hilferuf ihrer verletzten Seele. Hinzu kommt, dass, wer als Kind vernachlässigt, missbraucht oder verletzt wurde und keine Liebe bekam, dazu neigt, die Schuld dafür bei sich zu suchen und die Wut und die Verzweiflung darüber gegen sich selbst zu richten.

Lia erzählt uns: »Früher habe ich mich selbst verletzt durch Verbrühen mit heißem Wasser, Ritzen, Schneiden mit scharfen Gegenständen oder Aufbeißen der Wangentaschen, ... Auch Essen diente als Spannungsabbau. Das ist das einzige, was immer noch hin und wieder durchbricht. Die Selbstverletzungen habe ich seit ca. eineinhalb Jahren nicht mehr gemacht.«[86] Auch Frida hat sich früher geritzt oder »alternatives Risikoverhalten« an den Tag gelegt. Alkohol, Drogen, Nervenkitzel (z. B. durch rasantes Autofahren), hohe finanzielle Verschuldung und das Leben am Existenzminimum.«[87]

Nele versucht inzwischen, das Selbstverletzen so weit als möglich einzuschränken. »Das letzte Mal habe ich es vor zwei Monaten gemacht. Davor war ich drei Jahre lang praktisch clean. Allerdings habe ich keine zentimeterdicken Narben vom Ritzen. Mir reicht es schon, wenn es blutet. Aber wenn es dann wirklich mal so weit kommt, gehe ich raus, sodass mein Mann und meine Kinder nichts mitbekommen. Dann muss ich einfach alleine sein. Ich gehe dann in den Park, setze mich auf eine Bank, denke nach und versuche runterzukommen. Nach zehn Minuten geht es mir dann meist besser und ich komme zurück in unsere Wohnung. Natürlich habe ich in der Therapie gelernt, in diesen Situationen offen darüber zu reden und zu sagen: ›Mir geht es jetzt schlecht, ich möchte mich verletzen.‹ Aber das kann ich nicht, denn hier steht mir mein Stolz im Weg. Also versuche ich, alles lieber mit mir selbst auszumachen. Und doch – ganz egal, was auch passiert – ist eines ganz klar: Sollte es jemals wieder dazu kommen, dass ich mich selbst verletze, bekommen meine Kinder das definitiv nicht mit. Sie haben auch noch nie meine Narben gesehen. Und wenn ich frische Narben habe, achte ich schon darauf, dass meine Kinder sie nicht sehen, weil ich nicht möchte, dass sie davon traumatisiert werden.«[88]

Auch Michael verletzt sich selbst. Nach eigener Aussage schneidet er sich alle zwei bis drei Monate. »Mein linker Arm ist allerdings inzwischen so vernarbt, dass ich da selbst mit einer Rasierklinge nur noch Kratzer drauf machen kann.«[89]

1.7.3.2. Nicht alle Borderliner verletzen sich selbst

Obwohl selbstverletzendes Verhalten eines der Hauptsymptome der Borderline-Erkrankung ist, gibt es erstaunlich viele Betroffene, die nie darauf zurückgegriffen haben oder es im Laufe der Zeit ablegen. Selbstverletzendes Verhalten ist immer eine Grenzerfahrung, wie wir sie bereits im ▶Kap. 1.5. beschrieben haben. Es ist für Borderliner eine Möglichkeit, auszudrücken, was sie gerade fühlen. Und es ist nötig, damit sie überleben und ihre suizidalen Gedanken unter Kontrolle bringen können. Aber es gibt auch »alternative Verhaltensweisen«, die es ihnen ermöglichen, ihre Spannungen in den Griff zu bekommen, ohne sich selbst zu verletzen. Diese Verhaltensweisen gefährden nicht nur häufig Leib und Leben, sondern auch die Existenz der Betroffenen.

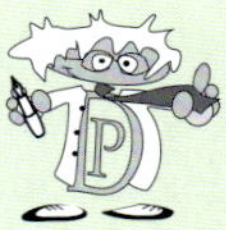

Kürzlich erzählte mir mein 32-jähriger Patient Hans, dass er nach einem Streit mit seiner Freundin so viel Wut und Anspannung in sich aufgestaut hatte, dass er unbedingt Dampf ablassen musste. Er ging hinunter in seine Garage, schwang sich auf sein Mountainbike und radelte den Waldweg hinauf, der zu dem abschüssigen Abhang führte, den er so gern mit »Vollgas« hinunterbretterte. Auf diesem Hang angekommen, legte er sich die schwarze Augenmaske an, die er kürzlich aus dem Flieger mitgenommen hatte, packte fest die Lenkstange seines Rades und trat in die Pedale. Dann ließ er die Lenkstange los und raste mit verbundenen Augen freihändig den Waldweg hinunter. Als sein Mountainbike einen Baumstamm streifte, überschlug er sich und zog sich daraufhin diverse Prellungen und Schürfwunden zu. Wir alle waren heilfroh, dass es so glimpflich ausging, zumal er natürlich keinen Fahrradhelm aufgesetzt hatte.
Eine andere Patientin, die 34-jährige Maria, bezeichnet sich selbst als Kleptomanin. Immer, wenn sie von ihren Emotionen übermannt wird, geht sie in verschiedene Kaufhäuser und stiehlt. Ihre bevorzugte Beute findet sie in der Unterwäscheabteilung, Maria liebt schwarze Dessous einer italienischen Modemarke. Einige Male wurde sie bereits von den Kaufhausdetektiven erwischt und angezeigt. Doch Maria kann einfach nicht aufhören.
Wenn es dem 46-jährigen Henry schlecht geht, stürzt er sich exzessiv in einen angesagten Berliner Klub, trinkt Unmengen Alkohol und kokst so lange auf der Toilette, bis seine Nase blutet. Dann tanzt er ekstatisch zu ohrenbetäubenden, hämmernden Techno-Beats und versucht, Frauen für schnellen Sex in ungewöhnlichen Situationen aufzureißen, etwa auf der Toilette oder im Innenhof des Klubs.
Wenn bei der 28-jährigen Nicole der innere Druck zu groß wird, sucht sie Klubs auf, in denen gewaltbereite Menschen wie Skinheads oder Rocker verkehren. Dort provoziert sie die harten Jungs so lange, bis sie schließlich verprügelt wird.

→

Ihre Anspannung lässt erst nach, wenn sie sich wenig später blutend auf der Straße wiederfindet.
Besonders berührt hat mich die Geschichte der 18-jährigen Lara: Auf einem Schulkonzert verliebte sie sich in den 19-jährigen Elias, der Bass spielte. Als er sie nach dem Konzert fragte, ob sie noch mit zu ihm kommen wolle, willigte Lara sofort ein. Zu Hause angekommen, zeigte er ihr seine Waffensammlung. Lara war fasziniert. Elias küsste sie – zunächst vorsichtig, aber nach einer Weile immer wilder und fordernder. Sie tranken Whiskey und Gin und gingen in den Wald, weil Lara unbedingt mal mit einer Waffe schießen wollte. Zunächst ballerten sie einfach wahl- und ziellos herum, doch dann wurde daraus ein gefährliches Spiel: Sie zielten aufeinander und schossen dabei so nahe wie möglich an dem anderen vorbei. Nach diesem Adrenalinkick gingen sie wieder ins Haus, tranken weiter und hatten harten Sex. Dabei riss er ihr den String vom Leib und begann, sie damit zu würgen. Lara erregte das wilde Spiel und wollte mehr. Beide befanden sich in einem Zustand rauschhafter Ekstase und sie forderte Elias auf, sie zu würgen. Er schlang seine Hände um ihren Hals. Der Druck auf ihre Kehle und die Atemnot führten dazu, dass Lara zum Höhepunkt kam. Doch Elias drückte weiter zu und Lara wurde ohnmächtig. Erschrocken ließ er von ihr ab und glücklicherweise kam sie kurz darauf wieder zu sich.
Nach diesen heftigen Beispielen müssen Sie gewiss erst einmal durchatmen. Auch mich haben die Erzählungen meiner Patienten sehr bewegt und nachdenklich gestimmt. Dennoch wollte ich sie Ihnen nicht vorenthalten, weil ich Ihnen das gesamte Spektrum der Verhaltensweisen näherbringen möchte, das Borderliner zum Spannungsabbau nutzen. Selbstverständlich zeigen nicht alle derart extreme, riskante Verhaltensweisen wie Hans, Maria, Henry, Nicole und Lara. Bei den meisten geht es – Gott sei Dank – weniger gefährlich und spektakulär zu.

Emma beispielsweise ritzt sich nicht, aber verletzt sich selbst, indem sie sich die Haare ausreißt, an ihren Fingernägeln kaut, extrem viel raucht oder Unmengen isst, bis sie das Gefühl hat, dass ihr Magen zerreißt. Oder aber sie isst gar nichts und hungert. »Dann gibt es Phasen, in denen ich Geld ausgebe ohne Ende, was mich schon einige Male finanziell ordentlich in Schwierigkeiten gebracht hat. Aber in dem Augenblick, wo ich die Sachen gekauft habe, war es wirklich eine Erleichterung für mich.«[90]

Sarah hilft vor allem laute Musik, um mit ihren Gefühlen umgehen zu können: »Ich drehe meine Musik auf, gehe oft zum Tätowieren oder zum Piercen. Das kostet zwar viel Geld, aber das nehme ich in Kauf, denn es tut mir gut. Das ist für mich eine gute Möglichkeit, Druck abzubauen. Ich muss dann etwas ganz Gefühlvolles machen – oder schreien.«[91]

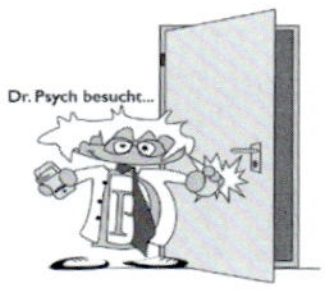

Sascha gehört zu den Borderlinern, denen es gelingt, den inneren Druck zu ertragen, ohne ihn mit riskanten Grenzerfahrungen zu bekämpfen. »Bei mir zeigt sich das dann eher im Aushalten. Gefühle sowie körperliche oder mentale Anspannung versuche ich in der Regel auszuhalten, bis es vorbei geht. Oder anders gesagt: Wenn ich es im Griff habe, versuche ich, in die Ruhe zu kommen. Ich arbeite sehr viel mental, überprüfe meine Gedanken, meine Glaubenssätze usw. Und je nachdem, was ich gerade am Tag tue, helfen mir manchmal auch ganz normale alltägliche Dinge wie Rasen mähen, Auto waschen oder Fahrrad fahren.«[92]

1.7.4. Warum Beziehungen so schwierig sind

Für Borderliner wird es schwierig, wenn sie Nähe in der Partnerschaft erleben. Sind sie anfangs fasziniert von ihrem Partner, erleben ihn als einfühlsam und fürsorglich und sind überzeugt, die Liebe ihres Lebens gefunden zu haben, wenden sie sich sehr schnell wütend ab, wenn er Schwächen zeigt. Doch woran liegt es, dass nichts und niemand ihren Erwartungen standhält? Liegt es daran, dass sie immer so schnell hochgehen und nur so schwer wieder auf den Boden der Tatsachen zurückkommen? Ist es ihr Nähe-Distanzproblem, das es ihnen auf Dauer unmöglich macht, eine wirkliche Beziehung zu führen, obwohl sie sich geradezu verzweifelt darum bemühen, nicht verlassen zu werden? Oder liegt es vielleicht daran, dass ihre Angst vor dem Verlassenwerden als »selbst erfüllende Prophezeiung« wirkt, gerade dann, wenn ihr Partner ihre ständige Anspannung, die Demütigungen, Kränkungen und persönlichen Angriffe einfach nicht mehr ertragen kann? Liegt es an ihrer übergroßen Sensibilität, ihrer ausgeprägten Empfindlichkeit, die für den Partner manchmal einfach zu viel ist?

Weil sie von ihren Eltern vernachlässigt wurden und in den meisten Fällen traumatische Erfahrungen gemacht haben, bleiben Borderliner in einer infantilen, regressiven Welt kindlicher Vorstellungen und Reaktionsweisen stecken. Für sie gibt es zwei Welten: eine gute mit liebevollen, fürsorglichen Menschen und eine böse mit selbstsüchtigen, aggressiven Menschen, die sie bedrohen. Sie können nicht nachvollziehen, dass der gleiche Mensch mal »gut« und mal »böse« sein kann. Ihr Partner muss ein guter Mensch sein, er muss sie bedingungslos lieben und alles für sie tun. Wenn er eigene Interessen entwickelt, sich abgrenzt oder Kritik übt, gehört er sehr schnell zu den bösen Menschen. So wechseln Borderliner zwischen Idealisierung und Abwertung ihres Partners, wenn die Beziehung den Idealvorstellungen nicht mehr entspricht. In diesem Moment bleibt von Zuneigung und Liebe nichts übrig. Der bislang geliebte Mensch wird zum Hassobjekt.

Dabei wechselt sich ihr Wunsch, alles für den Partner zu sein und mit ihm zu verschmelzen, ab mit Enttäuschung und Wut, wenn diese Wünsche und Bedürfnisse nicht erfüllt werden. Die Wut des enttäuschten Kindes, das eine allgegenwärtige und umsorgende Mütterlichkeit vermisst, richten sie dann gegen ihren Partner und zuweilen auch gegen sich selbst. Wenn ihre Gefühle so aufgewühlt sind, können sie sich nicht mehr mit dem anderen austauschen und ihren Ärger verbalisieren. Stattdessen explodieren sie dann aus einem geringen Anlass. Wird die Wut zu groß, müssen sie sich trennen.

1.7.4.1. »Ich liebe dich, ich hasse dich, ich habe Angst!«

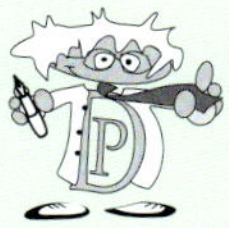

Erinnern Sie sich noch an Elisabeth Taylor und Richard Burton? Die beiden verband eine der wohl prominentesten und zugleich dramatischsten Liebe-Hass-Beziehungen des 20. Jahrhunderts. Der Legende nach war es Liebe auf den ersten Blick, als sie sich 1963 am Set des Films »Cleopatra« kennenlernten. Von der ersten Sekunde an sollen Elizabeth Taylor und Richard Burton voneinander fasziniert gewesen sein. Sie war gerade 30, mit langen schwarzen Haaren, blauen Augen, Schmollmund und Schneewittchen-Teint. Er war ein wenig älter und berühmt für seine Shakespeare-Darstellungen. Angeblich küssten sie sich vor der Kamera so lange, dass der Regisseur sie fragte, ob er denn nun »Schnitt« rufen dürfe.[93] Ein Jahr später gab sich das Paar das Ja-Wort. Dabei waren sowohl Taylor als auch Burton noch verheiratet gewesen, als sie sich kennenlernten. »Elizabeth ist ein ewiger One Night Stand«, schrieb Burton einmal in sein Tagebuch. »Sie ist meine private und persönlich gekaufte Mätresse. Und lüstern obendrein. ... Ich bin verrückt nach der Frau – nach acht, beinahe neun Jahren. Ist das nicht komisch?«[94] Sie hassten und sie liebten sich, sie schlugen und sie versöhnten sich, bis sie sich 1974 schließlich scheiden ließen, nur um ein Jahr später erneut zu heiraten. Die zweite Ehe sollte allerdings weniger als ein Jahr dauern. Richard war zerfressen vom Alkohol und Liz besessen von der zwanghaften Vorstellung, dass alles wieder so sein müsste wie früher. Doch das blieb nur mehr ein schöner Traum. Beide stürzten sich in Affären, ein Jahr später folgte die Scheidung. Am 4. August 1984 soll Richard ihr einen letzten Brief geschrieben haben: »Ich möchte nach Hause, Liz. Wo Du bist, ist mein Zuhause. Mein Gott, ich möchte nach Hause.«[95] Am darauffolgenden Tag starb er überraschend an den Folgen einer Hirnblutung.

Beziehungen sind bei Borderlinern ähnlich wie die zwischen Elisabeth Taylor und Richard Burton meist eine Gratwanderung zwischen Liebe und Hass. Verlieben sie sich, idealisieren sie ihr Gegenüber, sehen ihn als den perfekten Partner und überschütten ihn mit Aufmerksamkeit und Zuwendung. Dabei kennen sie ihre eigenen Grenzen nicht und verlieren jegliche Distanz. Sofort zeigen sie viel von sich selbst, stürzen sich voreilig in große Intimität und Nähe und überfordern ihren Partner oftmals damit. Versucht dieser dann Grenzen zu setzen, schlägt die Liebe und Idealisierung durch kleine Anlässe in heftige Wut und Hass um. Borderliner hungern nach Nähe, nach Liebe und Anerkennung und haben dabei panische Angst vor dem Verlassenwerden. Oft plagen sie sich auch mit Selbstzweifeln, fragen sich, wie der andere sie mögen kann, wenn sie sich doch selbst so abstoßend und wenig liebenswert empfinden. Nicht selten ziehen sie sich schließlich zurück und nehmen sich und ihrem Partner damit die Möglichkeit, dass sich eine ernsthafte Beziehung entwickeln könnte.

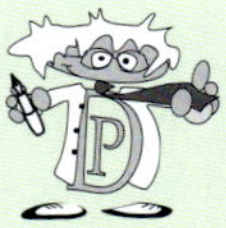

Kürzlich kam ein Ehepaar in meine Praxis und suchte Hilfe: Die 34-jährige Borderlinerin Katrin kannte ich bereits, denn sie war seit geraumer Zeit meine Patientin. Während sie sehr verführerisch auftrat, sich immer wieder in die eine oder andere Affäre stürzte und es liebte, im Mittelpunkt zu stehen, war ihr Partner, der 36-jährige Architekt Karsten, ein eher ruhiger, sensibler, verlässlicher und bindungsfähiger Mann, der sich nichts sehnlicher wünschte, als sie glücklich zu machen.

Obwohl Karsten beruflich sehr gefordert war und als gefragter Architekt einige große Projekte im In- und Ausland zu koordinieren hatte, stand seine Beziehung für ihn immer an erster Stelle. Für seine Frau Katrin war er bereit, alles zu tun.

Als sie sich vor drei Jahren kennenlernten, war ihre Liebe unendlich groß. Es war Liebe auf den ersten Blick, wie Katrin mir erzählte. Von Anfang an waren die beiden unzertrennlich. Nur ein halbes Jahr später heirateten sie und verbrachten eine traumhafte Honeymoon-Zeit auf den Malediven. Doch als sie zurück nach München kamen und Karsten wieder ins Büro musste, fingen die Probleme an. Obwohl Karsten so verliebt war, dass er, so gut er konnte, alles stehen und liegen ließ, sobald Katrin anrief, reagierte sie wütend, wenn sie das Gefühl hatte, dass er ihr nicht genug Beachtung und Zuwendung schenkte. Als er ihr eines Tages am Telefon nicht die gewünschte Zeit widmen konnte, weil er sich in Vertragsverhandlungen mit einem wichtigen Geschäftspartner aus Barcelona befand, reagierte sie ungehalten und beschimpfte ihn wüst: »Du bist auch nicht besser als die anderen Männer!«, »Du hältst nie, was du versprichst!«,

»Erst versprichst du, immer da zu sein, und dann bist du nicht da, wenn ich dich brauche!« Karsten war das peinlich, denn Katrins zornige, aufbrausende Worte waren so laut, dass sogar seine Geschäftspartner Gesprächsfetzen aufschnappten. Er war außerdem zutiefst getroffen, denn er war sich keinerlei Schuld bewusst. Schließlich tat er alles für Katrin und versuchte, ihr jeden Wunsch von den Augen abzulesen. Und er arbeitete doch nur so viel, damit es ihnen gut ging. Als Karsten versuchte, die Wogen zu glätten, kehrte für kurze Zeit wieder Ruhe in ihre Beziehung ein. Doch schon bald brach der Sturm erneut los, just in dem Zeitpunkt, als er sich erneut seinem Job widmete. Wieder reagierte Katrin heftig, weil er eben nicht mehr genug Zeit für sie hatte. Sie unterstellte ihm sogar eine Affäre mit einer seiner Mitarbeiterinnen. Eines Abends hatte Karsten die Nase voll von ihren Wutausbrüchen und wurde ihr gegenüber selbst laut. Daraufhin stellte sie ihm nach einem wütenden Wortgefecht die Koffer vor die Tür. Es blieb ihm nichts anderes übrig, als zunächst bei einem Freund unterzukommen. Aber es dauerte nicht lange, bis es Katrin leidtat und sie anrief und sagte: »So schnell gehst du also! Komm sofort zurück, du kannst mich doch nicht allein lassen. Ich liebe dich doch!«
Szenen dieser Art wiederholten sich und jedes Mal kam Karsten wieder zu ihr zurück, weil er Katrin liebte und sie eine unwiderstehliche Anziehung auf ihn ausübte. Doch eines Abends eskalierte die Situation vollständig: Weil Katrin so wütend auf ihn war, dass sie mit Fäusten auf ihn einschlug, versuchte er in seiner Not, sie von sich wegzuschieben. Katrin strauchelte und schlug mit dem Kopf gegen eine offene Tür. Daraufhin rastete sie vollkommen aus und rief die Polizei wegen häuslicher Gewalt. Als die Beamten schließlich vor ihrer Tür standen, konnte Karsten sie nur mit größter Mühe davon überzeugen, dass er seine Frau nicht geschlagen hatte, sondern alles bloß ein Unfall war. Einige Tage später zog Katrin zwar ihre Anzeige zurück, trennte sich aber von Karsten, weil sie zur gleichen Zeit einen anderen Mann, ihren »Seelenpartner«, kennengelernt hatte, von dem sie sich genau so gesehen und verstanden fühlte, wie sie es sich immer erträumt hatte. Doch auch hier zog nach der anfänglichen großen Liebe der Alltag ein und die Probleme begannen erneut. Als Katrin erkannte, dass ihr neuer Mann auch nicht besser war, versuchte sie, Karsten zurückgewinnen.

Ein weiteres Problem besteht darin, dass Borderliner einerseits sehr viel Nähe brauchen, andererseits aber gerade dadurch überfordert sind. Zum einen ist ihre Angst groß, dass sie nicht gut genug sind und deshalb verlassen werden, zum anderen haben sie Angst davor, vereinnahmt zu werden. Auch das führt häufig zu Streitereien in den Beziehungen. Michael erzählt uns, dass es »immer wieder das Nähe-Distanz-

Problem« gibt. »Dann«, so sagt er, »habe ich massive Angststörungen. Ich bin sehr schnell überfordert. Und ich drücke mich oft ungeschickt aus. Wenn ich meiner Freundin beispielsweise sagen möchte, dass mir etwas nicht passt, kommt es dadurch schnell mal zum Streit.«[96]

Marlene wünscht sich mehr Verständnis von ihren Mitmenschen, obwohl sie immer wieder mit ungerechtfertigten Wutausbrüchen auf Kleinigkeiten reagiert. Und ihr liegt ganz besonders am Herzen zu vermitteln, dass Borderliner »Menschen sind, die mit einer wesentlich höheren Grundanspannung auf die Welt kommen und dass wir Gefühle viel intensiver erleben als andere, dass wir größere Bedürfnisse nach Zuneigung und nach Verständnis haben. Dass wir keine schlechten, sondern liebevolle und liebesbedürftige Menschen sind, die keine Wahl haben. Mein letzter Partner hat beispielsweise irgendwann zu mir gesagt: ›Es ist ja kein Wunder, dass deine beste Freundin immer zu dir hält, sie hat dich ja auch noch nie so außer Kontrolle erlebt.‹ Und darauf habe ich entgegnet: ›Nein, das musste sie ja auch nicht, denn sie ist auf mich eingegangen, und dann bin ich auch nicht ausgerastet.‹ Wenn man also ein Gespür dafür entwickelt, dass wir im Grunde genommen unsichere, liebesbedürftige Menschen sind, die jede Menge Ängste haben, dann würden sich Arbeitskollegen, Familienmitglieder, Bekannte, Freunde leichter mit uns tun. Bitte denkt daran, dass wir keine Monster sind, sondern einfach nur eine Wahnsinnsangst haben, die uns manchmal bedrohlich und monströs erscheinen lässt.«[97]

Nicht alle Borderliner haben ständig Wutausbrüche. Manche ziehen sich zwischendurch zurück und richten ihre Wut dann gegen sich selbst, wie beispielsweise Amelie, die versucht, mit ihren wechselnden Gefühlen umzugehen: »Freundschaftliche Beziehungen gibt es schon in meinem Leben. Größere Konflikte gab es da kaum, denn sobald ich spürte, dass sich etwas anbahnt, habe ich lieber die Situation verlassen oder mich untergeordnet. Ich bin eben kein dominanter Mensch und anderen Menschen gegenüber auch nie aggressiv geworden. Meine Wut oder meine Anspannung haben sich immer gegen mich selbst gerichtet, nie auf andere Menschen.«[98] »Und was mir noch am Herzen liegt: Man sagt immer wieder, dass Borderliner die Menschen, die sie lieben, auch am meisten verletzen. Das habe ich auch viele Jahre lang geglaubt. Bis mir ein Freund, der nicht psychisch krank ist, mal gesagt hat: ›Nein, Amelie sieh das mal anders: Die Menschen, die du am meisten liebst, die liegen dir am meisten am Herzen. Und du willst ja auch, dass sie dich verstehen. Allerdings können sie nur das verstehen, was du ihnen auch mitteilst. Sie sehen ja nicht, was in deinem Kopf abläuft. Wenn du also zu wenig nachfragst, einen Blick, eine Geste oder auch ein Wort falsch oder überinterpretierst, kommt es eben zu Missverständnissen und du explodierst. Aber eigentlich willst du diesem Menschen doch bloß ins Gesicht schreien: ›Ich liebe dich! Du verstehst mich am besten, hilf mir doch. Warum hilfst du mir jetzt nicht?‹ Dass sie es bereits versuchen, siehst du in diesem Augenblick nicht.‹«[99]

Amelie weiß, dass sie lernen muss, mehr von sich selbst mitzuteilen und andere nach ihren Gefühlen zu fragen, damit sie deren Verhalten nicht als gegen sich selbst gerichtet interpretiert: Als sie zuletzt bei ihrem Psychologen war und dieser ihr einen Blick zuwarf, den sie nicht verstand, fragte sie ihn: »Darf ich Sie fragen, warum Sie so schauen?« Und dann konnte er mir das erklären. Vielleicht hat er so geschaut, weil ihn die Nase gejuckt hat, oder weil auch er mal an etwas anderes gedacht hat, vielleicht hat er an der Wand eine Spinne gesehen. Und ich denke vielleicht, dass er so böse schaut, weil ich ihm gerade etwas gesagt habe, was ihm nicht passt oder worüber er sich ärgert. Wir müssen einfach mehr miteinander reden!«[100]

1.7.4.2. Du bist schuld!

Wenn Borderliner in ihren Emotionen gefangen sind, können sie nur schwer ihr eigenes Verhalten reflektieren und sich kaum in ihren Partner hineinversetzen. Sie können häufig nicht sehen, dass sie ihn durch ihr Verhalten verletzt und er bloß auf das reagiert, was sie ihm entgegengebracht haben. Daher ist bei ihnen zunächst einmal der andere schuld. Dabei verkennen sie, dass sie den anderen durch ihr Verhalten provoziert und dazu gebracht haben, Grenzen zu setzen, sich ein Stück weit zurückzuziehen oder auch wütend zu reagieren. So werden sie immer wieder enttäuscht und in der Annahme bestätigt, dass sie sich auf niemanden verlassen können und nicht so angenommen werden wie sie sind. Borderlinern fällt es auch schwer, anderen Schwächen zuzugestehen, denn diese Menschen müssen für sie perfekt sein. Fehlverhalten ihrer Mitmenschen können sie nur schwer akzeptieren, so wie Nele:

Nele erzählt mir, dass ihre Ehe »zum überwiegenden Teil des Tages nur aus Kämpfen« besteht. »Die Tagesabläufe werden eher weniger beeinflusst. Meist sind es Kleinigkeiten, die zwischen uns zur Explosion führen. Ein banales Beispiel ist, dass mein Mann allein ausgeht und statt zur vereinbarten Zeit erst drei Stunden später nach Hause kommt. Und in der Zwischenzeit dreht sich in meinem Kopf alles um die Frage, warum er sich nur wieder verspätet. Ich werde dann total eifersüchtig und wütend. Und wenn er dann zu Hause ist, kann ich nicht ganz ruhig zu ihm sagen: ›Du, das finde ich nicht okay, dass du so spät kommst. Es wäre schön gewesen, wenn du mich angerufen und mir Bescheid gesagt hättest.‹, sondern ich fange stattdessen direkt an, ihn anzuschreien und zu toben. Und dann drohe ich ihm immer gleich mit Trennung. Es ist noch nicht lange her, da wollte ich mich fast jede Woche von ihm trennen.«[101]

Bei jeder Kleinigkeit driftet Nele ins Extreme ab, ohne dass ihr Mann überhaupt weiß, was nun eigentlich der Grund für die »Trennungs-Keule« ist, die sie mal wieder ausgepackt hat: »Deshalb hat es auch nie ein Mann länger mit mir ausgehalten. Sobald es kleine Probleme gab, habe ich meine Tasche gepackt und gesagt: ›So, ich geh jetzt. Du hast mich nicht verdient.‹ Wenn ich mich geärgert hatte, habe ich immer versucht, meinem Mann richtig wehzutun - so lange, bis er mir das sagte, was ich hören wollte: ›Nein, mein Schatz, ich liebe dich doch.‹ Aber irgendwann hat er aufgehört, es zu sagen, weil er genau weiß, dass ich das Ganze nur abziehe, damit er mir bestätigt, dass ich das Wichtigste für ihn bin.«[102]

Inzwischen geht ihr Mann jedoch ziemlich gelassen mit den »Trennungs-Eskapaden« seiner Frau um: »Er nimmt es nicht mehr ernst, wenn ich sage ›Ich mach das nicht mehr mit, ich gehe jetzt‹. Er weiß inzwischen, dass das dann für mich der letzte Strohhalm ist, an den ich mich klammere, weil ich nicht mehr weiter weiß, und lässt mich erst mal allein.«[103]

1.7.4.3. Bitte zeige mir, dass ich gut und liebenswert bin!

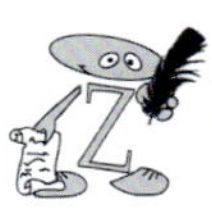

»Ich bin selbstsüchtig, ungeduldig und ein wenig unsicher, ich mache Fehler, bin unkontrolliert und manchmal schwer zu handhaben. Aber wenn du nicht mit mir umgehen kannst, wenn ich am schlimmsten bin, hast du mich auch nicht zu meinen besten Zeiten verdient.« (Marilyn Monroe)

So wie Marilyn Monroe wissen Borderliner, dass sie nicht einfach, sondern dass sie selbstsüchtig, ungeduldig, unsicher, unkontrolliert und schwer zu handhaben sind. Doch wenngleich sie ihre Schwächen kennen, brauchen sie ihren Partner als Spiegel, der ihnen versichert, dass sie genau so, wie sie sind, unbedingt liebenswert sind. Schließlich darf er ja auch die schönen Momente mit ihnen erleben. So sagt Nele zu ihrem Mann: »So, ich geh jetzt. Du hast mich nicht verdient«, um zu hören, »Bitte bleib, ich liebe dich«. Dahinter stehen Gefühle von Wertlosigkeit sowie Selbstzweifel und Schuldgefühle bis hin zu einem unerträglichen Selbsthass.

Katja wird ganz besonders von solchen Gefühlen geplagt. Sobald eine Kleinigkeit in ihrem Leben schiefläuft, hat sie den Eindruck, dass es niemals anders war. Sie empfindet sich selbst und alles, was geschieht, als negativ. Die Welt ist gegen sie. Das, was positiv an ihr ist und das Gute, das ihr widerfährt, kann sie nicht fühlen.

Die Zweifel an sich selbst und an allem, was sie im Leben erreicht hat, bestimmen ihre Sicht auf die Welt. Während andere Borderliner sich in Affären stürzen oder versuchen, durch ihren Partner die Selbstbestätigung zu erfahren, die sie brauchen, ist Katja allein und ungeschützt sich selbst und einer feindlichen Welt ausgeliefert, die sie zu zerstören droht.

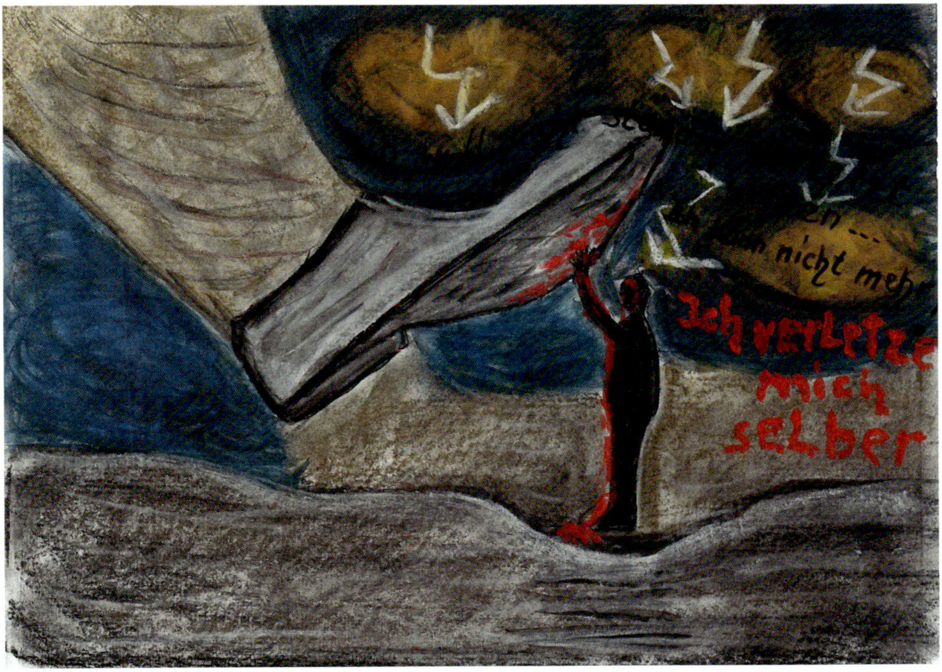

Abbildung 13: »Zertreten wie ein Insekt«, Zeichnung von Katja

Katja hat oft das Gefühl, als wäre sie ein Insekt, auf das Menschen achtlos treten. »Weißt du«, erzählt sie mir, »immer dann, wenn du dich ein bisschen hochgearbeitet hast und denkst: ›Jetzt wirds‹, dann kommt wieder irgendjemand und tritt wieder mit voller Wucht zu. Alles sah bei mir gerade so gut aus: Ich hatte eine schöne Wohnung gefunden, drei Zimmer, kleiner Garten, für 780 Euro warm. Ich hatte mich so gefreut, aber als der Vermieter Wind von meiner finanziellen Situation bekommen hat, war der Traum natürlich ausgeträumt. Da kam dann wieder dieser Tritt, der mir gezeigt hat, okay, bleib mal schön da unten, wo du bist.«[104]

Auch Emma erzählt mir, wie schwer es ist, mit einem Selbstwertgefühl zu leben, das eigentlich nicht mehr vorhanden ist: »Ich bin unheimlich abhängig davon, Wertschätzung von anderen Menschen zu bekommen. Wenn nur jemand zu mir sagt: ›Ich find deine Schuhe hässlich‹, ist das für mich eine komplette Ablehnung meiner Person. Und das macht das Miteinander schwer bis unmöglich. Wenn meine Chefin mir erklärt: ›Das hast du nicht gut gemacht‹, dann bricht für mich eine Welt zusammen. Dann habe ich Angst, dass sie mich nicht mehr leiden kann, dass sie mich morgen rausschmeißt und dass alles vorbei ist. Das ist wirklich schwer: Auf der einen Seite habe ich Probleme, Beziehungen zu halten, und auf der anderen Seite bin ich abhängig von diesen Menschen, weil ich ihre positive Bestätigung brauche, um mich wertzuschätzen.[105]

Am schwierigsten auszuhalten, berichtet Semra, sind »die ständigen Widersprüche. Und dass ich auch bei meinen Freunden manipulativ bin. Ich bin oft eifersüchtig, wenn ich bei meinen Freundinnen nicht die Nummer Eins bin. Ich tue dann alles, damit ich das wieder werde – beispielsweise, indem ich die anderen Freundinnen schlechtmache.«[106]

1.7.4.4. Verlasse mich nicht!

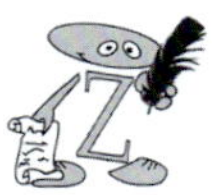

»Wenn die Welt verschwimmt vor den Augen.
Wenn du keine Wahl mehr hast
und Entscheidungen keine mehr sind.
Wenn kein Gedanke mehr übrig ist
zu denken und Worte nur leere Hüllen sind.

Wenn du ertrinkst in der Angst,
die so groß ist, dass du sie
schon gar nicht mehr spürst.
Wenn das Ich sich zurückzieht
in den hintersten Winkel der
Seele.

Dann bist du verloren.
Dann kannst du nur hoffen –
dass du gefunden wirst,
eines Tages …

(Ulrike Dubrowsky)

Nele, Emma und andere Betroffene haben uns bereits angedeutet, warum Borderliner so große Angst vor dem Verlassenwerden haben: Es liegt an ihrem geringen Selbstwertgefühl. Einerseits brauchen sie dringend einen Menschen, der ihnen zeigt, dass sie liebenswert sind, andererseits haben sie das Gefühl, dass man es nicht mit ihnen aushalten kann, weil sie so schwierig sind. Das Gedicht von Ulrike zeigt uns aber noch eine tiefere Ebene. Es beschreibt die große Not, in der sich Borderliner befinden: Die innere Leere, die Angst, die Selbstentfremdung, das Gefühl, »als ob sich das Ich zurückzieht in den hintersten Winkel der Seele.« Wer in solch einer Welt lebt, kann eigentlich gar nicht allein sein. Er ist existenziell auf einen anderen Menschen angewiesen, der ihm hilft, sich selbst zu definieren, und der ihm Geborgenheit, Sinn und Orientierung gibt.

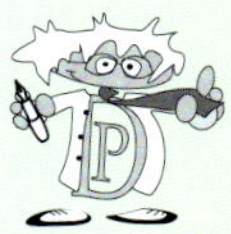

Einige von Ihnen kennen vielleicht ein Beziehungsphänomen, von dem vor allem Frauen betroffen sind: Sie haben sich in einen Mann so sehr verliebt, dass sie sich einfach nicht vorstellen können, jemals ohne ihn zu leben. Und dennoch beschleicht sie die Angst, dass diese Liebe vielleicht doch einmal enden könnte, dass er sich in eine andere verlieben und von ihnen trennen könnte. Der Partner wird ihnen immer wichtiger, ihre Gefühle werden intensiver, und ihre Verlustangst wird umso größer. Sie werden eifersüchtig und misstrauisch, haben Angst, nicht begehrenswert, intelligent und erfolgreich genug für ihn zu sein. Sehen sie dann hin und wieder eine andere attraktive Frau, vergleichen sie sich mit ihr und schneiden selbstverständlich in ihrer eigenen Wahrnehmung schlechter ab, weil ihnen die andere Frau etwas voraus hat. Um den Mann dennoch an sich zu binden, lassen sie sich dann einiges einfallen: Sie fragen ihn immer wieder, ob er sie noch liebt, lassen ihn nicht allein weggehen, bombardieren ihn mit Kontrollanrufen, checken sein Handy und unterziehen ihn einem Verhör, wenn er später als gewohnt nach Hause kommt. Oder aber sie geben sich ihm gegenüber so, wie sie glauben, dass er es von ihnen erwartet. Sie verleugnen ihre eigenen Bedürfnisse und Vorlieben, verleugnen ihr wahres Ich, stecken immer wieder zurück, nur um ihm keinen Anlass zu geben, mit ihnen unzufrieden zu sein. Und wenn all dies nichts nützt, um ihn an sich zu binden, greifen sie vielleicht sogar zum letzten Mittel: Sie drohen damit, sich umzubringen. All diese von Misstrauen geprägten, selbstzerstörerischen Verhaltensweisen haben jedoch mit Liebe nichts zu tun. Sie sind der Anfang vom Ende einer Beziehung. Denn eine Liebe kann nur in Freiheit wirklich gedeihen.
Bei Borderlinern sind diese zerstörerischen Mechanismen allerdings viel stärker ausgeprägt, weil ihre Angst, verlassen zu werden, existenziell ist.

Die Angst vor dem Verlassenwerden ist also das zentrale Beziehungsthema von Borderlinern. Sie ist deshalb so ausgeprägt, weil sie in der Kindheit keine konstante, Halt gebende, liebevolle Beziehung erlebt haben. Sie wurden zurückgewiesen und schlecht behandelt oder haben widersprüchliche Beziehungserfahrungen gemacht, in denen sie zeitweise übergriffig vereinnahmt wurden, nur um dann wieder alleingelassen und zurückgewiesen zu werden.

Sie misstrauen ihren eigenen Gefühlen und Wahrnehmungen, weil sie ausgesprochen negativ über sich denken. Sie sind fest davon überzeugt, nichts wert zu sein, alleine schwach und hilflos zu sein, sie sind der Meinung, dass andere Menschen Feinde sind und sie nur ausnutzen wollen und dass sie sich verstellen müssen, um geliebt zu werden. Borderliner sind fest davon überzeugt, dass ihr Partner sie verlassen wird, wenn er erst ihr wahres Ich – mit allen Schwächen und Fehlern – erkennt. Und genau deshalb sind sie Meister der »Alltags-Camouflage«. Sie spielen ihrem Partner etwas vor und vermitteln ihm die Illusion, jemand zu sein, der sie in Wirklichkeit gar nicht sind, nur weil sie glauben, dass ihr Partner sie so haben möchte. Und so spiegeln sie ihm seine eigenen Wünsche und lassen ihn glauben, dass er seine Traumfrau (oder den Traummann) endlich gefunden hat. Wenn sie allerdings zurückgewiesen oder verletzt werden, kippt ihr Verhalten in eine negative Richtung. Dann wird aus der Traumfrau oder dem Traummann ein Albtraum.

Leider geschieht dann häufig genau das, was sie unbedingt vermeiden wollten: Die Beziehung scheitert und sie werden verlassen oder sie selbst müssen gehen, weil sie die Angst, die Wut und die Anspannung nicht mehr aushalten. Damit bestätigt sich die Richtigkeit ihrer Überzeugung wie eine selbsterfüllende Prophezeiung und ein Teufelskreis schließt sich.

Emma beschreibt, wie sie auf der einen Seite versucht, Menschen ganz nah an sich zu binden und sie auf der anderen Seite zurückstößt: »Das schwierigste für mich sind andere Menschen: Beziehungen zu haben, Beziehungen zu halten und es auszuhalten, wenn Beziehungen auseinandergehen.«[107] Die Trennung von ihrem besten Freund war für sie das schlimmste Erlebnis, »was aber vermutlich auch daran liegt, dass ich durch die Therapie jetzt mehr Gefühle zulassen kann und sie nicht mehr wegschiebe. Zwischenmenschliche Beziehungen sind generell sehr schwierig, weil ich eben dazu neige, Leute erst ganz nah an mich heranzuziehen und das Gefühl der totalen Nähe brauche, und dann kommt aber irgendwann ein Punkt, da switcht das. Dann ist mir plötzlich alles zu viel. Da kann es gut sein, dass ich mich ein paar Monate lang nicht melde. Das Problem ist nur: Ein gesunder Mensch macht das nicht mit. Nur wenige Leute können es gut ab, dass man sie so vereinnahmt, und noch weniger, dass man zu ihnen sagt: ›So, ich kann dich jetzt nicht haben, aber in drei Monaten möchte ich dich bitte so intensiv zurück, wie ich dich vorher gehabt habe.‹ Das funktioniert nicht.«[108]

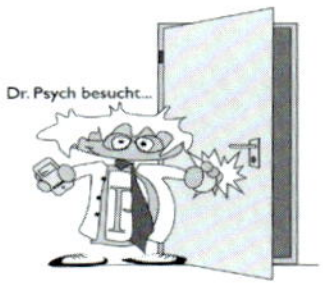

In meinen Gesprächen mit Borderlinern habe ich immer wieder erfahren, wie schwer es für sie ist, mit ihrer Erkrankung offen umzugehen, und dass es, wenn sie es tun, nach sich zieht, dass sie keine dauerhafte Beziehung mehr führen können. Auch mit Sascha habe ich darüber gesprochen: »Ich habe die gleichen Erfahrungen gemacht«, bestätigt er mir, »wenn nicht sogar noch einen Tick schlimmer, weil ich ja Single bin und immer mal wieder versuche, jemanden kennenzulernen. Irgendwann kommt aber der Moment, in dem du die Karten auf den Tisch legen musst. Ich glaube, dass es nicht allein daran liegt, dass die Frau ein Problem mit mir hat, wenn ich mich oute, sondern auch daran, dass ›Liebe‹ für Frauen anscheinend etwas anderes als für Männer bedeutet. Frauen sagen immer: ›Wir wollen Gefühle sehen! Zeig uns, was du fühlst, sprich darüber‹ – aber wenn du deine Schwächen offenlegst, ziehen sie sich zurück. Denn dann erscheinst du schwach und mit so vielen Problemen behaftet, dass dich keine Frau will. Leider hat bislang keine der Frauen erkannt, dass es eigentlich eine große Stärke ist, wenn man zu seinen Schwächen stehen kann.«[109]
Woran ist es letztendlich immer wieder gescheitert?, will ich von Sascha wissen. »Ich kann ja nur von mir ausgehen, weil ich von den Frauen nie eine vernünftige Rückmeldung bekomme. Oft entdecke ich auch Dinge, die mich stören, etwas, das ich nicht möchte. Ich denke auch, je älter man wird, umso schwieriger wird es, weil man inzwischen auch ziemlich genau weiß, was man will und was nicht. Man wird kopflastiger und stürzt sich nicht mehr in jedes Abenteuer. Aber das Problem dabei ist auch, dass der Kopf die Gefühle plattmacht. Hinzu kommt, dass ich ein Problem mit meinem Selbstwert habe und das irgendwie auch ausstrahle. Ich habe eben nicht das Geld und nicht die Möglichkeiten, einer Frau das zu bieten, was ich ihr gern bieten möchte. Früher war das Kennenlernen einfacher, weil man freier war und sich nicht so viele Gedanken über alles gemacht hat. Aber heute stellen mir die Frauen irgendwann bestimmte Fragen und dann kann ich nicht lügen, denn was wäre das wohl für ein Start? Sage ich aber die Wahrheit und offenbare, wie schlecht es mir auch finanziell geht, bin ich schnell wieder weg vom Fenster. Weil ich eben kein geeigneter Ernährer bin, ihr keine finanzielle Absicherung bieten kann, keinen Status, und weil ich auch nicht sexy genug bin. Früher konnte ich wenigstens noch mit meinem Aussehen punkten, doch heute ist auch das vorbei[110]. Das reicht heute nur zum anschauen und flirten, aber zu mehr nicht. Die einzige Chance, die ich für mich sehe, ist, irgendwann eine Frau kennenzulernen, deren Herz ich berühre – und das nennt man dann Liebe. Eine Frau, die stark genug ist, alles mit mir durchzustehen, weil sie meinen wahren Kern erkennt.«[111]

1.7.4.5. Wenn Sex zur Obsession wird

Von einigen meiner Interviewpartnerinnen habe ich erfahren, dass sie sich häufig einen anderen Sexpartner suchen müssen, um ihre unerträglich werdende Spannung abzubauen. Auch Nele hat das so erlebt und erzählt: »Es stimmt, ich hatte viele Beziehungen, auch sehr schnell aufeinanderfolgende. Wenn ich in einer Disco war, in die man sich mit 15 ja schon gerne mal reinschmuggelt, dann bin ich auch mal mit einem Mann mitgegangen. Das war für mich okay, ich hatte da keine Hemmungen. Vor drei Jahren allerdings, als ich missbraucht wurde, hat sich das für mich erledigt. Ich habe kein Verlangen mehr danach. Mein Mann tut mir da auch schon leid, aber im Moment ist Sex überhaupt kein Thema für mich. Heute bin ich sehr treu und würde keinen anderen Mann mehr anfassen.«[112]

Mit meiner Interviewpartnerin Romy spreche ich sehr ausführlich über dieses Thema. Denn Sexualität ist für Menschen mit einer Borderline-Persönlichkeitsstörung ein ganz besonders heikles Thema: gerade ihre Impulsivität, ihre Angst vor dem Verlassenwerden und die traumatischen sexuellen Gewalterfahrungen, die sie häufig gemacht haben, oder auch anhaltender sexueller Missbrauch machen ihnen das Leben schwer und ein normaler Umgang mit Lust und Sexualität scheint kaum möglich. Nicht selten führt ihre Impulsivität dazu, dass sie pausenlos auf der Suche nach dem nächsten sexuellen Kick sind. Relativ wahllos werden dann Sexpartner ›aufgerissen‹ – sei es in Diskotheken und Bars, mithilfe diverser Online-Plattformen oder in alltäglichen Situationen wie beispielsweise am Arbeitsplatz. Dabei gehen sie für den nächsten »Kick« jedes Risiko ein, verschwenden auch keinen Gedanken an sexuell übertragbare Krankheiten oder an die Gefährlichkeit solch flüchtiger Begegnungen. Da es ihnen schwerfällt, den momentanen Sexpartner differenziert wahrzunehmen, können sie in der entsprechenden Situation häufig nicht realisieren, dass sie womöglich an einen gewaltbereiten Mann, einen Sadisten oder Psychopathen geraten sind. So wie Lara (▶siehe S. 97), die sich bis zur Bewusstlosigkeit würgen ließ.

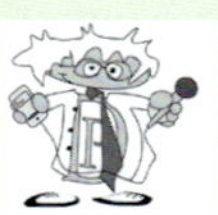

Romy erzählt mir sehr anschaulich von ihren sexuellen Grenzüberschreitungen. Sie brauchte ständig neue One-Night-Stands, um mit ihren negativen Gefühlen klarzukommen und sich zu beweisen, wie begehrenswert sie doch ist: »Ich war lange Zeit depressiv und hatte sogar Angst, vor die Tür zu gehen, weil mich jemand in diesem furchtbaren Zustand sehen könnte. Eine Zeit lang habe ich nur vor mich hin vegetiert oder war sexuell sehr aktiv, indem ich mir Männer nach Hause eingeladen und mit ihnen sämtliche Grenzen überschritten habe. Und dabei habe ich eigentlich nur Nähe gesucht.«

→

Mit der sexuellen Grenzüberschreitung wollte Romy »Druck abbauen. Denn wenn ich Sex mit einem Mann hatte, war ich ja nicht mehr allein. Dabei habe ich übersehen, dass es eigentlich nur wieder eine Form der Selbstverletzung war, die ich mir mit diesem Verhalten zugefügt habe – denn letztlich habe ich mich diesen Männern zur Verfügung gestellt.« Als ich Romy frage, wie sie sich danach gefühlt hat, sagt sie: »Letztendlich ist es wie beim Schneiden: Der Moment war toll, aber danach ärgert man sich über sich selbst und könnte eigentlich gleich noch mal.« Wie viele Begegnungen sie bereits hatte, kann Romy nicht sagen, denn »zu Bestzeiten war es jeden Tag einer.« Kennengelernt hat sie die Männer über Internetplattformen. »Und da war nie einer dabei, der auch mal mehr wollte?«, frage ich nach. »Doch, aber das habe ich gar nicht zugelassen. Anfangs war ich immer diejenige, die mehr wollte. Doch ich habe schnell gemerkt, dass die Männer das nicht wollten. Also habe ich den Spieß umgedreht und habe das für mich zu einem Spiel gemacht. Sobald ich merkte, dass einer mehr wollte, habe ich ihn am ausgestreckten Arm verhungern lassen. Es war für mich ein Machtspiel und ein tolles Gefühl, endlich selbst mal die Kontrolle zu haben.«

Aufgehört hat Romy damit erst, als sie ihren Mann – tatsächlich über diese Internetplattform – kennengelernt hat. »Es war vor fünf Jahren.«, erzählt sie mir und gerät dabei ins Schwärmen. »Es war Liebe auf den ersten Blick. Als ich ihn das erste Mal sah, habe ich sofort gedacht: ›Den will ich!‹ Und dann sind wir auch relativ schnell zusammengekommen.«

Wenn sie heute spürt, dass ihr innerer Druck und die Spannung, unter der sie steht, zu groß werden, verletzt sie sich nur noch selten selbst. »In den fünf Jahren, die ich mit meinem Mann zusammen bin, ist das nur noch zweimal passiert. Ansonsten darf ich auch weiterhin sexuell aktiv sein, was aber nicht so häufig vorkommt.« Romy führt mit ihrem Mann eine offene Ehe, das heißt, er hat akzeptiert, dass sie auch weiterhin sexuelle Beziehungen außerhalb ihrer Ehe eingeht. Für mich ist das nur schwer vorstellbar, aber für Romys Mann ist das kein Problem, wie sie mir versichert. »Vielleicht war es einfacher für ihn, es zu akzeptieren, weil wir uns ja über diese Ebene kennengelernt hatten.«[113] Auch ihr Mann »darf von dieser Regelung Gebrauch machen, aber er will nicht.«[114]

Die Vereinbarung mit ihrem Mann besteht noch nicht so lange, erzählt sie mir. »Mein Mann ist ja Krankenpfleger und seit einem halben Jahr aus der aktiven Pflege ausgeschieden. Seitdem ist er als Medizinprodukteberater unterwegs. Das heißt, er ist im Außendienst und dadurch auch mal zwei Wochen am Stück weg. Seit wir die Vereinbarung haben, habe ich dreimal mit anderen Männern geschlafen.«[115] Danach fühlt sich Romy allerdings meist nicht wirklich gut. »Zweimal war es ganz okay«, erzählt sie, »und einmal fand ich es echt blöd danach. Es hat

→

nicht so funktioniert, wie ich mir das vorgestellt hatte. Der Druck wurde nicht weniger und ich hatte nicht die Kontrolle über die Situation. Und diese Kontrolle zu haben, das ist mir in dem Moment eigentlich das Wichtigste.«[116]
Über ihre sexuellen Abenteuer spricht sie sehr offen mit ihrem Mann. »Er besteht sogar darauf. Ich weiß, dass es nichts ist, mit dem er nicht klarkommen würde.«[117]

Nicht alle Borderliner können ihre sexuellen Bedürfnisse so offen ausleben wie Romy und schaffen es dennoch in einer festen Beziehung zu leben.

1.7.4.6. Bin ich eine gute Mutter?

Diese Frage quält viele Mütter, die unter Borderline leiden. Oft haben sie das Gefühl, dass es besser wäre, wenn ihr Kind bei seinem Vater aufwachsen würde, da sie von ihrer emotionalen Achterbahnfahrt zu sehr eingenommen sind. Sie spüren, dass sie ihrem Kind nicht gerecht werden und der Verantwortung nicht gewachsen sind. Auch wenn sie sich nicht selbst verletzen, haben sie Angst, dass sie durch ihre Erkrankung dem Kind Schaden zufügen. Sie fürchten, keine gute Mutter zu sein, scheuen sich aber aus Scham und Angst vor Ablehnung davor, Hilfe zu suchen. Oftmals nehmen sie Hilfsangebote des Jugendamtes auch nicht in Anspruch, weil sie fürchten, dass ihnen ihr Kind weggenommen wird.

Auch die von »Zeitonline « zitierte junge Borderlinerin Melanie Seiß kennt dieses Dilemma. Ihrem Sohn schrieb sie einen Brief, in dem sie ihre Gedanken und Gefühle ausdrückte. »Liebster Eric, gestern Abend hatten wir eine gute Zeit. Das machen wir jetzt immer so, wenn Papa nicht da ist. Ich habe für dich gesungen und nicht geweint. Nicht schlecht für eine Mutter, die aus der Klinik kommt. Zwischendurch bist du noch mal in meinen Arm gerobbt, und wir haben richtig gekuschelt! Ich habe dir gesagt, dass ich froh bin, dass du da bist. Ich muss noch lernen, aber ich will nichts anders haben. Du hast gestrahlt. Ich liebe dich, kleiner Hase. Deine Mama.«[118] Doch das war nicht immer so. Es gab eine Zeit in ihrem Leben, in der Melanie auf keinen Fall ein Kind wollte. Als sie es doch bekam, verzweifelte sie – aus Angst, ihrem Sohn etwas anzutun.

Auch für Nele ist es schwierig damit umzugehen, dass ihre Kinder mitleiden, wenn sie selbst wieder in ein Tief rutscht: »Dass ich weiß, dass meine Kinder unter meinem Verhalten leiden, obwohl ich versuche, es so gut wie möglich vor ihnen zu verbergen, ist für mich das Schlimmste an meiner Erkrankung. Aber ich bin ja auch nur ein Mensch und kann mich nicht so gut verstellen. Und deshalb bin ich oft sauer auf mich selbst, weil ich denke: ›Deine Kinder müssen das nicht mitbekommen.‹ Ich möchte immer, dass nach außen alles friedlich und schön ist und dass ich eine richtig gute Mutter sein kann. Ich bin auch eine gute Mutter, aber ich habe auch meine schlechten Tage. Und wenn ich merke, dass ich einen schlechten Tag habe, zieht mich das gleich noch mal ein Stück runter, weil ich denke: ›Jetzt kannst du wieder nicht so, wie du gern möchtest und deine Kinder leiden bestimmt wieder darunter, weil du total genervt bist.‹ Meine Tochter ist gerade dreieinhalb Jahre alt und in der Trotzphase. Wenn sie dann einen ihrer Trotztage hat, passiert es schon, dass ich zu ihr sage: ›Du gehst jetzt auf dein Zimmer!‹ Das tut mir zwar leid für meine Kleine, aber ich kann dann nicht anders. Das Einzige, was ich dann tun kann, ist, aus der Situation raus und in mein Zimmer zu gehen. Denn in solchen Momenten habe ich Angst, dass ich platze.«[119]

Auch Lia stellt fest, wie sehr ihre inneren Konflikte ihre Tochter beeinträchtigen. »Meine Tochter hat sehr feine Antennen für mein seelisches Innenleben. Wenn es mir nicht gut geht, lebt sie mein inneres Chaos aus. Da fehlt mir immer wieder die Energie, um passend zu reagieren.«[120]

Und Charlottes Sohn fungiert sogar als Frühwarnsystem, denn noch bevor sie merkt, dass es wieder mit ihr bergab geht, spürt er es bereits. »Leider«, so erzählt sie, »merke ich ja selbst nicht, wann es bei mir anfängt. Die Rückmeldung bekomme ich meist von meinem mittleren Sohn, der sehr sensibel ist. Er ist derjenige, der mir signalisiert, dass etwas nicht in Ordnung ist. Wenn er das spürt, kommt er zu mir, kuschelt mit mir oder umarmt mich einfach. Oder er sagt mir, dass er mich lieb hat. Dann weiß ich: ›Halt, da läuft gerade etwas schief.‹[121] Am schwierigsten zu ertragen ist, dass meine Kinder unter meiner Erkrankung leiden.«[122] Auch Marlene macht sich am meisten Sorgen um ihre Tochter und sagt: »Ich habe mir viele Strategien erarbeitet, um meine Anspannung von vornherein relativ niedrig zu halten, um meiner Tochter gerecht zu werden.«[123]

1.7.5. Wenn Suizid der letzte Ausweg ist

1.7.5.1. »In Gedanken werde ich immer bei dir sein« – Katja und der Abschiedsbrief

Viel haben Sie nun bereits über das erfahren, was in Borderlinern vorgeht: Sie haben über das Gefühlschaos gelesen, das sie beherrscht, über die innere Leere, die dahintersteht, über ihre Angst, es nicht mehr zu schaffen, es nicht mehr auszuhalten oder verlassen zu werden und über Momente, in denen der Selbsthass so groß ist, dass sie sich schneiden müssen, um der Mischung aus Hochdruck und innerem Vakuum zu entkommen. Doch wenn selbst das nicht mehr hilft, bleibt ihnen manchmal nur der letzte Ausweg: Suizid. Etwa zehn Prozent aller Borderliner versuchen, sich umzubringen, weil sie die überschäumenden Emotionen, die innere Zerrissenheit, die tiefe Traurigkeit und die permanenten Achterbahnfahrten einfach nicht mehr aushalten.

Schon in unserem Depressions-Ratgeber haben wir diesem Thema breiten Raum gegeben. Es ist uns ein wichtiges Anliegen, einen offenen Diskurs darüber anzuregen. Er soll es Betroffenen und ihren Angehörigen möglich machen, ohne Angst oder Schuldgefühle, ohne Scham oder die Frucht, abgelehnt zu werden, darüber zu sprechen. Als wir vor einiger Zeit mit Frauen für unseren Depressions-Ratgeber gesprochen haben, berichteten viele von ihnen, wie allein sie mit ihren Suizidgedanken waren, wie sehr sie sich für ihre Suizidversuche schämten und wie schwer sie damit umgehen konnten, dass sich niemand mit dem Thema Todessehnsucht auseinandersetzen möchte. Sie wissen, dass es ihnen in der Regel als Schwäche ausgelegt wird und dass es ein Tabu ist, über das man einfach nicht spricht: den Tod als letzten Ausweg zu betrachten. Und so waren wir bei unseren Gesprächen immer wieder überrascht, wie groß die Bereitschaft unserer InterviewpartnerInnen war, uns Einblicke in ihr Seelenleben und ihre Zerrissenheit zwischen Leben und Tod zu gewähren. Es war, als würden wir offene Türen einrennen, einfach nur, weil wir da waren, weil wir zuhörten ohne zu werten und uns für ihre Geschichte, ihre Gefühle und Beweggründe interessierten, ohne zu kommentieren oder gar Ratschläge zu erteilen.

In diesem Buch möchten wir erneut das Thema Suizid aufgreifen, weil auch das Leid, das eine Borderline-Störung mit sich bringt, zu solch einer tiefen Verzweiflung führt, dass der Tod als letzter möglicher Ausweg erscheint. Deshalb haben wir uns entschlossen, den Abschiedsbrief zu veröffentlichen, den Katja vor einem ihrer letzten Suizidversuche an ihre 19-jährige Tochter geschrieben hat. Katja hinterließ den Brief vor ihrem Suizidversuch bei ihrer Psychotherapeutin: »Ich bin immer zehn Minuten vor Therapiebeginn da, damit ich mich etwas akklimatisieren und herunterfahren kann. Ich habe mich dann ins Wartezimmer gesetzt und dort ein Buch gelesen. Und als sie mich dann aufgerufen hat, habe ich den Abschiedsbrief ins Buch gepackt und es auf dem Tisch liegen lassen. Eine Patientin hat ihn schließlich gefunden und ihn meiner Psychotherapeutin gegeben.«

Gewiss wird Sie dieser Brief erschüttern. Und am Ende werden Sie verstehen, was in einem Menschen wie Katja vorgeht, weshalb sie ihr Leben nur noch als sinnlos, traurig und leer empfindet, warum sie keinen Grund mehr darin sieht, weiterzumachen, sich nur noch als Belastung für andere Menschen empfindet und ihr Leiden einfach nur noch beenden will – koste es, was es wolle.

»Ich hätte nie gedacht, dass ich einmal einen Abschiedsbrief schreiben würde. Aber ich habe einfach keine Kraft mehr, weiterzumachen. Diese Scheiß-Krankheit hat mich voll im Griff. Ich sehe einfach keinen Ausweg mehr. Ich bin doch nur eine Belastung für alle. Aber am meisten für dich, liebe Maxi. Seit Monaten erträgst du mich mit meinen Panikattacken, meinem Zugedröhne mit Tabletten, erträgst meine Ängste und meine Qualen. Ich kann nicht einmal eine gute Mutter für dich sein, im Gegenteil, du versuchst ständig, mich aufzubauen. Obwohl es doch eigentlich umgekehrt sein müsste.
So wie wir beide jetzt leben, am Existenzminimum, das hast du alles mir zu verdanken. Ich habe deinen Papa und deine Schwester Mandy mit meinem beschissenen Verhalten aus dem Haus getrieben. Dich trifft dabei keine Schuld. Ich ganz allein bin dafür verantwortlich. Diese Scheiß-Krankheit hat mich zu einem Monster gemacht. Es tut mir alles so wahnsinnig leid für dich. Du solltest doch behütet und glücklich dein Leben genießen. Aber das kannst du nicht mit so einer Mutter an deiner Seite. Wenn man überhaupt von ›Mutter‹ reden kann, geschweige denn von ›Mama‹. Ich will, dass es dir endlich wieder besser geht. Ich weiß, dass du mich sehr vermissen wirst. Aber mein liebes Kind, irgendwann verblasst die Trauer und du kannst wieder fröhlich sein und lachen. Ich werde immer ein Auge auf dich haben, auch wenn du mich nicht siehst. Aber ich bin immer bei dir, dass darfst du nie vergessen, mein Kind. Ich weiß auch, dass es sehr schwer für dich wird. Aber glaube mir, für mich ist es das Beste. Sieh mal, ich bin doch auch schon so lange in Therapie und ich hatte eine verdammt gute Therapeutin, du weißt, von wem ich spreche. Es muss doch auch deprimierend für sie sein, dass ich immer nur weine und ich immer nur ganz kleine Schritte mache. Bei ihr mache ich in der Stunde einen Schritt nach vorn und wenn ich wieder daheim bin, gehe ich drei zurück. Wie soll das eine Therapeutin verkraften? Sie gibt sich so viel Mühe mit mir und ich schaffe es einfach nicht. Ja, ich hatte nette, liebe Menschen in der Zeit kennengelernt, aber auch viele verloren. Du kennst doch Kerstin aus der Selbsthilfegruppe. Auch sie ist gegangen, weil sie nicht mehr konnte. Und genauso geht es mir. Das ist doch kein Leben, von einer Klinik in die andere, Psychiater, Therapeutin. Ich habe Zukunftsängste, ich schäme mich, dass ich so tief gefallen bin. Ich habe auf ganzer Linie versagt und ich will dir das einfach nicht mehr zumuten. Um eins bitte ich dich, liebe Maxi: In dem Buch ›Ratgeber Depressionen‹ erzähle ich meine Geschichte und auch viele Bilder sind dort von mir drin. Wende dich bitte an Dr. Sandra Maxeiner, sie ist die Autorin. Sie wird dir ein Exemplar zukommen lassen. Die Nummer von ihr ist in meinem Handy gespeichert. Wenn ich gehe, lasse ich das Handy an, damit du dir die Nummern abspeichern kannst. Es wird sehr schmerzhaft für dich werden, liebe Maxi. Aber ich glaube, es ist für alle das

→

Beste. Weißt du, dann bin ich bei meinem Papa, deinem Opa. Er wird schimpfen, weil ich so früh komme, aber ich werde ihm alles erklären. Denn ich habe Sehnsucht nach ihm. Vielleicht bleibt mir dadurch auch viel erspart. Ja, ich greife dem lieben Gott vor. Aber die Reihenfolge stimmt, die Eltern gehen vor den Kindern. Bitte versprich mir, dass du weiterhin die Therapie bei deiner Psychologin machst. Sage ihr alles, was dich bedrückt, wie du dich fühlst, öffne dich und vertraue ihr. Sie wird dich bei der Trauerbewältigung unterstützen. Aber du, liebe Maxi, musst ehrlich zu ihr sein. Zeige und sage ihr, wie es dir wirklich geht, zeig Schwäche und nimm ihre Hilfe an. Du bist noch jung genug. Du hast dir rechtzeitig Hilfe geholt. Du schaffst es, wieder den richtigen Weg zu finden und irgendwann bist du so weit, damit du dein Leben allein meistern und gehen wirst, ohne Hilfe. Ich weiß, dass du es schaffst. Ich dagegen habe zu lange gewartet, um mir Hilfe zu holen. Ich habe sie zwar endlich angenommen, aber so richtig öffnen tue ich mich bei niemandem. Ich zeige mich fast immer als starke Frau. Aber ich habe es bis heute nicht geschafft, den Menschen in meinem Umfeld meine ehrlichen und wahren Gefühle zu zeigen. Weil ich einfach nicht in der Lage dazu bin. Ich habe auch manchmal nur das gesagt, was die anderen hören wollten. Nur um meine Ruhe zu haben. Ach, ich kann es gar nicht beschreiben. Vielleicht wollte ich auch nur den anderen ein Erfolgserlebnis präsentieren und gönnen. Es ist jetzt auch egal, mein liebes Kind. Ich werde dich immer in meinem Herzen tragen. Bitte vergib mir, aber es ist das Beste für mich. Irgendwann wirst du es auch verstehen. Bitte gehe zu deinem Papa. Er wird dir helfen, denn er liebt dich, auch wenn er es in den letzten Monaten nicht gezeigt hat. Aber er tut es: glaub mir.
Ich glaube auch, dass ich dir alles genug erklärt habe, warum ich gehe. Sei bitte nicht traurig oder böse. Ich gehe dorthin, wo es mir gut geht und ich nicht mehr einsam bin: Wo ich keinen Schmerz, keine Tränen und keine Angst mehr haben muss.
Lebe wohl, mein Kind, ich werde in Gedanken immer bei dir sein, in meinem Herzen bis du sowieso.
In Liebe, deine Mama.

Vielleicht werden Sie sich jetzt fragen, wie eine Mutter ihr Kind alleinlassen kann. Aus diesen Zeilen geht hervor, dass es kein egoistischer Entschluss von Katja war (Katja selbst fand sich im Rückblick egoistisch). Vielmehr wird deutlich, wie groß ihr Leidensdruck, ihr Selbsthass und ihre Schuldgefühle waren. Katja hält sich für einen schlechten Menschen, der für andere nur eine Belastung oder sogar eine Zumutung darstellt. So ging sie in dem Moment davon aus, dass ihre Tochter ohne sie ein besseres Leben hätte.

Lange spreche ich mit Katja über ihren Abschiedsbrief und diesen Suizidversuch. Sie erzählt mir: »Mein Leben fühlt sich an wie eine Wippe, einmal bin ich ganz kurz oben, dann könnte ich glücklich sein und traue mich nicht, weil ich weiß, dass es gleich im nächsten Augenblick wieder ganz nach unten geht, dass ich abstürze und Suizidgedanken habe, so wie Anfang Oktober 2015. Ich habe mich wieder so unglaublich einsam gefühlt, niemand war da, der sich für mich interessiert hätte, ich war einfach nur leer, habe nichts mehr gespürt. Ich wollte nur noch weg. Heute weiß ich, dass das sehr egoistisch von mir war, denn ich habe nur noch an mich gedacht und nicht mehr an meine geliebte Tochter. Wenn ich jetzt darüber nachdenke, komme ich zu den Schluss: Das war gar nicht ich, die die Tabletten genommen hat.

Es war, als ob eine Frau neben mir stand, die für mich die Tabletten genommen hat. Ich kann es gar nicht beschreiben, weil alles so schrecklich irreal war. Es war, als ob mich jemand an die Hand genommen und zu mir gesagt hätte: ›Katja, du gehst jetzt ins Bad, öffnest den Schrank mit den Medikamenten, nimmst die Pillen raus, lässt Wasser ins Glas laufen, schmeißt die Tabletten rein, wartest, bis sie sich aufgelöst haben, und dann nimmst du sie und legst dich ins Bett.‹ Es war, als hätte ich einfach nur funktioniert, wie ein Spielzeughäschen, das anfängt zu laufen und zu trommeln, wenn man es mit einem kleinen Schlüssel aufzieht. Irgendjemand hat bei mir den Schlüssel in die Hand genommen und mich aufgezogen. Ich fühlte mich wie aufgedreht und bin losgelaufen. Dabei habe ich nie darüber nachgedacht, dass das jetzt das Ende ist. Ich habe nur funktioniert, habe die Tabletten aus dem Schrank geholt, geschaut, ob es jetzt reicht und habe sie runtergeschluckt. Viele sagen ja, wenn man wegdämmert, läuft das ganze Leben noch mal vor einem ab. Aber das hatte ich bei mir nicht. Alles war einfach nur schwarz. Aber dann kam es mir vor, wie eine Traumreise. Plötzlich sah ich meinen Papa wieder. Und mit einem Mal war auch alles wieder da, was ich falsch gemacht hatte. Und ich wusste: Es gibt kein Zurück.«

An dieser Stelle will ich von Katja wissen, was es war, das sie falsch gemacht hat. Ohne zu Zögern antwortet sie: »Ich habe meinen Ehemann und mein großes Kind aus dem Haus getrieben, mit meiner Krankheit. Alles, was ich gesehen und gefühlt habe, waren nur Vorwürfe gegen mich. Ich war an allem Schuld, denn wenn das alles nicht so passiert wäre, wenn ich nicht so krank geworden wäre, dann wären wir heute noch eine Familie.«

Katja erzählt weiter: »Ich bin zwar nach und nach weggedämmert, aber ich habe immer noch Geräusche wahrgenommen, zum Beispiel von den Autos auf der Hauptstraße, die vor meinem Haus verläuft, oder das Bellen des Nachbarhundes. Irgendwann aber verblasste selbst das. Und dann bin ich in einen tiefen Schlaf gefallen. Ich kann mich erst wieder erinnern, als jemand an mir rüttelte. Ich wusste erst gar nicht, wo ich war. Aber dann habe ich meine Freundin erkannt. Sie hat mich geschüttelt und geschrien: ›Katja, was ist mit dir los?‹ Dann hat sie mich gepackt und mich ins Bad geschleift, meinen Kopf übers Klo gehalten und mir den Finger in den Hals gesteckt und mich zum Erbrechen gebracht. Aber als sie den Notarzt rufen wollte, habe ich sie abgehalten: ›Keinen Arzt! Dann weisen die mich sofort ein und meine Tochter ist wieder allein.‹ Das hat meine Freundin akzeptiert, und hat mich erst mal in die Ruhe gelassen. Ich habe mich wieder ins Bett gelegt und geschlafen. Hin und wieder hat sie nach mir gesehen. Drei Tage ging es mir richtig schlecht. Alles schmeckte so salzig, nach viel Säure.«

Später, als Katja wieder klar denken konnte, richtete ihre Tochter harte Worte an sie: »Du bist eine Scheiß-Mutter! Was du mir alles zumutest! Habe ich nicht schon genug zu tragen? Du bist für mich überhaupt keine Mutter mehr.« Im Grunde genommen war Katja dankbar für diese Worte, weil sie dadurch wachgerüttelt wurde: »Meine Tochter hat mich richtig böse beschimpft, und das war gut so.«[124]

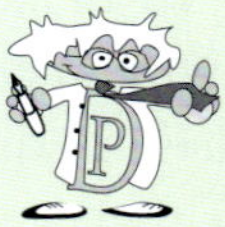

Nach ihrem Suizidversuch hat ihre Psychotherapeutin Katja für sechs Wochen in die Klinik eingewiesen. Heute ist Katja zwar froh, dass es nicht geklappt hat, doch ihre Suizidgedanken begleiten sie weiter: »Momentan kämpfe ich jeden Tag, damit ich mir nicht das Leben nehme«.

Seit Jahren leidet Katja neben ihrer Borderline-Erkrankung an schweren Depressionen. Immer wieder musste sie – nicht zuletzt aufgrund ihrer wiederholten Suizidversuche – in die Klinik. Doch sie kämpft und gibt nicht auf, obwohl ihre Sorgen sie immer wieder zu erdrücken scheinen: Das wenige Geld, das ihr Hartz-IV zum Leben für sich und ihre Tochter lässt, die ständigen Kämpfe mit ihrem Exmann um den Unterhalt, das Haus, das für sie eigentlich schon verloren ist, und der tägliche Kampf gegen eine Krankheit, die sie stets aufs Neue einholt. Katja glaubt, auf ganzer Linie versagt zu haben, nur mehr eine leere Hülle zu sein, und leidet vor allem unter dem Gefühl der Einsamkeit. Ihr Leben lang hat sie sich nach Liebe, Wärme und Geborgenheit in einer Familie gesehnt. Und doch blieb dieser Wunsch für sie bis heute unerfüllt. Mit zwölf Jahren musste sie mit ansehen, wie sich ihr Vater auf dem Dachboden zu erhängen versuchte – ein Trauma, das sie bis heute nicht überwunden hat.

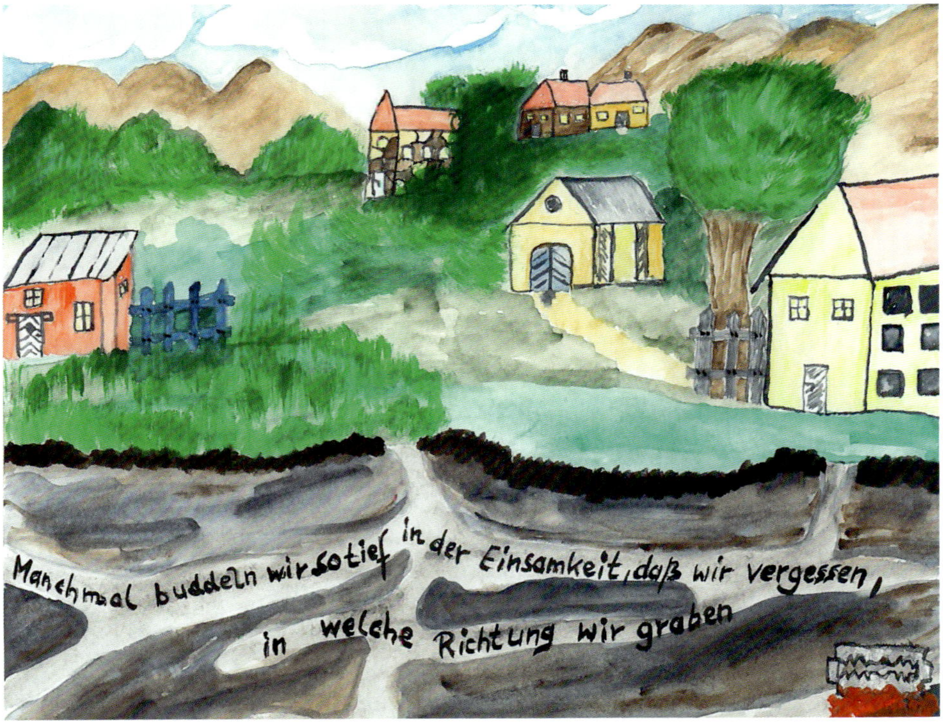
Manchmaal buddeln wir so tief in der Einsamkeit, daß wir vergessen,
in welche Richtung wir graben

Abbildung 14: »Tief in der Einsamkeit«, Zeichnung von Katja

Katja zeigt mir ein Bild, das sie tief unter der Erde, verloren im Labyrinth der Einsamkeit darstellt. So tief hatte sie sich in den schwarzen, schlammigen Boden gebuddelt, dass sie vergessen hatte, in welche Richtung sie graben musste, um wieder ans Licht zu kommen. Und so sehr sie sich auch anstrengte, sie fand den Ausgang nicht.

Besonders einsam fühlt sie sich an Weihnachten. »Dann bin ich ganz allein. Meine Tochter besucht eine Freundin. Seit der Klinik schauspielere ich jeden Tag für sie, damit sie sich nur ja keine Sorgen macht. Hundertmal habe ich ihr schon gesagt: ›Mir geht es gut. Mach dir keine Sorgen.‹ Aber sobald sie geht und die Tür hinter ihr ins Schloss gefallen ist, bin ich schon wieder dabei, mich zu zermartern. Ich lasse dann das Radio laufen, damit ich mich nicht so allein fühle. Aber wenn dort dann Weihnachtslieder gespielt werden, muss ich abschalten. Ich habe mir zwei Leinwände gekauft und werde versuchen, etwas zu zeichnen, auch Ton habe ich mitgenommen. Und natürlich gehe ich Heiligabend zum Gottesdienst. Er gibt mir Ruhe und Besinnlichkeit. Meine Lieblingslieder sind ›Leise rieselt der Schnee‹ und ›Stille Nacht, heilige Nacht‹. Sie bringen mich immer zum Weinen. Es wird allerdings eine Überwindung für mich werden, denn ich kann momentan diese Enge und die vielen Menschen nicht gut ertragen. Es wird also nicht leicht für mich sein, aber ich muss das schaffen.«[125]

Als ich kurz nach Weihnachten noch einmal mit Katja spreche, erzählt sie mir, dass sie es geschafft hat, ihre Ängste zu überwinden und zum Gottesdienst zu gehen. Aber als dann der Teil kam, an dem sich alle an den Händen fassen sollten, bekam sie Panik. Sie musste raus, und zwar ganz schnell. Fluchtartig verließ sie die Kirche. Die Nähe, die plötzliche Zuwendung dieser Menschen, die sie erfuhr, die Aufmerksamkeit und das Mitgefühl, die ihr zuteil wurden – all das war zu viel für sie, da sie doch Einsamkeit gewohnt war.

Aber es ist nicht nur die Einsamkeit, die sie zu erdrücken droht, es sind vor allem ihre Erkrankung, die ständige Angst, dem Leben nicht gewachsen zu sein, und ihre Traurigkeit, die immer wieder zurückkehren und wie tonnenschwere Lasten an ihr hängen. Was bleibt ist der verzweifelte Gedanke, nur dann »erlöst« zu werden und frei zu sein, wenn sie ihrem Leben ein Ende setzt.

1.7.5.2. Katja und Gevatter Tod

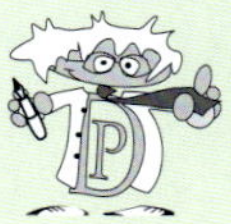

Bestimmt erinnern sich die meisten von Ihnen noch an das Märchen der Gebrüder Grimm vom Gevatter Tod. Ein armer Mann suchte darin für sein dreizehntes Kind einen Patenonkel. Nachdem er Gott und den Teufel als Paten abgelehnt hatte, begegnete er schließlich dem dürrbeinigen Tod. Als er ihn fragte, warum er ihn wählen sollte, antwortete der Tod, weil er alle gleichmache. Dem Mann gefiel, was er hörte. »Du bist der Rechte, du holst den Reichen wie den Armen ohne Unterschied.« Und der Tod versprach: »Ich will dein Kind reich und berühmt machen; denn wer mich zum Freunde hat, dem kann's nicht fehlen.«

Jahre später hatte der Patenonkel Tod aus dem Jungen tatsächlich einen berühmten, erfolgreichen Arzt gemacht. Doch als der übermütig wurde und das zweite Mal seinen Willen missachtete, packte ihn der Tod mit seiner eiskalten Hand und führte ihn in eine unterirdische Höhle. Dort sah der Arzt, wie tausende Lebenslichter brannten, einige große und manche kleine. Jeden Augenblick verloschen einige, und andere flackerten auf. »Siehst du«, sagte der Tod, »das sind die Lebenslichter der Menschen.« Als der Arzt den Tod bat, ihm sein Lebenslicht zu zeigen, deutete dieser auf ein kleines Endstück, das jeden Moment zu verlöschen drohte. Der Arzt erschrak und bat den Tod, ihm ein neues anzuzünden, damit er König werden und die schöne Königstochter heiraten könne. Er hatte doch noch so viele Pläne. Zum Schein holte der Tod ein großes Licht. Doch beim Umstecken ließ er es fallen und die Kerze erlosch. Der Arzt starb auf der Stelle.

Vielleicht denken Sie jetzt: Es ist doch nur ein Märchen. Ja, das ist es, doch es ist zugleich auch eine Geschichte mit einer klaren Botschaft: Den Tod kann man nicht überlisten, man kann nicht mit ihm handeln, nicht mit ihm diskutieren – wenn die Zeit reif ist und sich das Leben dem Ende neigt, muss man sich auf sein »letztes Date«, das mit Gevatter Tod, vorbereiten. Man kann dies angstvoll tun, kann versuchen, das Date zu ignorieren, das Datum vergessen oder die Uhrzeit, man kann versuchen, den Tod zu täuschen, oder man kann nach Gründen suchen, das Date abzusagen, man kann einen Verkehrsunfall, einen Stau oder nicht funktionierenden Wecker vorschieben – doch all dies hat keinen Sinn. Der Tod wird da sein, denn er ist, ob wir wollen oder nicht, (leider) unser zuverlässigster Begleiter.

Auch für Katja ist Gevatter Tod ein zuverlässiger Begleiter, wenn auch anders als für andere Menschen. Denn im Gegensatz zu ihnen, versucht Katja immer wieder den Tod aktiv zu daten. Sie verabredet sich mit ihm und versucht, ihn zu verführen. Die Vorstellung, dass sie ihn dazu bringen kann, sie endlich zu holen, ist für sie tröstlich, denn der Tod ist für sie ein sicherer Freund und Begleiter geworden. Er ist da, auf ihn kann sie sich verlassen, in ihren Suizidfantasien trifft sie ihn, wann immer sie will. Davon erzählt sie in ihren Bildern.

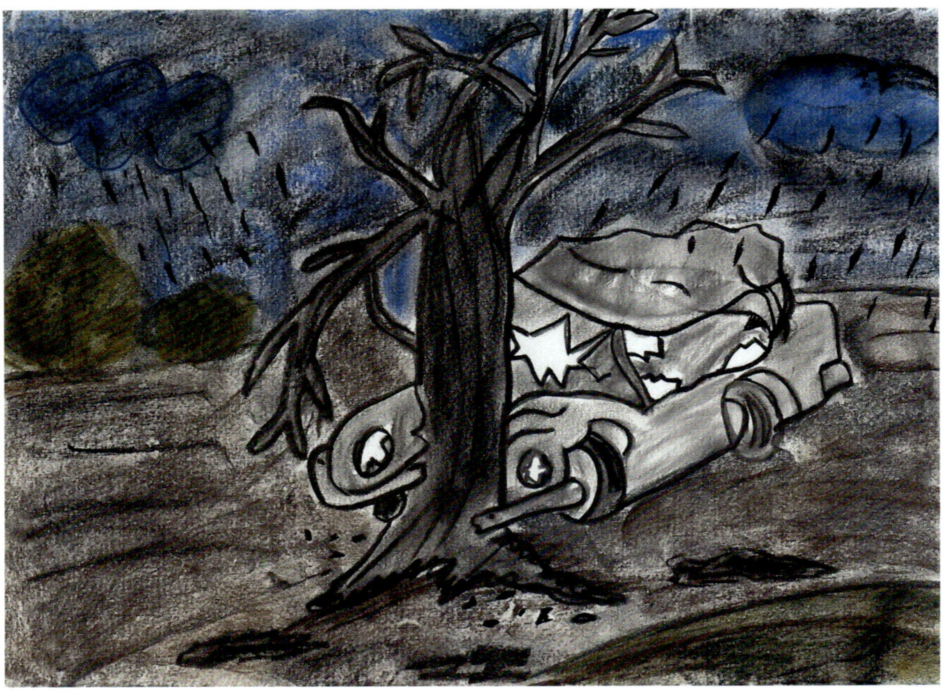

Abbildung 15: »Gegen den Baum«, Zeichnung von Katja

Dieses Bild zeichnete Katja, nachdem sie einmal mehr demütigende E-Mails von ihrem Exmann und seiner jetzigen Partnerin erhalten hatte. »Ich konnte einfach nicht mehr. Warum müssen sie mich so quälen?«, fragte sie sich wieder und wieder. Das Einzige, was ihr sofort in den Sinn kam, war: »Mach endlich Schluss mit diesen ständigen Erniedrigungen und Demütigungen.«

Immer wieder thematisiert sie den Crash mit dem Auto – gegen den Baum. »Vielleicht«, sagt sie, »ist es ja die einfachste Methode. Einfach Augen zu und nur gegen einen Baum. Das ist leicht. Leichter als wenn du auf einer Brücke stehst. Denn wenn du dort oben übers Brückengeländer geklettert bist, nimmst du ja – während du dort oben stehst und hinunterblickst – noch alles um dich herum wahr. Aber im Auto gibt es nichts, was dich ablenkt. Hier gibt es nur den einen Weg, einfach geradeaus nach vorne. Aber mittlerweile tut mir ja sogar schon der arme Baum leid. Was kann der dafür, dass ich nicht mehr will?«[126]

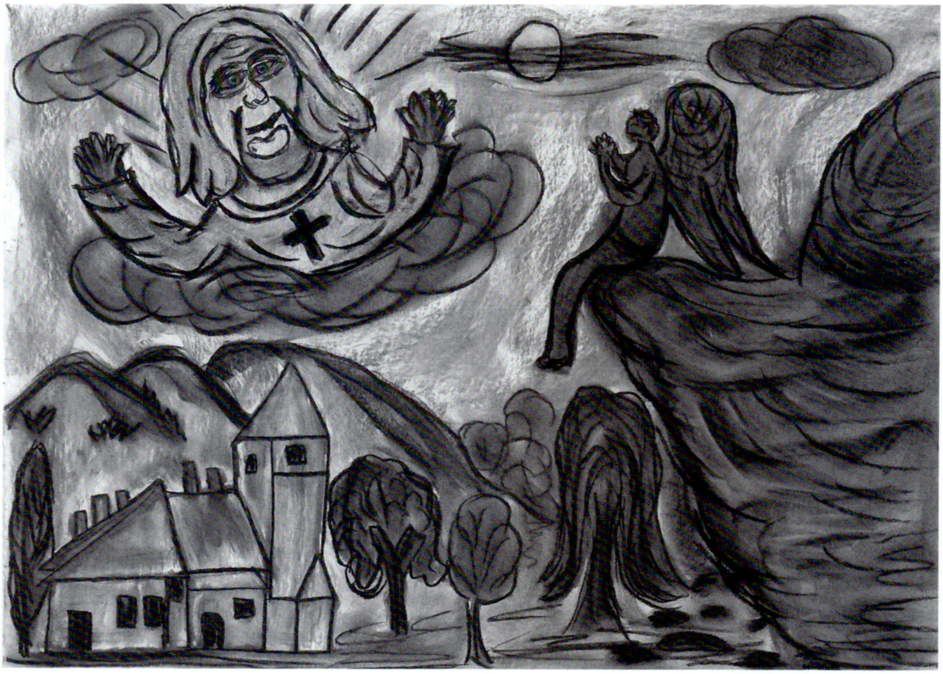

Abbildung 16: »Sprung in den Tod«, Zeichnung von Katja

Auf ihrem Bild »Sprung in den Tod« sitzt Katja sprungbereit auf einem Felsen und stellt sich als Engel dar, der zu Gott betet: »Lieber Gott, erhöre endlich meine Gebete und erlöse mich.« Denn sie weiß, wenn sie springt, »komme ich endlich zu Gott, der mich mit offenen Armen empfängt. Und vielleicht finde ich ja bei ihm das, was ich hier auf dieser Erde stets vergebens gesucht habe – nämlich Liebe und Wärme.«[127]

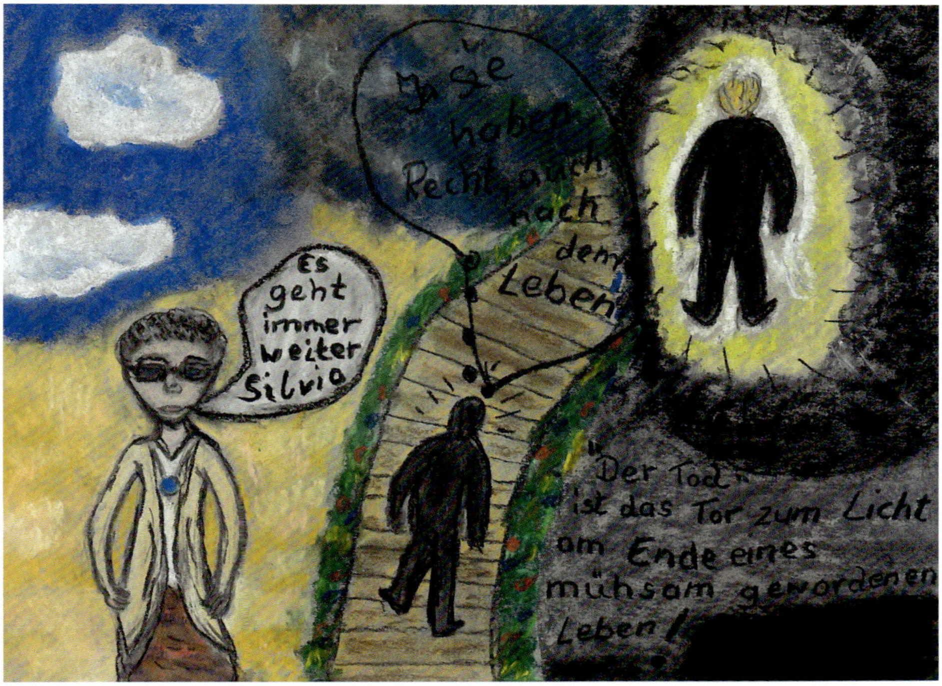
Es geht immer weiter Silvia
Ja sie haben Recht auch nach dem Leben
»Der Tod« ist das Tor zum Licht am Ende eines mühsam gewordenen Leben! [redacted]

Abbildung 17: »Der Tod als Tor zum Licht?«, Zeichnung von Katja

»Ist der Tod das Tor zum Licht am Ende eines mühsam gewordenen Weges?« Mit dieser Frage setzt sich Katja in der obigen Zeichnung auseinander. Das Zitat hatte sie im Internet gelesen und fand es so passend, dass sie es in diesem Bild verarbeitet hat. »Weißt du«, erklärt sie mir, »es ist doch so: Klar, geht es immer irgendwie weiter, aber will man denn immer, dass es weitergeht? Will man denn immer weiter im Hamsterrad rennen, ohne dass man vorankommt? Ohne Perspektive, dieses Hamsterrad jemals verlassen zu können? Ich kann diese klugen Sprüche meiner Mitmenschen und Mitpatienten mittlerweile einfach nicht mehr hören. Wenn jemand zu mir sagt: ›Kopf hoch‹ oder ›Es ist doch nicht so schlimm, es geht immer weiter‹, dann weiß ich, dass es diese Menschen überhaupt nicht interessiert, wie es mir wirklich geht. Es sind doch nichts als Standardsprüche wie ›Guten Morgen‹, ›Guten Tag‹ oder ein hingeworfenes ›Wie geht's?‹ – nur Höflichkeitsfloskeln, mehr nicht. Am Ende dieses mühsam gewordenen Weges, dieses Hamsterrades steht für mich die Erlösung.« Und es ist nicht das erste Mal, dass wir darüber sprechen. Auch in einem ihrer früheren Bilder hat sich Katja bereits schon sehr intensiv mit dem Tod und der Frage, ob es Leben danach gibt, aktiv auseinandergesetzt (▶siehe dazu »Blick durchs Schlüsselloch«, Dr. Psych's Ratgeber Depression, S. 104).

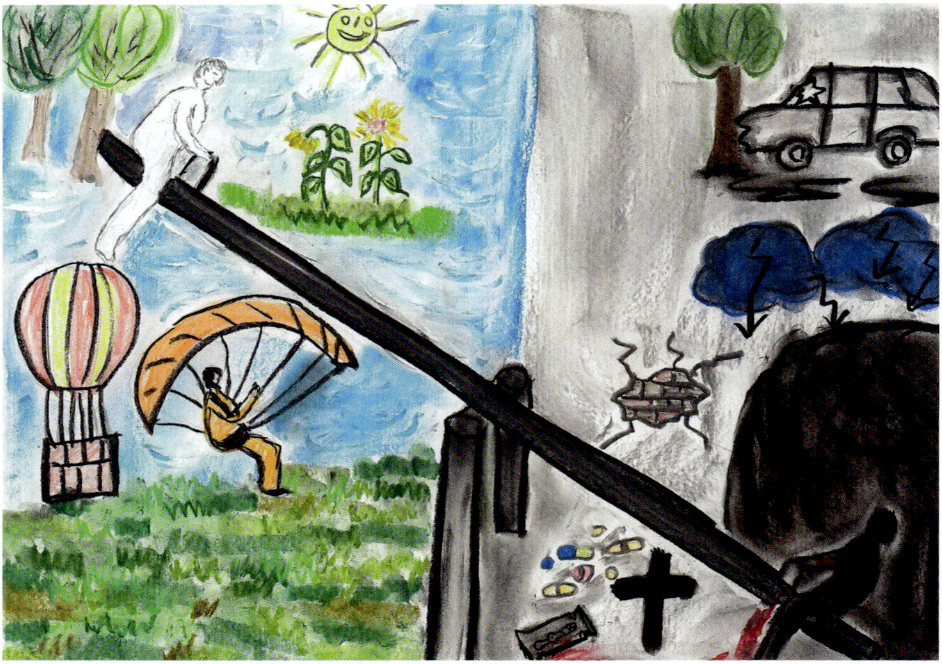

Abbildung 18: »Die Wippe«, Zeichnung von Katja

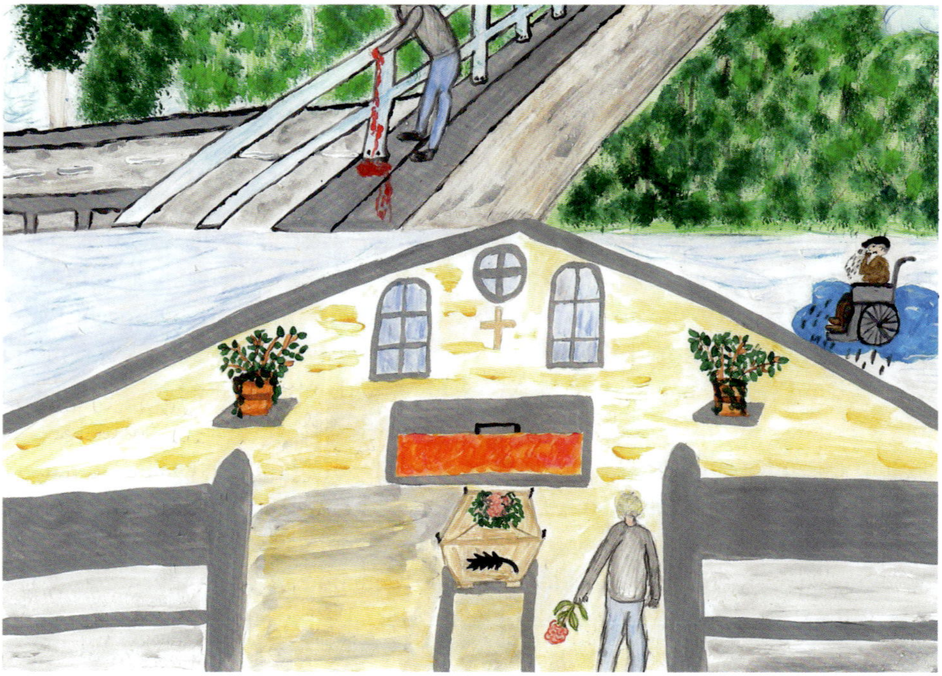

Abbildung 19: »Die Beerdigung«, Zeichnung von Katja

Hier hat Katja einen sehr intensiven Traum, nämlich den von ihrer eigenen Beerdigung festgehalten. »Ich kam zur Tür der kleinen Kapelle herein«, erzählt sie mir, »und sah, dass alle Bänke leer waren. Niemand war dort. Ich war die Einzige, die mir selbst ein Blümchen zur Beerdigung mitgebracht hatte. Die Blumen, die rechts und links neben meinem Sarg standen, gehörten zur Dekoration der Leichenhalle. Und dann habe ich meinen Papa wiedergesehen. Er hat geweint, denn ich kam ja viel zu früh.«[128]

1.7.5.3. Wenn der Gedanke an Suizid das Leben bestimmt

Natürlich haben wir auch mit unseren anderen Gesprächspartnern über Suizidgedanken gesprochen. Lia und Michael berichteten uns, dass bei ihnen die Suizidgedanken besonders in Krisenzeiten immer wieder hochkommen. Bei Lia nehmen sie dann auch »Farbe und Form« an, »aber ich fühle mich inzwischen sicherer und weiß, wo die Grenzen zur Einweisung sind. Auch habe ich mit meiner Ärztin und Therapeutin ein Non-Suizidvertrag.«[129] Auch Michael erzählte uns von seinen Suizidgedanken. »Viele Jahre lang hatte ich eine schwere Depression. Dazu kamen der Selbsthass und massive Probleme mit meinem Selbstwertgefühl, die sich durch das jahrelange Mobbing, das in der Schule begann und fünf Jahre lang dauerte, verstärkt hatten.«[130]

Semra hat noch keinen Suizidversuch unternommen. »Aber ich habe es meinem Mann ganz oft angedroht. Wenn meine Kinder nicht wären, hätte ich es bestimmt schon versucht.« Wenn die Suizidgedanken in ihren Kopf kommen, denkt Semra oft: »Dich wird eh keiner vermissen. Dein Mann hat dich verlassen. Deinen Eltern bist du sch...egal. Deine Kinder verstehen das noch nicht, ich weiß nicht, ob sie dich später vermissen werden. In diesen Momenten fühle ich mich dann ganz allein. Dann denke ich, dass es niemandem schaden würde, wenn ich tot wäre, nicht einmal mir selbst.«[131]

Anders als Katja hat Semra wahnsinnige Angst vor dem Sterben und dem Tod. Erst kürzlich hatte sie einen sehr intensiven Traum: »Meine Freundin und ich sind mit einem Flugzeug abgestürzt. Es gab keine Überlebenden. Wir warten tot. Ich habe dann gesehen, wie sich unsere Körper erhoben haben, aber sie waren transparent, durchsichtig, wie die Körper von Geistern, wie im Film. Die ganze Zeit über sind wir dann zwischen den Rettungskräften herumgelaufen, wollten ihnen etwas mitteilen, aber niemand hat uns registriert, denn wir waren ja durchsichtig. Auch verständigen konnten wir uns nicht, niemand hat uns gehört. Dieser Traum hat mir gezeigt: ›Tot sein ist voll sch...‹ Weil ich nichts machen konnte. Ich musste einfach nur dabei zusehen, wie das Leben vor meinen Augen weitergeht. Außerdem habe ich Angst vor dem Tod, weil ich gläubig bin und an Himmel und Hölle glaube. Und ich bin mir sicher, dass ich – wenn ich mich selbst umbringe – in die Hölle komme. Davor habe ich Angst.«[132]

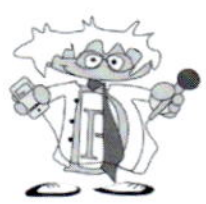

Auch mit Sascha spreche ich offen über Suizidgedanken. Als ich ihn das erste Mal getroffen habe, hat er mir erzählt, dass er bislang nie versucht hat, sich das Leben zu nehmen. Nun will ich von ihm wissen, ob das auch in den letzten Monaten so geblieben ist. »Einen Versuch habe ich nach wie vor nicht unternommen«, sagt er. »Aber was geblieben ist, sind die Suizidgedanken. Immer wieder gibt es diese Tage, an denen es nicht gut läuft, und ich denke: ›Ich komme mit dieser Welt nicht klar.‹ oder ›Was soll ich eigentlich noch hier?‹ Wie vor ein paar Tagen.

Wie konkret sind deine Suizidgedanken?
Also, ich fange nicht an, darüber nachzudenken, wie ich das jetzt machen würde – ich suche mir keinen Bahnübergang. Bei mir ist dann einfach der Lebenswille nicht mehr da. Ich beginne, mir Sachen zusammenzureimen und mir zu überlegen, wie ich einen Abschiedsbrief schreibe oder eine Patientenverfügung erstelle – für den Fall, dass es schiefgeht. Das heißt, ich formuliere im Kopf meinen Abschied. Aber tatsächlich aufgeschrieben habe ich bislang noch nichts.

Hast du Angst, dass es irgendwann nicht mehr nur im Kopf stattfindet?
Die Angst hatte ich schon immer, und sie hat mich schlussendlich auch geschützt. Als es vor ein paar Tagen nach langer Zeit wieder passiert ist, habe ich mir sofort Hilfe gesucht und das ist ein gutes Zeichen. Es war diese Angst, die mich zum Arzt geführt und mich dazu gebracht hat, diesen Weg zu gehen, den ich jetzt beschreite. Ich habe nur Angst, dass diese Schwelle irgendwann niedriger wird und dass ich mich tatsächlich auf ein Bahngleis begebe oder mir eine andere Alternative überlege.

Was hilft dir in diesen Momenten, wenn die Suizidgedanken kommen?
Am meisten hilft mir, wenn ich jemanden finde, mit dem ich reden kann. Momente, in denen ich eigentlich genau das mache, was andere auch bei mir auf der Facebook-Seite machen, nämlich meinen Kummer ausschütten. Das befreit und entleert. Und natürlich halte ich mir auch immer so furchtbare Geschichten wie die von Victor Staudt vor Augen, der seinen Suizidversuch auf den Bahngleisen überlebt und beide Beine verloren hat. Wobei ich zugeben muss, dass ich mich manchmal frage: »Muss erst so etwas passieren, damit ich endlich wach werde?«[133]

1.7.5.4. Wenn Bäume, Tabletten und Schnürsenkel der letzte Ausweg sind

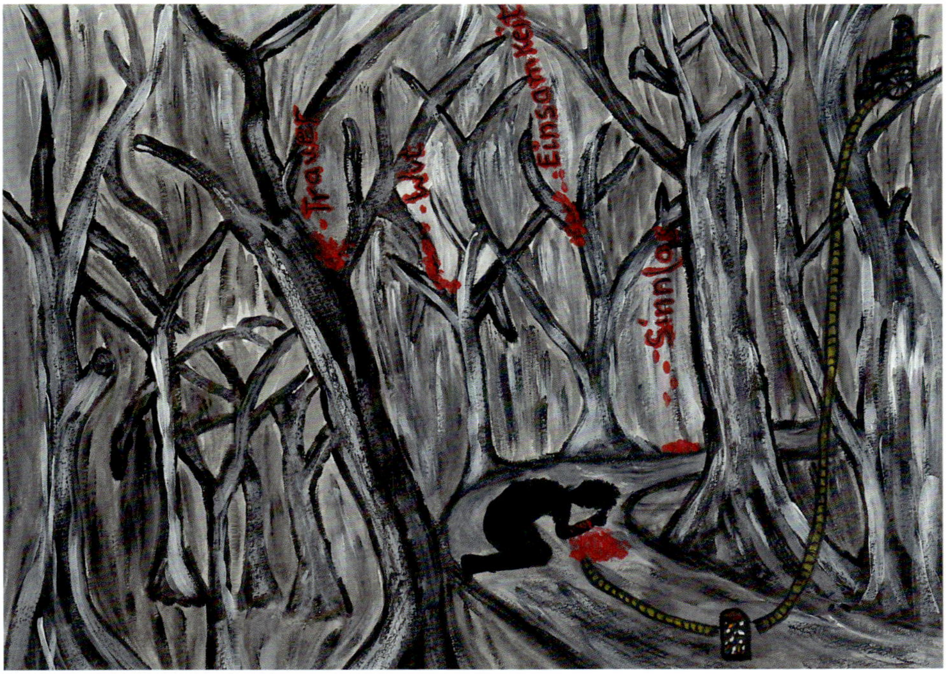

Abbildung 20: »Nach dem Suizidversuch«, Zeichnung von Katja

Dieses Bild entstand nach Katjas letztem Suizidversuch. Hier kauert sie einsam auf einer Landstraße inmitten eines kahlen Waldes. Wieder hängen an den Bäumen Lasten, die sie zu schultern hat, Begleiter, mit denen sie seit ihrer Erkrankung ständig leben muss: zum einen die Trauer und zum anderen die Wut, die quälende Einsamkeit und die Sinnlosigkeit. Und weil Katjas Therapeutin ihr die Aufgabe gegeben hatte, alle Tabletten, die sie gesammelt hatte, zu ihr in die Praxis zu bringen, »... hat sie damit natürlich die Verbindung zu meinem Papa gekappt. Mein Sicherheitspaket, mein Notfallkoffer – all das war auf einmal weg.«

Wie wir bereits beschrieben haben, wird für Menschen wie Katja, die permanent schwere seelische Schmerzen zu ertragen haben, der Tod manchmal zu einem guten Freund. Damit entsteht eine paradoxe Situation. Sie können eigentlich nur mit dem Bewusstsein weiterleben, dass sie jederzeit die Möglichkeit haben, in den befreienden und erlösenden Tod zu gehen. Nur so lässt sich das Leben für sie aushalten. Bei Katja ist die

Vorstellung, tot zu sein, auch noch mit der Fantasie verbunden, dort auf ihren Vater zu treffen und endlich die Geborgenheit und die Liebe zu erfahren, die ihr so sehr gefehlt haben.

Michael erzählt uns, dass er bereits viele Suizidversuche unternommen hat. »Wie viele es genau waren, kann ich im Nachhinein gar nicht mehr sagen. Mein letzter Suizidversuch liegt zehn Jahre zurück. Ich habe versucht, mir mit Tabletten das Leben zu nehmen.«[134] Auch über seine Gefühle und Gedanken zu diesem Zeitpunkt spricht er: »Gedacht habe ich zwar ›Jetzt hast du es bald geschafft‹, gefühlt habe ich aber vor allem Angst, denn es ist ja etwas, das man nicht kennt. Wenn ich heute alleine einkaufen gehe – und ich habe Jahre gebraucht, um das alleine zu können – weiß ich, wie ich dorthin komme, ich weiß, wo welche Lebensmittel stehen, und ich weiß, dass dort Menschen sind. Aber beim Sterben weiß ich gar nichts. Sterben kann man nur einmal. Das ist für mich eine sehr unsichere Situation, an die ich ängstlich rangehe.«[135]

Angst vor dem Tod hat Michael inzwischen nicht mehr. »Weil der Tod«, so führt er aus, »für mich zum Leben gehört. Entweder es ist, als ob man schläft – das bekommt man ja auch nicht mit – oder es geht irgendwie weiter. Das wird man dann sehen. Ich glaube nicht an Himmel und Hölle. Ich denke eher, dass jeder in seinen persönlichen Himmel kommt, weil ich keine Lust habe, in 13.000 Metern auf einer Wolke zu sitzen und mir einen abzuklappern. Da gehe ich lieber in die Hölle, da ist es schön warm. Ich denke, dass – wenn es weitergeht – man sich seinen Himmel selbst erschafft.«[136]

Auch Charlotte hat oft Suizidgedanken und hat vor vielen Jahren einen Suizidversuch unternommen. Damals hatte sie eine Partnerschaft, die sehr emotional war. »Durch ihn kam ich das erste Mal mit Drogen in Berührung. Ich habe es aber geschafft, damit aufzuhören, doch mein damaliger Partner konnte das nicht. Er hat sich dann eine neue Partnerin gesucht, die aus der Szene kam und weiter Drogen mit ihm genommen hat. Ich habe zu diesem Zeitpunkt noch bei ihm gewohnt und stand nun vor dem Nichts. Also sah ich keinen anderen Ausweg mehr und habe versucht, mir mit Tabletten, die man als Drogensüchtiger so im Haus hat, das Leben zu nehmen. Dazu gehörte eben auch das Schlaf- und Beruhigungsmittel Rohypnol.« Ihr Ex hat damals Charlottes Mutter angerufen und ihr gesagt, dass er Angst habe, sie könnte sich etwas antun. »Meine Mutter ist dann zu seiner Wohnung gefahren. Oben im gleichen Haus wohnten seine Eltern, die einen Zweitschlüssel hatten und ihr die Tür öffneten. Und dann hat meine Mutter die ganze Zeit bei mir gesessen, bis ich irgendwann aufgewacht bin.«[137] Als ich sie frage, ob sie heute froh ist, dass dieser Suizidversuch nicht geklappt hat, antwortet Charlotte: »Einerseits bin ich froh, weil ich sonst nie erfahren hätte, wie es ist, eigene Kinder zu bekommen. Außerdem hätte ich nie erfahren, wie es ist, als Beste die Gesellenprüfung abzulegen und bei einem Leistungswettbewerb den zweiten Platz zu machen und eine Meisterschule besuchen zu können. Das sind alles Erfahrungen, die ich sammeln durfte. Aber andererseits wäre mir natürlich auch vieles erspart geblieben.«[138]

Sarah hat schon einige Suizidversuche unternommen: »Ich habe es mit Medikamenten versucht und mir die Pulsadern aufgeschnitten. Aber man hat mich immer erwischt. Das war auch die Zeit, als sie mich in die Psychiatrie stecken wollten. Aber ich habe sie angelogen, habe ihnen alles gesagt, was sie hören wollten, nur damit ich da nicht rein musste. Vielleicht hätte es mir ja auch ganz gutgetan. Aber ich wollte nicht. Ich hatte ja in der Psychiatrie gearbeitet und kannte das. Ich hätte dann meine Seele offenbaren müssen und das wollte ich nicht.«[139]

Ihre Suizidversuche, erklärt Sarah, waren »zum Teil geplant, zum Teil spontan. Es hat auch Zeiten gegeben, da wäre ich vor den Zug gesprungen. Aber ich habe nie zu Hause probiert, mich umzubringen. Ich wollte das meiner Familie nicht antun, und ich wollte nicht, dass sie mich so sehen oder mich finden. Ich habe immer gedacht, meine Familie kann ohne mich besser leben als mit mir.« Auf meine Frage hin, ob sie heute froh ist, dass ihre Suizidversuche nicht geklappt haben, zeigt sich, dass sie in erster Linie für ihre Familie weiterlebt: »Ich bin in dem Sinne froh, dass meine Familie dann nicht so ein schlechtes Gewissen haben muss – weil ich sehe, was mein Sohn mit seinem Suizid alles angerichtet hat. Also das, was ich jetzt erlebe, wollte ich meiner Familie nicht antun. Das ist eigentlich der einzige Grund, weshalb ich es nicht machen werde. Für mich selbst ist es egal, ob ich jetzt sterbe oder nicht.«[140].

Auch Amelie hat schon mehrere Versuche unternommen und zwischenzeitlich auch die Diagnose »Chronische Suizidalität« bekommen.[141] Heute ist sie froh, dass ihre Suizidversuche nicht erfolgreich waren. Aber das war nicht immer so. »Von 2008 bis 2013«, berichtet sie, »war ich eigentlich ununterbrochen in Kliniken. Ein Aufenthalt hat sich an den anderen gereiht. 2008 bekam ich den ersten richterlichen Beschluss, der so weit ging, dass mir gesagt wurde, dass ich eine gesetzliche Betreuung brauche und die auch bekam. Irgendwann hat die Richterin dann den Beschluss erlassen, dass ich ein Jahr in ein geschlossenes Wohnheim sollte. Mein Glück war, dass das Wohnheim keinen Platz hatte (so musste ich in der Klinik bleiben, weil ich einen Unterbringungsbeschluss hatte). Es war der Moment, in dem mir klar wurde: Entweder ich ändere jetzt etwas oder ich lande da, wo ich vielleicht nie wieder rauskomme.«[142]

Amelies Suizidversuche kamen immer unvermittelt und ungeplant: »Gedanken habe ich mir schon gemacht, aber die Suizidversuche kamen immer plötzlich. Ich war auch zu dem Zeitpunkt auf einer geschlossenen Station. Natürlich steht man dort immer unter Beobachtung, aber wenn man so etwas machen möchte, gibt es immer eine Möglichkeit. Anfangs habe ich versucht, mich zu strangulieren. Ich habe dazu Schnürsenkel oder Jogginghosen benutzt. Eine Medikamentenintoxikation hatte ich mehrere Male, denn ich habe einfach Paracetamol genommen. Mittlerweile gibt es zwar die Einschränkung, dass die Apotheken nur zwei Packungen abgeben dürfen, aber ich bin dann einfach zu mehreren Apotheken gefahren und habe immer zwei Packungen gekauft. Es war wie ein Rausch, ein Zwang, ich konnte nicht anders. Ich wusste, ich muss das hier tun, sonst hört das nie auf. Ich musste Schluss machen, denn es hatte keinen Sinn mehr. Vor allem der Beschluss, dass ich ein Jahr in irgendein geschlossenes Wohnheim sollte, hat mir klargemacht: ›Die wollen dich ja gar nicht mehr haben, die wollen dich nur wegsperren.‹ Und das wollte ich nicht. Außerdem dachte ich, dass ich dann keinem mehr zur Last falle. Ich glaube, dass ich wegen Medikamentenintoxikationen insgesamt fünfmal auf der Intensivstation lag. Die Strangulationsversuche kann ich gar nicht mehr zählen.«[143]

Erhängen zählt zu den harten Suizidmethoden. Deshalb frage ich Amelie wie sie darauf gekommen ist: »Ich wollte nicht mehr atmen«, erklärt sie mir, »und wollte einfach nicht mehr leben. Damals habe ich durch die Bulimie alles mit Essen und Erbrechen über den Hals und die Speiseröhre kompensiert. Aber das war vorbei und ich wusste nicht mehr, was ich jetzt machen sollte. Also habe ich alles genommen, was ich kriegen konnte – ob es nun Socken waren oder Schnürsenkel aus meinen Schuhen. Ich musste ja irgendetwas tun, um es zu beenden. Heute kann ich mich davon vollkommen distanzieren, denn zum Glück hat sich bei mir alles zum Positiven gewendet. Aber damals war ich auch so mit Medikamenten vollgepumpt, dass ich gar nicht mehr ich selbst war. Ich habe nichts mehr gespürt.«[144]

Nele hat zwischen dem 13. und dem 17. Lebensjahr etwa zehn Suizidversuche unternommen. »Als ich erfahren habe, dass ich schwanger bin, habe ich das selbstverletzende Verhalten eingestellt und auch keinen weiteren Suizidversuch gemacht, weil ich mir dachte: ›Da ist jetzt ein Mensch in deinem Körper, der dich braucht und auch deinen Körper, deshalb musst du ihn gesund erhalten.‹ Als meine Tochter auf die Welt kam, habe ich auch nichts mehr versucht. Ich hatte eine Wochenbettdepression und vier Monate später habe ich mich erneut selbst verletzt. Dann habe ich meine Wohnung verloren und bin aufs Land gezogen, wo ich mich als Großstadtkind ziemlich verloren gefühlt habe. Ich hatte auch keine Kraft mehr, mich um irgendetwas zu kümmern. Und da fing es wieder an, dass ich dachte: ›Wenn du jetzt nicht da wärst, würde es deiner Tochter doch viel besser gehen.‹« [145]

Als ich Nele frage, wie ihre zehn Suizidversuche abgelaufen sind, erklärt sie: »Ich bin zu feige dafür, mir die Pulsadern aufzuschneiden. Ich habe es mit Tabletten probiert. Im Kinderheim waren die Medikamente gut verschlossen, aber ich habe es immer geschafft, an etwas zu kommen. Ich habe dann die Beipackzettel gelesen und geschaut, was davon die schlimmste Nebenwirkung ist, und das habe ich dann genommen. Funktioniert hat es aber nie, ich habe mich nur immer hundeelend gefühlt.« Auch bei Nele waren die Suizidversuche impulsiv: »Wenn ich einen Freund hatte und er nach zwei Wochen Schluss gemacht hat, war das für mich der Weltuntergang. Ich habe dann all meine negativen Gedanken zusammengefasst und gesagt: ›So, und deshalb bringst du dich jetzt um.‹«[146]

Ähnlich wie Charlotte ist Nele zwiegespalten, als ich sie frage, ob sie über das Misslingen ihrer Suizidversuche froh ist: »Hätte ich jetzt einen guten Tag, würde ich sagen: ›Ja, auf jeden Fall‹. Heute, an meinem nicht so guten Tag, würde ich auch noch sagen: ›Jein‹. Auf jeden Fall bin ich froh, dass ich mit zwei gesunden Kindern gesegnet worden bin. Nur manchmal denke ich, dass es mir auch viel Schmerz erspart hätte. Aber ich weiß auch, dass es Menschen gibt, die viel Schlimmeres durchgestanden und es auch geschafft haben.«[147]

Romy erzählt über ihren letzten Suizidversuch: »Ich habe meinen ganzen Medizinschrank leer gemacht und alles eingeworfen, was ich finden konnte.«[148] Gefunden und ins Krankenhaus gebracht haben sie ihre Eltern. Als ich sie nach ihren Gefühlen frage, die sie hatte, als sie wieder aufwachte, sagt sie: »So weit konnte ich gar nicht denken, weil ich von meiner Mutter sofort eine Ohrfeige bekommen habe, als ich wieder zu mir kam. Ich habe mich einfach allein und unverstanden gefühlt. Meine Gefühle konnte ich zu dieser Zeit überhaupt nicht wahrnehmen, geschweige denn ausdrücken. Erst nachdem ich lange Zeit Körperwahrnehmungstherapie gemacht hatte, konnte ich überhaupt meine Gefühle erspüren und sie benennen.«[149]

1.8. Was die Krankheit einem nimmt

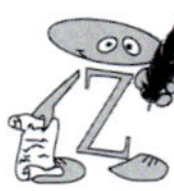

»Borderline. Feels like I'm going to lose my mind.
You just keep on pushing my love
over the borderline …
Something in your eyes is makin' such a fool of me
When you hold me in your arms you love me till I just can't see.
But then you let me down, when I look around, baby you just
can't be found.
Stop driving me away, I just wanna stay,
there's something I just got to say,
just try to understand, I've given all I can,
'cause you got the best of me …
Look what your love has done to me.
Come on baby set me free.
You just keep on pushing my love
over the borderline
You cause me so much pain,
I think I'm going insane …«

(Madonna, 1984)

- Übersetzung -

Es fühlt sich an, als würde ich meinen Verstand verlieren.
Du treibst meine Liebe immer weiter über eine Grenze …
Etwas in deinen Augen ist so vernarrt in mich.
Wenn du mich in deinen Armen hältst, liebst du mich,
aber sobald ich dich nicht mehr sehe, lässt du mich los.
Hör auf, mich wegzujagen, ich will einfach nur bleiben.
Es gibt etwas, das ich dir sagen muss:
Versuche zu verstehen, dass ich alles gegeben habe, weil es das
Beste war, das ich geben konnte.
Schau, was deine Liebe mit mir gemacht hat.
Komm Baby, lass mich frei.
Du treibst meine Liebe immer weiter über eine Grenze …
Sie verursacht mir so viel Schmerz, dass ich glaube,
verrückt zu werden.«

»Borderline« war einer der ersten Hits von Madonna. Doch in diesem Song hat sie vermutlich nicht nur ihre turbulente Beziehung thematisiert, sondern auch die Ursache dafür: Borderline. Sie glaubt, so singt sie, »dass sie ihren Verstand verliert« und »verrückt wird«. Wie sehr die Erkrankung die Betroffenen tatsächlich »verrückt« macht und sich das nicht nur auf ihre Beziehungen auswirkt, sondern ihr komplettes Leben auf den Kopf stellt, haben wir bereits erfahren. Doch wie sieht der Alltag mit Borderline nun wirklich aus? Wie ist es wirklich, mit einer Krankheit zu leben, »die ein Egoist ist, alles an sich zieht, alle Aufmerksamkeit aufsaugt und sie nicht mehr hergibt …«?[150] Dieses Zitat stammt zwar von Guido Westerwelle, der es in Bezug auf seine Krebserkrankung formuliert hat, es beschreibt aber auch das Gefühl vieler Borderliner, die sich vor allem in schwierigen Zeiten immer wieder ohnmächtig ihrer Erkrankung ausgeliefert fühlen. Und wie ist es, in einem Umfeld zu leben, in dem auch Freunde, Bekannte, Arbeitskollegen und die Familie Borderlinern hilflos gegenüberstehen und mit Unverständnis reagieren? Von einem Stück Normalität im Alltag sind häufig nicht nur die Betroffenen, sondern auch wir, die täglich mit ihnen umgehen, ein ganzes Stück weit entfernt.

Für Katja sind es vor allem die negativen Gefühle und Gedanken, die alles beherrschen und ihr einen normalen Alltag unmöglich machen.

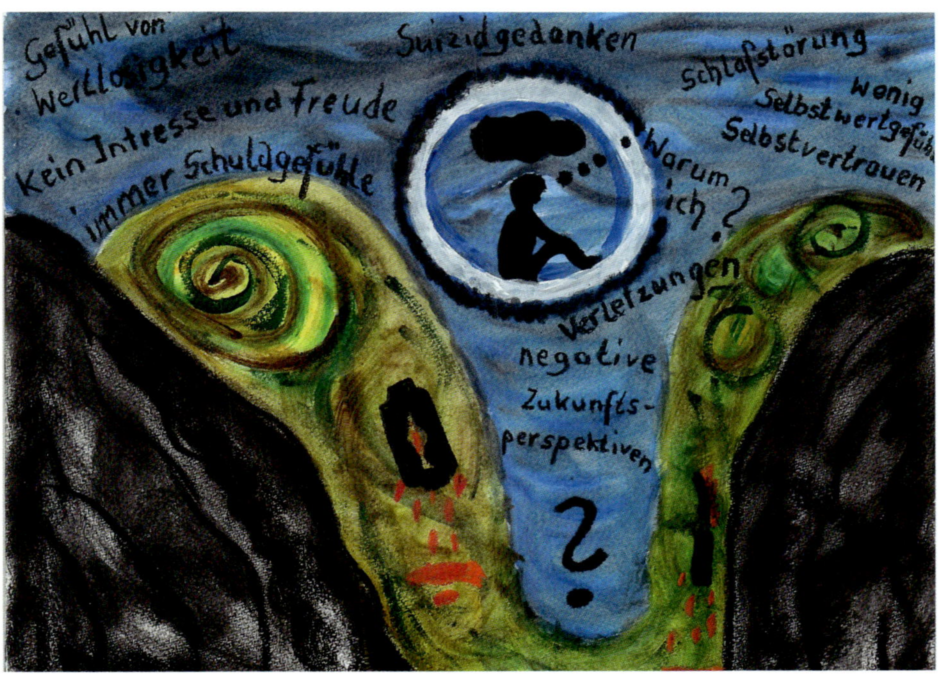

Abbildung 21: »Negative Gefühle und Gedanken, die nicht vergehen«, Zeichnung von Katja

Während sie dieses Bild mit all den negativen Gefühlen und Gedanken, die sie auf Schritt und Tritt verfolgen, zeichnete, wurde ihr bewusst, wie krank sie eigentlich wirklich ist und wie sehr diese Erkrankung sie im Griff hat. Wie viele Borderliner fragt sich auch Katja, ob es einen Weg gibt, ihre »Selbstzerstörungswut« in den Griff zu bekommen. Sie fragt sich: »Was wäre, wenn ich einfach in einer Luftblase über all diesen negativen Gedanken und Gefühlen hinwegschweben könnte? Wäre ich dann wieder normal oder wäre ich auch dann mit meiner Situation total überfordert?«[151]

1.8.1. Über den Alltag mit Borderline, über Abstiege, Abschiede und Verluste

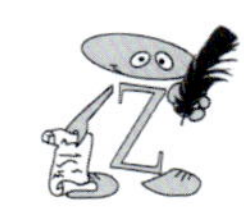

»Das Leben ist, was du daraus machst. Ganz egal was, du wirst es manchmal vermasseln, das ist die universelle Wahrheit. Aber das Gute daran ist, du kannst dir selbst aussuchen, wie du es vermasseln willst.« (Marilyn Monroe)

Immer wieder hört man, dass es wichtig für Borderliner ist, eine Struktur in ihren Tagesablauf zu bekommen. Doch oft kommt es vor, dass ihnen gerade diese Struktur an schlechten Tagen vollkommen abhanden kommt und dass das, was sie sich vorgenommen haben, als es ihnen gut ging, in einer Welle von Chaos und schlechten Gefühlen fortgeschwemmt wird. An schlechten Tagen können sie sich nicht mehr an die Vereinbarungen halten, die sie an guten Tagen mit sich selbst gemacht haben. Wie soll auch ein Ertrinkender daran denken, dass er jetzt eigentlich mit einem Freund verabredet wäre, seine Mails checken oder eine anständige Mahlzeit zu sich nehmen müsste, wenn er in diesem Augenblick um nichts als um sein nacktes Überleben kämpft?

Bei Katja sind es vor allen Dingen die alten Wunden, die immer wieder aufreißen, heftige Schmerzen verursachen und ihr die Kraft rauben, die sie bräuchte, um einen normalen Alltag zu gestalten.

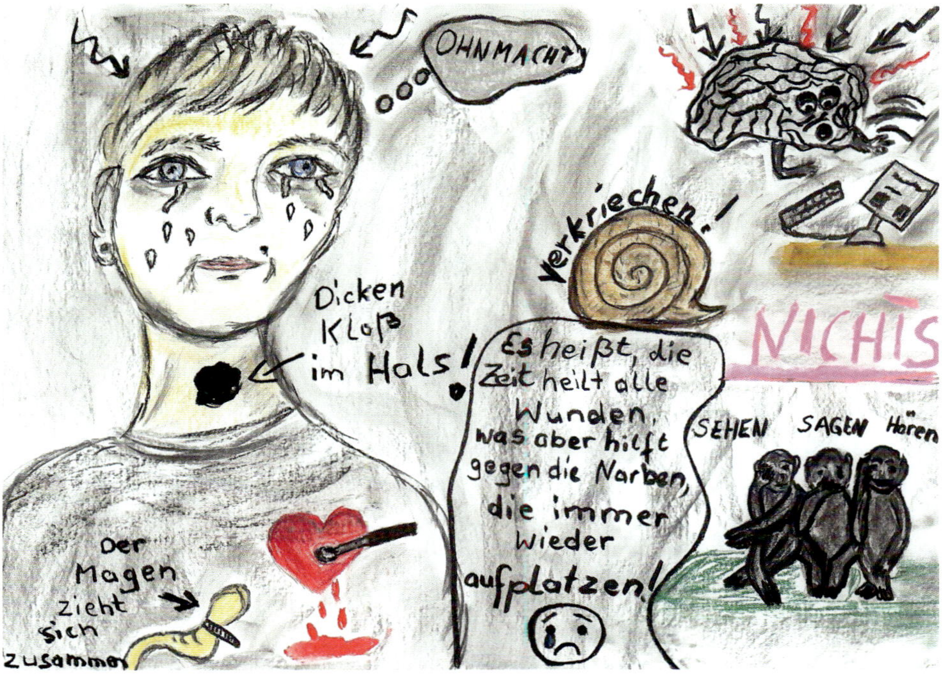
OHNMACHT
Verkriechen!
Dicken Kloß im Hals!
Es heißt, die Zeit heilt alle Wunden, was aber hilft gegen die Narben, die immer wieder aufplatzen!
SEHEN SAGEN Hören
Der Magen zieht sich zusammen

Abbildung 22: »Es heißt, die Zeit heilt alle Wunden …«, Zeichnung von Katja

»Es heißt, die Zeit heilt alle Wunden« – damit greift Katja einen vielzitierten, Mut machenden Spruch auf. Aber ist es wirklich so? Heilt die Zeit wirklich alle Wunden – ganz egal, ob wir eine Liebe verloren, eine schwierige Zeit in unserem Beruf durchgemacht oder eine lebensbedrohliche Krankheit überwunden haben? Oder verdrängen wir vielmehr nur das Leid und den Schmerz, während unsere Wunden bleiben? Lernen wir mit der Zeit tatsächlich mit unseren Narben zu leben oder lässt der Schmerz einfach nur nach, um dann wieder aufzuflammen? Ganz bestimmt wird der Schmerz – wenn einige Zeit vergangen ist – nicht mehr so stark, so intensiv, so alles überwältigend sein, dass wir das Gefühl haben, dass es uns den Boden unter den Füßen wegzieht. Dennoch wird es immer wieder Auslöser in unserem Leben geben – sei es eine Melodie, ein bestimmtes Lied, ein Geruch, ein Geräusch, ein Gedanke, ein Bild oder ein bestimmtes Gefühl –, die unsere alten Wunden aufreißen. Dann wird es wieder wehtun, auch wenn die Intensität des Schmerzes mit der Zeit nachlässt, verschwindet er doch nie ganz. Letztendlich bleibt uns nichts anderes übrig, als mit dem Schmerz leben zu lernen. Er bietet uns aber auch die Chance zu innerem Wachstum, wenn es uns gelingt, ihn als

→

Teil unseres Lebens zu akzeptieren, zu verarbeiten und zu integrieren. Dann kann aus einer schmerzvollen Erfahrung die Kraft erwachsen, sich weiterzuentwickeln und neue Wege im Leben zu beschreiten.
Bei Borderlinern allerdings entstehen die Schmerzen häufig auf der Basis heftiger und verwirrender Beziehungserfahren in der Kindheit, die nicht verarbeitet werden können. Sie brechen immer wieder mit unverminderter Heftigkeit auf. So heilt bei Katja die Zeit nicht alle Wunden, die ihr das Leben zugefügt hat.

Katja hat alles verloren, was ihr in ihrem Leben etwas bedeutet hat, vor allem aber ihren Mann und ihre ältere Tochter – Verluste, die sie nie überwunden hat. Eine neue Beziehung hat sie bis heute nicht gefunden, obwohl sie sich so sehr danach sehnt, wieder geliebt zu werden, einen Partner zu haben, der sie in den Arm nimmt, der sie akzeptiert, so wie sie ist, mit all ihren Problemen und vor allem mit ihrer Krankheit. Als sie Bilder von ihrem Exmann und seiner neuen Partnerin im Netz sah, brachen diese Wunden wieder auf und mischten sich mit den alten Gefühlen der Verlassenheit aus ihrer Kindheit. »Mir war schlecht, ich hatte einen dicken Kloß im Hals, mein Magen hat sich verkrampft. Das Herz fühlte sich an, als würde es bluten. Es war wie ein Stich mitten in mein Zentrum. Mein erster Impuls war: ›Ich möchte nichts mehr hören, nichts mehr sehen und nichts mehr sagen. Ich möchte mich einfach nur verkriechen wie eine Schnecke.‹« Katjas Gedankenkarussell drehte sich. Sie quälte sich mit Fragen wie: »Was wollen sie noch alles tun, um mich zu kränken und zu demütigen?« Aber Katja war auch wütend über das, was ihr da angetan wurde, und vielleicht war sie auch wütend über sich selbst, weil sie es mal wieder nicht schaffte, all das an sich abprallen zu lassen. Sie schaffte es einfach nicht, einen Strich unter das Vergangene zu ziehen – weil ihre Verletzungen einfach zu tief saßen und schon in der Kindheit ihren Ausgangspunkt genommen hatten.

Ähnlich wie Katja quälen auch Lia vor allem die Erinnerungen an die Vergangenheit sehr: »Das macht sich im Moment gerade wieder sehr durch Albträume, nicht schlafen können und nächtliche Panikattacken bemerkbar. Ich habe einige Monate gebraucht, um den Istzustand zu akzeptieren und das Beste daraus zu machen, inzwischen behindert es mich nicht mehr ganz so stark, da wenigstens die depressive Episode dank der Medikamente am Abklingen ist.«[152]

Auch mit den anderen InterviewpartnerInnen habe ich darüber gesprochen, wie stark die Erkrankung ihr tägliches Leben und ihren Umgang mit ihren Familien beeinflusst: Sarah meint: »Zu hundert Prozent. Ich muss ja immer spielen. Das ganze Leben ist ein Spiel für mich. Ich kann keinem sagen, wie es mir wirklich geht, wie ich mich wirklich fühle, weil es keiner versteht.«[153] Und Frida merkt an: »Es ist so heftig, dass ich einfach nicht mehr weiß, was davon ich bin und was Borderline ist. Beherrsche ich das Borderline oder beherrscht es mich? Es ist ein täglicher Kampf und es gibt Momente, da möchte ich nicht mehr kämpfen, dann frage ich mich ›Wer bin ich eigentlich?‹«[154]

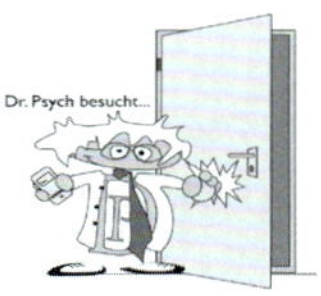

Auch Saschas Leben geriet von einem Tag auf den anderen durch seine Erkrankung vollkommen aus den Fugen. Lange hatte er versucht, sich zusammenzureißen und einfach zu funktionieren. Doch dann kam der »große Knall«: »Mein komplettes Leben hat sich verändert. Der ganz normale Alltag mit einem Beruf, einer Familie – ein stinknormales Leben, ganz egal, wie es läuft – all das ist weg. Ab dem Moment, in dem es knallt, bist du nicht mehr der, der du mal warst. Du verlierst deinen Beruf, verlierst deine Identität, verlierst deine Freunde, überall gibt es Spannungen und Unverständnis. Eine Zeit lang habe ich mir gewünscht, wieder so zu sein wie früher, weil ich da funktioniert habe. Aber schlussendlich hat mich das ja krank gemacht.«

Als ich Sascha frage, wie er dieses Funktionieren beschreiben würde, antwortet er: »Ich finde, es hat einfach funktioniert, weil man nicht fragen musste: ›Woher kommt die Krankheit, was macht sie mit dir, und wie kommst du da wieder raus?‹ Weil man nicht darüber nachdenken musste, warum etwas ist wie es ist. Du gehst jeden Tag zur Arbeit, du hast dieses stinknormale Leben, da gibt es hier mal ein Problem und da mal ein Problem – und dann von einem Augenblick auf den anderen ist alles weg: Freunde wenden sich ab, du bist draußen, stehst nicht mehr im Berufsleben. Du bist mehr zu Hause, unternimmst weniger, und die, die wissen, was mit dir los ist, können nicht damit umgehen, wissen nicht, wie sie sich verhalten sollen. Das kannst du mit dem vorherigen Leben nicht mehr vergleichen Egal, wie hart du gearbeitet hast, ob zu viel oder zu wenig: ganz egal, du hast funktioniert. Heute funktionierst du in vielerlei Hinsicht nicht mehr oder es ist ein täglicher harter Kampf. Man fühlt sich wie jemand, der das Laufen neu lernen muss.«[155]

Ähnlich wie bei Sascha, dessen Freunde nur schwer mit seiner Erkrankung umgehen können, ist es auch bei Marlene mit ihrem Partner: »Es ist für den Partner schwierig, zu akzeptieren, dass er mit jemandem zusammen ist, der krank ist und dass er sich auch noch darauf einstellen soll. Würde mir ein Bein fehlen, säße ich im Rollstuhl oder hätte ich eine Krebserkrankung, wäre das etwas Greifbares. Hätte ich ein gebrochenes Bein, würde keiner sagen: ›Pass auf, du gehst jetzt hoch auf den Dachboden und hängst Wäsche auf.‹ Aber diese Erkrankung ist unsichtbar. Was es außerdem schwer macht, ist, dass ich die Möglichkeit brauche, mich zurückzuziehen. In Diskussionen muss ich oft abbrechen, weil ich Angst habe, auszurasten. Und ich muss mir meinen Tag genau einteilen: Mir überlegen, wie ich was mache, was mir guttut und was mich überfordert. Aber der Partner kann ja nicht ständig in mein Seelenleben schauen, er weiß nicht, was gerade mit mir los ist.«[156]

Für viele Borderliner ist ihr Job ihr zweites Zuhause. Sie identifizieren sich mit dem, was sie tun, arbeiten viel, meist bis zum Zusammenbruch. Wo andere nur zehn oder zwanzig Prozent geben, geben sie einhundert Prozent. Wenn andere in die Mittagspause gehen, arbeiten sie weiter. Wenn sie arbeiten, dann arbeiten sie! Auch hier gibt es kein Dazwischen, nur ganz oder gar nicht – Schwarz oder Weiß. Allerdings landen sie oft in der Erschöpfungsdepression, weil sie ihre Grenzen nicht kennen. Brechen sie dann zusammen gibt es den »großen Knall«, und der Job ist erst einmal weg. Ein Zurück gibt es meist nicht. Die Wiedereingliederung von Borderlinern in die Arbeitswelt ist bis heute ein Problem. Und das, obwohl sie gern wieder Teil der Gesellschaft werden, sich einbringen und sich engagieren wollen – und sei es auch nur ehrenamtlich. Leider gibt es bis heute nur eine Handvoll Unternehmen, Vereine oder Hilfsorganisationen, die ihnen die Möglichkeit dafür bieten. Auch Amelie hat das bestätigt: »Natürlich möchte ich gerne wieder arbeiten gehen, auch weil das in unserer Gesellschaft eben sehr wichtig ist. Im Moment lebe ich von einer befristeten Rente. Was danach passiert, weiß ich noch nicht. Das macht mir natürlich große Angst, denn Arbeit ist sehr schwer zu finden. Durch meine Krankheitsgeschichte bekomme ich keinen Job mehr als Erzieherin und vom Arbeitsamt keine Wiedereingliederung, weil die sagen: ›Psychisch kranke Menschen haben nichts in sozialen Bereichen zu suchen.‹«[157]

Marlene, die eine Ausbildung zur Physiotherapeutin abgebrochen hat, teilt diese Erfahrung: »Ich habe diese Ausbildung damals angefangen, um überhaupt eine Ausbildung zu machen. Ohne dass ich wusste, was ich überhaupt machen wollte. Aber ich habe mich damit so überlastet, dass ich irgendwann, weil ich es nervlich nicht mehr durchgehalten habe, die Ausbildung abgebrochen und mich in eine psychiatrische Klinik eingewiesen habe.«[158] Heute würde Marlene gern wieder arbeiten, denn, so sagt sie, »ich weiß, ich bin ein intelligenter Mensch, ich könnte so viel, wenn ich nicht bei jeder Kleinigkeit überlastet wäre. Zu wissen, dass man es könnte, aber dann doch nicht kann – das ist eigentlich das Schlimmste an dieser Krankheit.«[159]

Romy hingegen ist Marlene, Amelie und Sascha schon ein kleines Stück voraus. Sie hat es geschafft, eine Ausbildung aufzunehmen und zurück ins normale Leben zu finden: »Ich würde schon sagen, dass ich jetzt ein normales Leben führe. Vorher war es für mich undenkbar, überhaupt eine Ausbildung zu machen. Das hätte ich gar nicht durchhalten können.«[150]

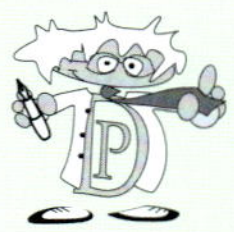

Ja, der Alltag hält vielfältige Herausforderungen für Borderliner bereit: Und manchmal scheint es, als müssten sie an allen Fronten gleichzeitig kämpfen. Auch wenn sie sich wie Marlene oft fragen »Wer bin ich eigentlich?«, oder wenn – wie im Falle von Lia – die Erinnerungen an die Vergangenheit sie quälen und sie Schwierigkeiten in ihren Beziehungen oder in der Arbeitswelt haben, so gibt es doch auch kleine Lichtblicke, wie Romys Beispiel zeigt. Auch mit Borderline ist es möglich, ein Leben zu leben – auch wenn es bis dahin ein harter, ein schmerzhafter Weg ist. Aber es lohnt sich, ihn zu gehen!

1.8.2. Wie das soziale Umfeld reagiert

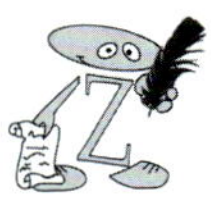

»Niemand muss sich für seine psychische Krankheit schämen! Sie kann jeden treffen, egal wie, egal wann, egal wo! Schämen sollten sich eher die Menschen, die diese Krankheit noch immer belächeln und Betroffene deswegen verurteilen!« (Katja)

Natürlich wünschen sich Borderliner, dass ihre Erkrankung endlich entstigmatisiert wird und dass Vorurteile ein für alle Mal abgebaut werden. Sie wünschen sich Menschen, die ihnen bei ihrem täglichen Kampf ums Überleben hilfreich zur Seite stehen und dass sie auch von fachlicher Seite viel mehr Unterstützung und dauerhafte Begleitung erfahren. Doch die Erfahrungen der betroffenen Frauen und Männer, mit denen wir gesprochen haben, sehen leider anders aus. Häufig geraten sie im Laufe der Zeit in Isolierung und Einsamkeit, denn ihr soziales Umfeld zieht sich zurück. Freunde und Familie sind verunsichert und können nicht einschätzen, was die Erkrankung wirklich bedeutet. Sie leiden unter dem schwierigen und chaotischen Verhalten des Borderliners, fühlen sich durch seine ungerechtfertigten Hasstiraden und Wutanfälle verletzt, können dem Hin und Her seiner Gefühle nicht folgen, werden abwechselnd geliebt und abgelehnt. Auch die fortwährenden Dramen und das selbstzerstörerische Verhalten sind für sie so unverständlich, dass der Erkrankte mit dem Stigma »Vorsicht: Borderliner!« versehen wird.

Auch Katja kennt solche Situationen.

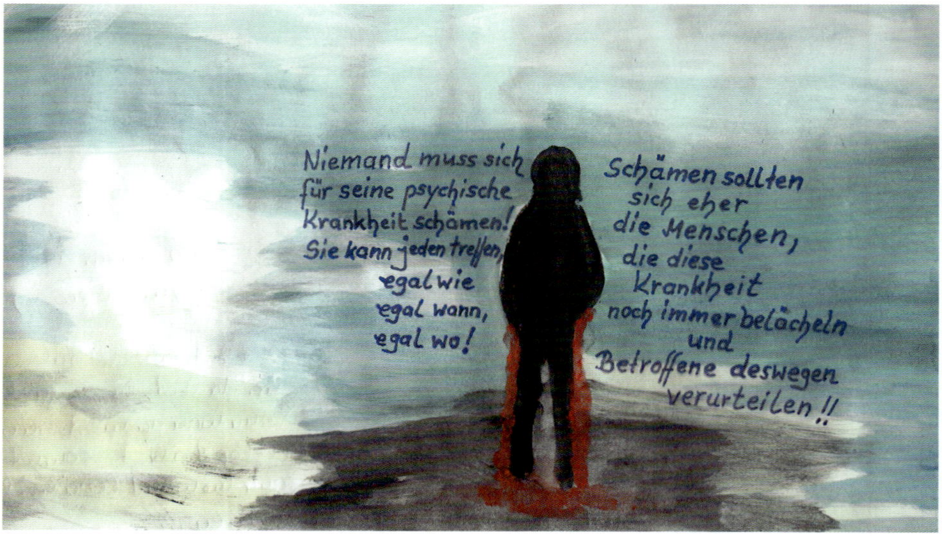

Abbildung 23: »Niemand muss sich für seine psychische Krankheit schämen!«, Zeichnung von Katja

Als sie einer Mitpatientin in der orthopädischen Reha von ihrer psychischen Erkrankung erzählte, reagierte diese ziemlich heftig und warf ihr an den Kopf: »Na, da hast du es ja geschafft und kannst endlich in Rente gehen. In den Kopf kann man ja nicht reinschauen. Niemand kann beweisen, ob du wirklich depressiv oder Borderlinerin bist. Das hast du ja großartig hinbekommen. Herzlichen Glückwunsch!«

Diese Worte haben Katja sehr verletzt. Und wie würden Sie sich wohl fühlen, wenn jemand davon ausgeht, dass Sie die Magenbeschwerden oder die Grippe, von der Sie Ihren Kollegen erzählen, nur vortäuschen, um sich ein paar freie Tage zu erschleichen?

Als wir das Bild von Katja auf unserer Dr. Psych-Facebook-Seite gepostet haben, bekamen wir innerhalb kürzester Zeit sehr viel Feedback dazu. So schrieb uns Abby: »Wer so etwas sagt, hat Glück, dass er noch nie eine psychische Erkrankung hatte. Ich wünsche das keinem, noch nicht mal der Person die so unsensibel daherredet. Wer das nicht durchlebt hat, kann sich das nicht vorstellen und sollte deshalb auch nicht über die Kranken urteilen. Schade, dass es immer wieder solche Bemerkungen gibt. Das ist praktisch der Fußtritt obwohl man schon am Boden liegt.«

Susanne meinte: »Obwohl alle von meiner psychischen Erkrankung wissen, muss ich mich immer erklären und rechtfertigen. Niemand glaubt mir. Immer werde ich nur belächelt und dann kommen immer noch Sprüche wie ›Ach komm, stell dich doch nicht so an. Das Leben ist doch so schön.‹« Kerstin verglich es mit einer Erkältung und merkte an: »Einen Schnupfen kennt jeder und kann ihn auch zuordnen, aber so was?«

Auch Jessi weiß, wie schwer es ist, mit einer psychischen Erkrankung zu leben. Sie schrieb uns: »Diese Krankheit können leider oft nur die wenigsten Außenstehenden Menschen richtig erkennen, verstehen und damit umgehen. Man wird dann oft nur blöd angeschaut, als ob man der letzte Volltrottel wäre! Oder einfach nur verachtet, und von allem ausgegrenzt, bis man sich irgendwann wieder mit ganz viel Kraft seinen Platz in der Gesellschaft zurück erkämpft hat! Noch nicht einmal die eigenen Familienmitglieder und Verwandten sind oft dazu in der Lage, diese Situation richtig einzuschätzen und sind damit total hilflos und überfordert! Wer es dennoch irgendwie geschafft hat, kann einfach nur froh und auch stolz auf sich sein!«

Auch Silvia kennt solche Reaktionen: »Ich bekomme beispielsweise keine Reha mehr, weil gesagt wird, dass sich eh nichts mehr ändern wird. Man ist sein ganzes Leben lang abgestempelt. Gerade war ich noch einmal im DBT Modul Umgang mit Gefühlen (▸siehe S. 255) und habe das erste Mal, seitdem ich keine Psychopharmaka mehr nehme, an meiner Gefühlswelt gearbeitet. Leider hat es mich so umgehauen, dass ich jetzt wieder anfangen muss, alles neu zu sortieren. Denn durch unsere Gesellschaft habe ich gelernt, all die letzten Jahre meine Gefühle zu deckeln. Denn es hieß ja immer: ›Stell dich nicht so an. Das Leben ist kein Wunschkonzert!‹ Gefühle werden ja leider in unserer heutigen schnelllebigen Gesellschaft nicht gerne gesehen, weil viele Menschen damit überfordert sind. Die meisten wissen noch nicht einmal, was sie tun sollen, wenn jemand weint! Sie stehen daneben, stock und steif, und kommen noch nicht einmal auf die Idee, dass eine Umarmung jetzt vielleicht genau das Richtige wäre. Aber woher kommt das? Wo hat das alles angefangen? Und wo endet das alles noch? Ich werde jedenfalls weiterhin dafür kämpfen müssen, dass ich meine Gefühle auch zeigen kann. Mein Weg wird vielleicht mit EX-IN (▸siehe S. 376) weitergehen. Man hat mir vorgeschlagen, dass ich einen Stepps-Trainer-Schein (▸siehe S. 273) machen sollte, weil ich so gut in der Lage sei, mit meiner Gefühlswelt umzugehen und dies anderen Menschen anschaulich erklären kann. Ich hoffe, ich kann damit auch anderen Menschen helfen, zu ihren Gefühlen zu stehen. Ihr seid ein tolles Team und ich bin froh, dass es Menschen gibt, die sich solcher Geschichten annehmen. Danke dafür!«[161]

Auch Kati weiß, wie schwierig und mühsam es ist, Menschen für psychische Erkrankungen zu sensibilisieren: »Das kenne ich seit Jahrzehnten. Es ist ein überaus mühsames Unterfangen, das Herz und den Verstand von Menschen für ihnen Unbekanntes zu öffnen. Es lohnt sich aber!« Sabine findet es »traurig, dass so wenige Menschen sich mit diesem Thema befassen wollen. Und wenn man dann schon mal preisgibt, dass man eine Depression oder Borderline hat, schalten die meisten auf Durchzug und wechseln das Thema.« Natascha schrieb uns: »Viele Menschen sagen mir immer, ich hätte ein ›Aufmerksamkeitsdefizit‹! Oft habe ich auch gehört: ›Du wirst dein Leben lang krank bleiben‹. Es heißt ja, Borderline bekommt man NIE weg, man lernt nur damit umzugehen. Doch da bin ich ganz anderer Meinung. Vor einigen Jahren habe ich meine letzte Therapie gemacht und heute geht es mir besser denn je! Ich wünsche allen, die an Depressionen und Borderline leiden, von ganzem Herzen, dass sie den richtigen Weg für sich finden!«

Ähnliches wie Katja und die Frauen, die uns auf Facebook schrieben, haben auch unsere anderen InterviewpartnerInnen erlebt. Frida erzählt uns über ihre Erfahrungen: »Die, die es wissen und ernst nehmen, versuchen damit klarzukommen und lieben mich so wie ich bin. Wir haben ein paar Kommunikationsregeln und Vereinbarungen getroffen, damit läuft es ganz gut. Ein direkter und offener Umgang, mit sehr viel Feedback, Reflexion und Hinterfragen. Schwierig wird es auf der Arbeit. Für die Kollegen bin ich sonderbar und manchmal kommen sie einfach nicht mit mir klar.«[162] Sarah hat die Erfahrung gemacht, dass ihre Familie gar nicht wissen will, wie es ihr wirklich geht. Sie erzählt, dass niemand ihr zuhört und dass sie am Ende allein ist: »Ich habe schon Versuche gemacht, es zu erklären, aber sie haben das von vornherein abgeblockt und dann habe ich es ganz sein lassen. Das bringt überhaupt nichts.«[163] Gesprochen hat sie deshalb nur mit Valerie, einer Frau, die als Heilpraktikerin und als Medium arbeitet: »Sie ist die Einzige, die mein ganzes Leben und meine Geschichte kennt. Sie weiß wirklich alles, auch wie es meiner Seele geht. Aber außer ihr weiß es niemand. Ich werde mich auch hüten, meiner Familie alles zu sagen.«[164]

Lia hat die Erfahrung gemacht, dass es Leute gibt, die sich aufgrund ihrer Ehrlichkeit abgewendet haben und nichts mehr mit ihr zu tun haben wollen. »Aber«, so erzählt sie, »ich habe auch einige Leute in der näheren Umgebung kennengelernt, die selbst psychische Probleme haben, und wir können uns gegenseitig unterstützen. Viele sind erstaunt, wie offen ich mit meiner Erkrankung umgehe. Meine Eltern waren anfangs sehr schockiert. Sie wollten darüber nicht reden. Inzwischen bröckelt ihre Mauer und sie sehen, dass auch sie psychische Probleme haben.«[165]

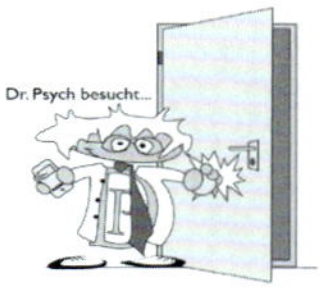

Auch mit Sascha spreche ich darüber, wie sein soziales Umfeld auf seine Borderline-Erkrankung reagiert hat und frage ihn, wie offen und ehrlich er selbst damit umgegangen ist. »Am Anfang habe ich gelogen, weil ich genauso gedacht habe wie alle anderen auch: ›Wenn einer rausbekommt, dass du einen an der Klatsche hast, bist du verloren!‹ Später habe ich gedacht ›Egal, Offensive ist die beste Verteidigung‹ und bin rangegangen. Es wird sehr wenig darüber geredet. Ein gewisses Verständnis ist ja da, und auch eine gewisse Toleranz, aber es wird geschwiegen. Viele Freunde haben Berührungsängste, falsche Vorstellungen, wie es ist, mit Borderline zu leben, weil wir sehr gut darin sind, eine Fassade aufrechtzuerhalten. Viele konnten nicht begreifen, dass ich krank sein sollte, sie haben mich dann ganz entgeistert angesehen und gefragt: ›Wie, du bist krank?‹ Alles nur, weil ich die Fassade so gut aufrechterhalten konnte. Etwas, das heute nicht mehr funktioniert, weil ich ehrlicher auch zu mir selbst bin[166].

Obwohl ich Sascha als sehr aufgeschlossenen, offenherzigen und kommunikativen Menschen kennengelernt habe, der sich wirklich bemüht, anderen seine Gefühle mitzuteilen, trifft auch er immer wieder auf Unverständnis. Ich frage ihn, wie er sich in solchen Situationen fühlt. Er sagt: »Wenn du mit Menschen kommunizierst, ist es häufig so, dass du gerade wieder inmitten einer dieser schwierigen Phasen steckst, und es fragt einfach keiner danach, wie es dir geht. Es scheint niemanden zu interessieren, und wenn dann doch jemand fragt, dann ist es meist Neugier, aber kein wirkliches Interesse. Wenn du dann versuchst, zu erklären, wie es dir geht, ist es für die anderen unverständlich, denn es ist ja etwas tief in deinem Innersten – nichts Sichtbares. Was der Mensch nicht sieht, versteht er nicht. Hat jemand beispielsweise ein gebrochenes Bein, weiß jeder genau, was los ist und warum du gerade eingeschränkt bist. Aber wenn ich versuche zu erklären, warum ich gerade handlungsunfähig bin, Grübelschleifen habe oder diese tiefen Emotionen und Gefühle, die mich behindern, verstehen die anderen das nicht. Und dann kommen Sprüche wie ›Du musst‹. Ich will ja, aber ich kann nicht. Die Ratschläge, die ich dann teilweise bekomme, haben nichts mit Verständnis und Mitgefühl zu tun. Borderliner brauchen manchmal eine liebevolle Hand und manchmal auch einen Tritt in den Hintern. Doch meist wissen die Menschen in meinem sozialen Umfeld nicht, wie sie reagieren sollen. Und dann tun sie entweder gar nichts oder geben blödsinnige Ratschläge, bei denen ich dann denke: ›Hey, wir können ja mal tauschen. Manchmal würde ich jedenfalls lieber im Rollstuhl sitzen und eine klare Birne haben.‹«[167]

Amelie und Nele dagegen haben erlebt, dass ihnen nahestehende Menschen bereit sind, sich in ihr Innenleben einzufühlen, sie zu unterstützen und ihnen zur Seite stehen. So erzählte uns Amelie von positiven Erfahrungen, nachdem sie nicht vermeiden konnte, dass ihre Borderline-Erkrankung bekannt wurde: »Es kam raus, weil ich monatelang nicht zu Hause war und diverse Krankenhausaufenthalte hatte. Mein engster Freundeskreis weiß es und ich habe auch keine Freundschaften durch meine Borderline-Erkrankung verloren. Alle haben zu mir gehalten, selbst am Anfang, als ich noch bulimisch war und oft sagte: ›Ich kann das jetzt nicht essen‹, und die Öffentlichkeit gemieden habe. Ich habe tolle Freunde, die alle gesund – also nicht psychisch krank – sind. Ich habe zwar auch mit psychisch Kranken während der Klinikzeit Freundschaften geschlossen – aber diese Freundschaften waren nie so intensiv und stabil, wie die zu den Freunden, die ich von Anfang an hatte.
Meine Familie hat lange gebraucht, um zu verstehen, was Borderline bedeutet und was da in mir vorgeht. Meine Eltern haben eine Selbsthilfegruppe für Angehörige besucht und mich dadurch besser verstanden. Überhaupt habe ich ganz tolle Eltern, die mir in guten und schlechten Zeiten beigestanden und sich für meine Erkrankung interessiert haben. Ich habe ihnen auch immer wieder gesagt: ›Es ist nicht eure Schuld!‹ Trotzdem haben sie sich natürlich oft gefragt, was sie falsch gemacht haben. Ich sage ihnen dann immer: ›Ihr habt nichts falsch gemacht. Ihr habt mich nach bestem Wissen und Gewissen erzogen, ihr liebt mich über alles, das weiß ich, und ihr müsst euch gar keine Schuld geben.‹«[168]

Nele hat bislang vorwiegend gute Erfahrungen gemacht, da sie sich sehr genau überlegt, wem sie von ihrer Erkrankung erzählt und wem nicht: »Meinem Mann gegenüber habe ich direkt die Karten auf den Tisch gelegt, denn ich hatte die Nase voll von den Beziehungen, die drei Wochen gut gingen, und wenn ich anfing, mein Borderline auszuleben, ergriffen die Männer die Flucht, weil sie dachten: ›Oh Gott, was ist denn mit der los? Die ist ja irre!‹ Meine Schwiegermutter hingegen weiß, dass ich Borderline habe, aber wir reden nicht darüber. Eine gute Freundin von mir weiß es natürlich auch. Aber sonst versuche ich, nicht drüber zu sprechen – besonders nicht bei Leuten, die ich erst seit Kurzem kenne. Ich bin sehr misstrauisch und habe immer Angst, dass das falsch aufgenommen wird und die Runde macht.«[169] Negative Reaktionen hat sie bislang nicht bekommen: »Ich hatte auch nie das Gefühl, dass die Leute sich daraufhin von mir abgewandt hätten. Ich glaube eher, dass viele Leute Borderline mit Schizophrenie verwechseln. Oft habe ich gehört: ›Borderline? Das ist doch das, wo man die vielen gespaltenen Persönlichkeiten hat.‹ Und ich habe dann geantwortet: ›Nein, so ist das nicht. Wir sind eher die impulsiven Gefühlsmenschen.‹ Ich glaube, dass die meisten Menschen Borderline nur vom Hörensagen kennen – und dann immer etwas dazu erfinden oder etwas weggelassen.« Nur bei Ärzten, so erzählt Nele, »wird man auch oft in eine Schublade gesteckt. Ich hatte kürzlich eine Untersuchung bei meinem Hausarzt, bei der die Sprechstundenhilfe zu mir gesagt hat: ›Wir wissen ja, wie Borderliner sind. Die denken sich alles aus.‹ Das war das einzig Negative, das mir bislang wiederfahren ist.«[170]

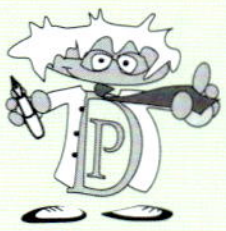

Und schließlich bedeutet eine Borderline-Störung nicht, dass die Betroffenen sich permanent merkwürdig, befremdlich oder chaotisch verhalten. Vielmehr kann man damit gut leben und normale, erfüllende Beziehungen führen. Marco, der mit einem Borderliner befreundet ist, erzählte uns: »Heute merkt man es Stefan überhaupt nicht mehr an, dass er überhaupt Borderliner ist, außer wenn er mal Stress mit seiner Freundin oder auch mit Freunden oder Familie hat.«

Auch das, was Caroline sagt, kann anderen Betroffenen Mut machen: »Man kann normal leben. Man muss es sogar. Die Krankheit ist nur ein Teil deiner Persönlichkeit, daran solltest du immer denken. Du hast auch gesunde Anteile und verhältst dich in den meisten Situationen normal. Also, klar kann man ein normales Leben führen, mit der richtigen Therapie geht das.«

1.8.2.1. Liebe allein heilt nicht – wie Beziehungspartner sich verhalten

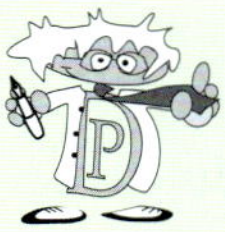

Vielleicht fragen Sie sich nach all dem, was Sie bereits über Borderliner gelesen haben: »Wer tut sich bloß so eine Beziehung an?!« In der Tat ist das eine nicht ganz unberechtigte, aber durchaus spannende Frage. Natürlich würden einige Menschen nach den ersten Wutausbrüchen des Partners das Weite suchen, weil sie damit überfordert sind. Und wer ist in der heutigen Zeit überhaupt noch bereit, sich ernsthaft mit den wechselhaften Befindlichkeiten seines Partners auseinanderzusetzen? Dennoch gibt es viele Borderliner, die in einer festen, konstanten und erfüllenden Beziehung leben, denn sie sind nicht weniger liebenswert als andere Menschen auch. Wer bereit ist, sich auf einen Partner mit einer Borderline-Störung einzulassen, sollte dennoch über eine ausgereifte Persönlichkeit, innere Ruhe und eine gesunde Portion Gelassenheit verfügen. Er sollte einerseits den nötigen Selbstwert haben, mögliche wütende Angriffe nicht allzu persönlich zu nehmen, andererseits das Einfühlungsvermögen besitzen, die innere Not dahinter nachzuvollziehen. Und zu guter Letzt sollte er in der Lage sein, eigene Grenzen zu setzen, →

ohne selbst in hilflose Wut oder verzweifelten Rückzug zu geraten. Sie werden sich jetzt vielleicht denken: »Das sind aber ganz schön hohe Anforderungen! Wer schafft das schon?« Auch wenn Sie im Moment das Gefühl haben, noch nicht über die genannten Eigenschaften zu verfügen, so lohnt es sich dennoch, zumindest darauf hinzuarbeiten, denn wir alle haben die Fähigkeit dazu. Das ist auch in der Partnerschaft mit einem Borderliner möglich, in der beide beschließen, aneinander zu wachsen. Warum es lohnenswert sein kann, sich darauf einzulassen, auch wenn es zugegebenermaßen für beide Partner ein ganzes Stück Arbeit bedeutet, wollen wir Ihnen hier zeigen.

Häufig haben wir von verzweifelten Beziehungspartnern von Borderlinern gehört, dass sie den geliebten Menschen nicht mehr verstehen können. Sie nehmen ihn plötzlich als manipulierend, zerstörerisch, herzlos und egoistisch wahr und sind davon überzeugt, dass er sie gezielt verletzen oder bewusst kränken will. Doch wie wir bereits erfahren haben, sehnen sich Borderliner – vermutlich genau wie ihre Beziehungspartner auch – nach Liebe, Geborgenheit, Zärtlichkeit und Zuneigung. Obwohl also beide Seiten dieselben Wünsche und Bedürfnisse haben, gestaltet sich die Paarbeziehung häufig schwierig.

Michael fühlt sich sein Leben lang schon einsam. Es gibt niemanden, der ihm in schwierigen Situationen wirklich beistehen kann, außer seiner neuen Freundin, die allerdings häufig überfordert ist. Als ich ihn frage, wie er die Beziehung zu ihr einschätzen würde, wirkt er sehr vorsichtig und abwartend: »Wir sind jetzt erst knapp vier Monate zusammen und unser Verhältnis ist noch relativ distanziert.« Wie im Laufe unseres Gesprächs deutlich wird, braucht Michael sehr lange, um sich wirklich auf einen anderen Menschen einzulassen. Seine Freundin kann mit seinem selbstverletzenden Verhalten allerdings ganz und gar nicht umgehen. »Sie nimmt dann Abstand, geht spazieren oder sie schickt mich ins Bett.«[171], erzählt er mir.

Semra erzählt, dass es wohl vor allem ihre Impulsivität und ihr kindlicher Wunsch nach bedingungsloser Liebe waren, die dazu geführt haben, dass sich ihr Mann von ihr getrennt hat. »Er hat gesagt, er hält es nicht mehr aus. Ich habe ihn ständig rausgeschmissen. Und eigentlich wollte ich ja nicht, dass er geht, sondern dass er zurückkommt und mich in den Arm nimmt. Aber mein Mann ist nicht so. Und wahrscheinlich hätte er, wenn er es getan hätte, mir nur mehr Futter gegeben. Er hat immer zu mir gesagt: ›Ich liebe dich so wie du bist. Egal ob du jetzt so impulsiv bist oder nicht. Ich liebe dich auf eine andere Art und Weise. Aber ich kann dir diese bedingungslose Liebe, die du gern hättest, nicht geben. Ich bin nicht deine Mutter. Nur deine Mutter hätte sie dir als Kind geben können. Aber diese Zeit ist vorbei. Auch sie kann sie dir heute nicht mehr geben.‹«[172]

Zu ihrem Wunsch nach bedingungsloser Liebe gehörte auch, dass Semra erwartete, dass ihr Mann ihren Schwiegereltern gegenüber ohne Wenn und Aber an ihrer Seite steht und ihre Interessen vertritt. Doch das konnte er natürlich nicht. »Ich hatte große Probleme mit meinen Schwiegereltern. Oft haben sie mich mit dem, was sie sagten, sehr verletzt. Ich habe dann von meinem Mann erwartet, dass er mal den Mund aufmacht und habe seine Liebe daran gemessen, ob er es tut. Aber er hat es nicht getan. Und dann habe ich gedacht: ›Er steht nicht zu dir, er liebt dich nicht‹, und dadurch kam es oft zu Streitereien.«[173]

Außerdem hat sie die Wut, die sie eigentlich auf die Schwiegereltern hatte, oft auf ihren Mann projiziert. »Ich bekomme Panikattacken, wenn jemand etwas zu mir sagt, das mich zum Kochen bringt, ich aber die Wut, die ich dann in mir habe, nicht rauslassen kann. Meine Schwiegermutter hat meiner Tochter im Urlaub unheimlich viel Süßkram gegeben, obwohl ich ihr ausdrücklich gesagt hab, dass sie das nicht machen soll. Aber sie hat mich nicht ernst genommen und patzig reagiert: ›Mach es doch selbst, wenn du es besser weißt und kannst.‹ Aus Respekt vor meiner Schwiegermutter aber habe ich mich nicht getraut, darauf zu antworten und diese Wut in mir behalten. Aber irgendwann kommt sie eben raus – und das war dann meist bei meinem Mann.«[174]

Charlottes Partner hat erst nach längerer Zeit begonnen, sich mit ihrer Erkrankung auseinanderzusetzen: »Anfangs war das ein harter Kampf, weil er sich mit diesem Thema überhaupt nicht auseinandersetzen wollte. Aber dann hat er gemerkt, wie wichtig es mir ist, dass er meine Erkrankung versteht. Ich habe ihn mit allen Informationen, die ich im Netz über Borderline finden konnte, versorgt. Darunter war auch ein Video, das ihm die Augen geöffnet hat. Seitdem ist unsere Beziehung besser geworden. Er glaubt nun nicht mehr, ich würde alles nur inszenieren, um Aufmerksamkeit oder Mitleid zu bekommen.«[175]

Emma erzählt mir, dass ihr Ehemann ihre Erkrankung einfach ausgeblendet hat: »Er ignoriert es eigentlich. Mein Mann ist ein sehr ruhiger Mensch, gefestigt, in sich ruhend, man könnte ihn auch als stoisch beschreiben. Wenn ich an die Decke gehe, dann bleibt er immer noch ruhig. Natürlich macht er sich seine Gedanken und bekommt auch viel von meinen Stimmungsschwankungen mit, aber er versucht wohl, es für sich einfach zu halten, indem er es weitestgehend ignoriert. Am Anfang habe ich versucht, ihm zu erklären, was Borderline ist und habe ihm auch Infomaterial von meinem Psychologen mitgebracht. Auch zu einer meiner Sitzungen hatte ich ihn mitgenommen, damit mein Therapeut ihm erklären kann, was es mit dieser Erkrankung auf sich hat. Aber all das war zu viel und zu unverständlich für ihn. Ich verlange auch von niemandem, das zu begreifen, denn das ist nicht möglich. Selbst Psychologen können das nicht verstehen, weil sie nicht selbst wahrgenommen und nicht selbst erlebt haben, was da in einem vorgeht. Doch wenn man es schon nicht begreifen kann, so kann man es zumindest versuchen.«[176]

Lia stellt fest, wie wichtig es ist, dass ihr Mann ihr viel Freiraum in ihrer Ehe lässt: »Er versteht es recht gut, dass ich zum Teil viel Zeit für mich brauche und auch wieder Zeit, wo er für mich da ist. Aber er engt mich nicht ein.«[177]

Romy weiß es sehr zu schätzen, dass ihr Mann, der als Pflegekraft mit psychisch kranken Menschen gearbeitet hat, sie nie als Kranke behandelt hat: »Er sagte von Anfang an zu mir: ›Du hast zwar die Diagnose Borderline, aber ich behandle dich trotzdem nicht, als wärst du ein kranker Mensch.‹ Er hat meine Krankheit nie als Ausrede akzeptiert und mich auch nicht behandelt, als wäre ich krank. Und er hat mir beigebracht, über das zu sprechen, was ich fühle. Er hat zu mir gesagt: ›Wenn du mir nicht sagst, was du willst, und wenn ich nicht weiß, was du fühlst, weiß ich nicht, woran ich bin. Ich kann es nicht erahnen, ich will es nicht, und ich werde es auch nicht versuchen. Du musst darüber sprechen.‹ Und das hat ganz viel verändert. Es ist so unglaublich wichtig, dass man mit seinem Partner offen darüber sprechen kann, denn dadurch ist mir endlich klar geworden, was ich eigentlich will. Und wenn ich meine schlechten Tage habe, kann ich schon mal sehr gemein werden. Aber mein Mann lässt mich dann bis zu einem gewissen Punkt ticken und dann – nach zwei, drei Stunden – wird er laut und sagt: ›So, und jetzt ist Feierabend.‹ Und dann merke ich, okay, jetzt ist ein Punkt erreicht, wo ich aufhören muss. Das klappt ganz gut.«[178] Romy hat so mit ihrem Partner nicht nur einen guten Umgangs-Modus gefunden, sondern auch eine Möglichkeit des Miteinander-Wachsens.

1.8.2.2. Was Kollegen, Freunde und andere Menschen sagen

Katja hatte Anfang Juni 2016 ein Erlebnis, dass sie nicht vergessen kann. Es war heiß an diesem Wochenende und das Thermometer erreichte schließlich die 30-Grad-Marke. Katja wollte sich eigentlich nur ein wenig abkühlen und fuhr an einen Badesee in ihrer Nähe. Sie freute sich darauf, endlich mal einen Tag in freier Natur verbringen zu können. Sie erreichte den kleinen Badestrand, legte ihre Decke auf den Sand und zog ihre Sachen bis auf ihren Badeanzug aus. Dann ging sie langsam ins Wasser. Ihr Körper musste sich erst allmählich an die doch kühlen Wassertemperaturen gewöhnen. Sie plantschte, schaufelte sich Wasser zu und wollte gerade ihren Kopf untertauchen, als ein älterer Herr in ihrer Nähe ihre Verletzungen am Körper bemerkte und Katja wüst beschimpfte: »Sind sie bekloppt?«, schrie er. »Sie gehören in eine Anstalt, aber nicht an einen Badesee! So etwas kann man doch nicht auf die Menschheit loslassen!« Alle Badegäste an dem kleinen Strand starrten nun Katja an, die geschockt über die unerwartete Attacke war. Sie schämte sich so sehr, dass sie sofort aus dem Wasser rannte, überstürzt ihre Sachen einsammelte und davonlief. Nur weg von hier! Und dabei wollte sie doch heute einfach nur die Sonne genießen und sich etwas treiben lassen. Aber nun schwirrten wieder tausend Fragen durch ihren Kopf: »Warum passiert mir das immer wieder?«, »Ich kann doch nichts dafür, das bin doch nicht ICH, wenn ich mich verletze, das ist das Monster, das in mir wohnt.«

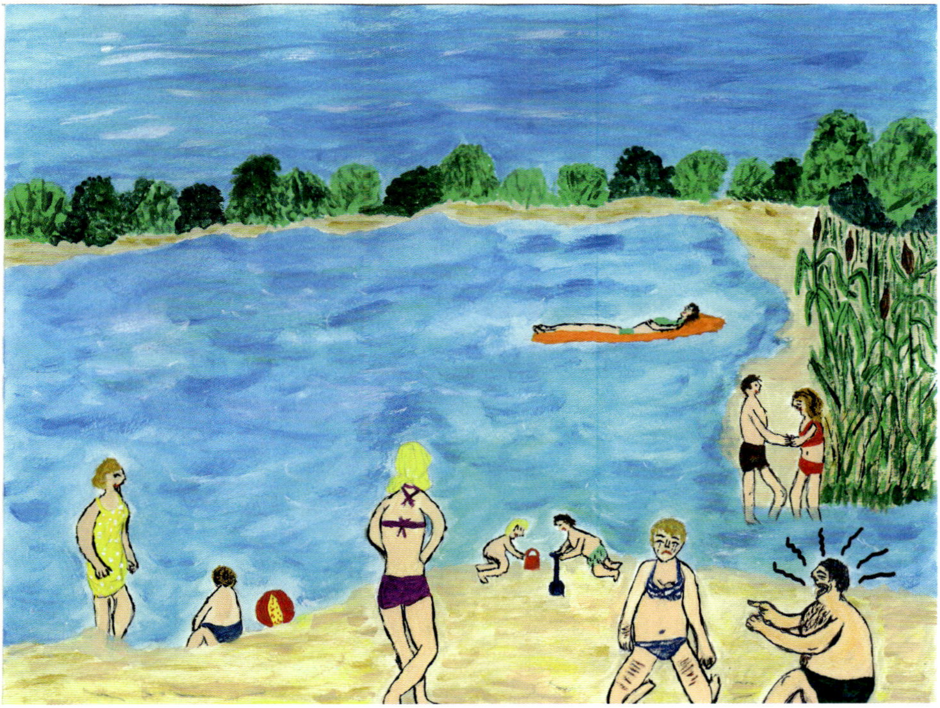

Abbildung 24: »Sind Sie bekloppt?«, Zeichnung von Katja

Wir waren ebenfalls bestürzt, als Katja uns von der Reaktion dieses älteren Herrn berichtete, und wir wollten wissen, ob andere ähnliche Erfahrungen gemacht haben. So posteten wir Katjas Erlebnis auf unserer Facebook-Seite und erhielten zahlreiche Kommentare.

Kati schrieb uns: »Ich kenne sie nur zu gut, diese vielen entsetzten, abschätzigen, auf Abstand gehenden, misstrauischen, angewiderten, bösen, bestenfalls verstohlenen oder ratlosen Blicke auf die vielen Narben, wenn man sie in der Öffentlichkeit sieht. Manchmal ist es auch ein abschätziges Grinsen, das einem sagt: ›Guck mal die da, die ist verrückt‹ oder ›Ey, du Opfer‹. Oft habe ich erlebt, dass Menschen auf Abstand gehen und sogar Ärzte mit Unverständnis reagieren, à la ›Das haben Sie doch nicht nötig!‹ Manchmal weichen sie zurück und man merkt richtig, dass sie einen plötzlich anders ansehen und in eine Klischee-Schublade stecken. Vielleicht haben sie irgendwann mal ›Merkwürdiges‹ über diese irren Borderliner gehört. Eine typische Therapeutenantwort auf eine Anfrage nach einem Therapieplatz ist zum Beispiel: ›Borderline?! Nein, nehme ich nicht, das kann ich gar nicht leisten (das ist wohl eine Umschreibung für ›zu anstrengend‹)‹. Dass ich als ›bekloppt‹, ›verrückt‹, oder ›irre‹ bezeichnet werde oder höre, ›Du gehörst in die Anstalt‹, passiert auch schon mal, wenn ich beispielsweise impulsiver als andere Menschen auf Konfliktsituationen reagiere. Aber: es passiert auch immer öfter, dass jemand schon von Selbstverletzungen gehört hat und nachfragt, warum man sich denn selbst so etwas zufügt, ob das denn nicht zu wehtut, ob man das dann bereut ... Vor allem Kinder gehen ganz offen und neugierig damit um. Schlimm fand ich auch, als ich irgendwo gelesen habe, dass ein Anwalt im Zusammenhang mit der Diskussion um Vergewaltigungsvorwürfe erklärt hat, dass es ja auch Opfer gäbe, denen man vor Gericht aufgrund ihrer anderen Wahrnehmung sowieso eher nicht glauben könne – insbesondere Borderliner. Das ist deshalb so schlimm, weil ich weiß, dass das stimmt. Die Menschen zweifeln deine Aussagen eher an, wenn sie wissen, dass du ›psychisch krank‹ bist. Damit werde ich oft konfrontiert.«[179]

Sarah ist inzwischen verzweifelt über all die Ablehnung, die ihr entgegengebracht wird. Sie hat ihren Glauben an die Menschheit verloren: »Ich habe oft erlebt, dass Normalos aggressiv auf mich reagierten, gerade wegen meiner Narben. Ich wurde auch besonders hart bestraft nach einem Autounfall, den ich verursacht hatte. Ich glaube schon lange nicht mehr an diese Gesellschaft! Und Therapeuten sind da auch nicht besser! Immer wieder Absagen mit oft krassen Ausflüchten! Ohne meinen Hund wäre ich tot! Auf Hilfe oder Verständnis hoffe ich schon lange nicht mehr!«[180] Sabrina findet es sehr schade, »dass die Klischees und das Schubladen-Denken eher bedient werden, als einfach mal ganz simpel zu fragen: ›Was steckt eigentlich dahinter?‹. An einem guten Tag steckt man es weg, an einem schlechten Tag trifft es einen ins Mark. Ich liebe und schätze alle Menschen, die sich die Mühe machen, Dinge zu erfragen, aber denjenigen, die voreilige Schlüsse ziehen, würde ich gern mal die Frage stellen: ›Was würdest du dir an meiner Stelle erhoffen?‹«[181]

Solche verletzenden Erfahrungen tragen sicher dazu bei, dass Borderliner häufig nicht den Mut haben, ihren Freunden oder Kollegen von ihrer Erkrankung zu erzählen. Dadurch kommt es jedoch zu Problemen und Missverständnissen, weil die anderen nicht wissen, was los ist. Die Erfahrungen unserer Gesprächspartner zeigen ganz klar, dass es in der Regel besser ist, offen darüber zu sprechen. Denn die meisten Reaktionen fallen – entgegen der ursprünglichen Erwartung – überwiegend positiv aus. Freunde, Chefs und Kollegen versuchen zu helfen, informieren sich über die Störung und reagieren zuweilen sogar ausgesprochen verständnisvoll. Manchmal sind die Betroffenen durch so viel Zuwendung fast überfordert. Natürlich geschieht es auch, dass sie auf Ablehnung stoßen, wenn sie versuchen, offen mit ihrer Erkrankung umzugehen.

Wie bei vielen Borderlinern besteht Semras Freundeskreis inzwischen in erster Linie aus Mitbetroffenen, mit denen sie alles besprechen kann. Anderen gegenüber offenbart sie sich lieber nicht. »Als ich mit meinem Mann zusammen war, bin ich nie rausgegangen. Ich hatte immer Angst, rauszugehen und dachte, ich könnte jeden Moment sterben. Ich habe dadurch auch Freunde verloren. Die Freunde, die ich jetzt habe, habe ich auf Station kennengelernt. Das schweißt zusammen, wenn man gemeinsam eine Therapie gemacht hat. Sie wissen alles von mir. Aber anderen erzähle ich nichts davon. Meine jüngste Tochter Sarah ist beispielsweise dieses Jahr in den Kindergarten gekommen. Die Mütter der anderen Kinder wissen das natürlich nicht über mich. Auch meine Nachbarin weiß es nicht. Ich schäme mich, es zu sagen, weil ich dann denke, wenn sie es wüssten, wollen sie bestimmt nichts mehr mit mir zu tun haben.«[182]

Julia ist in der ehemaligen DDR aufgewachsen und erzählt, dass die Borderline-Störung zu der damaligen Zeit noch weitgehend unbekannt war. So wusste sie in der Schul- und Studienzeit nicht, warum sie so »anders« war. »Da wusste ich ja auch nicht, dass ich krank bin. Ich war einfach anders und habe auch entsprechende Rückmeldungen bekommen. ›Mobbing‹ nennt man das heute, damals war es einfach so, dass ich ausgegrenzt wurde, nach dem Motto: ›Die ist komisch, die können wir fertigmachen.‹ Erst als ich 18 Jahre alt war, hat mich ein Mitschüler aus einer anderen Klasse mal angesprochen und gesagt: ›Julia, du bist nicht doof. Du hast lauter Einsen. Du bist schwer krank, du brauchst eigentlich Hilfe!‹ Dieser Mitschüler ist heute Arzt. Das war das einzige Mal, dass darüber gesprochen wurde.« Erst in der Studienzeit machte sie gute Erfahrungen mit einem Mentor, der über ihre Borderline-Erkrankung Bescheid wusste und sie später beruflich förderte: »Nach der Wende ist der Zusammenhalt unter uns Studenten schnell auseinandergebrochen. Die meisten sind sofort weg, die Seminargruppe gab es in dieser Form nicht mehr. Ich habe dann einen Mentor gefunden, der mitbekommen hat, dass mit mir etwas nicht in Ordnung war und ganz offen mit mir darüber gesprochen hat. Und irgendwann hat er zu mir gesagt: ›Weißt du, ich kenne das.

Mein Bruder hat schwere Depressionen.‹ Mit ihm konnte ich reden. Nach dem Studium hat er mich in seine Firma geholt. Er konnte super damit umgehen. Das war für mich die schönste Zeit, was die Arbeit angeht, denn er hat gesagt: ›Ich weiß, dass du Dinge kannst, die kein anderer kann. Du findest jeden Fehler, du hast super Ideen, dich möchte ich im Team haben. Und dafür nehme ich in Kauf, dass du nicht immer da sein und von 8 bis 16 Uhr hierbleiben kannst, dass du nicht jeden Tag gleich gute Leistung abliefern kannst, dass du manchmal nicht reden kannst, all das ist in Ordnung. Ich baue dich in mein Team so ein, dass du zeigst, was du kannst.‹ Und das hat er nicht nur so gesagt, er hat es auch gemacht. Aber als er die Firma verlassen hat, hatte sich das erledigt. Mit den anderen Mitarbeitern und auch mit dem neuen Chef habe ich nie über Borderline gesprochen.«

Nachdem Julia gelernt hatte, mit ihrer Erkrankung umzugehen, klärte sie ihre Arbeitgeber bereits im Bewerbungsgespräch auf: »Und später nach der Umschulung wusste ich, dass meine einzige Chance darin bestand, offen mit meiner Erkrankung umzugehen. Denn meine Narben von meinen Selbstverletzungen waren ja sichtbar – im Gesicht, an den Armen und am Hals. Also habe ich meinen potenziellen Chefs immer gesagt: ›Ich bin schwerbehindert, aber ich sitze nicht im Rollstuhl, ich bin auch nicht blind, ich habe eine andere Sache. Ich kann auch nicht so viel und regelmäßig leisten wie die anderen, deshalb kann ich nur Teilzeit arbeiten und Überstunden nur dann machen, wenn es gar nicht anders geht. Und manchmal kann ich auch Menschen nicht aushalten. Wenn das für euch in Ordnung ist, dann nehmt mich!‹« Als ich Julia frage, welche Reaktionen sie auf ihren offenen Umgang mit ihrer Erkrankung von ihrem Chef und ihren Kollegen erfahren hat, erzählt sie: »Ich hatte einen Chef, bei dem ich als Optikerin gearbeitet habe, der fand das prima und hat gesagt: ›Damit kann ich leben.‹ Und das hat auch halbwegs funktioniert. Es war eine große Firma mit vielen Angestellten, in der auch Teilzeit möglich war. Allerdings musste ich diesen Job aufgeben, weil mein damaliger Partner in diesem Betrieb keine Arbeit gefunden hat. Also sind wir beide zu einem anderen Unternehmen gewechselt, aber da war das leider nicht so gut mit der Akzeptanz meiner Erkrankung: Die Kollegen hatten Verständnis, aber der Chef nicht.«[183]

Marlene hingegen hält ihre Erkrankung generell aus ihrem beruflichen Umfeld heraus: »Mit meinen Arbeitgebern habe ich prinzipiell nie darüber geredet«, erzählt sie. »Das war mir immer zu gefährlich. Nun gibt es aber auch optische Hinweise, die ich nicht verstecken kann, wie beispielsweise die Verletzungen auf meinem Unterarm. Da hatte ich, wenn man mich darauf angesprochen hat, immer eine Ausrede parat, ich hätte mich verbrannt oder einen Unfall gehabt. Der eine oder andere gute Arbeitskollege hat es dann gewusst. Allerdings haben sich dann auch die Arbeitskollegen, die zunächst Verständnis gezeigt haben, irgendwann abgewandt, weil sie überfordert waren. Größtenteils habe ich es aber immer lieber aus dem Arbeitsleben herausgehalten.«[184]

Eine Ausnahme gab es: »Meine Gruppenleiterin hat bis zum Schluss zu mir gehalten. Sie wusste, was los war, bei ihr konnte ich mich jederzeit ausweinen. Sie war wie eine Mutter zu mir, hat immer ein offenes Ohr und Verständnis für mich gezeigt. Sie hat mich motiviert, aufgebaut und mir Selbstbewusstsein gegeben. Aber sie war die große Ausnahme.«[185] Warum ihre Gruppenleiterin mit so viel Verständnis reagiert hat, erklärt sich Marlene damit, dass diese Frau »vermutlich in ihrem Leben auch schon genug durchgemacht hat. Sie war jahrzehntelang Gruppenleiterin in der Vertreterbranche und hat sich immer mit dem Menschen dahinter beschäftigt. Vermutlich war es eine Mischung aus persönlichen Eigenschaften und ihrer Stärke, die sie als Führungspersönlichkeit gezeigt hat.«[186]

Auch Mila vertraut sich ihren Arbeitskollegen nicht an, obwohl sie Freunden gegenüber aus ihrer Erkrankung keinen Hehl macht: »Mit Freunden war ich da schon immer relativ offen. Aber das hat sich in den letzten Jahren auch sehr verändert. Es sind Freundschaften auseinandergebrochen und andere neu hinzugekommen. Im Arbeitsleben habe ich das nie jemandem erzählt. Ich dachte auch immer, das hat damit gar nichts zu tun. Inzwischen bin ich da auch anderer Meinung, weil ich auch viele Probleme im beruflichen Umfeld hatte, die ich vorher gar nicht als zu der Störung gehörig gewertet habe.«[187]

Als ich sie bitte, eine Situation zu schildern, in der sie dadurch Probleme hatte, sagt sie: »Ich war in meiner Selbstständigkeit eigentlich sehr gut und erfolgreich. Trotzdem gab es Projekte, wo ich plötzlich Angst bekommen hab, dass ich das nicht schaffe. Und dann habe ich – wie man das von Borderlinern auch im persönlichen Umfeld kennt – Beziehungen plötzlich beendet. Ich habe dann einfach zu meinen Kunden gesagt: ›Ich komme nicht mehr. Ich mach das nicht zu Ende.‹ Und dadurch habe ich mir natürlich Geschäftsbeziehungen kaputt gemacht, weil es einen großen Vertrauensverlust gab. Womit ich auch nicht umgehen kann, ist, gelobt zu werden. Da beißt sich die Katze wieder in den Schwanz: Ich bin erfolgreich, aber wenn mir jemand das Gefühl gibt, dass ich gut bin, steigen sofort meine Anforderungen an mich selbst und ich habe das Gefühl: ›Sch..., jetzt muss ich aber immer diese Leistungen bringen. Sonst werde ich wieder abgelehnt.‹ Und dann überfordert mich alles.«[188]

Emma hat sich entschieden, den Menschen in ihrer Umgebung so schnell wie möglich von ihrer Erkrankung zu erzählen, zumindest jenen, zu denen sie eine intensivere Beziehung hat und »die häufigste Reaktion ist: ›Was? Du? Nee, das glaube ich nicht!‹, weil ich nach außen hin so eine starke, offene und leidenschaftliche Person bin und gut mit Menschen umgehen kann. Doch das kann ich nur, weil ich eine unheimlich gute Schauspielerin bin. Das ist meine Überlebensstrategie. Ich kann gut verschleiern und schauspielern – allerdings nur, solange es oberflächliche Begegnungen sind, die mir nicht gefährlich werden. Sobald es in den persönlichen, emotionalen Bereich geht, sieht das anders aus. Deshalb können sich die meisten Menschen wohl nicht vorstellen, dass ich eine Borderlinerin bin. So bin ich dazu übergegangen, Menschen, mit denen ich zu tun habe, recht schnell davon zu erzählen, und hoffe, dass ich ihnen so den Umgang mit mir leichter machte. Das tue ich zumindest bei den Menschen, bei denen ich weiß, dass es tiefere Beziehungen sind. Die Reaktionen sind dann meist gleich: ›Ja, kein Problem. Ist doch gut, dass du darüber redest.‹ Aber Emma hat es auch schon erlebt, dass, »wenn ich meine Schauspielmaske ablege und wirklich ICH bin, die Leute ihre Ablehnung nicht verbal äußern, sondern sich einfach zurückziehen. Und das ist etwas, das mir sehr nahegeht.«[189]

Ihre Chefin, erzählt sie, ist froh, sie zu haben: »Weil ich natürlich dadurch, dass ich immer auf der Suche nach Wertschätzung bin, versuche, bei der Arbeit mein Bestes zu geben. Ich möchte die bestmögliche Leistung abliefern, damit ich gar nicht in die Situation gerate, eine Negativrückmeldung zu bekommen. Ich denke schon, dass meine Chefin das Gefühl hat, dass ich schwierig bin, weil ich gerade in der Anfangszeit noch nicht so stabil und oft krank war. Da hat mein Körper, wenn ich nicht auf meinen Kopf gehört habe, mich dann umgehauen – mal eine Magenschleimhautentzündung, dann wieder ein Infekt. Das war echt heftig. Bevor ich mich in psychiatrische und psychologische Behandlung begeben habe, war ich ständig krank, weil mein Körper rebelliert hat, wo er konnte. Dennoch habe ich bei allen Jobs, die ich gemacht habe, immer die Rückmeldung bekommen, dass ich zuverlässig bin, dass ich gut arbeite und eine schnelle Auffassungsgabe habe.[190] Aber das galt nur für die Tätigkeiten, in denen ich viel selbstständig arbeiten konnte. Während meiner Zeit im öffentlichen Dienst sah das ganz anders aus. Da musste ich viel mit Leuten interagieren, und das hat reichlich Probleme gebracht. Meine Impulsivität stand mir im Weg, ich sagte dann aus einem Impuls heraus böse und verletzende Dinge. Sie sprudelten einfach so aus mir heraus, wie ferngesteuert, unbewusst.« Inzwischen hat Emma für sich die Erfüllung in der Arbeit mit Pferden gefunden: »Zum einen, weil es körperliche Arbeit bedeutet, viel Licht, Luft und nicht zu viel Kontakt mit anderen Menschen.«[191]

Romy hat nicht viele Freunde, »aber die zwei, die da waren, die wussten alles. Wir sind sehr offen miteinander umgegangen, ziemlich grenzenlos, würde ich sagen, und haben den anderen immer so akzeptiert, wie er ist.« Allerdings kann auch sie von einigen Schwierigkeiten im Arbeitsleben berichten: »Ich habe auf die Erkrankung 50 Prozent Schwerbehinderung und hatte im Vorstellungsgespräch extra nichts davon erzählt – und natürlich ein langärmeliges Shirt angezogen, um die Verletzungen zu verbergen. Einige Tage später bin ich zu meinem Chef gegangen und habe ihm meinen Schwerbehindertenausweis vorgelegt. Das hat schon Ärger gegeben. Er war echt sauer auf mich, weil ich ihm nichts davon erzählt habe. Aber wenn ich es getan hätte, hätte ich den Job wahrscheinlich nicht bekommen. Noch zweimal musste ich zum Gespräch antanzen, weil er der Meinung war, dass jemand, der so instabil ist wie ich, nicht für andere Menschen da sein kann.«[192]

Doch Romy konnte ihm beweisen, dass sie durchaus in der Lage ist, ihrer Arbeit ganz normal nachzugehen: »Ich habe das in der einjährigen Ausbildung unter Beweis gestellt. Unser Schulleiter war Psychologe. Ich habe dann irgendwann auch in unserer kleinen Ausbildungsgruppe offen darüber gesprochen. Und in der Schule war das völlig okay. Alle fanden das eher toll, dass ich aufgrund meiner Erkrankung doch noch ganz andere Erfahrungen einbringen konnte. Sie haben mir immer gesagt: ›Wir sehen dich nicht so, als wärst du anders.‹«[193]

Charlotte spricht unter anderem auch auf Facebook über ihre Erkrankung und hat dort bislang nur positive Reaktionen erhalten. »Auch von Menschen, die ich gar nicht persönlich kenne«, erzählt sie. »Das war auch ein Hoch für mich. Ich habe allen mitgeteilt, dass ich eben kein Monster bin, wie sich das viele vielleicht vorstellen, und auch keine 20-Jährige, die Aufmerksamkeit erregen will, sondern dass das eine Krankheit ist, die nicht nur mich belastet, sondern meine ganze Familie. Es war mir wichtig, den Leuten die Augen zu öffnen.«[194]

1.9. Von der Hoffnung, vielen bunten Träumen und persönlichen Wünschen

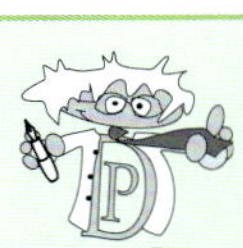

Sie kennen doch sicher die Romanfigur Pippi Langstrumpf, jenes freche, rothaarige Mädchen mit Sommersprossen und abstehenden Zöpfen? Dieses Mädchen vereinte praktisch alle kindlichen Wünsche, Hoffnungen und Sehnsüchte in sich. Sie hatte ihr eigenes Pferd und ein Äffchen. Sie lebte allein in einem eigenen Haus, der Villa Kunterbunt. Außerdem war sie ausgesprochen mutig, eigenwillig und unabhängig. Pippi war das stärkste Mädchen auf der Welt. Sie bestritt mit ihrem Vater Kraftproben, stemmte auf einer Feier ihr Pferd nebst Freunden oder besiegte einen Ringer auf dem Jahrmarkt. Weil Pippi allein lebte und keine Eltern da waren, die ihr Vorschrif-

→

ten machten, konnte sie alles tun und lassen, was sie wollte. Natürlich ist Pippi eine Fantasiegestalt, denn viele solcher kindlichen Wünsche sind normalerweise unerfüllbar. Dennoch sind sie in der Fantasie vorhanden, und auch wenn sie später im Erwachsenenalter realistischer werden, geben sie uns doch Stoff für unsere Wünsche und Träume, die wir als Erwachsene verfolgen.
Doch wie geht es wohl unseren Borderlinern, deren Kindheit weniger glücklich war? Wenn sie Eltern hatten, die sie verletzten und ihnen die Freiheit nahmen, oder wenn es andere schreckliche Erlebnisse gab, die sie zu verkraften hatten?
Welche Hoffnungen und Wünschen haben sie wohl heute, da sie in der Kindheit wenig Möglichkeiten zum freien Fantasieren und Träumen hatten und einen schweren Weg mit ihrer Erkrankung zurückgelegt haben?

Wenn es Katja wirklich schlecht geht, ist ihr größter Wunsch, Ruhe zu haben. Ihre Sehnsüchte und Hoffnungen beschränken sich dann darauf, im Tod endlich Erlösung zu finden.

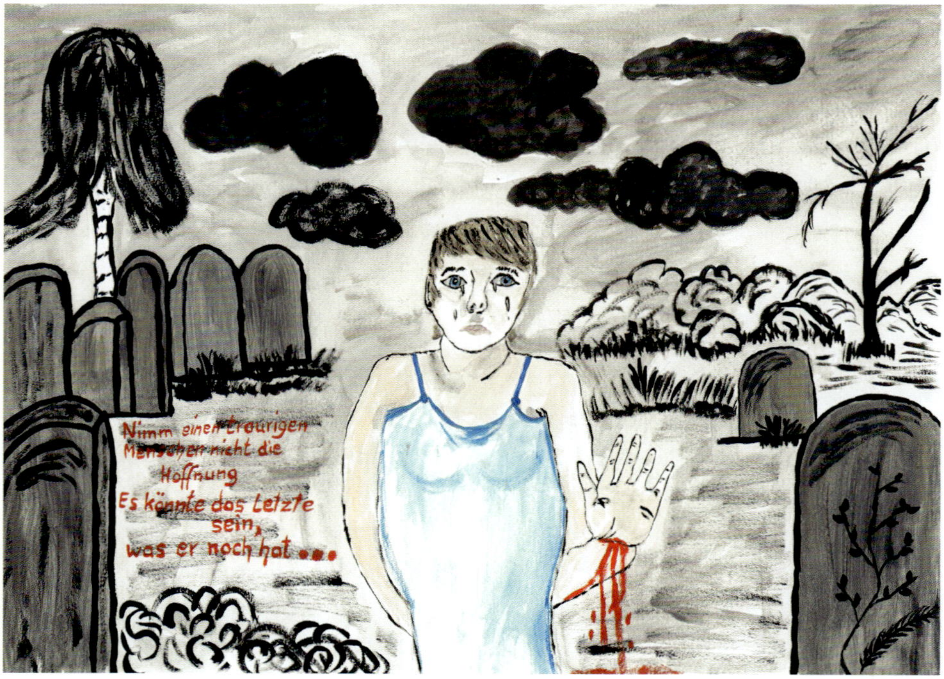

Abbildung 25: »Schrei nach Hoffnung«, Zeichnung von Katja

In diesem Bild steht sie inmitten eines Friedhofs. Inmitten eines Ortes der Trauer, des Abschieds, des Schmerzes, der Besinnung und der Stille. Sie trägt ein wunderschönes blaues Sommerkleid. Blut rinnt über ihre Unterarme, weil sie sich selbst verletzt hat. Dunkle Wolken türmen sich am Himmel über ihr auf, während sie unter Tränen verzweifelt hervorstößt: »Nehmt einem traurigen Menschen nicht die Hoffnung. Es könnte das Letzte sein, was er noch hat.«[195]

Katja zeichnet immer wieder Friedhöfe, weil sie nichts lieber mag, als auf einem Friedhof spazieren zu gehen. »Ich gehe gern dorthin, weil sie meist menschenleer sind«, erzählt sie. Katja hat ganz in der Nähe ihres Wohnorts einen Lieblings-Friedhof, den sie besonders gern besucht. »Ich kann dort verweilen, mich auf eine der schönen Holzbänke setzen und einfach nur mit mir und der Stille sein. Ohne dass mich jemand fragt, warum ich schon wieder nicht esse, warum ich schon wieder über meine heftigen, negativen Gefühle spreche, warum ich den Abschied von meiner Therapeutin nicht verarbeiten kann, warum ich mich schon wieder verletzt oder schon wieder versucht habe, mir das Leben zu nehmen. Hier kann ich einfach nur ich sein, ohne Grund einfach nur da sein, so wie ich es mag. Manchmal sitze ich einfach nur da, oft stundenlang. Manchmal gehe ich auch ein paar Schritte und schaue mir die schönen alten Engelsskulpturen und die alten Grabsteine an.«

Vielleicht ist der Friedhof auch Katjas Sehnsuchtsort, weil hier die Menschen begraben sind, die das Leben, das für Katja oft nur noch eine Last ist, hinter sich gelassen haben. Menschen, die sich bereits dort befinden, wo Katja sich oft hinträumt. Menschen, die bereits hinter das »Schlüsselloch« geschaut haben, das Katja so oft in ihren Bildern zeichnet, wenn sie sich mit dem Tod beschäftigt. So paradox es klingen mag, scheint es offenbar Katjas Hoffnung zu sein, im Tod den Frieden und die Ruhe zu finden, die ihr hilft, weiterzuleben.

Wenn es Katja besser geht, wenden sich ihre Hoffnungen und Träume wieder mehr dem Leben zu. Ihr Lieblingsort, an den sie sich oft träumt, ist Norwegen. Ein großer Wunsch von ihr ist es, einmal dorthin zu reisen, um Elche und Polarlichter zu sehen.

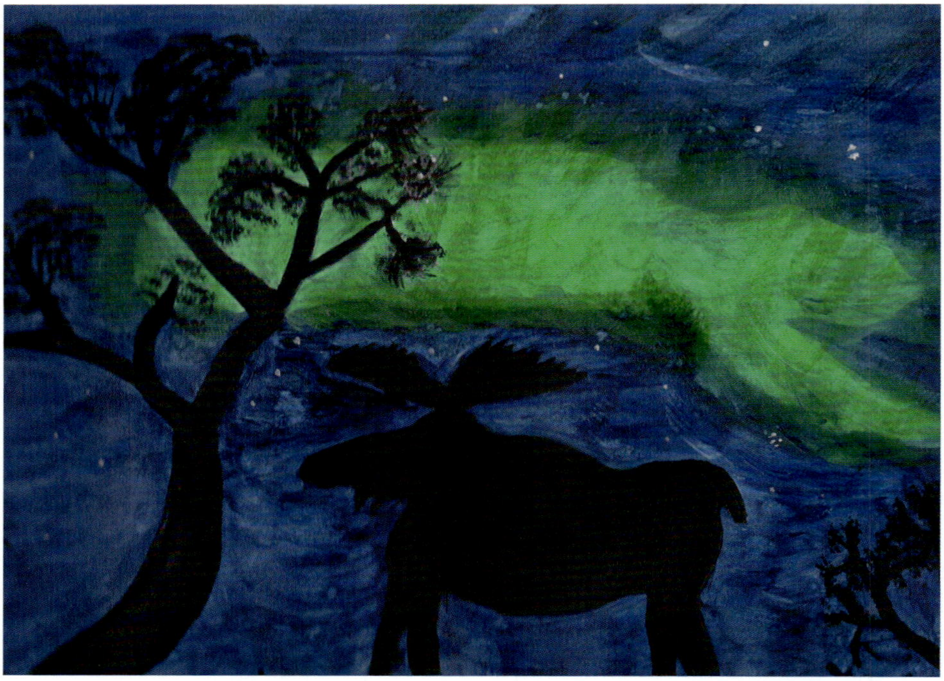

Abbildung 26: »Einmal Elch und Nordlicht erleben«, Zeichnung von Katja

Die Wünsche und Hoffnungen der Menschen, mit denen wir gesprochen haben, sind zwar sehr verschieden, doch eines haben sie gemeinsam: Es sind keine großartigen und fantastischen Wunschvorstellungen, sondern eher ganz nachvollziehbare, bescheidene Wünsche, die mitunter aus der Not geboren werden.

So wünscht sich Michael für die nächste Zeit: »Erst einmal Weihnachten und Silvester überstehen und die Beziehung zu meiner Freundin festigen, denn wir wollen demnächst zusammenziehen.«[196]

Sarah, deren Sohn sich das Leben genommen hat, hat so große Schuldgefühle und Ängste, dass sie keine konkreten Wünsche für sich formulieren kann: »Ich habe unglaubliche Zukunftsängste. Ich hoffe, dass das neue Jahr besser anfängt als die Jahre zuvor. Wenn ich einen größten Wunsch frei hätte, würde ich gern meinen Sohn noch einmal sehen, ihn in den Arm nehmen und ihm sagen, dass ich ihn liebe. Sonst wünsche ich mir nichts. Nur dass meine Familie gesund ist. Mir selbst kann ich nichts wünschen, weil meine Schuldgefühle einfach zu stark sind.«[197]

Marlenes Ziel ist es, »ein funktionierender Mensch zu sein, irgendwann einmal normal arbeiten zu können, und nicht nach einem halben Jahr wieder überlastet zu sein. Dass mit meinem Kind alles funktioniert, wünsche ich mir. Dieses ganz normale Leben, wie es alle anderen auch haben, würde mir schon reichen.« Beruflich hat sie sich noch kein Ziel gesetzt: »Im Moment will ich erst einmal mit mir richtig zurechtkommen. Da habe ich noch einiges vor mir.«[198]

Romy wünscht sich, dass sie »irgendwann den nächsten Schritt gehen und pflegerisch weiterlernen kann. Ich möchte gern eine richtige Alten- oder Krankenpflege-Ausbildung machen und mich weiterentwickeln. Wenn ich mit meiner Erkrankung den Level halten kann, den ich jetzt erreicht habe, bin ich schon ganz zufrieden.«[199]

Charlotte wünscht sich vor allem, dass es ihren Kindern gut geht: »Dass meinem Sohn die jugendpsychologische Begleitung hilft und dass er nicht auf der Strecke bleibt. Ich wünsche mir, dass meine Arbeit etwas mehr wird, damit ich wieder einen geregelteren Arbeitsalltag habe. Und ich hoffe so sehr, dass es mehr Sonnentage geben wird.«[200]

Nele wünscht sich vor allem, dass sie ruhiger wird und es schafft, »die Dramatik rauszunehmen« und »wieder ein ganz normales Eheleben« zu führen: »Ich wünsche mir, dass ich es schaffe, auch mal Fünfe gerade sein zu lassen und nicht immer direkt an die Decke zu gehen und wütend zu werden.«[201]

Amelie hofft, »dass es weiter so gut läuft, obwohl ich glaube, dass Borderline nicht geheilt werden kann, weil die Gefühle in dieser Stärke und Intensität eben da sind. Aber: Man kann lernen, damit umzugehen. Ich hoffe sehr, dass ich es vielleicht schaffe, wieder als Erzieherin zu arbeiten, auch wenn es nur ehrenamtlich ist, um meinem Leben wieder einen Sinn zu geben. Unsere Gesellschaft ist ja leider sehr leistungsorientiert, und wenn man nicht arbeitet und nicht selbst leistungsorientiert ist, verliert man schnell den Sinn. Außerdem brauche ich soziale Kontakte, denn ich bin kein Mensch, der sich hinter Aktenbergen verkriechen oder irgendwelche Zahlen in den Computer tippen kann. Und ich habe auch nie den Bezug zu meinem Beruf verloren. Weil ich Freunde habe, die in diesem Bereich arbeiten, konnte ich mich dort immer wieder einbringen. So sagt beispielsweise meine beste Freundin oft: ›Ach, komm mich doch mal besuchen im Kindergarten.‹ In der Weihnachtszeit habe ich dann mit den Kindern jeden Mittwoch Weihnachtslieder gesungen. Jeder Mensch hat Stärken und Schwächen und meine Freundin singt eben nicht so gerne. Und so bin ich mit meiner Trommel zu ihr in den Kindergarten gefahren und habe mit den Kindern Instrumente gespielt und gesungen. Ich versuche weiterhin, darum zu kämpfen, dass ich wieder in diese Sparte einsteigen kann. Wenn vielleicht auch nicht Vollzeit, so doch wenigstens auf 450-Euro-Basis.«[202]

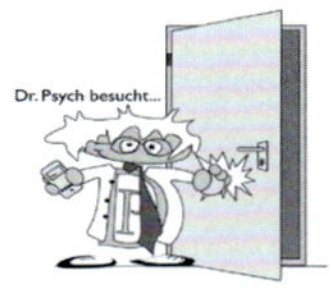

Auch mit Sascha habe ich über seine Wünsche und Pläne gesprochen. Er erzählte mir: »Ich würde gerne noch öffentlichkeitsfokussierter arbeiten, denn ich traue mir auch zu, mich als Betroffener in eine Talkshow zu setzen und über meine Erkrankung zu sprechen, mich nicht einschüchtern zu lassen und die Experten in der Runde auch mit Dingen zu konfrontieren, die sie nicht mehr sehen, weil sie die Nähe zu den Betroffenen verloren haben. Das Wichtigste aber für mich ist, einfach nur in Ruhe und zufrieden zu leben, mich vielleicht noch etwas mehr selbst zu finden, meine Fähigkeiten zu erkennen und wieder arbeiten zu können. Ich wünsche mir mehr Stabilität, weniger Isolation und mehr Action, möchte mir einen Freundeskreis aufbauen, aber mit Menschen, die Substanz haben. «

Auf meine Frage, was er sich am meisten wünschen würde, wenn er drei Wünsche frei hätte, antwortete er: »Den passenden Menschen an meiner Seite zu haben. Einen Menschen, der mich so annimmt, wie ich bin, und der sich nicht von meinen Negativseiten abschrecken lässt. Mein größter Wunsch wäre, dass wir in einem Jahr hier sitzen und ich sagen kann: ›Ja, das ist sie, da ist ganz viel Liebe und viel Gefühl.‹ Mein zweiter Wunsch ist es, noch besser zu lernen, mit der Krankheit umzugehen, damit die Schwankungen und das Extreme nicht mehr so stark sind und mein Alltag stabiler wird. Mein dritter Wunsch wäre, vielleicht noch mal ganz woanders neu anzufangen.«[203]

So wie Amelie, Nele, Sascha, Romy, Marlene, Sarah und Michael haben wir alle unsere großen und kleinen Wünsche. Aber ist unser Glück wirklich davon abhängig, dass sie erfüllt werden?

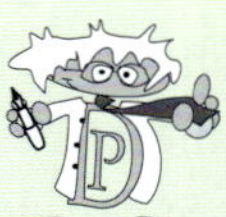

»Es gibt eigentlich nur zwei Heimsuchungen im Leben«, schrieb Anthony de Mello einmal: »Das nicht zu bekommen, was man sich unbedingt wünscht. Und das zu bekommen, was man sich wünscht.«

Wie wahr das ist, hat wahrscheinlich jeder von uns erfahren müssen.

Es gibt Menschen, die fest davon überzeugt sind, dass sie nur deshalb unglücklich sind, weil ihnen das Leben ihre Wünsche nicht erfüllt hat. Sie sind so fixiert

darauf, dass ihre Wünsche endlich erfüllt werden, dass sie blind werden für das wahre, das kleine Glück im Leben.
Und dann gibt es Menschen, die meinen, dass sie erst glücklich sein werden, wenn sich ihre lang gehegten Wünsche erfüllen. Doch sobald sich ein Wunsch erfüllt, melden sich andere und das Glück will sich nicht so recht einstellen. Erinnern Sie sich noch daran, wie es war, als Sie sich das letzte Mal etwas sehnlichst gewünscht haben? Vielleicht eine Konzertkarte für die Kaisermania zu bekommen, um endlich Roland Kaiser einmal live in Dresden erleben zu können? Vielleicht war es ja auch der Wunsch nach einer Begegnung mit einem ganz besonderen Menschen? Oder es war der Wunsch, Ihr Abi zu schaffen, Ihren Master oder Ihren Bachelor abzuschließen? Was immer es auch war: Als sich Ihr Wunsch erfüllt hatte, waren Sie glücklich. Aber zwei Tage oder eine Woche später haben Sie bemerkt, dass Sie davon nicht leben können. Die Spannung, mit der Sie all Ihre Energie auf die Erfüllung Ihres Wunsches gerichtet haben, ließ nach. Und statt glücklich zu sein, verblasste die Freude über das Erreichte und sie landeten erneut in der Normalität.[204]
Vielleicht stellt sich das Glück am ehesten dann ein, wenn wir aufhören, es im Außen – im Erfolg oder der Anerkennung anderer Menschen – zu suchen, sondern in unseren Herzen. Denn, so de Mello: »Man gewinnt Glück nur dann, wenn man seine Wünsche hinterfragt und Illusionen erkennt. Die größte Illusion dabei ist die, dass unser Glück von jemand anderem abhängt. Alles kann sich lösen, wenn wir uns lösen. Wenn wir erwachen, verstehen und die Wirklichkeit neu sehen. Das heißt insbesondere: aufmerksam werden, zur Stille gelangen, sich nicht auf festgefahrene Formeln verlassen, Erfahrungen machen, auch schmerzliche. Das ist nötig, denn gerade sie führen zu Wachstum, zur Veränderung – zur Sinfonie eines Lebens.«[205]

1.10. Was sich in unserer Gesellschaft ändern sollte

Zur Sinfonie unseres Lebens gehört auch das Gefühl, etwas Sinnvolles zu tun, gebraucht zu werden und ein vollwertiges Mitglied unserer Gesellschaft zu sein. Denn Arbeit bestimmt unsere Stellung in der Gesellschaft, für viele Menschen sogar den Selbstwert. Doch genau das bleibt vielen Borderlinern verwehrt, denn der Arbeitsmarkt grenzt diejenigen aus, die nicht funktionieren und volle Leistung bringen können. Dabei wünschen sich viele Betroffene nichts sehnlicher, als endlich wieder eine Aufgabe zu haben. So auch Amelie, die mit ihrer Erkrankung nicht in einer der Werkstätten für psychisch kranke Menschen, in denen sie »fünf Schrauben in ein Päckchen packen soll« arbeiten möchte, nur um irgendetwas zu tun. »Es ist ganz toll«, sagt sie, »dass es so eine Arbeit gibt für die Menschen, die es brauchen. Doch wenn ich das wirklich machen müsste, ganz ehrlich, dann könnte man mich gleich wieder einweisen.«[206]

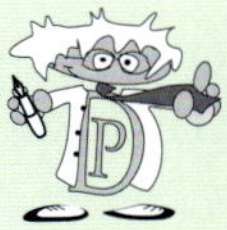

Doch das, was Amelie da erlebt, ist nur eine Seite der Medaille. Denn die anderen – nämlich die, die Teil der Gesellschaft und aktiv in der Arbeitswelt verankert sind – werden immer öfter psychisch krank: Die Diagnosen reichen von Burn-out über psychophysische Erschöpfung und arbeitsbedingte psychische Krisen.
Das heißt, diejenigen, die arbeitsfähig sind, werden irgendwann vielleicht krank und verstecken ihr Leiden, weil sie Angst haben, ausgegrenzt zu werden. Und psychisch kranke Menschen, die wieder arbeitsfähig sind, dürfen nicht arbeiten, weil man es ihnen nicht zutraut oder weil die Vorschriften dies verhindern. Eigentlich paradox, oder nicht? Ein wenig erinnert dies an Janus, den römischen Gott des Anfangs und des Endes. Er wird doppelsichtig dargestellt, weil er nach hinten und nach vorn zugleich schauen und damit eine Tür öffnen und zugleich auch eine verschließen kann.

Amelie hat sehr darunter gelitten, dass sie aufgrund ihrer Borderline-Erkrankung nicht mehr als Erzieherin arbeiten durfte, obwohl sie diesen Beruf mit Herzblut ausgeübt hat und überzeugt ist, dieser Aufgabe gewachsen zu sein. »Leider ist das Fatale in unserer Gesellschaft, dass es für Leute mit Borderline keine vernünftige Strategie gibt, wie man uns wieder ins Arbeitsleben bringt. Ganz oft werden sie in Behindertenwerkstätten geschickt oder berentet. Aber das bringt ja alles nichts, denn man wird damit nur unglücklich. Dass es keine Förderung für Unternehmen gibt, die Menschen wie mir eine Chance geben wollen, finde ich schade.«[207] Amelie würde es helfen, wenn es auch andere Angebote gäbe, die berücksichtigen, dass sie nicht nur irgendeine Beschäftigung braucht, sondern eine individuell auf ihre Persönlichkeit und ihre Fähigkeiten zugeschnittene. »Mein Herz schlägt für den sozialen Bereich. Ich fände es toll, wenn ich als Erzieherin irgendwo arbeiten könnte.« Leider liegt eine solche Arbeit in weiter Ferne: »Das Arbeitsamt sagt, dass ich überfordert wäre. Menschen mit Borderline oder einer anderen psychischen Erkrankung sollten nicht mehr in sozialen Bereichen arbeiten. Allerdings wird man, wenn man mal genau hinschaut, schnell feststellen, dass viele Menschen mit einer Borderline-Störung im sozialen Bereich arbeiten.«[208]

Amelie glaubt, dass es eine hohe Dunkelziffer von Borderlinern gibt, weil viele Angst haben, dass sie, wenn sie zum Arzt gehen und die Diagnose gestellt wird, an den Rand der Gesellschaft gedrängt werden. »Dabei heißt Borderline ja nicht immer gleich ›Ritzen‹. Es gibt auch viele Borderliner, die sich nie auf diese Art und Weise selbst verletzen. Ich habe natürlich Narben, weil ich mich geritzt und mich verbrannt habe, und das sieht man. Wenn ich dann in den Kindergarten gehe und arbeite und die Eltern der Kinder das sehen würden, dann hätten sie bestimmt Angst. Das kann ich auch verstehen. Aber das ist ja lange noch kein Grund, mir die Arbeit zu verwehren. Es fehlt einfach an Aufklärung über meine Erkrankung. Denn dass ich Borderline habe, heißt ja noch lange nicht, dass ich mich vor anderen Menschen verletzen würde oder gar andere dabei zu Schaden kommen. Was ich auch oft gehört habe: Wenn ich verbeamtet gewesen wäre, wäre das alles kein Problem gewesen. Wie viele Lehrer habe ich während meiner Klinikaufenthalte kennengelernt, die Depressionen und Borderline hatten! Weil sie Beamte sind, bekommen sie alle die Chance auf eine Wiedereingliederung.«[209]

Amelies Wunsch ist, »dass man jeden Menschen so annimmt wie er ist, mit seinen Stärken und mit seinen Schwächen. Und wenn das alle tun würden, gäbe es eine bessere Gesellschaft. Aber unsere Gesellschaft ist leistungsorientiert und da sind Gefühle oft unerwünscht, eben reine Zeitverschwendung. Schließlich muss ja gearbeitet und optimiert werden. Aber je mehr Prozesse optimiert werden und je wirtschaftlicher alles sein muss, desto mehr verschwinden der Mensch und die Gefühle. Wenn wir wieder menschlicher werden würden, wäre vieles einfacher. Gerade in Großstädten ist das Leben doch sehr anonymisiert. Und dabei treten wir doch ständig in Beziehungen zu anderen Menschen. Wir sind ja keine Inseln. Selbst wenn ich nur zum Bäcker gehe und Brötchen kaufe, trete ich in Beziehung zu der Verkäuferin. Ob es ihr nun schlecht geht, ob sie mich anlächelt oder ob sie traurige Augen hat: Ich kann sie doch einfach annehmen, so wie sie gerade ist und ihr auch mal ein Lächeln schenken. Wer lächelt mich denn heutzutage noch an in der Stadt? Ich mache das sehr provokativ und lächle die Leute an, auch wenn ich sie nicht kenne. Das verunsichert viele, aber viele freut es auch, gerade ältere Menschen. Die fangen nämlich dann Gespräche mit mir an. Oder wenn Kinder mich skeptisch anschauen, lächle ich sie an, denn wenn ich sie noch skeptischer anschaue, fangen sie doch an zu weinen.«[210]

Aus Semras Sicht müsste vor allem dieses »Abgestempelt-Sein« aufhören: »Mir ist aufgefallen, dass einem viele Menschen nicht glauben, dass man psychisch erkrankt ist, nur weil man diese Erkankung nicht sehen kann. Und mehr Rücksicht würde ich mir wünschen. Und dass man uns nicht mehr einfach in die Schublade mit der Aufschrift ›Gestört‹ steckt. Wir sind auch Menschen und können nichts dafür, dass wir diese Krankheit haben.«[211]

Julia erkennt an, dass in den letzten 20 Jahren schon viel getan wurde, kritisiert aber, dass psychisch Kranke noch immer vom Rest der Gesellschaft ausgegrenzt werden und dass zu wenig Aufklärung betrieben wird: »Es gibt Tagesstätten. Immerhin, das gab es früher gar nicht. Das ist erst mal schön, aber nur für eine gewisse Zeit. Ich habe mich da auch geborgen und geschützt gefühlt. Aber irgendwann kam der Punkt, wo ich gemerkt habe, dass ich mich ja nur noch in der Psychiatrie bewege. Die normalen Menschen gehen nach Feierabend nach Hause und haben ihr Umfeld, wir psychisch Kranken gehen wieder in unsere Einsamkeit – denn die wenigsten haben ja eine Familie – oder in unsere Wohngruppe und sind wieder untereinander. Das ist, als würde die Gesellschaft zu uns sagen: ›Bleibt mal schön unter euch, wir sperren euch ja nicht mehr weg. Aber ihr seid innerhalb der Psychiatrie versorgt.‹ Ich will nicht länger ausgegrenzt werden. Man sagt ja zu blinden Menschen oder den Rollstuhlfahrern auch nicht: ›Ihr bleibt mal schön unter euch.‹ Überall heißt es, es müsse barrierefreie Zugänge geben. Und das wünsche ich mir für die psychisch Kranken auch. Und dazu gehört Aufklärung, denn in den Köpfen der Menschen ist ja so viel Schlimmes drin.

Gerade wenn sich jemand umbringt wie der Germanwings-Pilot Andreas Lubitz im Jahr 2015. Dann heißt es schnell, Depressive sollten Berufe wie Pilot gar nicht mehr ausüben dürfen. Damit wird alles wieder eingerissen, was über Jahrzehnte mühsam aufgebaut wurde. Ich wünsche mir, dass mehr aufgeklärt wird. Es sterben ja mehr Menschen in Deutschland durch Suizid als durch Autounfälle, Drogen und infolge von Gewalttaten zusammen. Es gibt Kampagnen wegen HIV, Kampagnen gegen Drogen, Kampagnen gegen Autoraserei, aber es gibt nichts dergleichen für Depressionen oder für Borderline. Aber ohne diese Aufklärungsarbeit werden die Menschen nicht umdenken. Und das ist wichtig, gerade wenn man weiß, dass in jeder Familie mindestens einer von einer mehr oder weniger stark ausgeprägten psychischen Erkrankung betroffen ist. Und da überall geschwiegen wird, finde ich es mehr als dringend, darüber aufzuklären, dass die Seele krank sein kann und dass Menschen, die seelisch krank sind, vielleicht manchmal ein bisschen komisch sind, aber nicht bekloppt!«[212]

Auch Mila wünscht sich, dass psychisch kranke Menschen »nicht mehr so stigmatisiert und mit Klischees belegt werden. Ich habe lange überlegt, ob ich meinem Arbeitgeber sage, warum ich so lange zu Hause war. Es ist ein aufstrebendes amerikanisches IT-Unternehmen, und die haben ganz gewiss kein Verständnis für so etwas. Also habe ich auch nichts von meiner Erkrankung erzählt. Ich glaube, dass psychische Erkrankungen noch immer nicht in das gesellschaftliche Leistungsbild passen, in dem man immer zu hundert Prozent funktionieren und wo alles möglichst nach Schema F ablaufen muss. Aber genau dieser Leistungsdruck macht immer mehr Menschen psychisch krank. Hier brauchen wir auf jeden Fall mehr Aufklärung und mehr Verständigung, mehr Kommunikation, auch unter Vorgesetzten und Kollegen. Ich denke, dass es am Arbeitsplatz auch Raum für andere Lebensmodelle geben muss. Als ich meinen Arbeitgeber vor eineinhalb Jahren gefragt habe, ob ich weniger Stunden arbeiten kann, weil es gerade besser für mich wäre, hat er es einfach abgelehnt – ohne zu hinterfragen, warum ich das eigentlich will. Vielleicht hätte mir aber genau diese Teilzeitstelle geholfen, nicht in Vollzeit krank zu werden.«[213]

Sarah hätte vor allem gerne mehr Verständnis und mehr Mitgefühl: »Wenn jemand eine körperliche Krankheit hat, wird er von jedem bedauert. Es wird aber nicht verstanden, dass jemand depressiv ist oder so ein krasses Verhalten haben kann. Der Freund meines Sohnes, der auch Borderline hatte, hat sich vor Kurzem erhängt. Mein Sohn hat mir erzählt, dass der Junge aus einer türkischen Familie kam. Die Familie hat sich geschämt für seinen Suizid. Niemand hat gefragt, warum es so weit gekommen ist und warum er das gemacht hat. Es muss viel mehr in der Familie darüber gesprochen werden.«[214]

Marlene findet, »dass nun einmal kein Mensch perfekt ist. Jeder hat Defizite, jeder hat seine Fehler, jeder Mensch hat eine persönliche Belastungsgrenze. Borderline oder auch andere psychische Erkrankungen sind nichts, was man greifen kann, was man sehen kann, anfassen kann oder nachvollziehen kann. Man kann in die Psyche eines Menschen nicht hineinsehen. Deshalb kann man auch niemandem einen Vorwurf machen, wenn er sich überfordert fühlt und sagt: ›Nein, damit will ich nichts zu tun haben.‹ Das war auch bei meiner Mutter so, dass sie so überfordert war und dass sie mich abgelehnt hat. Aber ich nehme ihr das gar nicht übel. Es ist menschlich. Wichtig finde ich, dass es Menschen gibt, die sich damit auseinandersetzen, die sich dafür einsetzen, dass psychisch Kranke in die Gesellschaft integriert werden und Menschen über diese Erkrankungen informieren.«[215]

Marlene glaubt genau wie Julia, dass wir mit mehr Information und mehr Aufklärung eine ganze Menge bewegen könnten: »Ein Mensch reagiert dann mit Ablehnung, wenn er etwas nicht deuten kann, wenn er etwas nicht erkennt, wenn er mit etwas nicht klar kommt, wenn er Angst hat. Wenn es gelingt, diese Dinge ins Bewusstsein des Einzelnen zu rufen, dann wird es Ängste abbauen. Denn wenn die Menschen über die Erkrankung Bescheid wissen, wenn sie sie kennen, warum sollten sie Angst haben oder sie ablehnen?«[216]

Charlottes Wunsch ist, »dass alle - der Erkrankte, aber auch die ›Gesunden‹ – offener und toleranter miteinander umgehen. Damals – als ich noch nicht wusste, dass ich Borderline habe – hatte keiner um mich herum eine psychische Erkrankung.

Doch auf einmal, als ich davon erzählt habe, sind viele auf mich zugekommen und haben zu mir gesagt: ›Ja, ich habe da auch Probleme.‹ Lange Zeit habe ich geglaubt, dass ich die Einzige bin, doch irgendwann kam eine Bekannte vom Betriebsrat zu mir und sagte: ›Nein, das bist du nicht.‹«[217]

Nele findet, dass sich als Erstes das vorgefertigte Urteil »Der ist psychisch krank, der kommt bestimmt in die Klapse«, das man mit psychisch Kranken verbindet, ändern müsste: »Man denkt dadurch immer sofort an jemanden, der weggesperrt wird, weil er eine Gefahr für andere ist – genau wie einer, der in den Knast kommt. Unsere Gesellschaft sollte mehr Verständnis dafür aufbringen, dass es Menschen gibt, die eine unsichtbare Krankheit haben. Leider höre ich nie, ›Du tust mir leid‹, sondern immer nur: ›Ja, dann mach doch was dagegen.‹«[218]

Für Michael ist »ein ganz wichtiger Punkt die Öffentlichkeitsarbeit. Deshalb habe ich auch eine Facebook-Seite zum Thema. Es gibt wenige, die darüber reden. Ganz wichtig ist, dass man zu seiner Erkrankung stehen kann. Dass man sich nicht mehr dafür schämen muss und nicht mehr begafft wird wie ein seltenes Tier. Ich habe bestimmt 15 Jahre gebraucht und bin selbst bei 40 Grad im Schatten langärmelig rumgelaufen, nur damit niemand meine Narben von den Schnitten an den Armen sieht, bis ich mal so weit war, dass ich gesagt habe: ›Ich bin ich, ich bin krank, und wer damit ein Problem hat, soll mich ansprechen.‹ Heute gehe ich auch im T-Shirt raus. Ich habe keine Hemmungen mehr, sondern gehe mit meiner Erkrankung sehr offen um und nutze jede Möglichkeit, um aufzuklären.«[219]

2. Traumatisiert, ungeliebt und ungewollt: Über Kindheitstraumata und ihre Folgen

»Kinder werden geliebt, bevor sie irgendetwas getan haben, um es zu verdienen. Dennoch werden viele Kinder von Anfang an abgelehnt, verlassen, ihrer Kindheit und ihrer Zukunft beraubt. Einige Menschen wagen sogar – gleichsam um sich zu rechtfertigen – zu sagen, dass es ein Fehler war, sie zur Welt kommen zu lassen. Das ist eine Schande! Was nützen uns feierliche Erklärungen der Menschenrechte und der Kinderrechte, wenn wir dann die Kinder für die Fehler der Erwachsenen bestrafen?«[220] *(Papst Franziskus)*

Den diesem Kapitel vorangestellten Text schrieb Papst Franziskus kürzlich in seinem Buch »Amoris Laetitia«. Klar und deutlich prangert er die fehlende Liebe durch die Eltern als Schande an, denn schließlich sind Kinder ein Geschenk Gottes. Allerdings muss man bedenken, dass Eltern, die ihr Kind ablehnen, meist selbst keine Liebe bekommen haben und deshalb nicht anders handeln können. Sie schaffen es nicht, gute Eltern zu sein, stoßen ihre Kinder immer wieder vor den Kopf und signalisieren ihnen: »Wir wollen dich nicht!« So wie bei Katja.

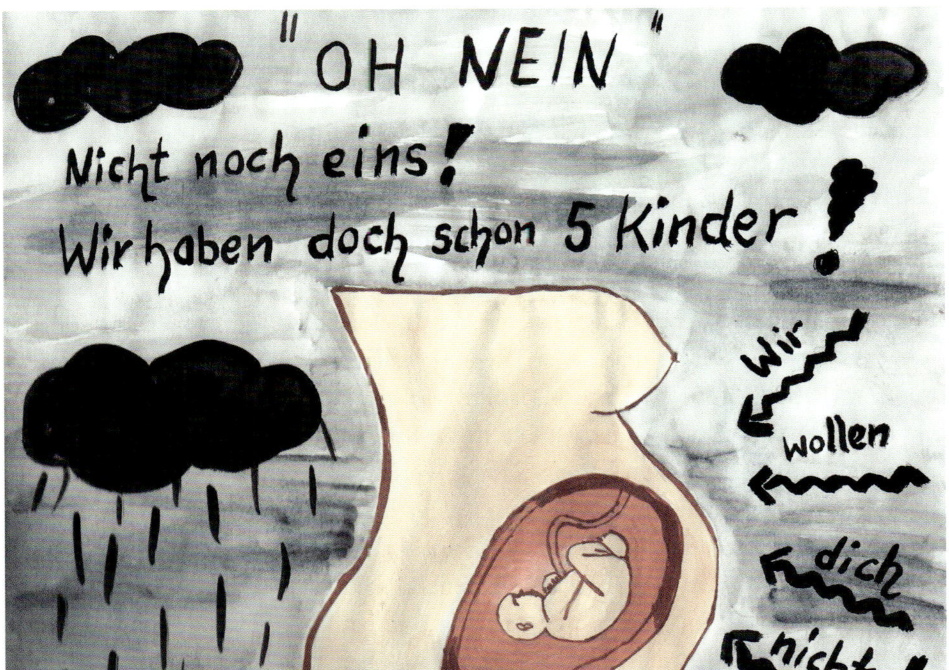

Abbildung 27: »Oh nein! Wir wollen dich nicht!«, Zeichnung von Katja

»Oh, nein. Nicht noch eins! Wir haben doch schon fünf Kinder«, sagten ihre Eltern damals. Worte, die sich tief in ihre Seele eingebrannt haben. Ihr ganzes Leben lang trug Katja das Stigma des Ungewolltseins mit sich herum. »Ich sollte nicht sein und trotzdem bin ich geboren worden. Aber Liebe und Zuneigung habe ich bis heute nicht erfahren«, erzählt sie traurig. Immer wieder fragt sich Katja seither: »Warum wurde ich überhaupt geboren, wenn niemand mich liebt?«[221]

Gerade die frühe Kindheit ist wichtig für die Entwicklung eines Menschen, denn schließlich bilden wir in dieser Phase unsere Identität aus. Das Baby entdeckt sich selbst und erkundet die Welt um sich herum. Obwohl es sich die Frage nach dem »Wer bin ich?« noch nicht bewusst stellen kann, sucht es bereits nach Antworten. Und diese findet es immer wieder bei seinen Eltern. Durch ihre liebevolle Zuwendung, durch zärtliche Berührungen, durch den Blick in ihre freudigen, warmen Augen erfährt der heranwachsende Mensch, dass er wertvoll und liebenswert ist. Doch diese Botschaft scheinen viele der Borderline-Betroffenen nicht eindeutig empfangen zu haben. Das feste, verlässliche Bild der eigenen Person fehlt, weil ihre Bezugspersonen widersprüchliche Signale sendeten. Und so suchen Borderliner jeden Tag aufs Neue Antworten auf die Frage »Wer bin ich?«. Darunter liegt allerdings die Überzeugung: »Ich bin ein schlechter Mensch«, »Ich bin der letzte Dreck«, »Ich bin schuldig«.

2.1. Psychotrauma – Was ist das?

Stressige Situationen kennen wir alle: Sei es, dass uns morgens der Wecker unsanft aus den Schlaf reißt und dass wir wieder eindösen, um später beim Blick auf die Uhr entsetzt festzustellen, dass wir verschlafen haben. Oder dass wir in der Rushhour auf dem Weg zur Arbeit im Stau stecken bleiben. Und wenn wir es schließlich geschafft haben und im Büro angekommen sind, stapeln sich auf unserem Schreibtisch hohe Papierberge, das Telefon klingelt ununterbrochen, der Chef wartet ungeduldig und unser E-Mail-Postfach ist prallvoll. Stress gehört zu unserem Leben und die Reaktion darauf ist als uraltes Programm fest in unseren Genen verankert. Noch heute verhalten wir uns dann ähnlich wie unsere urzeitlichen Vorfahren und viele andere Säugetiere: Wir realisieren, dass Gefahr droht und reagieren auf Stress mit einem Angriffs- oder Fluchtreflex. Dabei läuft das Stressprogramm in unserem Gehirn ab: Sobald das Signal »Stress« dort ankommt, werden die Hormone Noradrenalin, Adrenalin sowie Cortisol ausgeschüttet, was körperliche Reaktionen zur Folge hat. Der Sympathikusnerv wird angeregt und sämtliche Energien in den Muskeln und im Gehirn werden freigesetzt. Blitzartig werden alle Körperreserven mobilisiert, Puls, Blutdruck und Atemfrequenz steigen. Die Schmerztoleranz wird kurzfristig erhöht. Innerhalb kürzester Zeit sind wir dadurch kampf- und fluchtbereit. Man spricht hier auch von der Alarmreaktion des Körpers, die auf jede Art möglicher Gefährdung des Wohlergehens automatisch erfolgt. Ist die Stresssituation durch eine aktive Gegenreaktion zu bewältigen, fängt der Körper die Auswirkungen der Mobilmachung auf und schaltet auf Normalmodus zurück.

Psychotraumata aber entstehen durch Erfahrungen, die weit über das hinausgehen, was wir in alltäglichen Situationen als Stress erleben. Sie entstehen durch Ereignisse, die so bedrohlich, unüberschaubar und verletzend sind, dass ein Mensch sie psychisch nicht bewältigen kann. Wenn ein Mensch einer solchen Situation schutzlos ausgeliefert ist, fühlt er Panik, Ohnmacht und Hilflosigkeit. Eine aktive Gegenreaktion wie Kampf oder Flucht ist aussichtslos, es bleibt nichts als aufzugeben. Die Psyche ist überfordert, die Alarmreaktion kann nicht ablaufen und als Notreaktion schaltet der Betroffene innerlich ab. Er gerät in einen Zustand der Betäubung, weil die Situation anders nicht auszuhalten ist. Die Wahrnehmung, die Gefühle, das Denken, das Gedächtnis und die Sprache werden sozusagen abgeschaltet. Körperlich zeigt sich das als Schockstarre.

Bei Tieren kennen wir diese Notreaktion als Totstellreflex, der in einer Gefahrensituation das Überleben sichert. Es ist ein Schutzreflex, den einige Vierbeiner und Insekten zum Überleben gegen ihre Fressfeinde einsetzen. Indem sie sich totstellen, verhindern sie, dass der Tötungsreflex ihres Fressfeindes aktiviert wird.

Auch die Schockstarre des Menschen in traumatischen Situationen resultiert aus diesem Überlebensmechanismus. Ein Mensch, der sich emotional »tot stellt«, friert seine traumatischen Empfindungen und Gefühle ein, damit er ihnen nicht mehr ausgesetzt ist. Durch diese Überlebensstrategie kann er traumatische Erfahrungen überstehen und damit weiterleben, ohne ihnen innerlich immer wieder schutzlos ausgeliefert zu sein. Der Preis für diese Art der Bewältigung ist allerdings, dass der traumatisierte Teil der Psyche abgespalten wird. Dieser führt fortan ein Eigenleben und beeinflusst auf vielfältige Art sein Verhalten und Erleben. So rettet ihn zwar die Betäubung zunächst vor dem Schlimmsten, aber die Abspaltung kann den traumatisierten Anteil der Psyche nur begrenzt in Schach halten. Wenn eine Situation oder Atmosphäre eintritt, die an das Trauma erinnert, könnte die Wunde wieder aufreißen und der Mensch reagiert darauf mit unbewussten Schutz- und Vermeidungsreaktionen oder psychischen Symptomen. Und eines ist gewiss: Die psychischen Wunden sind chronisch und begleiten Betroffene ihr Leben lang.

2.2. Welche Psychotraumata gibt es?

Traumata werden nach Art und Schwere des Ereignisses unterschieden und danach, ob es sich um ein einmaliges Trauma handelt oder ob die Verletzungen über einen längeren Zeitraum fortbestehen.

Bei einem **Existenztrauma** werden Menschen mit Situationen konfrontiert, die ihre Existenz vernichten könnten. Es geht also um Leben und Tod. Dazu gehören Unfälle, Überfalle (mit Körperverletzung oder Vergewaltigung sowie Mordversuche), Kriegserlebnisse und Naturkatastrophen. Menschen, die derart lebensbedrohlichen Szenarien ausgesetzt sind, reagieren mit Todesangst, Panik und Schock. Sie werden von körperlichem Schmerz überflutet, fühlen sich ohnmächtig und hilflos. Aus einem Existenztrauma können später psychische Störungen wie eine Angststörung oder eine posttraumatische Belastungsstörung[222] resultieren, die für die Betroffenen oftmals einen langen Leidensweg bedeuten.

Zu einem **Verlusttrauma** kommt es, wenn wir jemanden, den wir sehr lieben, verlieren oder von ihm getrennt werden. Das schwerwiegendste Verlusttrauma ist für ein Kind wohl der frühe Tod der Mutter – oder der Tod eines Kindes für seine Mutter. Aber auch Kinder, die von ihren Eltern weggegeben oder als Baby vorübergehend von ihnen getrennt wurden, können ein Verlusttrauma erleiden. In manchen Fällen reicht auch die Trennung oder Scheidung der Eltern aus. Die Betroffenen werden von qualvollen Trennungsschmerzen überflutet, fühlen sich verlassen, traurig, ohnmächtig, im Stich gelassen oder emotional betäubt. Infolge eines Verlusttraumas können Depressionen entstehen.

Ein **Bindungstrauma** entsteht, wenn ein Mensch in einer Bindung, die ihm Liebe, Sicherheit und Geborgenheit geben sollte, Ablehnung, Zurückweisung, Missbrauch und Gewalt erfährt. Man spricht hier auch von einem »Trauma der Liebe«[223]. Ein solches Trauma entwickelt sich, wenn ein Kind keine liebevolle Beziehung zu seiner Mutter aufbauen kann. Jedes Kind hat ein Urbedürfnis nach seelischer Bindung an die Mutter, denn seine Existenz hängt davon ab, von der Mutter angenommen und versorgt zu werden. Diese besondere Bindung beginnt bereits mit dem Zeitpunkt der Empfängnis, entwickelt sich während der Schwangerschaft, prägt sich während und nach der Geburt aus und verfestigt sich in den ersten drei Lebensjahren. Dabei unterstützt das Bindungshormon Oxytocin das Bindungsgefühl der Mutter zu ihrem Kind. Gelingt es dem Kind trotz dieser natürlichen Programmierung nicht, das emotionale Band zu seiner Mutter zu festigen, wird es versuchen, das, was es vermisst, bei anderen Menschen zu finden. Es sucht dann Halt, Liebe und Geborgenheit bei seinem Vater, den Geschwistern oder bei der Großmutter.

Die natürliche Bindungsbereitschaft von Frauen an ihre Kinder kann aber beeinträchtigt sein, nämlich dann, wenn Frauen durch Stressfaktoren belastet sind oder eigene traumatische Erfahrungen gemacht haben. Wenn eine Mutter nicht in der Lage ist, eine direkte, klare und authentische emotionale Beziehung zu ihrem Kind aufzubauen, entsteht für dieses eine traumatische Situation. Werden seine kindlichen Bedürfnisse nach körperlichem Kontakt, Nahrung, Liebe, Zugehörigkeit, emotionaler Zuwendung und emotionalem Halt nicht erfüllt, kann es sich nicht angst- und spannungsfrei zugehörig fühlen. Seine Mutter versorgt es zwar auf körperlicher Ebene, lässt es aber emotional verhungern.

Bindungsstörungen zwischen Mutter und Kind entstehen, wenn die Mutter bereits Schwierigkeiten hatte, eine gesunde, liebende Beziehung zu ihrer eigenen Mutter aufzubauen. Weitere Ursachen können traumatische Erfahrungen in ihrer Kindheit (beispielsweise durch sexuelle Gewalt), oder als Erwachsene sein. Denn wie wir bereits erfahren haben (▸siehe S. 168,169), gehört es zur Überlebensstrategie traumatisierter Menschen, Gefühle zu betäuben und Schutz- bzw. Vermeidungsreaktionen zu entwickeln. Eine Mutter, die selbst traumatisiert wurde, ist also nicht von Natur aus kalt und unnahbar, sondern hat einschneidende und prägende Erfahrungen gemacht, die es ihr unmöglich machen, sich ihrem Kind in liebevoller Weise zuzuwenden.

Schwere Bindungstraumata entstehen durch Vernachlässigung, Demütigung, seelische Grausamkeit, Gewalterfahrungen und sexuellen Missbrauch. Häufig ist das von emotionalem Missbrauch begleitet. Von emotionalem Missbrauch spricht man, wenn ein Elternteil dem Kind das Recht auf eigene Gefühle abspricht und die emotionale Bindung des Kindes an ihn ausnutzt. Das Kind wird emotional erpresst, eingeschüchtert, manipuliert, erniedrigt, abgewertet, hart kritisiert und bedroht. Menschen, die auf so schwere Art traumatisiert sind, fühlen sich in Beziehungen ohnmächtig, überfordert, verwirrt, leben in ständiger Angst und werden mitunter von Ekel-, Wut- und Schamgefühlen überwältigt. Nicht selten sind sie hoffnungslos und verzweifelt.

Weil die betroffenen Kinder in ihrer Persönlichkeitsentwicklung gestört sind, resultieren daraus im Erwachsenenalter Identitätsprobleme und Persönlichkeitsstörungen, vor allem die Borderline-Störung. Sie wird auch als **Traumafolgestörung** bezeichnet, weil so gut wie alle Betroffenen in der Kindheit, aber auch im Erwachsenenalter traumatisiert wurden. Sehr häufig spielt dabei sexualisierte Gewalt eine Rolle. Bei den meisten Borderline-Fällen kommen vielfache Traumatisierungen zusammen, man spricht hier auch von **komplexer Traumatisierung.** Zum Bindungstrauma können noch Existenz- und Verlusttraumata hinzukommen, zumal sich diese Traumaformen häufig mischen. So ist für ein Kind beispielsweise der plötzliche Tod der Mutter nicht nur ein Verlust, sondern es fühlt sich auch in seiner Existenz bedroht, denn ohne seine Bezugsperson kann es nicht weiterleben. Ähnlich verhält es sich bei sexuellem Missbrauch oder häuslicher Gewalt: Die Betroffenen entwickeln nicht nur ein Bindungstrauma, sondern sehen auch ihre Existenz in Gefahr. Nicht selten setzt der Vater, der seine Tochter sexuell missbraucht, sie unter Druck und droht ihr: »Wenn du etwas sagst, bringe ich dich um.«

Wichtig für das Verständnis traumatischer Erfahrungen ist auch, dass alle Bindungen, die einmal zustande gekommen sind – ganz egal, ob gesund oder gestört –, nicht mehr aufgelöst werden können. Selbst wenn es keine aktuellen Verbindungen mehr zwischen den Beteiligten gibt, wirkt die ehemalige Bindung fort und zeigt sich bei den Betroffenen durch starke Gefühle.

2.3. »Ich war ein Unfall!« – Die Geschichte von Sophia Z.

Psychiatrisch ausgedrückt könnte man über Sophia sagen: »Die Patientin hat aufgrund ihrer komplexen Traumatisierungen verschiedene Traumafolgestörungen wie Borderline-Syndrom, eine soziale Phobie, ein Stockholm-Syndrom[224], eine Angststörung, Depressionen und eine posttraumatische Belastungsstörung entwickelt.« So viel zu den Diagnosen. Doch welch großes Leid wirklich dahintersteckt ist für uns kaum vorstellbar.

Sophia (40 Jahre) ist eines der Kinder, die nicht nur ungewollt waren, sondern auch aufs Grausamste gequält und missbraucht wurden. So wie Katja fühlte sie sich ihr Leben lang ungeliebt und abgelehnt, als wäre sie ein »schrecklicher Unfall«. Ihre schmerzhafte Geschichte erzählte sie in einer Mail: »Ich versuche dir meine Geschichte so detailliert wie möglich zu erzählen. Ich bin Sophia, habe zwei ältere Schwestern, Claudia (42 Jahre) und Andrea (44 Jahre). Im Gegensatz zu meinem Geschwistern war ich kein Wunschkind, sondern ein ›Unfall‹, was mich meine Eltern ein Leben lang spüren ließen. Meine Kindheit war furchtbar: Meine Eltern haben sich nur gestritten und sich angeschrien. Nie habe ich etwas Liebevolles zwischen ihnen erlebt. Mein Erzeuger war ausgesprochen brutal und jähzornig und hat mich und meine Mutter als Blitzableiter für seine Aggressionen, seine Wut und eigene Hilflosigkeit missbraucht. Diverse Male hat er meiner Mutter sogar eine Waffe an die Schläfe gehalten und gedroht, sie zu erschießen. Kurz und gut: Er war ein unberechenbarer Psychopath!

Noch als meine Mutter sehr jung war – sie war gerade einmal 30 Jahre alt – erkrankte sie schwer. Sie litt an Verwachsungen im Bauchraum und musste daher oft ins Spital. Es folgten lange Reha-Aufenthalte – für mich waren das die schlimmsten Zeiten meines Lebens. Ständig lebte ich in Angst vor meinem prügelnden Erzeuger. Dreimal erlitt ich nach seinen Wutausbrüchen einen Kieferbruch, zweimal einen Nasenbeinbruch. Dazu kamen diverse Gehirnerschütterungen, innere Verletzungen (Milzriss) und natürlich die Narben auf meiner Seele – die bleiben und werden wohl nie verheilen.

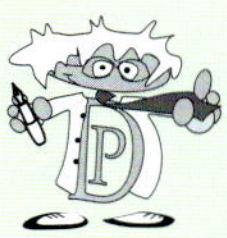

Sicher stellt man sich hier die Frage, wie ein Mensch einen anderen so unvorstellbar grausam quälen kann. Sophia beantwortet sie damit, dass er ein »unberechenbarer Psychopath« war. Aber was bedeutet das? Inzwischen haben Wissenschaftler aus Münster nachgewiesen, dass Schläge oder sexueller Missbrauch sogar organische Veränderungen in den Gehirnen der Opfer hinterlassen. Bei in der Kindheit misshandelten Personen sind auch im Erwachsenenalter eine erhöhte Aktivität des Angstzentrums (Amygdala) sowie eine Verkleinerung bestimmter Gehirnareale erkennbar.[225] So wäre eine mögliche These, dass Sophias Erzeuger selbst in der Kindheit dermaßen misshandelt wurde, dass es bei ihm zu Veränderungen im Gehirn kam. Vermutlich reagiert er auf die erhöhte Aktivität seines Angstzentrums mit vermehrter Aggression, und seine Gehirnareale für Mitgefühl und Aggressionshemmung sind dermaßen unterentwickelt, dass er keine Empfindungen mehr dafür hat, was er anderen antut und unkontrolliert zuschlägt.

Immer dann, wenn ich um Mama geweint habe, gab es Prügel. Er packte mich heftig an den Schultern, dann kamen Ohrfeigen dazu oder Schläge auf den Po, die Arme, wo immer er mich gerade erwischte. Dann sperrte er mich tagelang in den Keller unseres Hauses ein. Allein, in der feuchten Kälte und teilweise in vollkommener Dunkelheit musste ich dort ausharren, nur bei Wasser und Brot, das mir meine Schwestern ab und an vorbeibrachten, die sozusagen als meine ›Kerkermeister‹ fungierten. Sie genossen diese Aufgabe und ihre Macht über mich sichtlich, so sehr, dass sie mich noch zusätzlich drangsalierten und erniedrigten.

Als ich mit sechs Jahren in den Kindergarten kam, wurde ich gemobbt. Die anderen Kinder hatten sich total auf mich eingeschossen: Ich wurde gehänselt, meine neue Jacke wurde zerrissen. Und weil ich solche Angst vor meinem Erzeuger und seiner Wut hatte, habe ich zu Hause gelogen und gesagt, ich wäre an einem Baum hängen geblieben und hätte mir die Jacke selbst zerrissen. Daraufhin packte er seinen Gürtel aus und schlug mich so hart auf meinen Rücken und den Po, dass ich blutete und später alle Rot-, Grün- und Blautöne entstanden, die man sich nur vorstellen kann. Damit die Prügelei meines Vaters nicht ans Licht kam, wurde ich von seinem Vertrauensarzt eine Woche krankgeschrieben.

Als ich in die erste Klasse kam, sah ich viele der Kinder aus dem Kindergarten wieder, die mich gemobbt hatten. Und das Mobbing ging weiter. Seinen Höhepunkt fand es schließlich darin, dass ein Junge aus meiner Klasse versuchte, mich im Schulbrunnen zu ertränken. Später auf dem Gymnasium setzte sich das perfide Spiel fort. Trotz meiner guten Leistungen prügelte mein Erzeuger weiter auf mich ein, immer musste ich mehr lernen als andere, nie war ich gut genug. In der Schule war ich schließlich so eingeschüchtert, dass ich mich mehr und mehr zurückzog. Irgendwann habe ich dem ständigen Druck nicht mehr standgehalten und kam mit einer Fünf nach Hause. Dazu muss man wissen, dass bei uns in der Schweiz eine Sechs die beste Benotung und eine eins die schlechteste ist. Dafür wurde ich furchtbar bestraft und es kam zu sexuellen Übergriffen, die bereits begonnen hatten, als meine Mutter in der Reha und ich vier Jahre alt war. Eines Nachts kam mein Erzeuger zu mir. Er legte sich zu mir ins Bett und begann an meiner Vagina herumzufingern. Schließlich hat er seinen Penis an meiner Vagina gerieben, so lange, bis er ejakulierte. Immer öfter passierten diese nächtlichen Übergriffe. Als ich acht Jahre alt war, hat er mich das erste Mal vergewaltigt, von da an musste ich seine Übergriffe fast jede Nacht ertragen. Ich weiß noch, dass mein Vater sagte, ich solle ruhig sein und mich nicht so anstellen, erinnere mich noch genau an seinen Alkoholgeruch und daran, was für eine furchtbare Angst ich hatte. Nur an den Schmerz erinnere ich mich kaum mehr. Zu viel hatte ich bis dahin schon ertragen, sodass ich irgendwann innerlich abstumpfte, so weit, dass ich mich fast leblos fühlte. Ich war nurmehr eine Hülle, ein Körper, der funktionierte. Nicht mehr und nicht weniger. Erst als ich 14 Jahre alt war, hat meine Mutter endlich die Scheidung eingereicht.

Doch gerade, als ich glaubte, dass alles gut werden würde, kam ein weiterer schwerer Schicksalsschlag hinzu. Meine Mutter feierte an jenem Abend ihren Geburtstag, als sie plötzlich anfing, zu zittern und ihren Kopf eigenartig verdrehte. Wir riefen sofort den Notarzt, der sie ins nächstgelegene Spital brachte. Später erfuhren wir, dass sie einen Schlaganfall erlitten hatte. Natürlich habe ich meinen Erzeuger darüber informiert, doch der überschüttete mich – statt zu helfen oder zumindest einen Funken Mitgefühl zu zeigen – mit Hasstiraden. Sein einziges Interesse bestand darin, dass ich Mamas Auto zu ihm bringen sollte. Gemeinsam mit meinem damaligen Freund fuhr ich schließlich zu ihm, doch bereits als wir ankamen, hatte ich ein flaues Gefühl in der Magengegend. Mir war übel und ich glaubte, mich gleich übergeben zu müssen. Als wir das Gartentor öffneten, sahen wir, dass mein Vater all meine Sachen vor die Haustür gekippt hatte, als wären sie Sperrmüll. Er wollte mich nicht einmal mehr ins Haus lassen. Schließlich bin ich völlig ausgerastet, habe ihn angebrüllt, ihm gesagt, dass er ein riesiges Arschloch sei und ich ihn hasse. Dann wollte ich gehen, drehte mich um und spürte plötzlich einen heftigen Tritt in meinem Rücken. Ich verlor das Gleichgewicht, stolperte und stürzte kopfüber die Treppen hinunter. Mein Freund, der meine Sachen unterdessen aufgesammelt und in den Wagen gepackt hatte, fand mich wenig später bewusstlos und blutend im Treppenhaus und trug mich ins Auto. Als wir das Fahrzeug fast erreicht hatten, stürzte mein Erzeuger aus dem Haus und rannte mit dem Messer auf uns zu. Gott sei Dank gelang es meinem Freund, schneller zu sein. Er riss die Wagentür auf, legte mich auf die Rücksitzbank, stieg ein und raste los. Dabei fuhr er meinem Vater, der sich wütend seitlich des Autos aufgebaut hatte und nicht weichen wollte, über die Füße. Er muss furchtbare Schmerzen gehabt haben, denn er schrie laut auf. Doch mir tat es keine Sekunde leid. Im Krankenhaus haben die Ärzte dann bei mir mehrere Verletzungen festgestellt, die ich durch den Sturz erlitten hatte: drei Rippenbrüche, tiefe Fleischwunden und eine schwere Gehirnerschütterung.

Als dieses Martyrium endlich vorbei war, begann ich nach dem Gymnasium Psychologie zu studieren. Ich wollte alles wissen über die seelischen Abgründe von Menschen, und darüber, was meinen Vater zu dem Tier gemacht hatte, das er war. Doch es kam anders. Ziemlich rasch haben mich das Studium und der trockene Lehrstoff desillusioniert und erdrückt. Nach nur zwei Semestern habe ich es nur noch durchgestanden, indem ich mich mit Drogen zudröhnte. Kurz darauf kam ich zum ersten Mal in die Psychiatrie. Allerdings sollten noch zwei weitere Jahre vergehen, bis ich eine gute Psychologin fand, der ich mich öffnen konnte. Gemeinsam mit meinem behandelnden Psychiater diagnostizierten sie bei mir Borderline F60.31 sowie soziale Phobie, ein Stockholm-Syndrom, Depressionen, Angststörung (Panikattacken) sowie eine schwere posttraumatische Belastungsstörung.

Obwohl ich anfangs froh war, endlich eine Diagnose zu haben und zu wissen, was mit mir los war, wurde es – je mehr ich darüber erfuhr – zunehmend belastender für mich. Schließlich kam ich gar nicht mehr zurecht und ließ mich erneut in eine Klinik einweisen. Leider erlebte ich dort schlimme Dinge, sodass ich die Therapie abbrach. Kurz darauf habe ich eine weitere Klinik aufgesucht, die speziell für Borderliner ausgelegt war. Dort habe ich dann eine Therapie gemacht, die zwar anstrengend, aber auch sehr effektiv war, seitdem geht es mir besser. Geholfen hat mir wohl auch, dass ich in dieser Klinik immer einen Ansprechpartner hatte, der für mich da war, wenn ich ihn brauchte. Als ich allerdings im Januar aus der Klinik wieder nach Hause kam, fiel ich erst einmal in ein tiefes Loch.«[226]

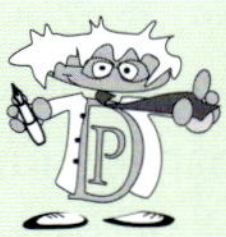

Sophias Geschichte zeigt, dass schwerste Traumatisierungen nicht nur zu einem Borderline-Syndrom, sondern auch zu anderen schweren psychischen Störungen führen können, die allesamt Folgen ihrer traumatischen Geschichte sind. Sie zeigt auch, wie Kinder, die sehr früh Opfer von Kindesmisshandlung und sexuellem Missbrauch wurden, auch in anderen Situationen zum Opfer werden. Da Sophia nie gelernt hat, sich zu wehren, wurde sie auch im Kindergarten und in der Schule gemobbt. So kommt es zu einer Kette von Traumatisierungen. Aus den frühen Kindheitstraumata resultieren weitere.
Die Geschichte zeigt auch, dass es trotz großem Willen und hoher Motivation häufig den Opfern nicht gelingt, ein eigenes Leben zu leben, denn die Bindungen zu den Tätern können nicht aufgelöst werden. Innerlich bestehen sie weiter fort – Sophia hatte nie die Chance, zu sich selbst zu sagen: »Es ist vorbei« und ein neues Leben zu beginnen. Sie wurde immer wieder von ihren traumatischen Erfahrungen eingeholt.

2.4. Traumata und ihre Schweregrade

Die traumatisierende Wirkung häuslicher Gewalt in der Kindheit wird – je nach Schweregrad – in drei Typen eingeteilt:

In der Kategorie des **Typ-I-Trauma** werden alle Kindheitserfahrungen zusammengefasst, die zwar als unglücklich erlebt werden, aber nicht vollkommen unvorhersehbar sind. Dazu gehören eine dauerhafte Trennung oder die Scheidung der Eltern in der frühen Kindheit, ebenso wie Eltern, die sich nicht in das Kind einfühlen können, und Konflikte in der Familie, die so ernsthaft sind, dass das Kind Angst vor einer Trennung der Eltern hat. Solche Erfahrungen führen zwar zu seelischen Belastungen, können aber durch einen verständnisvollen und zugewandten Umgang korrigiert werden.

Typ-II-Traumata entstehen durch verbale oder emotionale Misshandlungen. Dazu gehören andauernde Vernachlässigung, Demütigung durch ständige Beschimpfungen, Beleidigungen, verletzende Witze, Schuldzuweisungen und destruktive Kritik, ebenso wie Drohungen. Solche Erfahrungen machen beispielsweise Kinder, deren Eltern selbst in der Kindheit traumatisiert wurden, dadurch psychische Probleme entwickelt haben und sich nur unzureichend um die Kinder kümmern können, auch wenn sie sich Mühe geben. So kommt es, dass sie bei dem Versuch, die Kinder »anständig« zu erziehen, destruktive Kritik üben, die sie mit Drohungen vermischen. Sie formulieren Kritik so, dass sie augenscheinlich den Zweck verfolgt, ihren Kindern »Entwicklungshilfe« zu geben. Dabei verwenden sie aber demütigende Formulierungen wie »Du bist doch echt zu blöd«, »Schau dich doch mal an, wie du herumläufst«, »Aus dir wird nie was« oder »Sieh nur, er hat schon wieder in die Hosen gemacht« – und das in einem Tonfall, der wenig oder gar keinen Widerspruch zulässt. Das beschämt und destabilisiert das Kind und trägt dazu bei, dass sein Selbstwertgefühl immer geringer wird. Wenn dann noch Drohungen folgen wie »Wenn sich das nicht ändert, werde ich es dir zeigen«, lebt das Kind in ständiger Angst.

Die schwerste Ausprägung sind **Traumata des Typs III.** Sie entstehen, wenn Kinder Opfer von Gewalt, körperlichen Misshandlungen und sexuellem Missbrauch werden. Häufig wurden ihre Eltern selbst in früher Kindheit traumatisiert, leiden unter den Folgen psychischer Erkrankungen oder unter Alkohol- und Drogenproblemen. Das Familienleben ist hier nachhaltig gestört. Kinder, die in einem solchen Umfeld aufwachsen, erfahren keinerlei Halt und sehen sich permanenten Bedrohungen ausgesetzt. Sie haben weder die Möglichkeit, ihre Gefühle und Bedürfnisse auszudrücken, noch treffen sie auf empathische oder unterstützende Resonanz. Vielmehr werden ihnen in verwirrenden, beängstigenden Beziehungskonstellationen ihre natürlichen Gefühle und Bedürfnisse abgesprochen, sosdass sie das Empfinden für sich selbst verlieren.

2.4.1. »Ich hatte nie eine Familie!«

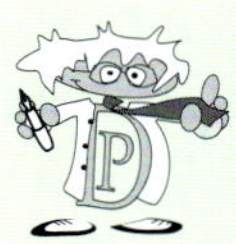

Wie würde es Ihnen wohl als Kind ergehen, wenn Ihr Vater zu Ihnen sagen würde, dass er sich für Sie schämt oder wenn Ihnen Ihre Mutter immer wieder signalisiert: »Du warst doch bloß ein Unfall«, und bei jeder Kleinigkeit, die danebengeht, mit Sätzen wie »Das ist doch noch viel zu wenig, du hast es nicht anders verdient!« noch eins draufsetzt. Wenn Sie sich das vorstellen, bekommen Sie vermutlich ein unangenehmes, flaues Gefühl im Bauch, alles in Ihnen zieht sich zusammen, Sie spüren, wie Sie kleiner und kleiner werden, Ihr Selbstbewusstsein schrumpft, bis Sie »so klein mit Hut« sind, wie der Volksmund sagt. Erinnern Sie sich noch an den letzten heftigen »Anschiss«, den Sie von Ihrem Chef kassiert haben? Einen Rüffel, nach dem Sie sich nicht mehr getraut haben, irgendetwas entgegenzusetzen, und sich so sehr geschämt haben, dass sie am liebsten in dem sprichwörtlichen »Mauseloch« verschwunden wären? So ähnlich ist das Grundgefühl von Menschen, die so etwas erlebt haben.

Die meisten Borderliner haben nicht nur solche Aussagen von ihren Eltern gehört, sondern verschiedene Traumata vom Typ I, II und III erlebt. Davon berichten uns jetzt Amelie, Romy, Charlotte, Michael, Julia und Nele.

Amelie hat Traumata vom Typ I und II erlebt, Traumata vom Typ III blieben ihr erspart. Sie wurde zwar nie sexuell missbraucht und hat auch nie körperliche Gewalt erfahren, wurde aber von ihren Eltern vernachlässigt: »Meine Eltern waren selbstständig und hatten ein Lebensmittelgeschäft. Beide mussten arbeiten und wir Kinder haben mit meinem Opa in der Wohnung über dem Laden gelebt. Und wenn meine Eltern unten im Geschäft waren, war ich viel allein. Es gibt Kinder – das weiß ich durch meine Ausbildung zur Erzieherin –, die schaffen das, und es gibt Kinder, die brauchen eben die Nähe der Eltern. Ich war ein Kind, das sich sehr an seine Mutter geklammert hat. Heute denke ich, dass ich wohl mehr Zuwendung von meiner Mutter gebraucht hätte, denn meinen Vater habe ich gehasst. Ich habe nie verstanden, warum mein Vater jetzt mit meiner Mutter zusammen sein durfte und ich nicht. Ich habe damals alles – jede Umarmung, jede körperliche Nähe zu meinem Vater – abgelehnt. Ich bin sogar dazwischengegangen, wenn er meine Mutter umarmt hat. Heute verstehe ich natürlich, dass beide zusammen gearbeitet haben und dass das alles nichts mit mir zu tun hatte. Aber es hat viele Jahre gedauert, bis ich mich mit meinem Vater ausgesöhnt habe. Heute haben wir ein tolles Verhältnis miteinander.«

Amelie fehlten die Eltern, obwohl sie mit ihnen zusammenlebte. Sie fühlte sich ungeliebt, alleingelassen und wertlos, sodass ihr nur das Essen als Ersatz für die fehlende Liebe blieb. »Und dadurch, dass ich schon damals diese Gefühle mit Nahrung kompensiert habe, war ich ein dickes Kind, was für mich alles verschlimmert hat. Deshalb wurde ich gehänselt und es entstand in mir das Gefühl: ›Keiner hat mich lieb. Keiner mag mich. Ich bin es nicht wert‹. Denn mit Beschimpfungen wie ›Geh zum Metzger und lasse dein Fett abschneiden‹ fühlt man sich nicht wirklich geliebt und schon gar nicht liebenswert.«[227]

Romy hat wie Amelie Traumata vom Typ I und II erlebt. Sie hat keine schönen Erinnerungen an ihre Kindheit. Romy wurde im Streit zwischen ihren Eltern hin und her gezerrt. Mutter und Vater dachten mehr an sich selbst als sich um ihre Kinder zu kümmern. Als Romy in der Pubertät war, ging ihre Mutter sogar eine Beziehung mit dem Mann ein, in den die Tochter verliebt war. Ihre Mutter betrachtete Romy als weibliche Konkurrenz und konnte ihr gegenüber keine mütterlichen Gefühle entwickeln. »Meine Kindheit war nicht schön. Meine Eltern haben sich getrennt, als ich drei Jahre alt war. Mein Vater ist Erzieher und hatte das Sorgerecht bekommen, aber meine Mutter hat meinen Bruder und mich dann mit einem Gerichtsbeschluss wieder zurückgeholt. Und dieses Spiel sollte noch oft hin und her gehen. Mal hat Papa uns geholt, und dann ist Mama mit uns heimlich in den Urlaub gefahren und Papa wusste nichts davon. Letztendlich sind wir bei Papa geblieben und haben bei Oma und Opa gewohnt. Ich bin in meiner Kindheit nie geschlagen worden, habe keine Gewalt erlebt, aber bei uns gab es ein großes emotionales Problem. Ich habe nie erfahren, was Liebe eigentlich bedeutet. Mein Vater hat mich das erste Mal in den Arm genommen als ich 16 Jahre alt war.«

Mit ihrer Mutter hatte Romy nur einmal pro Monat über das Jugendamt Kontakt. »Aber irgendwann ist sie dann einfach nicht mehr gekommen. Als ich zehn Jahre alt war, hat mein Vater seine jetzige Frau kennengelernt und meine Mutter hat sich dann gar nicht mehr gemeldet. Meine Stiefmutter war noch viel schlimmer als meine Mutter ... Und als sie dann ein eigenes Kind bekommen haben, waren mein Bruder und ich vollkommen abgeschrieben. Als meine Mutter sich dann – als ich 14 Jahre alt war – endlich mit einem Brief bei mir gemeldet hat, habe ich die Gunst der Stunde genutzt und bin bei Nacht und Nebel von zu Hause abgehauen – zu ihr. Rückblickend war das ein großer Fehler, denn ich kannte doch meine Mutter und wusste, dass sich bei ihr alles nur um Männer drehte. Viermal war meine Mutter verheiratet, ständig sind bei ihr die Männer ein- und ausgegangen.

Und dann passierte etwas, dass das Fass für mich zum Überlaufen brachte: Meine Mutter war mit dem Mann zusammen, den ich liebte. Obwohl sie ganz genau wusste, was er mir bedeutete und wie toll ich ihn fand, hat sie sich an ihn rangemacht. Eiskalt, ohne mit der Wimper zu zucken, hat sie mein Glück zerstört. Mit dieser Situation kam ich überhaupt nicht klar – wie konnte ich auch? Wie sollte ich verstehen und akzeptieren, dass meine große Liebe nun mein neuer Stiefvater war? Kurz darauf habe ich versucht, mir das Leben zu nehmen, weil einfach alles zusammenkam: Ein Papa, der sauer auf mich war, weil ich zu Mama gegangen war und der sich nicht mehr bei mir gemeldet hat, und eine Mama, die immer nur ihre Männer im Kopf hatte und bei der es keine Grenzen gab. Manchmal hat sie mir Entschuldigungen für die Schule geschrieben, nur damit ich mit ihr feiern gehen konnte. Alles war bei ihr extrem. Bei meinem Papa war alles immer strukturiert und streng, und bei meiner Mutter war auf einmal alles möglich und alles offen. Damit kam ich nur schwer klar.«[228]

Im Gegensatz zu Amelie und Romy musste Charlotte nicht nur grobe Vernachlässigung, sondern auch Gewalt und später als Jugendliche sexuellen Missbrauch (Traumatyp III) erfahren. Sie hat nicht viele Erinnerungen an die Kindheit »und die wenigen Erinnerungen, die ich habe«, erzählt sie, »sind nicht gut. Meine Mutter hat immer herumgebrüllt und getobt. Sie hat uns mit allem geschlagen, was der Haushalt so hergab: Dazu gehörten Gürtel, Kleiderbügel und Kochlöffel. Meine Eltern haben sich damals getrennt, als ich sieben Jahre alt war, weil mein Vater gesagt hat: ›Ich kann das nicht mehr, ich ertrage das nicht, wie die Mama mit euch umgeht.‹ Weil mein Vater damals aber einen gleichgeschlechtlichen Partner hatte, konnte er zu dem damaligen Zeitpunkt nicht das Sorgerecht für uns beantragen. Also blieben wir bei der Mutter. Als mein Vater jedoch nicht mehr zu Hause war, hat meine Mutter sich erst einmal ins Schlafzimmer eingeschlossen und hat mich (ich war damals sieben Jahre alt) und meine vier Geschwister mehr oder weniger allein gelassen. Ich erinnere mich noch gut, dass wir fünf Kinder uns etwa anderthalb Jahre lang selbst durchs Leben schlagen mussten. Das war sehr schwer für uns. Zumal meine Mutter auch noch Katzenzüchterin war und wir deshalb sehr viele Katzen hatten, die alle versorgt werden mussten. Morgens sind wir Kinder sehr früh aufgestanden, um die Tiere zu versorgen. Wenn unsere Mutter uns einen Scheck ausgestellt hat – weil nichts mehr zu essen im Haus war –, haben wir ihn zur Bank gebracht und sind einkaufen gegangen. Abends sind wir meist spät ins Bett gekommen, weil wir erst gegen zehn Uhr unsere Hausaufgaben machen konnten.«

Auch sexuellen Missbrauch hat Charlotte erfahren, »aber erst mit 15 Jahren«, wie sie erzählt: »Ich hatte damals einen Freund, mit dem ich im Alter von 13 Jahren zusammengekommen war. Er war zwei Jahre älter als ich und bei seiner Mutter rausgeflogen. Wir haben ihn bei uns aufgenommen und er wohnte von da an bei uns. Als wir das erste Mal miteinander schliefen, war ich 15. Zu diesem Zeitpunkt fand alles noch auf freiwilliger Basis statt. Doch plötzlich wurde alles anders. Er wollte harten Sex, den ich nicht wollte, und das, was ich ihm freiwillig nicht gab, hat er sich dann auf ziemlich brutale Art und Weise geholt. Das ging fast ein Jahr lang so.«

Dass Charlotte nichts gegen den Missbrauch unternahm, erklärt sie damit, dass sie sich allein nicht gegen ihn wehren konnte und es unmöglich war, sich an ihre Mutter zu wenden. »Ich konnte nicht zu meiner Mutter gehen und sagen: ›Er missbraucht mich.‹ Das hätte sie mir nicht geglaubt, denn sie fand ihn ja so toll. Und mein ›Nein‹ hat ihm gegenüber nichts gegolten. Ich habe auch gedacht, dass es viel früher hätte auffallen müssen. Meine Mutter hat zwar immer wieder mal

Fragen gestellt wie ›Warum ist jetzt der Schrank oder der Tisch kaputt?‹, doch wenn ich ihr eine einfache Erklärung gegeben habe wie ›Ich bin draufgefallen‹, hat sie sich ziemlich schnell damit zufrieden gegeben und nicht weiter nachgefragt. Erst nach einem Jahr hat sie zufällig mitbekommen, was da läuft: Die Wohnung war etwas verbaut und meine Mutter hat am anderen Ende des Flurs gelebt. Und an diesem Tag ist sie abends zu mir gekommen und hörte plötzlich Lärm aus meinem Zimmer. Sie hat dann die Tür aufgerissen und meinen Freund sofort – so wie er war – rausgeschmissen. In diesem Moment war ich natürlich erleichtert. Aber ich dachte auch: ›Jetzt bin ich allein, was mache ich jetzt?‹ Ich wollte ja immer eine feste Beziehung haben und hatte auch nicht viele Partner in meinem Leben. Es war mir immer wichtig, jemanden zu haben, mit dem ich einmal zusammen bin und mit dem ich auch zusammenbleiben kann.«[229]

Wie Charlotte hat Michael, der schon als kleiner Junge missbraucht wurde, kaum Erinnerungen an seine Kindheit. »Erst während der Therapie kamen sie zurück. Ich wurde als kleiner Junge von einem Mann oral missbraucht, so viel weiß ich heute. Allerdings kann ich nicht mehr sagen, wer er war. Auch weiß ich nichts mehr über den Verlauf. Ich habe lediglich bruchstückhafte Erinnerungen an das Zimmer, in dem es stattgefunden hat, mehr nicht. Und ich weiß, dass ich zu jener Zeit tagsüber bei einer befreundeten Familie war, aber auch bei uns in der Gemeinde. Meine Eltern haben nichts von dem Missbrauch bemerkt und ich kann mich nur an diesen einen Vorfall erinnern und habe irgendwann erfahren, dass ich mit fünf Jahren bereits die erste Psychotherapie hatte. Mit sieben Jahren bin ich eingeschult worden und mit acht Jahren war ich schon ziemlich depressiv. Mit elf habe ich mich das erste Mal geritzt und versucht, mir die Pulsadern aufzuschneiden. Aber das hat damals nicht funktioniert, denn ich hatte ja keinen Plan, wie das geht. Trotzdem habe ich damals irgendwie gemerkt, dass mir das Schneiden guttat.«

Michaels Mutter hat zwar seine Erkrankung akzeptiert, aber nicht die Auslöser, wie er sagt: »Den Missbrauch glaubt sie mir bis heute nicht, obwohl sie davon nun seit 15 Jahren weiß.« Auch, dass Michael in der Schule gemobbt wurde, wollte sie nicht glauben. »Das Mobbing in der Schule zog sich über fünf Jahre hin. Anfangs habe ich es ertragen und über mich ergehen lassen, aber irgendwann wurde es so schlimm, dass ich meiner Mutter davon erzählt habe. Sie hat dann mit der Direktorin und mit der Klassenlehrerin gesprochen, und das Ergebnis war: ›Nein, da ist nichts.‹ Meine Mutter hat dann geglaubt, dass ich mir das alles nur ausgedacht habe, um Aufmerksamkeit zu bekommen. Aber das habe ich nicht. Es war klar, dass bei der Befragung in der Schule nichts herauskommen konnte, denn die

Lehrer haben ja mitgemobbt.« Warum er damals so von seinen Mitschülern und den Lehrern gemobbt wurde, weiß Michael nicht. »Ich hatte Probleme, mich zu konzentrieren und wurde ständig im Unterricht drangenommen. Mir wurden Fragen gestellt, die ich nicht beantworten konnte. Oder ich wurde vor der Klasse lächerlich gemacht. In den Pausen haben mich meine Schulkameraden oft vermöbelt, und wenn ich zurückgeschlagen habe, konnte ich darauf warten, dass eine Stunde später die Direktorin kam und zu mir sagte: ›Mach endlich einen Aggressionsbewältigungskurs.‹«[230]

Julia litt sehr unter ihrer psychisch kranken Mutter, die sie kränkte, demütigte, bedrohte, beschämte und von sich stieß. Außerdem wurde sie von einem Nachbarn und später mit 13 Jahren von ihrem Onkel missbraucht. »Für mich waren zwei Dinge wirklich traumatisch: Das eine ist, dass ich nie eine Familie hatte. Ich bin bei meiner Mutter groß geworden und sie war total isoliert. Das kann man sich gar nicht vorstellen, denn sie war Lehrerin! Nach ihrer Arbeit ist sie nach Hause gekommen, hat die Haustür zugeschlagen und gesagt: ›Lasst mich alle in Ruhe.‹ Ihre Grundhaltung war: ›Das Leben ist schrecklich, man muss es aber aushalten. Alle Menschen sind schlecht, aber auch da muss man durch.‹ Spaß gab es in ihrem Leben nicht. Ich kann mich noch nicht einmal daran erinnern, dass meine Mutter je gelacht hat. Sie war eine verbitterte, gebrochene Frau, die wahrscheinlich durch den Krieg und das, was ihr als Flüchtlingskind widerfahren ist, selbst schwer traumatisiert war. Sie war zutiefst unglücklich und auf sich, auf das Leben und auf alle Menschen um sich herum wütend. Und wenn sie einen ihrer Wutanfälle hatte, dann hat sie mich beschimpft und eine endlose Litanei an Hasstiraden über mir ausgeschüttet. Aber wenn ich dann lieb war und gemacht habe, was sie von mir erwartete, war wieder alles gut. Dann habe ich sogar Geschenke bekommen. Sie war ein sehr widersprüchlicher Mensch. Nie konnte ich mich auf irgendetwas verlassen, nie wusste ich, was wohl als Nächstes kommt. Das ganze Leben bestand für mich nur aus Angst. Immer habe ich mir gesagt: ›Pass bloß auf, dass du nichts Falsches sagst, pass auf, dass du nichts Verkehrtes machst, gib acht, dass du alles richtig machst, versuche zu erahnen, was sie von dir will, damit sie nicht wieder explodiert.‹ So war mein Leben.

Es ging sogar so weit, dass sie eines Abends zu mir sagte: ›Ich gebe dich weg, ich habe dich nicht mehr lieb. Du bist nicht mehr mein Kind. Ich bring dich ins Heim.‹ Da war ich gerade mal zehn Jahre alt. Dinge wie, ›Ich hasse dich, du Drecksstück, ich will dich nicht mehr haben‹, ›Dich kann man nicht lieben, du undankbares Stück Scheiße‹, ›Du bist nicht mein Kind, alte Hexe, ich bringe dich ins Heim‹, usw. hat sie ja oft gesagt in ihrer Wut. Aber an diesem einen Abend ist sie dann wirklich mit mir losgegangen, spät im Dunkeln, und ich durfte NICHTS mitnehmen, nicht mal meinen geliebten Tröste-Teddy. Ich hatte furchtbare Angst, alles zu verlieren (auch Teddy und Oma, meine einzigen Haltepunkte im Leben). Und über die Heime gab es Schauergeschichten! Von dieser Nacht an war mein Wille gebrochen. Ich wollte fortan nur noch alles den anderen recht machen, um nicht verstoßen zu werden und alles zu verlieren. Mein Überlebensmotto hieß: ›Ducken, anpassen, bloß keinen zur Explosion bringen.‹«

Das zweite traumatische Erlebnis für Julia war, als sie mit sieben Jahren von einem Nachbarn missbraucht wurde, »der mich danach eingeschüchtert und bedroht hat, damit ich auch ja nichts sage. Ich hatte damals wirklich Angst vor ihm. Mit 13 Jahren wiederholte sich diese Geschichte: Ich habe meine Ferien bei meinem Onkel verbracht und wurde erneut missbraucht. Mein Onkel brauchte mir dann schon gar nicht mehr zu drohen, denn zu dieser Zeit war ich schon so ängstlich und verunsichert, dass ich nie etwas gesagt hätte. Und das hat er wohl gespürt. Mit dem, was ich da erlebt habe, blieb ich allein. Ich hatte ja niemanden, mit dem ich hätte reden können. Mir blieb meine Angst: Ich hatte panische Angst vor Männern und wollte nur in Ruhe gelassen werden. Für mich stand damals fest, dass alle Männer böse sind. Und ich war fest davon überzeugt, dass das auch der Grund war, warum meine Mutter keinen Mann mehr hatte und immer sagte: ›Männer sind Schweine.‹ Aber von meinem Missbrauch hat sie nichts mitbekommen. Ich habe mich zwar, seit ich sieben Jahre alt war, verletzt – auch sichtbar. Sie hat es zwar gesehen, aber sie konnte damit gar nichts anfangen.«[231]

Auch Neles Mutter war psychisch krank und unberechenbar. Nele musste nicht nur ihre Ausbrüche über sich ergehen lassen und ihre Suizidversuche ertragen, sondern sie erlebte auch, dass ihr gewalttätiger Stiefvater die Mutter ersticken wollte. »Ich hatte keine schöne Kindheit. Meine Großmutter und mein Großvater, der vor vier Jahren gestorben ist, waren die einzigen, die mich aufgefangen und aufgepäppelt haben, denn meine Mutter war ziemlich krank. Wenn ich morgens beispielsweise nicht den Frühstückstisch gedeckt hatte, hat sie sich an den Tisch gesetzt und versucht, sich vor meinen Augen die Pulsadern aufzuschneiden – als Strafe für mich. Mein Vater ist eher der körperlich aktive Typ gewesen. Von dem habe ich immer eins mit der Hundeleine übergezogen bekommen. Wirklich schlimm war Weihnachten 2006. Da hatte meine Mutter mal wieder so einen Kerl aufgerissen; das war bei ihr ja gang und gäbe. Dann hatte sie auch noch Psychopharmaka genommen und schwere Halluzinationen bekommen. Ich habe mich dann um sie gekümmert, habe sie gewaschen und gepflegt. Als sie einige Tage später mal wieder einen heftigen Anfall hatte und geschrien und getobt hat, hat mein

Stiefvater die Krise bekommen und versucht, meine Mutter vor meinen Augen zu ersticken.« Um ihrer Mutter zu helfen, hat Nele damals ihren Vater angegriffen. »Denn ganz egal, was meine Mutter mir auch angetan hat, sie ist und bleibt meine Mutter und ich muss sie beschützen. Rückblickend vermute ich, dass mein Stiefvater in dem Moment hilflos war, weil meine Mutter sich benommen hat wie ein schreiendes Baby, das man einfach nicht ruhig bekommt. Sie hat geschrien wie am Spieß, und das stundenlang. Auch ich konnte sie nicht beruhigen. Und irgendwann ist er durchgedreht und hat rot gesehen. In dem Moment, wo ich dazwischengegangen bin und ihn weggezogen habe, ist er wieder klar geworden und hat von meiner Mutter abgelassen. Er ist dann ins Wohnzimmer gegangen und hat ferngeschaut, als wäre nichts gewesen.

Oft ist mein Stiefvater auch mir gegenüber aggressiv geworden. Dann hat meine Mutter die Notbremse gezogen und mich zu meinen Großeltern gebracht. Als ich später nach Hause zurückkam, hatte sie versucht, sich umzubringen. Ich habe sie damals gefunden – die ganze Wohnung war voller Blut. Das war für mich so schockierend und traumatisch, dass ich gedacht habe: ›Ich will auch nicht mehr leben, ich bringe mich jetzt um.‹ Ich glaube, zwei Jahre später habe ich es auch versucht, bin daraufhin in die Psychiatrie gekommen und habe dort eine Therapie gemacht. Mein Psychiater hat gesagt, dass ich von meiner Mutter getrennt werden müsste. Meine Mutter musste während meiner Therapie immer mit zu den Sprechstunden kommen. Sie wurde zwar nicht mittherapiert, aber befragt. Und bei einer dieser Sprechstunden muss sich wohl herauskristallisiert haben, dass sie das Hauptproblem für mich ist. Dann haben sie mich gefragt, was ich davon halten würde, wenn ich mit anderen Jugendlichen zusammenwohnen würde. Klar habe ich gesagt: ›Oh ja, super!‹, weil ich nur daran gedacht habe, endlich von meiner Mutter wegzukommen.

Seit meinem sechsten Lebensjahr war ich auf mich alleine gestellt. Ich habe den Haushalt allein geschmissen und habe mich um die Schule und meine Hausaufgaben gekümmert. Es war mir schon immer klar, dass ich keine Mutter habe. Dann mit 13 bin ich das erste Mal weg von zu Hause in eine betreute Wohngemeinschaft gekommen. Von da an habe ich viel Zeit in Kinderheimen verbracht.«[232]

Schon Sophias Geschichte (▶siehe S. 172) zeigt, dass Kinder, die sehr früh durch die Eltern traumatisiert wurden, später auch in anderen Situationen immer wieder Opfer von Demütigungen, Misshandlungen und Missbrauch werden. Sophia und Michael wurden beispielsweise, wie viele andere traumatisierte Kinder auch, in der Schule gemobbt, weil ihr Verhalten für die Mitschüler merkwürdig war und die beiden sich nicht wehren konnten. In der Pubertät und im Erwachsenenalter setzt sich dann oft die Geschichte sexueller Gewalt und anderer Traumata fort. Charlotte wurde in der Pubertät von ihrem Freund missbraucht und Nele wurde im Erwachsenenalter vergewaltigt. Bereits als Kind war Nele Opfer männlicher Gewalt und musste auch ihre Mutter als hilfloses Opfer erleben. Diese reagierte mit verzweifelten Suizidversuchen. Nele konnte ihr nicht helfen. Später hat auch Nele versucht, sich umzubringen. Auch die Gewalt durch Männer kam zurück in ihr Leben. Sie eröffnete uns, dass sie vor drei Jahren vergewaltigt wurde: »Ich hatte damals Geldprobleme und kannte einen Mann, den ich zwei- oder dreimal bei einer Freundin gesehen hatte. Ich wusste, dass er Geld hatte und habe ihn angesprochen und gefragt, ob er mir etwas leihen könnte, und er sagte: ›Ja, kein Problem. Ich schicke dir jemanden vorbei, der dir das Geld bringt.‹ Und der stand dann irgendwann vor meiner Tür. Im ersten Moment habe ich mir auch nichts Schlimmes dabei gedacht und ihn reingelassen. Er hat mich dann vergewaltigt und als er ging hat er mir 50 Euro hingeworfen und gesagt: ›Das nächste Mal bekommst du mehr und ich bekomme mehr.‹ Ich habe dann Panik bekommen, weil er ja wusste, wo ich wohnte, und bin zur Polizei gegangen. Die haben mich untersucht und stundenlang befragt, wollten wissen, ob ich mich gewehrt hätte. Aber das hatte ich in dem Moment nicht gekonnt; ich war in einer Art Schockstarre gewesen. Am Ende hatte ich das Gefühl, an allem selbst schuld zu sein und dieses Gefühl ist auch geblieben.« Obwohl die Polizei ihr damals nicht direkt gesagt hat, dass sie selbst schuld sei, weil sie sich nicht genügend gewehrt habe, fühlt sich Nele bis heute schuldig und von den Polizeibeamten unverstanden und ungerecht behandelt. »Sie haben es mir nicht direkt gesagt, aber ich habe der Polizistin schon angemerkt, was sie für eine Meinung dazu hatte. Für sie sah es aus wie Prostitution. Die Anzeige wurde schließlich fallen gelassen.«[233]

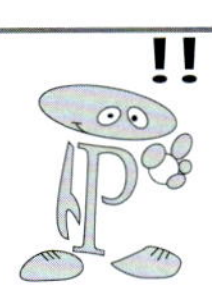

Jahr für Jahr werden abertausende Mädchen und Frauen vergewaltigt, aber nur etwa 15.000 Fälle angezeigt. Dabei geschehen Vergewaltigungen eher selten in erster Linie überfallartig mitten in der Nacht an unheimlichen, dunklen Orten wie Parks, einsamen Straßen, verlassenen Tiefgaragen oder abgelegenen U-Bahn-Stationen. Die meisten Übergriffe sind geplant und passieren dort, wo Menschen sich scheinbar am sichersten fühlen: in ihrer Wohnung, im Auto oder am Arbeitsplatz – also im gewohnten Umfeld des Opfers. Die meisten Täter sind ganz normale Männer und nicht etwa – wie man vielleicht glauben könnte – bizarre, fremdartige Psychopathen. Oft sind es Verwandte, Ehemänner, Lebensgefährten, Nachbarn, Kollegen oder flüchtige Bekannte. Für das Opfer hat eine Vergewaltigung

→

schwerwiegende psychische Folgen. Nicht selten resultiert daraus eine posttraumatische Belastungsstörung, und die schrecklichen Erlebnisse tauchen in der Erinnerung immer wieder in voller Härte auf. Nichts ist mehr wie es vorher war. Die Opfer sind misstrauisch gegen alles und jeden, fühlen sich hilflos, schuldig, leiden unter Schlafstörungen, Albträumen, Depressionen sowie Angst- und Panikattacken. Häufig ziehen sie sich von den Menschen zurück und haben Suizidgedanken[234].

Wer Opfer einer Vergewaltigung geworden ist, sollte vor allem NICHT alleine bleiben! Wichtig ist, dass er sich Unterstützung im Familien- oder Freundeskreis, bei Beratungsstellen oder bei Opferhilfsorganisationen wie dem **WEISSEN RING** holt. Der WEISSE RING hat über vierhundert Anlaufstellen in ganz Deutschland und bietet praktische Hilfe für Menschen, die Opfer einer Vergewaltigung geworden sind. Er unterstützt die Betroffenen menschlich, persönlich und mit einer kompetenten Beratung. Das Ziel ist, dass sie möglichst zeitnah nach den psychisch verletzenden Erlebnissen eine angemessene, kompetente medizinisch–psychologische Fachberatung erhalten. Durch notfallpsychologische Interventionen und psychotherapeutische Soforthilfe soll eine Chronifizierung des seelischen Leids verhindert werden. Außerdem geben die Mitarbeiter des WEISSEN RINGs Hilfestellung bei der Frage, ob die Opfer Anzeige erstatten sollen und versorgen sie mit allen Informationen über weitere mögliche Schritte. Sie begleiten sie zu Ärzten, zur Polizei, zu Rechtsanwälten oder zu Gerichtsterminen. Sie leisten auch Hilfen in finanziellen Notlagen, die im Zusammenhang mit der Straftat stehen[235]. Mehr Infos gibt es unter: **www.weisser-ring.de**

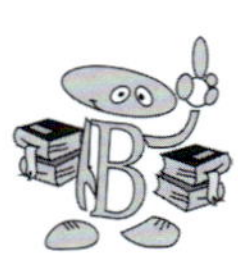

Und noch zwei weitere Hilfsadressen möchten wir Ihnen hier ans Herz legen: Die **Opferhilfe** und den **Fonds Sexueller Missbrauch:**

Die Opferhilfe berät und unterstützt sowohl Menschen, die Opfer einer Straftat geworden sind, als auch ihre Angehörigen und Augenzeugen. In ganz Deutschland kümmert sie sich um Betroffene, die durch Stalking, Vergewaltigung oder andere Körperverletzungen schwere psychische und physische Traumata erlitten haben. In der Regel übernimmt die Opferhilfe recht unbürokratisch die Kosten für fünf Therapiesitzungen (sofern eine Strafanzeige gegen den/die Täter vorliegt), auch bei nicht kassenzugelassenen Psychotherapeuten. Mehr Infos unter: **www.opferhilfe-berlin.de**

→

Finanzielle Unterstützung erhalten Betroffene unter anderem beim Fonds Sexueller Missbrauch, den die Bundesregierung 2013 aufgelegt hat. Antragsberechtigt sind Menschen, die als Kind oder Jugendlicher im familiären Bereich sexuell missbraucht wurden, also zum Tatzeitpunkt minderjährig waren. Auch über den Fonds Sexueller Missbrauch kann die Finanzierung von Therapiestunden beantragt werden. Hier ist die Anzahl der bewilligten Stunden nicht auf fünf begrenzt. Allerdings ist hier viel Papierarbeit notwendig – sowohl der Betroffene als auch der behandelnde Psychotherapeut müssen den Antrag begründen, und der Therapeut muss seine Qualifikation nachweisen und einen Behandlungsplan erstellen. Auch die Bearbeitung des Antrags nimmt oft Monate in Anspruch. Ob es allerdings neue Mittel geben wird, ist derzeit noch unklar – vor allem weil die Bundesländer eine weitere finanzielle Beteiligung ablehnen. Mehr Infos unter: **www.fonds-missbrauch.de**

Wie sehr bestimmte traumatische Situationen die Psyche des Kindes schädigen, hängt natürlich nicht nur von der Art und dem Schweregrad des Traumas ab. Eine Rolle spielt auch, wie verletzlich ein Mensch aufgrund seiner Konstitution ist. Die Forschung hat herausgefunden, dass es auch Kinder gibt, die trotz schwerer Traumata eine relativ gesunde Psyche entwickeln konnten, weil sie eine gewisse Widerstandsfähigkeit besitzen, die als Resilienz bezeichnet wird. (Die Faktoren, die zur Resilienz beitragen, haben wir in unserem Dr. Psych »Ratgeber Depressionen« beschrieben, ▶siehe Kap. 2.1., S. 84.) Wichtig ist zudem, welche unterstützenden Faktoren vorhanden sind. Sie werden als **Ressourcen** (»Mittel«, »Quelle«) bezeichnet. Das sind Kraftquellen, die entweder in der Person selbst liegen oder im Außen, wie zum Beispiel hilfreiche Menschen oder förderliche Umgebungsbedingungen (▶mehr dazu in Kap. 5.6., S. 331, Packe deinen Ressourcenkoffer«).

2.4.2. »An den Krieg habe ich furchtbare Erinnerungen« – Die Geschichte von Sora K.

Ein Beispiel für Resilienz gibt die 26-jährige Irakerin Sora. Ihr ist es trotz schwerster Traumatisierungen im Kindes- und Erwachsenenalter gelungen, eine neue Perspektive zu entwickeln und ihr Leben neu auszurichten. Ihre Geschichte steht beispielhaft für das erschütternde Schicksal junger Frauen aus dem Irak, die nicht nur Kriegsereignisse erleben mussten, sondern auch Gewalt und Unterdrückung in einer männlich dominierten muslimischen Gesellschaft erfahren haben. Mit 17 musste sie aus dem Irak fliehen, wo man sie zwangsverheiraten wollte und wo Hinrichtungen von Frauen noch heute an der Tagesordnung sind. Nahezu wöchentlich hörte Sora die entsetzlichen, herzzerreißenden Schreie von Frauen, die in ihrer Straße gesteinigt wurden. Als sie schließlich auch noch mit ansehen musste, wie ihr Stiefvater auf einem Basar von der Bombe eines Suizidattentäters getötet wurde, fasste sie den Entschluss, den Irak für immer zu verlassen. Bis heute kann sie all das nicht vergessen.

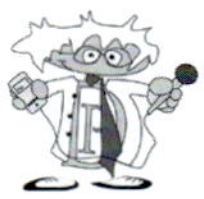

Während unseres Gespräches lerne ich eine dennoch starke, selbstbewusst wirkende junge Frau kennen. »Ich wurde in diesem Leben schon oft verletzt und habe gelernt, immer wieder von Null anzufangen und nie aufzugeben«, erzählt mir die Krankenpflegerin Sora.

»An den Krieg habe ich furchtbare Erinnerungen«, sagt sie. »Mein Stiefvater wurde vor meinen Augen getötet. Wir waren auf dem Weg zum Basar, ein Suizidattentäter hat sich hinter uns in die Luft gejagt. Dieses Bild, wie mein Stiefvater zerfetzt wurde, bekomme ich einfach nicht aus meinem Kopf. Seine Gliedmaßen wurden bei der Explosion abgerissen und flogen durch die Luft. Seit jener Zeit hatten wir keinen Mann mehr zu Hause. Und als Frau«, fährt Sora fort, »kannst du überhaupt nichts alleine machen. Wir dürfen im Irak nicht allein zur Schule und auch nicht allein auf die Straße gehen. Selbst wenn du keine Milch oder kein Wasser mehr hast, musst du zu Hause ausharren, bis du womöglich verdurstest. Ich komme aus der Gegend von Kerbela, wo die Dschihadisten ihren Hauptsitz haben. Hier ist es für Frauen am schlimmsten. Gehst du als Frau raus, ist es sehr gefährlich, denn Mädchen und Frauen werden bei uns mitten auf der Straße vergewaltigt oder von Heckenschützen getötet. Ich habe so etwas selbst schon mit ansehen müssen.

Nachdem mein Stiefvater auf so schreckliche Art und Weise ums Leben gekommen war, kam mein Onkel ab und an bei uns vorbei und ging mit uns einkaufen. Dann mussten wir uns immer komplett verhüllen und gebeugt laufen, damit niemand sehen konnte, wie groß wir waren. Auch meine Augenbrauen durfte ich nicht schminken, durfte kein Make-up tragen, keine hohen und keine farbigen Schuhe anziehen. Alles musste schwarz sein, damit du so unauffällig wie möglich bist. Sogar mit meiner Augenfarbe hatten sie ein Problem [Sora hat wunderschöne blaue Augen]. Ich musste deshalb einen Schleier vor dem Gesicht tragen – 24 Stunden am Tag. Es war schrecklich. Aber das schlimmste für mich ist, dass wir Frauen das nicht etwa tun, weil es uns die Religion vorschreibt. Nein, es sind die Männer, die diese Gesetze machen. Sie hören von einem Imam, dass bestimmte Dinge Sünde, also ›Haram‹ und verboten sind, und von da an ist es so. Frauen sind in unserer Kultur ›Dschahel‹, das heißt sie sind unwissend, haben keinen eigenen

Kopf, können nicht lesen und schreiben, und auch nicht studieren. Das ganze Land nimmt das einfach so hin. Wenn eine Frau ›Nein‹ sagt, bedeutet das leider gar nichts. Frauen haben bei uns Angst vor den Männern, denn am meisten fürchten sie sich vor den Steinigungen! Nach wie vor werden Frauen bei uns gesteinigt, und ihre Kinder müssen dabei zusehen. Ich habe es zwar nie mit eigenen Augen mit ansehen müssen, aber es ist in unserer Straße oft passiert. Die schrecklichen, verzweifelten schmerzerfüllten Schreie dieser Frauen habe ich nie vergessen.«

»Warum werden Frauen gesteinigt?«, will ich von Sora wissen. »Bei uns werden Frauen gesteinigt, wenn der Mann gehört hat, dass seine Frau etwas mit einem anderen Mann hatte.« »Ganz ohne Beweise? «, hake ich nach und kann es nicht fassen. Denn schließlich bedeutet es, dass jeder Mann seine Frau denunzieren kann. »Und es gibt keinen Prozess.« »Nein. Es gibt kein Gericht, keine Möglichkeit sich zu verteidigen, es gibt keinen Prozess. Die Frauen können sich nicht rechtfertigen. Der Mann erscheint dann von einem Augenblick zum anderen mit anderen Männern und holt seine Frau ab. Alle helfen ihm, denn sie wollen ja, dass Frauen wissen, dass sie das nicht machen dürfen. Keiner von ihnen sagt: ›Hört auf!‹ Selbst Frauen machen mit.«

»Ich habe meine Familie damals im Irak zurückgelassen«, erzählt Sora. »Meine Mutter lebt noch immer im Irak, sie ist schon sehr alt, offiziell ist sie zwar erst 63, aber wenn du sie siehst, denkst du, sie ist 90! Sie ist unglaublich schnell gealtert, weil sie so viel Schlimmes erlebt hat. Und sie hatte eben nur Mädchen.« Ihre Mutter war es, die sie damals bestärkt hat, das Land zu verlassen. Sie wollte nicht, dass sie ein fremdbestimmtes Leben voller Entbehrungen, voller Gewalt, Unsicherheit, Angst und ohne Liebe leben muss. »Und so bin ich damals allein nach Deutschland gereist«, schildert Sora. »Aber damit ich überhaupt aus dem Irak rauskam, musste ich auch mein Geburtsdatum manipulieren, denn offiziell durfte ich mein Land nicht verlassen, weil ich noch keine 18 Jahre alt war. Als ich dann – drei Wochen später – endlich in Deutschland ankam, sollte ich kurz darauf wieder abgeschoben werden. Aber ich wollte auf keinen Fall zurück. Also habe ich einen 47-jährigen Kurden pro forma geheiratet. Das war ein großer Fehler, denn wieder habe ich nur Gewalt erlebt. Er hat mich nur geschlagen, ich hatte überall am ganzen Körper blaue Flecke, habe geblutet und hatte auch innere Blutungen, meine Nase war drei- oder viermal gebrochen. Heute noch habe ich Probleme beim Atmen und muss meinen Mund immer leicht geöffnet halten. Einmal hat mich ›mein Mann‹ die Treppe hinuntergestoßen. Oft hat er mich eingeschlossen, manchmal sogar tagelang. Ich habe dann versucht, mich bemerkbar zu machen und geschrien, so laut ich konnte. Meine Nachbarn haben dann die Polizei gerufen. Doch bis die Beamten eintrafen, hatte mein Mann mich schon wieder so unter Druck gesetzt, dass ich ihnen erzählen musste, dass ich nur etwas für die Kinder aus dem Schrank geholt hätte und dabei gestürzt wäre. Manchmal haben mich die Polizeibeamten mit aufs Revier genommen, dann haben sie meine Verletzungen fotografiert und mich stundenlang mithilfe eines Übersetzers befragt, bis ich dann gesagt habe: ›Nein, es ist alles gut, wir haben uns wieder vertragen‹ und meine Anzeige zurückgenommen habe. Lange Zeit ging es einfach so weiter, ich bin bei ihm geblieben, weil mein Selbstwertgefühl am Boden war. Ich fühlte mich wertlos, schwach, unbedeutend und krank. Und so haben sich meine Erfahrungen, die ich im Irak gemacht habe – nämlich dass Frauen nichts wert sind – auch in Deutschland fortgesetzt.« Für Sora war es schwer, in Deutschland überhaupt Fuß zu fassen, denn Deutsch hatte sie nie gelernt. »Ich habe ja nie ein Schule besucht«, erzählt sie. »Aber meine Kinder haben es mir beigebracht. Ich habe mich dann stundenlang ins Internetcafé gesetzt und Wort für Wort alle Texte, die sie aus der Schule mitgebracht hatten, übersetzt. Ich durfte ja hier in Deutschland nicht zur Schule, denn meine Papiere waren nicht in Ordnung.«

Lange lebte Sora mit ihrem Peiniger zusammen. »Schließlich hatte ich von ihm zwei Kinder, ich konnte mich in diesem Land nicht verständigen und auch nicht arbeiten – zumindest nicht offiziell.« Sora war überzeugt, dass sie eine Versagerin, unfähig, dumm und es nicht wert sei, dass man sie in dieser Gesellschaft achtete. »Mein Mann hat sich nie um uns gekümmert«, berichtet sie. »Er hat weiter getrunken, gezockt und Drogen genommen. Aber wenn's ums Geld verdienen ging, dann war ich gut genug. Dann hat er mich sogar rausgelassen aus meinem Gefängnis. Dann durfte ich als Putzfrau arbeiten. Und jedes Mal, wenn ich zu der Familie kam, für die ich arbeitete, haben sie mitbekommen, dass ich irgendwo neue blaue Flecken hatte, jede Menge Pflaster am Körper trug oder meine Augenbrauen mal wieder offen waren. Ich trug zwar immer ein Kopftuch und auch Make-up, aber damit schaffte ich es nicht, alles zu überdecken. Und so begannen sie, mir Fragen zu stellen. Mein Chef hat als Radiomoderator gearbeitet und sich um mich gekümmert. Ohne ihn hätte ich es nicht geschafft. Als mein Mann sechs Monate verreist war, hat mein Chef mir Geld gegeben, damit ich meinen Führerschein machen konnte. Er hat mit mir Deutsch gepaukt, so lange bis ich mich wenigstens verständigen konnte. Irgendwann hat er mir auch erzählt, dass es ganz in der Nähe ein Frauenhaus gibt und mich dorthin gebracht. Ich habe den Frauen meine Geschichte erzählt und meine letzte Anzeige bei der Polizei nicht zurückgenommen. Ich war nicht länger gewillt, die Schläge und die Unterdrückung meines Mannes auch nur eine Sekunde länger zu ertragen. Die Frauen von Affidamento[236] haben mir sehr geholfen. Gerade Carolina, eine der Sozialarbeiterinnen dort, war

24 Stunden am Tag für mich da, hat mich dabei unterstützt, eine Wohnung zu finden. Sie war die Erste, die mir erklärt hat, was gesetzlich alles möglich ist. Sie hat dann eine Polizeisperre beantragt, sodass mein Ex nicht mehr wusste, wo ich wohne.« Eine Arbeit hat Sora leider nicht mehr. Immer wieder hat ihr Exmann herausbekommen, wo sie sich gerade aufhielt, hat sie verfolgt, ihr aufgelauert und gedroht, sie umzubringen. »Bis mein Chef gesagt hat: Das geht nicht mehr.«

»Was habt ihr gegen das Stalking unternommen?«, frage ich Sora. »Wir haben ihn angezeigt, aber die Polizei kann ja nichts unternehmen, denn die Beweislast liegt bei mir. Und es muss erst was passiert sein, bevor die Polizei überhaupt etwas tut. Irgendwann hat mein Ex die Reifen meines Autos zerstochen und mich mit einem Messer bedroht. Natürlich bin ich geflüchtet, so schnell ich konnte, denn ich wusste ja, dass er es ernst meinte. Und als ich dann die Polizei angerufen habe, haben die Beamten mich gefragt: ›Haben Sie Beweise?‹ Natürlich hatte ich die nicht. Und deshalb haben sie weitergefragt, immer wieder neue Fragen gestellt, so lange, bis ich keine Kraft mehr hatte und aufgegeben habe. Denn was nützt es, wenn du alles erzählst, der ganze Schmerz wieder aufbricht, aber du dennoch keine Hilfe bekommst?«

Soras Geschichte ist erschütternd. Doch auch, wenn das, was sie durchlebt hat, sehr schmerzhaft und grausam war, hat Sora sich doch einige kleine Träume bewahrt. »Als ich jung war«, sagt sie, »wollte ich immer Stewardess werden. Aber meine Träume sind alle gestorben, und ich hatte sehr viele. Im Moment ist mir am wichtigsten, dass meine Kinder gesund sind und sie eine gute Zukunftsperspektive haben. Mein Sohn möchte einmal Polizist werden und meine Tochter Ärztin. Es wäre schön, wenn sie das erreichen. Das ist jetzt mein Traum.« Nach all den schrecklichen Erfahrungen, die Sora mit Männern gemacht hat, frage ich sie, welche Rolle die Liebe in ihrem Leben spielt. Sora wird sehr nachdenklich, als sie sagt: »Die einzige Liebe ist die zu meinen Kindern. Eine andere Liebe kenne ich nicht. Ich wünsche es mir, aber es passiert nicht. Und selbst wenn es passieren würde: Bei mir ist so viel kaputt gegangen, dass ich glaube, dass ich nie wieder einen Mann lieben könnte.« Am meisten Angst hat Sora noch immer vor ihrem Exmann. Das Stalking hat nicht aufgehört. »Vor einem Monat erst«, sagt sie, »hat er mein Auto zerstört. Er droht noch immer, mich umzubringen. Und ich kenne ihn gut und weiß, dass er dazu fähig ist. Eigentlich bin ich noch immer auf der Flucht und habe große Angst. Dreimal habe ich schon die Wohnung gewechselt und er hat mich immer wieder gefunden. Aber woanders hingehen kann ich auch nicht mehr. Ich möchte nicht noch einmal bei Null anfangen.«

Eine Therapie hat Sora nie gemacht: »Ich musste ja stark sein, für meine Kinder«, erklärt sie mir. »Denn durch alle die psychischen Belastungen sind meine beiden Kinder Bettnässer. Da konnte ich mir nicht erlauben, eine Therapie zu beginnen. Das ging einfach nicht.« Was Sora Kraft gibt, all diese schwierigen Herausforderungen zu bewältigen, sind ihre Kinder, der Wille zum Weitermachen und ihr Glaube an Gott. »Ja«, sagt sie, »ich glaube immer noch an Gott und das tut mir gut. Es gibt mir Kraft. Ich gebe niemals auf.« Am meisten wünscht sie sich, selbstständig zu sein: »Ich will niemals mehr in meinem Leben einen Mann um etwas bitten müssen.« Am meisten helfen würde ihr, dass sie endlich wieder ihr eigenes Geld verdienen könnte. »Ich möchte gern einmal das Gefühl der Sicherheit haben, einmal frei sein und keine Angst mehr haben müssen.«[237]

Sicher mussten Sie einige Male tief durchatmen, als Sie das, was Sora erzählt hat, gelesen haben. Eigentlich ein kleines Wunder, dass sie noch mit beiden Beinen im Leben steht, könnte man meinen. Denn Sora hat nicht nur alle Traumata erlebt, die wir für die häusliche Umgebung in der Kindheit beschrieben haben (siehe S. 176, 177), sie hat darüber hinaus auch katastrophale traumatische Kriegserlebnisse gehabt. Ihr Stiefvater wurde vor ihren Augen von einer Bombe zerfetzt. Außerdem musste sie die Todesschreie gepeinigter Frauen hören, die brutal gesteinigt wurden. Dazu kommt das Ausmaß an körperlicher Gewalt durch ihren Ehemann, der ihre einzige Bezugsperson war. Bis heute lebt Sora in ständiger Bedrohung und Todesangst. Bestimmt werden Sie sich jetzt fragen, wie ein Mensch all das aushalten kann? Wie schafft es Sora, jeden Tag aufs Neue zu kämpfen? Wird sie eines Tages diese schrecklichen Erfahrungen hinter sich lassen und sich sagen können: »Es ist vorbei!«? Wird sie jemals wieder einen Mann lieben und eine erfüllte Beziehung führen können? Oder werden sie die Schatten der Vergangenheit immer wieder einholen?

Eine endgültige Antwort auf diese Fragen zu geben, fällt schwer. Doch Soras Geschichte gibt Hoffnung, denn sie zeigt, dass sie über die Eigenschaft der Resilienz verfügt, die ihr die Kraft gibt, weiterzukämpfen, sich Ziele zu setzen und eine gute Mutter für ihre Kinder zu sein. »Resilire« ist lateinisch und bedeutet »zurückspringen« oder »abprallen«. Das heißt, dass Menschen wie Sora über ein hohes Maß an psychischer Widerstandsfähigkeit verfügen, negative Einflüsse von sich »abprallen« lassen können und trotz Traumatisierung psychisch gesund bleiben. Sora verfügt offensichtlich über die Fähigkeit, Brutalität und Grausamkeit zu überstehen und sich trotzdem weiterzuentwickeln. Eine Vielzahl psychologischer Studien konnte bereits belegen, dass nicht alle Menschen mit traumatischen Erfahrungen dauerhaft psychisch geschädigt werden. Im Gegenteil: Weniger als 30 Prozent können Schicksalsschläge nicht verarbeiten, egal, ob es sich dabei um eine Umweltkatastrophe, eine Scheidung, eine lebensbedrohliche Krankheit, den Tod eines Angehörigen oder Gewalterfahrungen handelt. Zu diesem Ergebnis kam der US-amerikanische Psychologe George A. Bonnano.

Doch wie wird man resilient? Resilienzforscher sind überzeugt, dass Widerstandsfähigkeit sowohl in der Kindheit als auch im Erwachsenenalter erlernbar ist. Es handelt sich also nicht um eine Fähigkeit, die von heute auf morgen einfach da ist, sondern um eine, die sich entwickelt. Auf dem Weg dorthin durchlaufen erwachsene Menschen zunächst eine Phase der Revolte. Wie Sora kommen sie an den Punkt, an dem sie sich weigern, weiterhin ein Opfer zu sein und sich als zum Unglück Verurteilte zu betrachten. Sora hat sich entschieden, ihrem Martyrium ein Ende zu setzen, indem sie ins Frauenhaus ging. Jetzt geht es für sie darum, die harten Schicksalsschläge zu akzeptieren und zu verarbeiten, um sie anschließend umzuwandeln und wieder ein normales Leben zu führen, auch wenn die Wunde nie vollkommen verheilen wird.

Haben resiliente Menschen ihren Entschluss erst einmal gefasst, folgt eine Zeit, in der sie sich Ziele setzen, die sie erreichen wollen. Diese Ziele nehmen sie als Herausforderung an und verfolgen sie beharrlich, konzentriert, fokussiert und ehrgeizig. Soras erstes Ziel ist es, ihren Kindern ein gutes Leben mit Perspektiven zu bieten und es werden weitere folgen. So wird es ihr gelingen, nach vorn zu schauen, ihre Stärke weiterzuentwickeln und sich nicht mehr als Opfer ihres Ehemanns zu fühlen. Wichtig ist, dass sie lernt, für sich selbst zu sorgen, an sich und ihre eigene Leistungsfähigkeit zu glauben, soziale Kontakte zu pflegen und sich weitere realistische Ziele zu setzen. Ich wünsche Sora jedenfalls von Herzen, dass sie dank ihrer Resilienz eines Tages ihre Traumata verarbeiten und ein glückliches Leben führen kann.

2.4.3. »Das ist noch viel zu wenig, und du hast es verdient!« – Ein Gespräch mit Semra A.

Die 25-jährige Semra hat türkische Wurzeln und teilt das Schicksal vieler muslimischer Frauen. Bis heute hat sie keine Ausbildung abgeschlossen und war noch nie berufstätig. Immer kam etwas dazwischen. Als sie die Abendschule besuchte, wurde sie im Alter von 18 Jahren mit ihrer Tochter Carola schwanger und musste die Schule aufgeben. Später wollte sie gern weitermachen, aber dann kam ihre zweite Tochter, Sarah. Semra, die viel Gewalt und wenig Liebe in ihrem jungen Leben erfahren hat, spricht mit mir über ihre schlimme Kindheit, in der ihr ständiger Begleiter die Angst war, über ihre Jugend und ihre uneheliche Schwangerschaft und darüber, dass sie von ihrer türkischen Familie verstoßen wurde. Heute kämpft sie sich Schritt für Schritt in ein eigenes Leben, das sie endlich frei sein lässt und das sie so leben kann, wie sie es will.

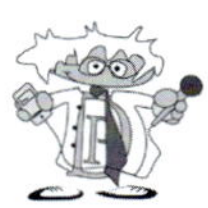

Hast du geplant, deine Ausbildung noch einmal anzugehen?
Ja, denn erst jetzt, nachdem sich mein Ehemann von mir getrennt hat, merke ich, wie abhängig ich eigentlich war. Im Moment ist das allerdings noch schwierig, denn ich habe einmal pro Woche Therapie und bin noch nicht so stabil. Auch die Leute vom »ZeitRaum«, die mir meine Therapeutin empfohlen hat, helfen mir gerade, zurück in ein normales, geregeltes Leben zu finden.

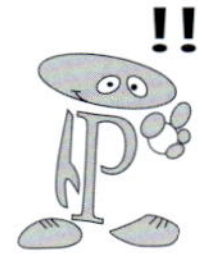

!! ZeitRaum hilft Menschen mit psychischen Erkrankungen, schrittweise zurück in ein normales Leben und in einen Alltag zu gelangen. Um ihnen ein Leben im eigenen Zuhause zu ermöglichen, leben sie in ambulanten Wohnprojekten, wo sie von Sozialarbeitern, Pädagogen und Psychologen bei der Bewältigung ihres Alltags und bei der Eingliederung in das soziale und berufliche Leben unterstützt werden. Mehr Infos gibt es unter: **www.zeitraum-ggmbh.de**

Viele Borderliner haben traumatische Erfahrungen in der Kindheit gemacht. Welche Erinnerungen hast du an deine Kindheit?
Ich habe die Erinnerung, dass meine Eltern mich oft alleine gelassen haben und ich schon früh selbstständig sein musste. Immer waren sie arbeiten, ich bin allein zur Grundschule gegangen und wieder nach Hause gekommen. Aber dort ging dann der Terror durch meine zwei älteren Brüder los. Die meinten dann zu mir: »Du musst jetzt aufräumen und sauber machen, bevor unsere Eltern kommen. Das gehört sich so. Du kannst dich jetzt nicht vor die Glotze setzen oder spielen.« Da

war ich gerade einmal 7 Jahre alt. Und von da an hatte ich ständig diesen Druck. Meinen Eltern habe ich nie davon erzählt, weil ich ja wusste, wenn sie am nächsten Tag auf Arbeit sind, bin ich meinen Brüdern sowieso wieder ausgeliefert. Und die haben das richtig ausgenutzt, um mich zu quälen. In Mathe hatte ich als Kind ziemliche Schwierigkeiten. Da einer der Brüder mit mir Hausaufgaben machen musste, weil meine Eltern damals noch nicht so gut Deutsch konnten, musste ich mich so lange an die Aufgaben setzen, bis ich es kapiert hatte. Aber statt mir zu helfen oder mir mal was zu erklären, hat er mich nur angemacht und gedroht: »Du gehst so lange nicht auf die Toilette, bis du diese Aufgaben alle fertig hast«. Manchmal ist er auch gewalttätig geworden. Ich hatte Angst, meinen Eltern davon zu erzählen, denn ich wusste, wenn wir wieder alleine sind, würde er es mir heimzahlen. Die Angst war meine gesamte Kindheit hindurch mein Begleiter. Meine Wut, meine Enttäuschung, meine Verzweiflung und meine Angst – all das durfte ich ja nie rauslassen. Oft versprachen mir meine Eltern, wenn es mal in der Schule eine Aufführung gab, mich danach abzuholen. Dann habe ich auf sie gewartet, aber sie kamen nicht. Nie konnte ich mich auf meine Eltern verlassen. Ich denke, ich habe wohl mehr Zeit mit Freunden, Nachbarn oder mit meinen Brüdern verbracht als mit meinen Eltern.

Welche Erinnerungen hast du an deine Eltern?
Mein Vater war streng, auch wenn er mit meinen Brüdern strenger war als mit mir. Er war auch gewalttätig und schlug meine Brüder – mich auch, aber nicht so schlimm. Und er hat uns bestraft, wenn wir in seinen Augen etwas »ausgefressen« hatten. Dann mussten wir stundenlang mit dem Gesicht zur Wand in der Ecke stehen. Meine Mutter war nicht viel besser. Manchmal hat sie sich auf mich gesetzt, sodass ich mich nicht mehr wehren konnte, und hat auf mich eingeschlagen. Mein ganzes Leben bestand aus Verboten, Angst und Schlägen. Nie durfte ich weggehen, wie andere Mädchen in meinem Alter, nie mit Freunden wegfahren, immer musste ich um 18 Uhr zu Hause sein. Ich habe versucht, dagegen zu rebellieren, bin oft von zu Hause abgehauen, weil ich es nicht ausgehalten habe, auch Drogen habe ich genommen. Als ich die Kraft dazu hatte, bin ich auf alle losgegangen, habe meinen Vater und meine Mutter geschlagen, so wie sie mich in meiner Kindheit immer geschlagen hatten. Es brach mit einem Mal alles aus mir heraus, ich wollte mir nichts mehr gefallen lassen. Mit 18 bin ich von zu Hause abgehauen, weil meine Familie eine uneheliche Schwangerschaft nie akzeptiert hätte. Mein Vater und meine Brüder reden bis heute nicht mit mir; ich wurde verstoßen. Außerdem wollte ich nie türkisch leben, wie meine Eltern. Ich denke, dass ich nie eine richtige Familie hatte. Meine Eltern lieben mich nicht bedingungslos. Sie lieben mich nur bedingt, nämlich nur dann, wenn ich tue, was sie wollen. Als

der Erzeuger meiner Tochter Carola mich damals schlug und meine Mutter und meine Brüder davon erfuhren, haben sie nur gesagt: »Das ist noch viel zu wenig, und du hast es verdient!« Mein ganzes Leben lang wurde ich von allen Menschen im Stich gelassen.

Was hast du heute für ein Verhältnis zu deinen Brüdern?
Ich rede nicht mit ihnen und sie sprechen auch nicht mit mir. Sie sind sauer auf mich, weil ich ein uneheliches Kind, meine Tochter Carola, bekommen habe. Das geht in ihren Augen ja gar nicht. Meinen Mann habe ich mit 22 geheiratet, als ich mit meiner zweiten Tochter Sarah schwanger war, weil ich dachte: Wenn ich jetzt noch ein uneheliches Kind bekomme, dann bringen sie mich vielleicht um. Also haben wir geheiratet. Zu meiner Hochzeit kam niemand.

Welche Wünsche und Hoffnung hast du fürs neue Jahr?
Ich hoffe, dass das neue Jahr besser wird als das alte. Meine jüngste Tochter Sarah lebt nach der Trennung bei meinem Mann. Er hat vom Gericht das Aufenthaltsbestimmungsrecht für sie bekommen. Es ist zwar nur eine Einigung, denn der Richter hat gesagt, ich soll meine Erkrankung in den Griff bekommen. Und ich habe selbst erkannt, dass es das Beste ist, weil ich im Moment nicht klarkomme. Aber ich hoffe, dass ich sie wieder haben kann, wenn ich stabiler bin. Das wünsche ich mir, mehr nicht[238].

2.4.4. Die Traumata muslimischer Frauen

Muslimische Frauen in Deutschland stehen vor vielen schwierigen Herausforderungen. Die Soziologin Necla Kelek weist darauf hin, dass es notwendig sei, sich kritisch mit dem Islam auseinanderzusetzen, um die Situation von muslimischen Frauen dauerhaft zu verbessern. »Was wir total verkennen und wirklich nicht in die Debatte einbeziehen ist, dass die Frau im Islam rechtlos ist. Der Mann hat das Sagen und bestimmt über ihr Leben«[239], so Kelek. Sora und Semra beispielsweise befinden sich, wie in den vorangegangenen Kapiteln geschildert, aufgrund ihres kulturellen Hintergrundes in einer schwierigen, ja, lebensbedrohlichen Situation.

Der Münchner Psychotherapeut und Psychologieprofessor Franz Ruppert beschreibt auf der Basis seiner Traumatheorie, die wir Ihnen noch vorstellen werden, wie patriarchalische Strukturen entstehen: Wenn es schwere, nicht bewältigte Traumatisierungen in einer Familie gibt, wirkt sich das auf alle Familienmitglieder aus. So ist bekannt, dass in den Familien von Holocaust-Überlebenden auch die nachfolgenden Generationen unter ihren traumatisierten Großeltern gelitten haben. Diese hatten mit unkontrolliert durchbrechenden Erinnerungen an das Trauma zu kämpfen und entwickelten rigide, nicht hinterfragbare Überlebensstrategien, auf deren Grundlage sie ihre Kinder und Enkel erzogen.[240]

Weitreichende Folgen haben solche Trauma-Überlebensmuster der früheren Generationen in muslimischen Kulturen. Franz Ruppert vertritt die These, dass in diesen Kulturen die selbst durch männliche Gewalt und Unterdrückung traumatisierten Mütter ihren Söhnen keine emotionale Wärme geben können. Außerdem haben sie als Überlebensstrategie die patriarchalischen Werte verinnerlicht. So erziehen sie in vielen Fällen, ohne es zu wissen und zu wollen, ihre Söhne zu gefühlskalten Tyrannen, die ein genauso negatives Frauenbild haben wie ihre Väter. Die Ausnahme davon ist die Mutter, die als »gute Mutter« verehrt wird.

In muslimischen Kulturen rangiert die Familie in ihrer Wertigkeit weit über den Bedürfnissen ihrer Mitglieder. Verlangt wird, dass die Familienmitglieder ihre Interessen, ihre Gesundheit oder ihr gesamtes eigenes Leben für die Familie opfern. Untermauert wir das durch die Auslegung des Korans, dass die Kinder ihren Eltern bedingungslosen Gehorsam leisten müssen.

Dies beschreibt die türkische Menschenrechtlerin Serap Cileli so: »Kinder müssen ihre Eltern respektieren, und zwar immer und überall. Das ist sowohl im Islam als auch in der türkischen Kultur ein unumstößliches Gesetz. Nach einer alten Volksweisheit braucht das Kind unbedingt den Segen der Eltern, um Glück, Gesundheit und Wohlstand zu erreichen. Respekt gegenüber den Eltern bedeutet in der türkischen Kultur, jegliche Individualität aufzugeben und sich voll und ganz dem elterlichen Willen zu fügen.«[241]

Auf der Grundlage von familiären Traumata und dieser archaischen Form familiärer Bindungen entstehen partriarchalisch geprägte Gesellschaften, in denen Familie, Ehe und Heirat als eine Legitimation für männliche Dominanz über Frauen dienen. Dabei ist die männliche Dominanz und Stärke nur eine Fassade. Dahinter verbergen sich Verlassenheits- und Versagensängste. Das liegt daran, dass sie von ihren Müttern einerseits wie Prinzen behandelt, andererseits aber hart und streng von ihnen erzogen werden.

Weil in islamischen Kulturen Mädchen und Frauen vielfältig schwer traumatisiert werden, können sie als Mütter für ihre Söhne nicht emotional verfügbar sein. Obwohl sie ihre Söhne den Töchtern gegenüber bevorzugen, geben sie ihnen keinen emotionalen Halt und bieten keine warme, sichere Zuwendung. Stattdessen gehen sie auf der Basis ihrer strengen, dogmatischen und rigiden Trauma-Überlebensstrategien in Kontakt mit ihnen. Die Söhne reagieren auf die Mischung aus Bevorzugung und strengen und kaltherzigen Erziehungsmethoden mit eigenen Überlebensstrategien: Auf der einen Seite idealisieren sie die Mutter als starke Respektsperson, denn sie suchen Halt bei einer »guten Mutter«. Auf der anderen Seite müssen sie aber auch mit ihrer Verlassenheitsangst und ihrer unterdrückten Wut auf die Mutter umgehen. Da sie Gefahr laufen, die »gute Mutter« zu verlieren, spalten sie diese negativen Emotionen ab und projizieren sie auf andere Frauen und das weibliche Geschlecht im Allgemeinen. Daraus entsteht ein grundlegend gespaltenes Frauenbild: die Heilige und die Hure. Die Mutter und ältere Frauen sind die Heiligen, sie werden respektiert und verehrt. Jüngere Frauen sind die Huren. Sie sind schlecht und die Männer müssen das Schlechte in ihnen bekämpfen.

Weil Frauen in solchen Verhältnissen gegen männliche Dominanz und Gewalt wenig Chancen haben, unterwerfen sich viele und fühlen sich minderwertig. Sie überhöhen dann den Wert der Männlichkeit und sind als Mütter stolz darauf, einen Sohn zu gebären. Sie ziehen ihn dann, ohne Gefühle für seine kindlichen Bedürfnisse zu haben, zum nächsten Patriarchen groß.

Weshalb ist es nun so schwierig für die Frauen, auch wenn sie in Deutschland leben, sich aus der männlichen Gewalt zu befreien? Wie schon beschrieben, stehen die Bedürfnisse der Familie über denen der Einzelnen und das Kind muss absoluten Gehorsam leisten. Dazu kommt, dass die Erwachsenen das kindliche Abhängigkeitsgefühl ausnutzen, um eine Überidentifaktion mit der Familie zu erzeugen. Das Kind wird darauf konditioniert, die Wertmaßstäbe der Familie als seine eigenen zu verinnerlichen. Es muss sich mit den Werten und Überlebensstrategien seiner Eltern identifizieren, damit es dazugehört. Und Zugehörigkeit ist für das Kind überlebenswichtig. Was der Familie widerfährt, erlebt es als sein eigenes Leid. Was die Familie glücklich macht, ist sein persönliches Glück.

In solchen Familien erleben nicht nur die Frauen, sondern auch die Männer Gewalttraumata, Missbrauch und Inzest. Auch die Jungen werden mitunter von ihren Vätern und älteren Brüdern vergewaltigt. Aber keiner darf sich dagegen wehren und Abweichungen werden nicht geduldet. So entwickeln sich in diesen in sich abgeschlossenen Familienstrukturen zuweilen extreme Formen von destruktiven Bindungen. Nach außen hin, gegenüber Jugendämtern, Polizei und Schule, wird der Schein von Normalität und Anständigkeit gewahrt und jeder Versuch, zumindest das Leiden von Kindern in diesen Familien zu stoppen, als Einmischung empört zurückgewiesen.

Den Schein von Ehrbarkeit infrage zu stellen und zur Wahrheit dessen zu stehen, was ihnen an Gewalt angetan wird, gelingt den Frauen in einer so traumatisierten Familie nur unter größten Ängsten und Gefahren für Leib und Leben, so wie es die Beispiele von Semra und Sora zeigen. Viele verletzen sich lieber selbst oder bringen sich um, damit sie dem für sie nicht auflösbaren Konflikt mit ihrer Familie aus dem Weg gehen.[242]

2.5. Die Spaltung der Identität durch ein Trauma

Wie wir auf ▶S. 168, 169 beschrieben haben, geraten Menschen, um traumatische Erfahrungen zu überstehen, in einen Zustand der inneren Betäubung, frieren ihre Gefühle ein und spalten das Traumaerleben vom Rest der Psyche ab. Das Mittel, mit dem die Psyche die Verbindung vom Ich zum entsprechenden Ereignis und so auch zur damit zusammenhängenden emotionalen Erfahrung kappt, wird als Dissoziation bezeichnet. Manche Menschen erleben einen dissoziierten Zustand in der Form, dass sie sich nicht mit ihrem Körper verbunden fühlen, »außer sich« sind oder »neben sich« stehen.

Im weiteren Verlauf muss nun ein Teil der Psyche dafür sorgen, diese Abspaltung aufrechtzuerhalten. Er enthält Überlebensstrategien, die dafür sorgen, dass die traumatischen Gefühle vom Erleben des Betroffenen ferngehalten werden. Der Münchner Psychotherapeut und Psychologieprofessor Franz Ruppert beschreibt in seiner **identitätsorientierten Traumatheorie (IoPT),** wie es dabei zu einer Aufspaltung der Identität in gesunde, traumatisierte und Überlebensanteile kommt. Dabei kann man sich das, was bei einem Trauma in der Psyche geschieht, wie ein Auseinanderbrechen eines vormals Ganzen vorstellen: Wie eine kostbare Schale aus Meißner Porzellan, die auf den Boden fällt und in drei ungleiche Teile zerbricht. Die Schale als solche in ihrer einmaligen Erscheinung und Funktion gibt es nun nicht mehr. Es gibt nur noch die drei Teile, die man vielleicht mit viel Glück und einer sehr aufwändigen Reparatur in Handarbeit wieder zusammenfügen kann. Eines der Schalen-Teile ist der »traumatisierte Anteil«, in dem all die Energie, die Ängste und die Schmerzen der Traumasituation stecken. Ein anderer Teil ist der »Überlebensanteil«, der versucht, die traumatischen Erfahrungen vom Erleben fernzuhalten, um den Alltag bewältigen und Beziehungen gestalten zu können. Und dann gibt es noch den »gesunden Anteil«, der sich bis zum Trauma gesund entwickeln konnte und eine Chance hat, gesund zu bleiben, sofern der innere Abstand zum Trauma groß genug ist[243].

2.5.1. Gesunde Anteile

Sie enthalten gut entwickelte psychische Funktionen wie eine gesunde Wahrnehmung, ein intaktes Gefühlsleben, klare Gedanken und Vorstellungen, präzise Erinnerungen und die Möglichkeit, situationsadäquat zu handeln. Dazu gehören beispielsweise eine offene Wahrnehmung, die Fähigkeit, Gefühle zu regulieren und sie passend auszudrücken, die Möglichkeit, sich selbst zu reflektieren, Empathie, Konfliktfähigkeit und Verantwortungsbereitschaft.

Die gesunden Anteile, die nach einem solchen Bruch verbleiben, haben einen realistischen Blick auf die Welt – ohne rosa Brille, aber auch nicht durch einen düsteren Filter. Mit diesen Anteilen können traumatisierte Menschen das, was sie erleben, wirklich empfinden und ihre Gedanken und Gefühle darüber angemessen zum Ausdruck bringen. Sie helfen ihnen, ihren Mitmenschen nicht mit Misstrauen zu begegnen, sondern Vertrauen in sie zu setzen, weil sie Vertrauen in sich selbst haben. Sie versetzen sie in die Lage, tiefere emotionale Beziehungen einzugehen, Nähe zuzulassen ohne sich darin zu verlieren und eine erfüllte Sexualität zu leben.

Mit ihren gesunden Anteilen können sie ihr Handeln reflektieren und Verantwortung für sich selbst übernehmen. Das bedeutet, dass sie weder versuchen, ihre Fehler zu leugnen, noch dass sie sich für etwas schuldig fühlen, das sie selbst nicht verursacht haben. Es ist für sie keine Frage, einen eigenen und freien Willen zu haben, sie sind aber auch in der Lage zu realisieren, dass sie durch unbewusste psychische Prozesse beeinflusst werden können. Sie wollen Klarheit über sich selbst, weil sie sich darüber bewusst sind, dass unklare Gefühle und Gedanken lediglich weitere Verwirrung erzeugen und dass keinem damit geholfen ist.

Treten Konflikte auf, sorgen ihre gesunden Anteile dafür, dass sie einerseits zu sich selbst stehen und andererseits offen für den Standpunkt des Konfliktpartners sind und versuchen, eine Lösung zu finden. Auch bei Schwierigkeiten und Rückschlägen werden sie sich nicht entmutigen lassen und versuchen, andere Wege zu finden, die zum Ziel führen. Die gesunden Anteile sind voller Energie, Kraft, Vitalität und Lebensfreude.[244]

2.5.2. Traumatisierte Anteile

Sie sind der seelische Aufbewahrungsort für das Trauma-Geschehen und die schlimmen Gefühle, die es hervorgerufen hat: panische Angst, Ohnmacht, Wut, Hass, Ekel, Schmerz, Trauer, Scham und Schuld. Normalerweise werden traumatisierte Anteile ausgeblendet, so gut als möglich vom Bewusstsein abgeschnitten und mithilfe der Überlebensanteile unter Kontrolle gebracht. Doch auf Dauer funktioniert das nicht und sie drängen mit Macht zurück an die Oberfläche – nämlich dann, wenn erneut belastende und stressreiche Lebenssituationen auftreten und die Kontrolle der Überlebensanteile nicht mehr ausreicht, um sie in Schach zu halten. Traumatisierte Anteile verändern sich nicht. Sie bleiben an dem Punkt stehen, als das Trauma geschah. Und solange sie ihr Dasein im dunklen Kerker der Seele fristen, können sie sich nicht weiterentwickeln. Weil sie sich von der Welt abschirmen, können sie keine neuen Erfahrungen machen und verharren auf ihrem ursprünglichen Entwicklungsstand – häufig in dem Alter in dem das Trauma geschehen ist. In den traumatisierten Anteilen ist viel Lebensenergie gebunden. In ihnen birgt sich also ein großes Potenzial, das der Betroffene erst freisetzen und nutzen kann, wenn er es schafft, die seelische Spaltung zu überwinden.

Obwohl traumatisierte Anteile nicht ständig präsent sind, arbeiten sie weiterhin in der Seele und suchen nach einem Ausweg aus der traumatischen Erfahrung, selbst wenn diese schon Jahrzehnte zurückliegt. Da sie nicht in der Lage sind, Vergangenheit und Gegenwart voneinander zu unterscheiden, können sie selbst durch harmlose Erlebniseindrücke derart »getriggert« (trigger, engl. Auslöser) werden, als wäre die bedrohliche Traumasituation erneut eingetreten. **Trigger** können sein:

- Ein bestimmter Mensch, der an das Erlebte erinnert.
- Jede Situation, die Ähnlichkeiten mit der ursprünglichen traumatischen Situation hat.
- Jeder sensorische Reiz, der Ähnlichkeiten mit den Reizen hat, die in der ursprünglichen traumatischen Situation vorhanden waren (Gerüche, Geräusche, Bilder, ein Geschmack, eine bestimmte Physiognomie oder Gesten einer Person).
- Jede Situation, die mit heftigen Emotionen verbunden ist. Die Psyche kann nicht unterscheiden zwischen den Emotionen, die wir fühlen wollen und den ungelösten traumatischen Emotionen. Wird die Tür zu tiefen Gefühlen aufgestoßen – sei es Liebe, Mitgefühl, Freude, Angst, Wut oder Trauer –, können auch die traumatischen Emotionen aufbrechen. Viele traumatisierte Menschen berichten, dass sie gerade dann von heftigen traumatischen Gefühlen heimgesucht werden, wenn sie in einer neuen Beziehung Nähe, Liebe, Fürsorge und Geborgenheit erleben. So kann die Liebe in Entsetzen, Wut, Scham und Angst umschlagen, weil traumatische Beziehungserfahrungen aus der Tiefe auftauchen und gegenwärtig werden.

Ein Trigger löst also traumatische Gefühle wie Panik, ungezügelte Wut oder abgrundtiefe Scham aus. Ist der Reiz zu stark, sind die Abwehrmechanismen der Überlebensanteile nicht mehr ausreichend. Die gesamte traumatische Erfahrung überwältigt den Betroffenen aufs Neue und die traumatisierten Anteile wachsen. Man spricht dann von **Retraumatisierung.** Traumatisierte Anteile kann man sich vorstellen wie einen Virus, der oft monate- oder jahrelang im Körper eines Menschen schlummert, plötzlich aber ausbricht, wenn das Immunsystem überlastet ist.[245]

2.5.3. Überlebensanteile

Hauptaufgabe der Überlebensanteile ist es, die Abspaltung der traumatisierten Anteile zu überwachen und weiter auszubauen, um dem Betroffenen das Überleben nach einer traumatischen Erfahrung zu ermöglichen. Dazu müssen die Überlebensanteile die traumatisierten Anteile vom gesunden Teil des bewussten Denkens, Fühlens und Handelns fernhalten und unter Kontrolle bringen. Zunächst werden nur die traumatischen Gefühle unterdrückt, aber mit der Zeit kann der Umgang mit starken Gefühlen zu einer generellen Bedrohung werden, sodass die Überlebensanteile die Gefühle im Allgemeinen betäuben. Der Betroffene spürt sich selbst immer weniger.

Das ist zwar kurzfristig lebensrettend (ganz besonders, wenn die traumatische Situation fortbesteht), hat aber einen hohen Preis, denn es werden immer mehr Gefühle abgespalten und verdrängt. Mittel- und langfristig werden die Überlebensanteile dann vom Retter und Beschützer zum Blockierer und verhindern, dass das Trauma emotional verarbeitet werden kann. Zudem werden die Strategien der Überlebensanteile immer raffinierter, subtiler und gezielter und prägen viele der alltäglichen Verhaltensweisen, sodass die Betroffenen schließlich denken, ihre Überlebensanteile machen den Menschen aus, der sie sind. Sie erkennen nicht mehr, wer sie wirklich sind, sondern halten ihre Überlebensstrategien für ihr wahres Selbst.

Die Strategien der Überlebensanteile sind vielfältig:

- Sie **vermeiden Situationen, die an das Trauma erinnern.** Selbst, wenn jemand weiß, dass er Schlimmes erlebt hat, werden seine Überlebensanteile alles daran setzen, dass er bloß nicht an das Trauma erinnert wird. Beispielsweise werden bestimmte Tätigkeiten, Orte oder Personen gemieden. Emotionale Gefahrenzonen werden so umgangen und das Leben wird auf Sicherheitszonen beschränkt. Da dieses Vermeidungsverhalten jedoch die Ängste der Betroffenen verstärkt, kommt dadurch ein Teufelskreis in Gang. Der Rückzug aus immer mehr als bedrohlich erlebten Situationen ist mit einem inneren Rückzug verbunden. Das kann bis zur Aufgabe aller Beziehungen führen und in vollkommene Isolation münden, weil man sich nahem zwischenmenschlichen Kontakt entziehen muss. Überlebensanteile sind stur, unzugänglich und verschlossen. Sie halten an Altbekanntem und Altvertrautem fest und lassen es nicht zu, dass neue Erfahrungen gemacht werden.

So ist es bei Paula: Sie ist froh, wenn ihr Tag in geordneten Bahnen verläuft. Auf der Arbeit versucht sie, gut zu funktionieren und möglichst allen Anforderungen gerecht zu werden, damit niemand sie kritisiert oder angreift. Mit ihrer Partnerin Lora versucht sie, eine harmonisch-distanzierte Partnerschaft zu führen. Doch spätestens dann, wenn Arbeitskollegen Unmut über sie äußern oder Lora wütend ist, weil sie sich zurückgesetzt fühlt, ergreift Paula die Flucht und kann sich damit nicht auseinandersetzen, weil sie in traumatische Atmosphären gerät.

- Überlebensanteile können **blind im Gegenwärtigen fixiert** sein und die Bedrohung im Inneren durch die traumatisierten Anteile nach außen projizieren. Die seelische Aktivität konzentriert sich nach außen, weil dem Betroffenen der Kontakt zu seinem eigenen Selbst zu schmerzhaft ist; zu groß ist die Angst, dass die Wut, die Trauer oder die Scham, die in den traumatisierten Anteilen gespeichert ist, wieder spürbar werden könnte. Mit diesen Gefühlen möchte ein traumatisierter Mensch nie mehr in Berührung kommen. Deshalb setzen die Überlebensanteile alles daran, von ihm selbst abzulenken. Dabei macht die innere Bedrohung die Überlebensanteile entweder hellwach und überaufmerksam für ihre Umgebung oder schläfrig und müde. Sie sind blind für sich selbst, erkennen nicht, dass die Bedrohung eigentlich aus dem Inneren der Seele und vergangenen Erfahrungen herrührt und verlegen sie in die Interaktion mit anderen im gegenwärtigen Moment. Sie suchen die Ursachen für ihre Schwierigkeiten und vielen Probleme in der aktuellen äußeren Situation und nicht in sich selbst.

Auch Caroline geht es so. Hellwach, misstrauisch und überaufmerksam registriert sie die kleinsten Reaktionen ihres Partners Stefan. Dabei achtet sie auf jedes noch so kleine Zeichen, das darauf hindeuten könnte, dass er sie nicht schätzt oder ihr nicht genügend Aufmerksamkeit schenkt. Dabei sind nicht die Verhaltensweisen ihres Partners die Ursache dafür, dass sie sich schlecht fühlt, sondern ihre inneren Verletzungen, die sie durch ihre traumatischen Erfahrungen erlitten hat. Fühlt sie sich manchmal müde und erschöpft, ist häufig nicht eine äußere Überlastung die Ursache, sondern es sind die Überlebensanteile, die erschöpft sind vom ständigen Kampf gegen die Bedrohung durch das eigene Innenleben.

- Auch das **Verdrängen und Verleugnen des Traumas** ist eine dieser Strategien. Um der traumatischen Erfahrung bloß kein Gewicht zu geben und ihr keine Beachtung zu schenken, wird so getan, als sei nichts Schlimmes passiert. Oder als sei das, was passiert ist, normal. Man suggeriert sich selbst, dass andere noch viel Schlimmeres erlebt haben. Diese Haltung kommt vor allem bei der Kriegsgeneration vor. Millionen von Opfern des Krieges verleugnen damit den Horror von Bombardierungen, die jahrelangen Existenzängste und die tiefen Wunden, die das Kriegsgeschehen in ihrer Seele hinterlassen hat.

  Als Michael vor wenigen Wochen einen Artikel mit dem Titel »Bindungstraumata als Ursache einer Borderline-Störung« las, sagte er sich: »Das trifft ja alles auf mich zu!« Doch nur zwei Wochen später, als er sich auf einem Firmenmeeting befand, war alles anders. Er dachte sich: »Ach, ich habe das wohl überbewertet, meine Kindheit war eigentlich ganz normal, und ich habe zwar ein paar Macken, aber die hat ja jeder.« Michael verdrängte seine traumatischen Erfahrungen, er verdrängte seine Krankheit, aus Angst, sich mit ihr auseinanderzusetzen, aus Angst nicht mehr als voll funktionsfähiges Mitglied der Firma zu gelten.

- Überlebensanteile können meisterhaft **ignorieren und ablenken.** Ihre wichtigste Aufgabe ist es, Warnsignale, die die traumatisierten Anteile senden, so lange wie möglich zu ignorieren. Sie stecken den Kopf in den Sand, lenken durch emsige Geschäftigkeit im Alltag ab und stürzen sich in immer neue Aktivitäten. Man deckt sich so mit Aufgaben und Pflichten ein, dass die traumatischen Gefühle nicht spürbar werden, bleibt ständig in Aktion und lenkt sich permanent ab, weil Ruhe gefährlich ist. Das kann den körperlichen und seelischen Zusammenbruch oft bis ins hohe Alter hinauszögern. Überlebensanteile können nicht wirklich begründen, warum sie so und nicht anders agieren. Sie handeln nach dem Motto: »Wir haben keine Zeit, die Segel zu setzen, wir müssen rudern.« Erst dann, wenn den Überlebensanteilen die Kraft zum Rudern ausgeht, kommt es zum Durchbrechen der traumatischen Erfahrungen.

  Regine hatte es als ältestes von fünf Kindern in einer chaotischen Familie nicht leicht. Doch all das hat sie hinter sich gelassen. Als Einzige aus der Familie hat sie es geschafft, zu studieren und ist erfolgreiche Bankerin geworden. Ihr ganzes

Leben war sie beruflich viel in der Welt unterwegs. Nach der Arbeit hat sie sich mit Tennisspielen fit gehalten. Stets war Regine in Bewegung, Stillstand kannte sie nicht. Für eine feste Partnerschaft hatte sie nie Zeit. Ihr genügten wechselnde Affären mit Kollegen. Ihre Familie war die Bank. Mit Mitte 50 jedoch wurde alles anders: Regine brach in der Bank zusammen. Sie konnte einfach nicht mehr und erhielt wenig später die Diagnose »Burn-out«. Während eines Aufenthalts in einer psychosomatischen Klinik überwältigten sie schließlich die Erinnerungen an den Missbrauch in ihrer Kindheit. Erst jetzt realisierte Regine, dass ihr Vater es war, der sie damals sexuell missbraucht hatte.

- Auch **Kontrolle im Innen und Außen** gehört zum Repertoire der Überlebensanteile. Eigene Gefühle werden rigoros weggedrückt und traumatisierte Anteile, die sich durch »negative« Emotionen oder körperliche Beschwerden bemerkbar machen, werden schlicht als unerklärliche Krankheiten deklariert oder als nicht nachvollziehbare eigene Schwächen angesehen. Sie werden dann durch Medikamente und Gesundheitsprogramme aller Art, aber auch durch Drogen und Alkohol in Schach gehalten. Die Kontrolle richtet sich jedoch nicht nur gegen die eigene Person, sie findet auch im Außen statt, indem andere Menschen in ihrem Verhalten durch Manipulation und Zurechtweisungen gelenkt werden. Niemand soll an dem Trauma rühren. Jeder wird mit Argusaugen beäugt, emotional auf Abstand gehalten und gegebenenfalls mit anderen Problemen abgelenkt. Es entstehen Tabuzonen, die nicht infrage gestellt werden dürfen, die zwischenmenschlichen Beziehungen werden kontrolliert. Außerdem brauchen die Betroffenen andere Menschen, um ihre Bedürftigkeit zu befriedigen. Dazu verhalten sie sich ihnen gegenüber übergriffig und manipulativ. So wird häufig der Partner so manipuliert, dass er die Bemühungen, die traumatisierten Anteile zu kontrollieren, sogar noch unterstützt.

Heidi leidet seit einiger Zeit unter Ängsten, Sorgen und Befürchtungen, die ihr so zu schaffen machen, dass sie nachts nicht schlafen kann. Inzwischen hat sie ein leichtes Schlafmittel verordnet bekommen, dass sie gut verträgt und jeden Abend nimmt. Zudem nimmt sie begeistert an einem Yogaprogramm teil, das gegen Ängste hilft. Ihr Freund Ralph steht ihr unterstützend zur Seite. Er lässt ihr viel Zeit für sich selbst und gibt ihr den Freiraum, den sie für sich einfordert, obwohl er gern mehr Nähe hätte. Weil Heidi meint, dass es ihnen beiden guttäte, nimmt auch er am Yogaprogramm teil, um mit seiner Freundin so viel Zeit wie möglich zu verbringen.

- Überlebensanteile können gut **kompensieren.** Das ist dringend erforderlich, denn durch die emotionale Betäubung werden nicht nur bedrohliche Gefühle ausgeschaltet, sondern auch die freudvollen, vitalen Emotionen, was zu innerer Leere und einem Verlust an Lebensfreude führt. Hier suchen die Überlebensanteile Ersatz für positive Empfindungen. Den finden sie in künstlicher Fröhlichkeit, übermäßigem Essen, exzessivem Medienkonsum, Alkohol und Drogen, spektakulären und riskanten Unternehmungen oder zwanghafter sexueller Betätigung. Außerdem werden andere, mitunter fremde Menschen – wie der Arbeitskollege oder der One-Night-Stand – als »Platzhalter« für verlorene Bindungsbeziehungen eingesetzt.

  So wie bei Lilli. Bei ihr ist immer etwas los. Sie geht gern auf Partys, kokst, trinkt, tanzt Nächte durch und begeistert die Menschen, die sie nachts kennenlernt, mit ihrem einzigartigen Esprit. In den frühen Morgenstunden fällt ihr meist etwas Verrücktes ein: Sie lotst dann schon mal die gesamte Truppe zum Nacktbaden an den nahegelegenen See, um später alle zum gemeinsamen Sex zu animieren. Manchmal verbringt sie einige intensive Tage mit viel Sex oder im Gespräch mit Sven, der nachts oft mit ihr durch die Klubs der Stadt zieht und den sie gerne als ihren »besten Freund mit Plus« bezeichnet.

- Überlebensanteile sind **Meister der Illusionen.** Sie leben in trügerischen, romantisierten Idealbildern einer schönen, heilen Welt mit idealisierten Personen wie dem Traummann/der Traumfrau. Sie glauben an den grandiosen Erfolg, die ewige Liebe und die heile Familie. Sie wollen nicht einsehen, dass sie wegen ihrer Trauma-Vergangenheit ein negatives Weltbild haben. Sie meinen, dass es ihnen besser gehen würde, wenn andere anders wären und es auf der Welt gerechter zuginge. Sie engagieren sich für eine bessere Welt und versuchen, andere zu Verhaltensänderungen zu bringen. Und sie blicken lieber auf die Probleme der anderen als auf die eigenen. Das lenkt sie von ihrer Traumatisierung ab.

  Auch Petra ist eine Meisterin der Illusion. Einige gescheiterte Beziehungen hat sie bereits hinter sich. Dennoch glaubt sie fest und unerschütterlich daran, dass ihr Traummann, der sie auf Händen tragen und ewig lieben wird, bald in ihr Leben tritt. Petra liebt Tiere und hat drei liebenswerte Cocker Spaniel, ihre treuesten Gefährten. Zu jedem von ihnen hat sie eine einzigartige, ganz besondere Seelenbindung. Sie ist leidenschaftliche Gegnerin von Pelztierzucht und Tierquälerei in jeder Form, unternimmt aber nichts, um »diesen Wahnsinn«, wie sie sagt, zu stoppen. Stattdessen kommt sie in alltäglichen Situationen immer wieder auf dieses Thema und nötigt anderen bei jeder Gelegenheit ein

Gespräch über das unverantwortliche Handeln der Menschen gegen die Tiere und die Umwelt auf. Schließlich seien wir alle nicht nur mit den Tierseelen verbunden, sondern auch mit allen anderen Menschen und der Natur. Wenn wir das verstünden, könnten wir die Welt heilen, so ihre Argumentation.

- Häufig legen Überlebensanteile auch **Unterwürfigkeit und latente Aggressionen** an den Tag. Denn Traumata erzeugen Gefühle von Ohnmacht und Hilflosigkeit und untergraben so das Selbstbewusstsein und das Gefühl, über das eigene Leben bestimmen zu können. Weil die Überlebensanteile den konkreten Bezug zur Traumasituation verdrängen, bleibt ein Gefühl von Ausgeliefertsein zurück. Ihm begegnen sie, indem sie sich »höheren Mächten«, und dem »Schicksal« unterordnen. Ihren Mitmenschen begegnen sie mit grundsätzlichem Misstrauen, das gepaart ist mit einer latenten Feindseligkeit.

  Auch Janine kennt das Gefühl, ohnmächtig und hilflos zu sein. In ihrem Leben, so glaubt sie, kommt sie einfach nicht voran. Niemand gibt ihr eine Chance. Jeder denkt nur an sich. Prinzipiell hält sie die Menschen für egoistisch und glaubt, aus eigener Kraft an ihrer Situation nichts ändern zu können. Ihre Freundin, in Janines Augen die einzige Ausnahme, hat das schon einmal als »Opfermentalität« bezeichnet, woraufhin Janine eine Woche lang nicht mehr mit ihr gesprochen hat.

- Überlebensanteile versuchen, eigene **negative Gefühle auf andere abzuladen.** Um sich von der eigenen inneren Unruhe und innerem Druck zu befreien, schaffen sie für andere Menschen Situationen, die ihren eigenen Ohnmachtsgefühlen entsprechen. Angst, Wut, Scham- und Schuldgefühle können so erlebt werden, als wären sie nicht im eigenen Inneren, sondern im Außen vorhanden.

  Bei einem Essen mit Freunden plaudert Luise lautstark aus, dass auch ihr Freund Georg – er sitzt am Tisch direkt neben ihr – sich im Internet gern mal einen Porno mit bizarren Inhalten reinziehen würde. Das sei nicht so schlimm, meint sie, andere Männer täten das ja auch. Georg jedoch schämt sich in Grund und Boden, weil Luise ihn vor allen bloßgestellt hat.

Keine der geschilderten Überlebensstrategien ändert etwas an den traumatischen Gefühlen. Sie werden lediglich unterdrückt und der Betroffene findet keine Ruhe. Im Laufe seines Lebens werden die traumatisierten Anteile immer wieder getriggert, sodass es wieder und wieder zu neuen Traumatisierungen kommt. So sind die Überlebensanteile gezwungen, immer neue und oft radikalere Verdrängungsstrategien zu entwickeln. Dazu müssen sie **neue Spaltungen erzeugen.** Um das zu erreichen, müssen nicht nur die traumatisierten Anteile, sondern auch die negativen Erfahrungen, die mit den jeweiligen Überlebensstrategien einhergehen, verdrängt und abgespalten werden, was zur Abspaltung von immer mehr Emotionen, Wahrnehmungen und Erfahrungen führt. So kann die Identität eines Menschen zu einem komplizierten Geflecht aus Überlebensstrategien werden, das sich immer weiter ausbaut, um die traumatischen Erfahrungen und deren negative Folgen in Schach zu halten.

Erinnern Sie sich noch an die Bankerin Regine, die im Burn-out landete? Um das Leben, das sie führte, durchzuhalten, musste sie immer mehr Wünsche und Bedürfnisse abspalten und unterdrücken. Sie verlor Stück für Stück das Gefühl für ihre eigenen Grenzen, verspürte keinen Wunsch mehr nach Ruhe und Entspannung und verlor sogar das natürliche Bedürfnis nach einer konstanten, festen Beziehung. Am Ende spürte sie sich selbst nicht mehr, weil sie immer mehr Anteile ihrer Identität abgespalten hatte. Erst der Zusammenbruch zeigte ihr, wo sie stand.

Wie das Beispiel von Regine zeigt, sind die Überlebensanteile über kurz oder lang überfordert und geraten in Dauerstress, ganz egal, welche Strategie sie auch verfolgen. Doch diesen Stress gestehen sie sich nicht ein. Sie verteidigen ihre Meinung, sind engstirnig, rechthaberisch, dogmatisch, können logische Widersprüche nicht verstehen und finden immer ein »Ja, aber …«. Dabei mangelt es ihnen an Klarheit. Sie fühlen sich leicht persönlich angegriffen und haben wenig Mitgefühl für sich und andere. Im Grunde sind Diskussionen mit ihnen sinnlos, denn sie tun alles, um den Status irgendwie aufrechtzuerhalten. Oft sind ein gesundes Erleben und ein Erleben, das von Trauma-Überlebensmechanismen gesteuert wird, nur schwer zu unterscheiden, weil sie wahre Anpassungskünstler sind. Außerdem sind sie, wie bereits erwähnt, blind für sich selbst. Sie erkennen sich nicht als Anpassungsmechanismen an eine traumatisierte Psyche, da sie das Trauma selbst und ihre Rolle nicht erkennen.

So war es auch bei Regine. Sie konnte ihr Tun nicht hinterfragen, sondern war fest davon überzeugt, dass die Art wie sie ihre Karriere und ihr Leben gestaltete ihrem Typ entsprach und der einzig richtige Weg war, um aus den schlechten Startvoraussetzungen ihrer Kindheit etwas zu machen. Ihr Credo lautete: »Ich hole das Optimum aus mir heraus.« Zunächst klingt das gesund, denn es ist nichts dagegen einzuwenden, seine Potenziale zu entfalten und seine Talente zur Geltung zu bringen. Regine konnte aber nicht sehen, dass sie diese Maxime zum Dogma über alles erhoben hatte und damit weit über das Ziel hinausgeschossen war. Sie opferte ihr Privatleben, ihre Wünsche nach Geborgenheit und Sicherheit in einer festen Beziehung, ihren Kinderwunsch und schließlich sogar ihre Gesundheit.

Natürlich sind Überlebensmechanismen zunächst notwendig, damit Menschen, die Traumatisches erlebt haben, nicht vor Angst und Übererregung handlungsunfähig werden. Denn Traumasituationen sind so ausweglos und bedrohlich, dass der einzige Weg, die Psyche zu schützen, der ist, sich aus dieser Situation innerlich zu lösen. Der lebensrettende Effekt der Schutzmechanismen, die in einer Traumasituation spontan und unwillkürlich einsetzen, hat jedoch einen entscheidenden Nachteil: Auf lange Sicht werden sie wie im Fall von Regine für die Betroffenen selbst gefährlich, weil daraus ungesunde Verhaltensweisen resultieren und körperliche, emotionale und geistige Entwicklungen blockiert werden. Zudem werden die Betroffenen blind für erneute mögliche Traumasituationen und können aus den Erfahrungen, die sie gemacht haben, nichts lernen.

Deshalb ist es wichtig, dass die Trauma-Schutzmechanismen wieder abgebaut werden, sobald die ursprünglich bedrohliche Situation vorbei ist. Sie dürfen nicht lebenslang konserviert werden, denn wenn die Betroffenen im Trauma-Schutzmodus verharren und mit ihm wahrnehmen, fühlen und denken, kann sich keine gesunde Identität aufbauen.

2.6. Die Weitergabe von Traumata über Generationen

Vor einiger Zeit erreichte uns diese Nachricht von Julia: »Es heißt ja, die unverarbeiteten Traumata werden ›weitergegeben‹. Zum Trauma werden Erlebnisse, wenn die Erlebenden keinerlei hilfreiche Bewältigungsstrategien zur Verfügung haben. Folglich kommt es sogar bei gleichen Erlebnissen immer darauf an, ob das Erlebte verarbeitet werden konnte oder nicht. Was in einer Familie bewältigt wurde, kann in einer anderen unverarbeitet großen Schaden anrichten. Meine gehört zu Letzteren. Ich wurde 1967 als Nachzügler in eine von den Schrecken zweier Kriege regelrecht ver- und zerstörten Familie geboren: Opa hat im 1. Weltkrieg die Schlacht bei Verdun als Krüppel überlebt und wie Oma die Heimat verloren. Im 2. Weltkrieg haben sie und ihre Kinder (darunter meine Mutter) die halbe Familie und noch mal alles verloren. Sie wurden bombardiert und beschossen. Auf ihrer Flucht im Eiswinter 1945 aus Ostpreußen wurden sie dicht vor der Ostfront auseinandergerissen, da war meine Mutter 13 Jahre alt. Mein Vater war Soldat und wurde Kriegsgefangener.

Es wurde so gut wie NIE darüber geredet, geschweige denn Gefühle gezeigt, selten gelacht. Aber ich habe gespürt, dass die Menschen um mich nicht glücklich sind, schwer an unsichtbaren Lasten trugen und dass es verbale Minenfelder, strengste Regeln, harte Strafen für alles Mögliche, scheinbaren ›Frieden um jeden Preis‹ anstelle ehrlicher Auseinandersetzungen – und eine unbeschreibbare Angst gab. Das hat mich enorm geprägt, unsicher und sensibel gemacht. Seit Jahren rekonstruiere ich nun als jüngste noch direkt Betroffene die Geschichte(n) hinter dem ratlosen ängstlichen Schweigen – weil ich etwas gegen diese unerklärliche Angst und Wurzellosigkeit/Heimatlosigkeit in mir tun will. Mein Bruder sowie meine Cousinen und Cousins sind allesamt unmittelbare Nachkriegskinder und sagen, vielleicht sei es meine Aufgabe in dieser Familie, diese ganzen totgeschwiegenen und doch unbewusst an uns weitergegebenen Lasten hervorzuholen und endlich zu verarbeiten (denn ich bin die Erste, an der sie deutlich sichtbar wurden: weil ich NICHT mehr scheinbar funktioniere, sondern nach eigenen Gewalterfahrungen erst zusammen- und dann ausgebrochen bin und kein ›normales‹ Leben führen kann), quasi stellvertretend für drei Generationen.«[246]

Julia hat hier beschrieben, wie sich die unverarbeiteten Kriegserfahrungen früherer Generationen auf sie auswirkten. Inzwischen gibt es eine Reihe von Untersuchungen und Theorien dazu. Kriege, Terroranschläge und schreckliche Gewalterfahrungen führen oftmals zu schweren Traumatisierungen, die nicht verarbeitet werden können und die Betroffenen ein Leben lang belasten. Diese bilden dann starke Überlebensanteile aus, die es ihnen ermöglichen, weiterzuleben und ihren Alltag nach der Maxime »Es muss irgendwie weitergehen« zu bewältigen. Aber die traumatisierten Anteile wirken in ihnen und werden unbewusst an ihre Nachkommen weitergegeben. Dann können ihre Kinder und Enkelkinder seelische Störungen entwickeln, obwohl sie das Trauma nicht selbst erlebt haben. Traumata können sich so über Generationen hinweg fortsetzen. Man spricht hier auch von »übernommenen Traumata« und einer »transgenerationalen Weitergabe«. Autoren wie Sabine Bode[247], Anne-Ev Ustorf[248] und Hartmut Radebold[249] haben beschrieben, wie sich die unverarbeiteten Erfahrungen der deutschen Kriegsgeneration auf deren Kinder und Enkel auswirken.

Aber wie kann es sein, dass Traumata über Generationen fortwirken? Franz Ruppert bezeichnet diese Form der Weitergabe als **Bindungssystemtrauma.** Es entsteht, wenn durch schwerwiegende Vorfälle in einer Familie sämtliche Familienmitglieder mehr oder weniger betroffen sind, sodass die gesamte Familie traumatisiert wird. Hier ist also das ganze »Bindungssystem« betroffen, weil unverarbeitete Traumata von Generation zu Generation weitergegeben werden. Ausgangspunkt können heftige Ereignisse im Familiensystem sein wie Inzest, Mord, andere schwere Gewalttaten, durch Vergewaltigung entstandene Kinder und schlimme Kriegserlebnisse. Dabei setzen sich die Traumata über die Bindung des Kindes an die Mutter bzw. den Vater fort.

Wir haben bereits beschrieben, dass ein Kind ein Bindungstrauma entwickeln kann, wenn die Mutter selbst traumatisiert ist (▶siehe Kap. 2.2., S. 170). Das Bindungstrauma entsteht, weil die Gefühle der Mutter eingefroren sind und sie in erster Linie mit ihren Überlebensanteilen mit dem Kind in Kontakt geht, sodass keine sichere Bindung entstehen kann. Das Trauma der Mutter kann sich zusätzlich in der nächsten Generation wiederholen, indem ihr Kind ähnliche traumatische Erfahrungen macht. Wenn eine Mutter beispielsweise selbst ein Bindungstrauma erlitten hat, weil sie von ihrem Vater missbraucht wurde, kann sie die Not ihres Kindes genauso wenig spüren wie ihre Eltern damals ihre Not. Sie setzt daher ihr Kind den Risiken aus, unter denen sie selbst gelitten hat. Eine sexuell missbrauchte Mutter merkt nicht, wenn ihr Mann ihrer Tochter zu nahe kommt, solange sie ihr eigenes Trauma nicht verarbeitet hat. Zuweilen liefern sogar Mütter ihre Kinder an die Person aus, die sie selbst missbraucht hat. So zum Beispiel wenn eine Mutter, die vom Vater missbraucht wurde, ihre Tochter für ein paar Tage an die Großeltern gibt. Sie liefert ihr Kind an den Täter aus, als müsste ein Teil von ihr unbewusst den Missbrauch reinszenieren.

Ein Bindungssystemtrauma entsteht durch einen weiteren psychischen Mechanismus, nämlich dadurch, dass das Kind auf einer tiefen, unbewussten Ebene auch mit den traumatisierten Anteilen der Mutter in Kontakt tritt. Babys und Kleinkinder haben ein sehr feines Gespür für die subtilen inneren Zustände ihrer Mutter. Sie haben jedoch noch keine Möglichkeit zu reflektieren, was sie gerade spüren und sich davon abzugrenzen. Ohne sich dagegen wehren zu können, nehmen sie eins zu eins in sich auf, wie sich ihre nahen Bezugspersonen fühlen, und erleben deren traumatische Gefühle, als wären es ihre eigenen. So werden sie durch die verdrängten traumatisierten Anteile der Mutter und/oder des Vaters geradezu infiziert. Das Kind sieht die Angst und die Ohnmacht in den Augen der Mutter, bekommt selbst Angst und fühlt sich ungeschützt, hilflos und ausgeliefert. Es spürt ihre Anspannung, ihre unterdrückte Wut, ihren Hass, ihren Ekel und ihre Trauer. So ist es verwirrt und findet keinen Halt. Es fürchtet die Mutter, fühlt sich von ihr abgelehnt oder will sie trösten. Dazu kommt, dass die tiefen Gefühle, die Babys bei ihren Müttern auslösen – ihre warme Nähe, ihr Bedürfnis nach Geborgenheit, ihr Schreien und ihre Hilflosigkeit –, häufig deren traumatisierte Anteile triggern, sodass die Babys geradezu von Trauma-Gefühlen überschwemmt werden.

In so einem Fall geschieht also am Ende eine doppelte Traumatisierung: Das Bindungstrauma (Trauma 1) entsteht, weil die Mutter durch ihren Traumastress keine sichere Bindung herstellen kann. Sie knüpft aus ihren Überlebensanteilen heraus Kontakt mit dem Baby und ist nicht wirklich klar präsent. So kann sie das Kind zwar versorgen, aber jeder intensive (Körper-) Kontakt beinhaltet auch die Gefahr, dass ihr Trauma getriggert wird. So bleiben die Berührungen, die aus den Überlebensanteilen kommen, eher mechanisch, und es fehlt ihnen an Wärme und Liebe. Das Trauma der Mutter setzt sich fort, weil dessen Auswirkungen zu einer Traumatisierung des Kindes führen: Eigene Gewalt- und Missbrauchserfahrungen oder die Ablehnung durch die Mutter führen dazu, dass sie wiederum ihr eigenes Kind nicht annehmen kann, es ablehnt und emotional oder körperlich misshandelt.

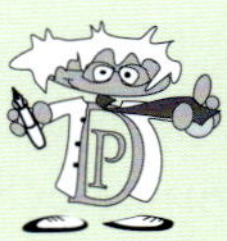

Diese Mechanismen, die zum Trauma 1 führen können, möchte ich Ihnen anhand einer Patientengeschichte verdeutlichen. Die Tochter einer kriegstraumatisierten Mutter erzählte mir kürzlich: »Eigentlich lief in meiner Kindheit in unserer Familie alles, wie es zu laufen hatte. Fotos mit meinen Geschwistern zeigen mich mit sauber gescheiteltem Haar und anständiger Kleidung. Bei uns zu Hause war es ordentlich und wir waren wohlerzogen. Wohl kaum einer ahnte die Risse innerhalb der kleinbürgerlichen Fassade. Ich erinnere mich, dass ich meine Mutter anhimmelte. Wie ein Schatten wollte ich ihr hinterherhuschen. Innerlich schrie ich: ›Mama, nimm mich in den Arm!‹ Die gesamte Kindheit hindurch wartete ich darauf, dass es passierte. Ich fühlte, dass etwas fehlte, obwohl doch eigentlich alles lief, wie es laufen sollte. Vor einiger Zeit äußerte meine Mutter: ›Ich wünsche dir eines Tages ein Kind, das so ist wie du, dann siehst du wie das ist!‹ Ich grübelte lange über diese Äußerungen nach, konnte jedoch nicht finden, dass ich schlimmer oder aufmüpfiger gewesen wäre als andere Kinder. Weil ich mich nicht allein beschäftigen konnte und so anstrengend war, musste ich im Alter von vier Jahren ganztags in den Kindergarten, obwohl meine Mutter Hausfrau war. Im Kindergarten fand ich es fürchterlich. Es setzte Ohrfeigen und den Teller vollständig leer zu essen war Pflicht. Wenn meine Mutter mich morgens ablieferte, weinte ich und sträubte mich mit meiner ganzen Kraft. Wie gern wäre ich zu Hause geblieben. Oft hörte ich damals: ›Du aufsässige, kleine Göre!‹ von den Schwestern des katholischen Kindergartens. So begann ich irgendwann zu glauben, dass etwas an mir falsch ist, und ich dachte, ich sei falsch und böse. Später, als ich versuchte, mit meiner Mutter darüber zu reden, reagierte sie mit Aussagen wie: ›Du bist aber empfindlich‹, ›Du führst dich auf, als hätte ich dich geprügelt‹, ›Ich verstehe gar nicht, was du von mir willst, ich habe doch alles für euch Kinder getan.‹ Nach einiger Zeit wehrte sie sich mit den Worten ›Hör endlich auf, die alten Geschichten aufzuwärmen, lass es gut sein!‹«[250]

Das Bindungssystemtrauma (Trauma 2), das zum Trauma 1 hinzukommt, entsteht durch die abgespaltenen Erlebnisse und Gefühle in den traumatisierten Anteilen früherer Generationen, die sich direkt auf die Kinder übertragen.

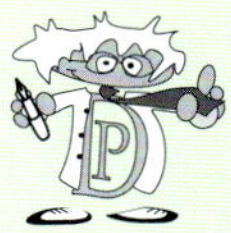

Auch hierzu gebe ich Ihnen ein Fallbeispiel: Der 25-jährige Richard leidet unter einer paranoid-halluzinatorischen Schizophrenie und lebt noch bei seiner Mutter. In seiner psychotischen Parallelwelt hat er Beziehungen zu drei sexuell unbefriedigten und missbrauchten Frauengestalten aufgebaut. In seinem Wahn ist er überzeugt, Kinder mit ihnen zu haben und fühlt sich für sie und ihr Leben verantwortlich. Im wirklichen Leben hatte er noch nie eine Beziehung zu einer Frau. In seiner Therapie kam ans Licht, dass seine Großmutter mütterlicherseits als kleines Mädchen in einem Internat gelebt hatte und dort von den Nonnen sexuell missbraucht worden war. Richards Mutter wiederum litt entsetzlich unter der permanenten Abweisung durch ihre traumatisierte Mutter, seiner Großmutter, und versuchte bis zu ihrem Tod vergeblich, ihr Herz zu gewinnen. Richard konnte keine emotionale Bindung zu seiner Mutter aufbauen, weil sie innerlich mit ihrer abweisenden, kalten Mutter beschäftigt war. So sehr, dass sie ihrem Sohn kein warmes, emotionales Gegenüber bieten konnte (Trauma 1). Richard suchte nach einem Ersatz und übernahm unbewusst von ihr das innere Chaos aus schmerzhaften und sexuell überflutenden Gefühlen, das sie unbewusst von ihrer Mutter aufgenommen hatte (Trauma 2). So setzten sich die unbearbeiteten, traumatisierten Anteile der Großmutter über die Mutter bis zu Richard fort, der daraufhin an einer Schizophrenie erkrankte.

2.7. »Weil ich mich für dich schäme« – Ein Gespräch mit Sarah C.

Die Geschichte der 51-jährigen gelernten Krankenschwester Sarah zeigt, wie unbewältigte Traumata in der Familie an nachfolgende Generationen weitergegeben werden. Sarah kann wegen ihrer Borderline-Erkrankung seit mehr als 10 Jahren nicht mehr arbeiten und ist frühberentet. Sie ist verheiratet und hatte vier Söhne. »Heute sind es nur noch drei«, bemerkt sie wehmütig und erzählt mir, dass ihr Sohn Florian sich das Leben genommen hat – ein Schicksalsschlag, den sie bis heute nicht überwunden hat.

Als ich sie frage, wie es ihr heute geht, antwortet sie: »Es ist Weihnachten, und da geht es mir nie gut. Das hat damals angefangen, als mein Sohn sich das Leben genommen hat. Und deshalb hängt mir das sehr nach. Zwei Jahre vor seinem Tod habe ich ihn zu Hause rausgeschmissen. Ich wusste mir einfach keinen Rat mehr:

Er hat mein Morphium gestohlen, das ich gegen meine Schmerzen bekomme, hat mich und seine Brüder beklaut, und es ging sogar so weit, dass wir Angst um unser Leben hatten. Ich habe mir damals Rat geholt, unter anderem bei ProFamilia[251], die zu mir sagten: ›Schmeißen Sie Ihr Kind raus, der muss am Boden landen, bevor er wieder aufsteht.‹ Das habe ich gemacht, und zwar kurz vor Weihnachten.«[252]

Das Gespräch mit Sarah lässt mich lange nicht mehr los. Bis heute fühlt sich Sarah schuldig an der Suizid ihres Sohnes und quält sich mit bitteren Vorwürfen, weil sie ihn hinausgeworfen hat und seinen Freitod nicht verhindern konnte. Immer wieder martert sie sich mit der Frage, warum sie ihm nie ihre Liebe zeigen konnte, fragt sich, was sie hätte besser machen können, damit er nicht in Alkohol und Drogen abgedriftet und ihr komplett entglitten wäre. Sie fragt sich, warum sie unfähig war, ihn so anzunehmen und so zu lieben, wie er war und wie er es verdient hatte. Doch wie hätte Sarah ihm bedingungslose Liebe schenken können, wenn sie doch selbst nie erfahren hat, wie es sich anfühlt, von den Eltern bedingungslos geliebt zu werden?

Nein, Sarah trifft keine Schuld. Vielmehr reichen die Wurzeln dessen, was hier zwischen ihr und ihrem Sohn Florian geschehen ist, bis in frühere Generationen zurück. Sarah, Florian und ihre Eltern sind – ohne es zu spüren – über viele Generationen hinweg auf einer sehr tiefen, unbewussten Ebene miteinander verbunden, über die Leid und Schuld weitergegeben werden. Dabei geht es bei Sarah vor allem um Traumatisierungen und fehlende Liebe.

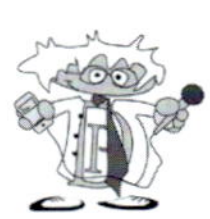

Ist dein Sohn damals, nachdem du ihn zu Hause rausgeworfen hattest, wieder zurückgekommen?

Nein. Natürlich hatte ich ein schlechtes Gewissen, weil ich ihn rausgeworfen hatte. Aber ich war selbst krank und wusste einfach nicht mehr weiter mit einem Kind, das so krass drauf war. Später ist er dann ins Obdachlosenheim gekommen, wo man ihn auch vergewaltigt hat. Das alles sind Dinge, die mich unglaublich belasten. Ich habe ihm damals gesagt, dass er jederzeit wieder nach Hause kommen kann, wenn er freiwillig ins Krankenhaus geht und sich behandeln lässt.

Hat er das gemacht?

Ja. Er hat sich dann aber immer wieder selbst entlassen.

Du hast erzählt, dass er sich zwei Jahre später, also 2009, infolge seiner Borderline-Erkrankung das Leben genommen hat. Kannst du beschreiben, was da passiert ist und wie du das erlebt hast?

Florian hat wirklich ganz stark Borderline gehabt und hatte schon viele Suizidversuche unternommen. Wir haben gewusst, dass wir ihn wahrscheinlich irgendwann nicht mehr retten können. Es war wirklich sehr extrem. Kurz bevor das passiert ist, sind wir leider im Streit auseinandergegangen. Aber mein Sohn war in dieser Zeit alkoholabhängig – auch deshalb haben wir uns gestritten. Ich konnte das einfach nicht akzeptieren. Weil mein Vater ebenfalls Alkoholiker war, wusste ich, was Alkohol aus Menschen macht. Und ich konnte mich gut daran erinnern, wie schrecklich es für mich als Kind gewesen war, das zu erleben. Florian hatte noch, kurz bevor er gestorben ist, einen neuen Job gefunden. Eigentlich haben wir gedacht, dass er jetzt ein neues Leben beginnt. Denn man sagt ja auch, dass Borderliner sich erst von allem trennen müssen, bevor sie neu anfangen können. Doch in Wahrheit hatte er mit seinem Leben bereits abgeschlossen.

Wie hast du davon erfahren?
Florian lebte zu jener Zeit in einem betreuten Wohnheim. Freitags war ich noch mit einem meiner Söhne beim Tätowieren und habe gedacht: »Da wird sich der Florian aber freuen, wenn er das Tattoo sieht.« Und dann hat einer seiner Freunde mich angerufen und gesagt: »Du, der Florian meldet sich nicht mehr.« Ich habe dann sofort im betreuten Wohnen angerufen und zur Antwort bekommen: »Ja, wir vermuten, dass er abgehauen ist, weil sein Zimmer zugesperrt ist. Wir warten mal bis Montag.« Aber ich konnte nicht warten. Ich habe wirklich das ganze Wochenende überall herumtelefoniert und auch das Bezirkskrankenhaus angerufen. So lange, bis ich die Zuständige an der Strippe hatte. Als ich dann gehört habe, wie sie zu jemandem gesagt hat: »Darf ich es ihr sagen?«, wusste ich sofort: »Da stimmt was nicht.« Und dann hat sie mir erzählt, dass sie ihn gefunden haben und dass er wohl schon seit ein paar Tagen tot in seinem Zimmer gelegen hat. Ich durfte ihn auch nicht mehr sehen. Es war furchtbar. Es war, als ob mein Leben auf einmal stillstehen würde. Ich war wie von Sinnen.

Hast du erfahren, wie er sich das Leben genommen hat?
Mit Medikamenten.

Hat er auch bei seinen vorherigen Suizidversuchen Medikamente genommen?
In seiner Jugend wurde Florian von einem Mann vergewaltigt, und seitdem hat er versucht, sich zu verletzen und sich das Leben zu nehmen. Oft hat er minutenlang mit seinen Fäusten so lange gegen die Tür geschlagen, bis seine Hand gebrochen war. Er hat versucht, sich zu vergasen, sich zu erhängen oder sich mit Tabletten das Leben zu nehmen. Es hat brutal angefangen und es hat brutal aufgehört. Er hat sich immer mehr gesteigert. Sogar auf die geschlossene Station des Bezirkskrankenhauses hat er Medikamente mit reingeschmuggelt.

Du hast gesagt, dass sich dein Leben von da ab gravierend verändert hat. Was war für dich das Einschneidendste nach dem Tod deines Sohnes?
Ich konnte meinen Sohn nicht lieben, und hinterher hatte ich diese Schuldgefühle, die mich auch heute noch sehr belasten.

Warum konntest du deinen Sohn nicht lieben?
Ich glaube, weil ich selbst Borderlinerin bin. Damals, als ich mit dem Florian schwanger war, hat mir meine Mutter mein Leben total vermiest. Ich war an allem schuld, sie hat mich beschimpft, ich sollte das Kind abtreiben, dann hatte ich auch noch Blutungen. Die Geburt war sehr schmerzhaft. Ich bekam zwar eine Vollnarkose, habe aber gespürt, wie man mir den Bauch aufgeschnitten hat. Und als mein Kind auf der Welt war, hat sie mir auch das vermiest. Vermutlich habe ich mein Kind so behandelt, wie mich meine Eltern in meiner Kindheit behandelt haben. Das war nicht gut. Aber als Florian auf die Welt kam, war ich jung, dumm und unerfahren. Erst viele Jahre später ist mir klar geworden, dass ich mein Kind vernachlässigt und nicht geliebt habe. Heute tut mir das unendlich leid, aber jetzt kann ich nichts mehr daran ändern, leider.

Wie gehst du mit deinen Schuldgefühlen um? Sprichst du mit einem Therapeuten oder mit Freunden darüber?
Mit meiner Familie kann ich nicht darüber sprechen, weil sie es nicht verstehen. Jeder hat Florian anders erlebt und jeder geht anders mit seinem Suizid um. Mit Freunden kann ich eigentlich auch nicht sprechen, denn sie sagen dann zu mir: »Was hättest du denn tun sollen? Du konntest nicht anders!« Und das hilft mir überhaupt nicht. Mit einem Therapeuten kann ich auch nicht mehr reden. Ich war sehr lange in Psychotherapie, aber jetzt ist sie leider ausgelaufen. Die Kasse zahlt nicht mehr, weil es schon zehn Jahre sind. Aber ich gehe zu einer sehr lieben Frau namens Valerie. Ich würde sagen, sie ein Medium. Sie hilft mir ganz gut darüber hinweg. Ich bin damals zu ihr gegangen, weil ich so unglaubliche Schuldgefühle hatte. Sie hat dann irgendwann zu mir gesagt: »Der Florian hat dir verziehen.« Sie kann das sehen oder spüren, ich weiß nicht, wie sie es macht. Aber ich glaube daran. Jedenfalls hat sie mich beruhigt und gesagt: »Mach dir keine Gedanken, dass das schiefgelaufen ist – du konntest wirklich nicht anders handeln.« Sie tut mir einfach gut und hilft mir mehr, als mein Psychologe es konnte.

Kommen wir zurück zu dir und deiner Borderline-Erkrankung: Wann und wie hast du erkannt, dass du an einem Borderline-Syndrom leidest?
Das war kurz nach dem Tod von Florian. Da war ich beim Psychologen und er hat dann zu mir gesagt, dass ich Borderline habe. Bei mir ist es nicht der »klassische

Verlauf«. Ich verletze mich nicht selbst in dem Sinne, dass ich mich ritze, sondern ich mache das anders: Ich höre auf zu essen und zu trinken. Bis ich das realisiert habe, hat es sehr lange gedauert, aber es stimmt schon.

Das heißt, seit 2009 lebst du mit der Diagnose. War das ein Schock für dich, als du die Diagnose bekommen hast?
Ich wollte es gar nicht wahrhaben und habe gedacht: »Ich doch nicht, ich habe das nicht!« Als ich mich aber näher damit befasst habe, habe ich es irgendwann angenommen. Heute weiß ich, dass man schon etwas verändern kann. Aber man muss es sich selbst erst einmal eingestehen: »Ich habe Borderline.« Vorher geht es nicht. Als Florian so krank war, habe ich im Internet Hilfe gesucht. Damals war das noch nicht so leicht, denn es gab kein Facebook. Und dann hat mir eine Frau geschrieben: »Es gibt nur eine Chance: Er muss dazu stehen und etwas dagegen tun! Macht er das nicht, wird er sich umbringen. Es gibt kein Zwischending.« Als ich das las, war ich geschockt. Aber heute weiß ich, dass diese Frau recht hatte. Genauso ist es: Entweder man versucht, damit zu leben und das Beste daraus zu machen, oder man bringt sich um. Es gibt nichts dazwischen.

Du hast erzählt, dass dein Sohn auch vergewaltigt wurde. Viele Borderliner haben traumatische Erfahrungen gemacht und berichten über sexuellen Missbrauch. Welche Erinnerungen hast du an deine Kindheit?
Ich wurde von dem Großvater meiner Freundin sexuell missbraucht. Auch von anderen Männern. Damals war ich fünf Jahre alt. Meine Kindheit war die Hölle.

Und deine Eltern haben nie etwas davon mitbekommen, dass du sexuell missbraucht wurdest?
Nein. Das Thema Sex war bei uns zu Hause komplett tabu. Erst als ich 18 Jahre alt war, habe ich mit meinen Eltern darüber geredet und erfahren, dass meine Mutter als Kind auch vergewaltigt wurde, und zwar von ihrem Bruder.

Der Alkoholmissbrauch war in eurer Familie ein großes Thema. Glaubst du, dass dein Sohn Florian dadurch zum Alkohol gekommen ist?
Ja, mit Sicherheit. Er hatte ja viele Suchterkrankungen: Er war medikamentenabhängig, hat Klebstoff geschnüffelt, Alkohol getrunken. Ich habe selbst eine Zeit lang viel Alkohol getrunken, aber inzwischen rühre ich keinen Tropfen mehr an.

Wie hast du deine Eltern in deiner Kindheit erlebt? Wie würdest du das Klima bei euch zu Hause beschreiben?
Meine Kindheit war echt sch... Solange mein Opa gelebt hat, war es okay. Er war mein bester Freund. Er hat viel mit uns Kindern unternommen und wir haben

viel Spaß mit ihm gehabt. Als er gestorben ist, wurde es hart für uns. Meine Eltern waren mit sich selbst so beschäftigt, denn sie hatten ein richtiges Liebe-Hass-Verhältnis. Und meine Mutter hat mich eigentlich auch gehasst. Beide haben mich als Kind ziemlich mies behandelt, das war für mich ganz schlimm. Und als ich dann gemerkt habe, dass mein Vater Alkoholiker ist, konnte ich ihn als Vater nicht mehr akzeptieren.

Du sagst, deine Eltern haben dich eigentlich gehasst. Wie hat sich dieser Hass geäußert?
Ich habe ja noch eine Schwester, die heute Psychologin ist. Meine Schwester wurde von unseren Eltern immer hochgelobt, aber mich haben sie nie beachtet. Mein Vater hat meine Schwester immer mit auf Montage genommen. Ich wollte auch so gern mit. Er hat es mir zwar immer versprochen, aber dann jedes Mal abgesagt. Und dann habe ich beobachtet, wie meine Schwester immer hinten aus dem Hof geschlichen ist, sich zu ihm ins Auto gesetzt hat und mit ihm losgefahren ist. Das war sehr verletzend für mich. Ein anderes Mal bin ich mit meiner Mutter einkaufen gegangen. Im Supermarkt hat sie dann eine Frau getroffen, die gefragt hat, wie es mir geht. Aber meine Mutter ist gar nicht darauf eingegangen. Sie hat immer nur von meiner Schwester geredet. Die Frau hat nicht locker gelassen und nachgebohrt. Doch meine Mutter hat weiter nur von meiner Schwester erzählt. Ich habe mich damals nicht getraut, etwas zu sagen, denn meine Mutter konnte ziemlich unwirsch werden, wenn ich mich in Erwachsenengespräche eingemischt habe. Aber als die Frau weg war, habe ich sie gefragt, warum sie nur von meiner Schwester geredet hat, und sie hat geantwortet: »Weil ich mich für dich schäme.« Das war der schrecklichste Moment meines ganzen Lebens. Es war, als hätte mir jemand einen Schlag mit dem Hammer auf den Kopf verpasst. Man hat mich in meinem Leben schon oft – psychologisch gesehen – auf den Kopf geschlagen, aber das hat mir den Rest gegeben.

»Weil ich mich für dich schäme!« ist ein Satz, der kaum auszuhalten ist. Kannst du dir heute erklären, warum deine Mutter das damals zu dir gesagt hat?
Meine Mutter wollte immer, dass meine Schwester und ich studieren. Und meine Schwester hat ihre Erwartungen erfüllt: Sie hat studiert – aber ich nicht. Meine Mutter wollte eigentlich nie eine Familie, sondern sie wollte reisen und unabhängig sein. Aber mit uns Kindern war sie ja ans Haus gebunden. Meine Schwester hat wohl stellvertretend das Leben gelebt, das meine Mutter immer gern leben wollte, aber nicht konnte. Sie hat studiert, in Neuseeland gelebt, ist viel gereist, und ich bin das, was sie nie haben wollte: Ich bin bodenständig, heimatverbunden und habe Kinder. Immer hat sie mir dieses Leben vermiest, jede Schwangerschaft hat sie mir madig gemacht, meinen Mann hat sie in den Dreck gezogen. Er hätte – um in ihren Augen bestehen zu können – studieren und viel Geld haben müssen.

Aber ich habe einen grundsoliden Mann geheiratet, der einer normalen Arbeit nachgeht, und wir fühlen uns sehr wohl miteinander. Ich will gar kein anderes Leben führen. Das hat meine Mutter nie verstanden. Sie hat mich immer hängen lassen, auch als die Kinder da waren. Ich konnte mich nie auf sie verlassen, war immer auf mich allein gestellt.[253]

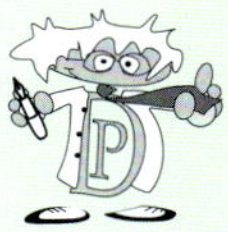

Familiäre Verstrickungen: Geerbtes Schicksal

Auch Sarahs Geschichte zeigt, dass Kinder und Enkelkinder von Menschen, die Schicksalsschläge nicht verarbeiten konnten und dadurch Suchterkrankungen oder psychische Störungen entwickelt haben, nicht frei für ihr eigenes Leben sind. Sie sind verstrickt in die Schicksale ihrer Eltern und Großeltern. Ohne es zu merken und ohne etwas dagegen tun zu können, wiederholen sie deren Geschichten, erleben ähnliche Gefühle und vollenden manchmal das, was in früheren Generationen bereits angelegt war. So hatte Sarahs Sohn Florian offensichtlich eine sehr tiefe Todessehnsucht, die nach dem traumatischen Ereignis seiner Vergewaltigung in der Jugend zum Ausbruch kam. Nach vielen Versuchen ließ sie ihn schlussendlich den Suizid vollenden. Bemerkenswert daran ist, dass er in einer Lebenssituation war, die gar nicht so aussichtslos schien, denn er hatte einen Job gefunden. Vermutlich wurde der Wunsch, in den Tod zu gehen – das »Nicht-Leben-Wollen« – bereits in der Generation der Großeltern angelegt, ohne dass er vollendet wurde. Es könnte sein, dass Florians Großvater aufgrund eines Schicksalsschlages bereits eine starke Todessehnsucht entwickelte, die er im Alkohol ertränkte. Den Alkoholismus hat Florian offensichtlich von ihm »geerbt« und auch Sarah trank eine Zeit lang zu viel Alkohol.

Auch die Themen sexueller Missbrauch, Vergewaltigung und Inzest setzen sich in vielen Familien über Generationen fort. Sarahs Mutter wurde von ihrem Bruder vergewaltigt, sie selbst wurde vom Großvater ihrer Freundin und anderen Männern missbraucht, und ihr Sohn Florian in seiner Jugend vergewaltigt. Hier scheint es, als würde die Tendenz, Opfer von sexuellen Übergriffen zu werden, vererbt. Dazu kommt, dass alle drei an einer Borderline-Störung erkrankten.

Auch die mangelnde Liebe der Eltern setzt sich fort. Sarah wurde von ihrer Mutter abgelehnt und konnte deshalb ihrem Sohn nicht die Liebe geben, die er brauchte. Außerdem wurde Sarahs Schwester bevorzugt, denn sie erfüllte den Wunsch ihrer Mutter, zu studieren und »etwas Besseres« zu werden. Damit verwirklichte die Schwester, was die Mutter selbst nicht leben konnte. Sarah hingegen wollte nicht studieren. Ihre Priorität war es, gegen den Wunsch der Mutter Kinder zu bekommen, was deren Ablehnung verstärkte.

2.8. Borderline ist keine Krankheit!

Normalerweise bemüht sich die Psychiatrie, psychische Symptome zu definieren und sie zu Krankheitsbildern zusammenzufassen. So gilt Borderline – wie wir in ▶Kap. 1.3., S. 30 »Was ist Borderline?« beschrieben haben – als psychische Krankheit. Die Psychiatrie versucht also, die Vielzahl unterschiedlicher, schwer beschreibbarer und zum Teil kaum fassbarer Symptome auf einen Nenner zu bringen und als »Borderline-Persönlichkeitsstörung« zusammenzufassen. Dabei werden jedoch Ursache und Wirkung durcheinandergebracht, weil das psychiatrische Prinzip lautet: »Du hast Borderline, weil du die entsprechenden Symptome hast!« In Wahrheit jedoch ist es ganz anders, denn das Prinzip müsste eher lauten: »Du hast die Symptome, weil du traumatisiert wurdest.« Sieht man Borderline als Krankheit werden also die Folgen einer Traumatisierung zu Ursachen verkehrt.

Deshalb möchten wir Sie einladen, mit uns gemeinsam einen anderen Blick auf die »Borderline-Störung« zu werfen: Vielleicht ist Borderline gar keine Krankheit, sondern vielmehr ein Ensemble von Bewältigungsstrategien, das die Psyche einsetzt, um mit unverarbeiteten traumatischen Erfahrungen umzugehen. Auf die widersprüchlichen, verwirrenden und konfusen Beziehungserfahrungen, die Borderliner im Laufe ihres Lebens gemacht haben, reagiert ihre Psyche mit einer ersten Spaltung, um Ordnung ins Chaos zu bringen und Orientierung zu gewinnen. Sie errichtet in sich zwei voneinander unabhängige Welten: Eine, die nur gut ist und eine schlechte.

Doch wie funktioniert das genau? Wenn ein Kind versucht, eine Bindung zu seiner traumatisierten Mutter aufzubauen, gerät es in Konflikt mit zwei widerstrebenden Bedürfnissen. Einerseits sucht es die Nähe zur »guten Mutter« und will ihr Leid teilen, weil es Liebe und Fürsorge von ihr erhofft. Andererseits muss es sich jedoch vor der »bösen Mutter« schützen, weil es von ihr abgelehnt und verletzt wird. Der Widerspruch, die Mutter einerseits zu lieben und andererseits von ihr verletzt zu werden, scheint unauflösbar. Diesen Konflikt kann das Kind nur durch eine innere Spaltung lösen, die typisch für die Borderline-Störung ist.

Bei dieser Spaltung wendet sich ein Teil des Kindes der Mutter zu und hat Mitgefühl mit ihr. Dieser Teil ist sehr sensibel und feinfühlig und nimmt die mütterlichen traumatischen Energien in sich auf. Selbst dann, wenn er von der Mutter vernachlässigt und sadistisch gequält wird, versucht er das positive Bild von ihr aufrechtzuerhalten. Auch missbrauchte Kinder, deren Mütter sie nicht geschützt oder sogar dem Täter zugeführt haben, halten an dieser Illusion fest. Sie sind überzeugt, dass die »gute Mutter« so etwas nie zugelassen hätte. Der andere Teil des Kindes jedoch muss sich in sich selbst zurückziehen und von der »bösen Mutter« abschotten, um ihre negativen Emotionen und Äußerungen zu verkraften.

Das Kind ist abhängig von den Gefühlen, die ihm seine Mutter entgegenbringt. Es kann sich nicht erklären, weshalb sie einerseits so distanziert und gefühllos ist und andererseits voller heftiger Emotionen. Es gibt sich selbst die Schuld daran, dass es ihm nicht gelingt, seine Mutter mit seiner Liebe zu erreichen. Es ist verwirrt und weiß nicht, was mit ihm los ist. Es bekommt Probleme mit seiner Identität, weil es das als eigenes Versagen empfindet. Hier greift also die Psyche zur einzigen Überlebensstrategie, die in diesem verwirrenden, chaotischen und schmerzhaften Zustand Hilfe verspricht: Sie spaltet die Identität zunächst in zwei Teile. Der eine Teil lebt in einer »guten Welt«, hat eine »gute Mutter« und idealisiert spätere Beziehungspartner genauso. Der andere Teil lebt in einer »schlechten Welt«, vertraut niemandem und reagiert mit Verletzung, Wut und Ablehnung, sobald Menschen Ecken und Kanten zeigen und nicht der Idealvorstellung entsprechen.

Diese Spaltung wird mit der Zeit immer weiter ausgebaut. Es differenzieren sich verschiedene Überlebensanteile, die das erlittene Trauma auf unterschiedliche Arten und Weisen handhabbar machen. Die daraus resultierenden Symptome helfen, den andrängenden, traumatisierenden Überflutungen begegnen zu können. Wir sehen also die Symptome einer Borderline-Störung als nützliche und verständliche Reaktion auf schwere Traumata, die aus der Spaltung der Identität in traumatisierte, gesunde und Überlebensanteile resultieren. So sind einige der Symptome Strategien der Überlebensanteile, um die traumatisierten Anteile vom Erleben fernzuhalten. Andere wiederum entstehen, weil die traumatisierten Anteile immer wieder an die Oberfläche drängen, denn sie wollen gesehen und verarbeitet werden.

Werfen wir nun also einen Blick auf die typischen Borderline-Symptome, die in der Psychiatrie benannt werden, und fragen, welchen Sinn sie als Trauma-Überlebensstrategie haben:

Einige der Symptome, wie zum Beispiel die emotionale Instabilität, die Impulsivität, das streitbare Verhalten und die Wutausbrüche, lassen sich dadurch erklären, dass sich die Überlebensanteile permanent in Habachtstellung befinden. Aufgrund der schlechten Erfahrungen sind sie misstrauisch und befürchten stets neue Verletzungen. Fortwährend befinden sie sich in Alarmbereitschaft, um den Betroffenen vor neuem Schmerz zu schützen. Dadurch ist eine explosive Grundstimmung vorhanden, die sich jederzeit entladen kann. Tatsächlich befindet sich die Bedrohung aber in der eigenen Psyche. Damit man jedoch nicht permanent gegen sich selbst kämpfen muss, wird sie ins Außen verlegt. Borderliner fühlen sich durch ihre gegenwärtigen Beziehungspartner bedroht und realisieren nicht, dass das Gefühl der Bedrohung aus vergangenen Erfahrungen resultiert.

Das unberechenbare, impulsive und explosive Verhalten hat aber noch einen weiteren Grund. Die Überlebensanteile versuchen die heftigen Gefühle von Wut, Scham und Ohnmacht, die im traumatisierten Anteil feststecken, auf andere abzuladen. Ihnen geht es besser, wenn andere das fühlen, was eigentlich in ihnen gärt. So triggern sie durch ihr impulsives, unberechenbares Verhalten, dass andere wütend werden, sich schämen oder ihnen ohnmächtig und hilflos gegenüberstehen. Sie tun anderen mitunter Ähnliches an wie das, was sie selbst erlitten haben. So werden die Betroffenen von Opfern zu Tätern. Denn dieses Verhalten schützt sie vor dem Schmerz aus eigenen Verletzungen.

Trotz ihrer Probleme im Umgang mit anderen, stürzen sich Borderliner immer wieder in neue Beziehungen, weil sie sich selbst so schwer ertragen können. Ihre Überlebensanteile versuchen damit, einerseits den Druck und die Bedrohung durch ihre traumatisierten Anteile nicht zu spüren. Andererseits wollen sie der quälenden inneren Leere entfliehen, die sie immer wieder plagt. So sind sie darauf angewiesen, im Außen zu agieren, weil sie die schlechten Gefühle in ihrem Inneren nicht aushalten. Und es gibt noch weitere Strategien vom Innenleben abzulenken: Viele Borderliner sind immer in Aktion und fallen durch eine künstliche Fröhlichkeit auf. Andere sind ständig auf der Jagd nach sexuellen Abenteuern. Sie stellen verrückte Dinge an, suchen Grenzerfahrungen oder bringen sich in dramatische Situationen. Das ganze Spektakel veranstalten sie, um die Warnsignale, die ihnen ihre traumatisierten Anteile senden, so lange wie möglich zu ignorieren und der inneren Leere zu entgehen, die infolge verdrängter und betäubter Gefühle entstanden ist.

Die Überlebensanteile suchen aber mit ihrer »Beziehungs- und Erlebnissucht« auch Ersatz für positive Empfindungen, die die Betroffenen aus sich selbst heraus nicht herstellen können. Zudem dienen die jeweiligen Beziehungspartner häufig als Ersatz für eine liebende Beziehung zu den Eltern, die sie als Kind nicht erfahren haben. Nun sollen die Partner die Fürsorge, Geborgenheit, Sicherheit und Liebe geben, die die Betroffenen in der Kindheit vermisst haben. Die Überlebensanteile versuchen also mit ihrer intensiven Suche nach Beziehungen, eine Lücke zu schließen. Dazu geben sie sich romantischen Illusionen über die Beziehung hin und idealisieren den jeweiligen Partner zum Traumpartner. Damit wird die Idealisierung als »gute Mutter«, die sie bereits als Kind aufgebaut haben, auf den Partner übertragen. Dieses kindliche Ideal kann natürlich niemand einlösen. So schweben Borderliner auf rosaroten Wolken, bis die Realität sie einholt.

Immer wieder müssen Borderliner ihre Beziehungen abbrechen, weil ihre Überlebensanteile es nicht ertragen können, wenn ihnen wirklich jemand nahe kommt. Aufgrund der traumatischen Erfahrungen suchen sie einerseits nach Kontakt, Nähe und Liebe, andererseits haben sie kein Vertrauen in andere Menschen und Angst vor neuen Verletzungen. So haben sie in der Partnerschaft keinen gesunden Willen, sondern eher einen Überlebenswillen, der nicht klar »Ja« und auch nicht klar »Nein« zu einer Beziehung sagen kann. Nur eines ist sicher: Wird die Gefahr zu groß, wird die Beziehung beendet. Je intimer eine Partnerschaft wird, umso mehr zeigen sich Verhaltensweisen des Partners, die nicht ihrem illusionären Gebäude entsprechen und sie verletzen könnten. Das ist gefährlich, denn es könnte die traumatischen Anteile triggern, weil es zu sehr an das Trauma erinnert. So vermeiden sie wirkliche Nähe durch eine Illusion, die sie sich vom anderen aufbauen. Zusätzlich haben sie noch eine Menge Strategien entwickelt, den anderen zu manipulieren und zu kontrollieren. Sie tun alles, um den Partner dahin zu bringen, dass er einerseits ihren romantischen Illusionen entspricht, ihnen aber andererseits nicht zu nahe kommt. Wenn das nicht mehr ausreicht, die Gefahr zu bannen, trennen sie sich und suchen sich jemanden anderen, den sie dann wieder neu idealisieren können.

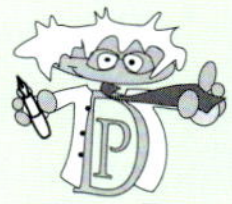

»Liebe, Seelenverwandtschaft oder traumatische Verstrickung?«
Mein Kollege Franz Ruppert[254] schildert sehr anschaulich, was geschieht, wenn zwei Menschen aufeinandertreffen, die beide heftige Bindungstraumata erlitten haben. Durch ähnliche Kindheitserfahrungen ziehen sie sich »magisch« an. Sie wollen einander geben, was sie im Elternhaus nicht bekommen haben. Beide sind jedoch gleichermaßen in sich gespalten: Ein Anteil sucht Nähe und Liebe und hängt romantischen Illusionen nach, der andere hat vor genau jener Nähe Angst. Aufgrund von ähnlichen Erfahrungen und Wünschen finden sich zielsicher die traumatisierten Anteile der Partner in der Hoffnung, endlich so gesehen und angenommen zu werden wie sie sind. Aber die Partner kommen wegen ihrer Überlebensanteile nicht richtig zusammen und stoßen einander immer wieder vor den Kopf. Sie können nicht voneinander lassen, aber auch nicht in Harmonie miteinander leben. Die Folge ist ein Beziehungsdrama mit vielen Streits und Wiederholungen der alten Verletzungen. Beide können nicht miteinander, aber auch nicht ohne einander.

Die Anziehung, die sie erleben, halten sie für Liebe. Dabei ist es keine freie Liebe, sondern lediglich eine traumatische Verstrickung. Die Illusionen und Idealisierungen, die sie in ihrer Kindheit in Bezug auf ihre traumatisierte Mutter oder ihren Vater aufgebaut haben, um sich eine gute Bezugsperson zu schaffen, werden nun auf den Partner übertragen. Allerdings sind diese nicht real, denn der Partner wird nicht so gesehen wie er ist. Zudem ist ihre Bereitschaft hoch, Mitgefühl für die traumatisierten Anteile des Partners zu entwickeln und seine Lasten mitzutragen, so wie sie es bereits früher für ihre Eltern getan haben. Diese Idealisierung und die Identifikation mit den seelischen Leiden des Partners wird dann mit Liebe verwechselt. Es ist jedoch nichts als eine Verstrickung, die entstanden ist, weil beide nie eine freie Liebe kennengelernt haben, in der zwei unabhängige Individuen aufeinandertreffen und sich gegenseitig so annehmen wie sie sind. In der Verstrickung brauchen beide einander, um das Leid zu ertragen. Sie haben die Illusion, dass diese Liebe die eigenen Wunden und die des Partners heilen kann. Fälschlicherweise wird eine solche Verbindung manchmal als »Seelenverwandtschaft« wahrgenommen, weil beide aufgrund ihrer parallelen Kindheitsgeschichten sofort großes Vertrauen zum anderen haben und sich ohne viele Worte verstanden fühlen.

Auch das gestörte Selbstbild von Borderlinern und die Probleme in ihrer Identitätsfindung lassen sich durch die Aufspaltung der Identität erklären. Die verschiedenen Überlebensanteile können, je nachdem, was gerade nötig ist, flexibel in unterschiedliche Identitätsentwürfe schlüpfen. Häufig richten Borderliner ihre Identität nach ihrem Beziehungspartner oder ihrer Arbeitsstelle aus. So kann eine Borderlinerin, nachdem sie eine Zeit mit wenig Geld in Künstlerkreisen gelebt hat, weil ihr Partner in einer Jazz-Band spielte, spontan in ein vollkommen anderes Leben wechseln. Beispielsweise wenn der nächste Partner Unternehmer ist und sich in der High Society bewegt. Dabei wechselt sie nicht nur ihr Outfit sondern auch ihre Werte. Borderliner haben so viele Teile von sich selbst abgespalten, dass sie das Gefühl für sich selbst verloren haben und nicht mehr wissen, wer sie wirklich sind. Sie kennen ihre wahren Werte und Ziele nicht. Der Vorteil dabei ist, dass sie sich flexibel an Menschen und veränderte Lebenssituationen anpassen können.

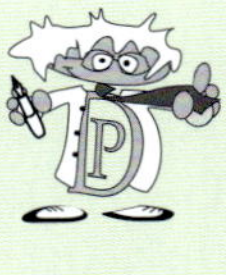

Die Identität eines Borderliners können Sie sich vorstellen wie die einzelnen Teile eines Dinosaurierpuzzles, die nur geschlossen das Bild eines Dinosauriers ergeben. Borderliner aber können dieses Puzzle nicht wie andere Menschen zusammensetzen, indem sie alle

→

Teile ansehen und die passenden aneinanderreihen. Sie separieren einzelne Puzzlestücke, wie zum Beispiel den Schwanz des Dinosauriers oder seine riesigen Füße, weil sie für sie nicht ins Gesamtbild passen. Folglich betrachten sie sie einzeln, sodass kein Ganzes in Teilen für sie existiert, sondern nur viele verschiedene Teile. So können sie an einem Tag den riesigen Fuß des Dinos sehen, an einem anderen Tag nehmen Sie nur seinen Schwanz wahr.

Wie wir bereits erläutert haben, verletzen Borderliner sich selbst, um ein Ventil für ihre übergroße innere Anspannung zu finden. Diese entsteht, weil die verschiedenen Überlebensanteile nicht immer synchron laufen und gegeneinander arbeiten. Ihre unterschiedlichen Strategien sind oft nicht miteinander vereinbar. So will ein Anteil die Nächte durchfeiern, ungewöhnliche Dinge tun, Spaß haben und dabei eine hohe Intensität an Gefühlen erleben, ein anderer aber ist damit befasst, möglichst die Gefühle auszuschalten. Ein weiterer Anteil tut alles, um Geborgenheit in einer sicheren Beziehung zu erleben. Dem gegenüber steht ein anderer, der wirkliche Nähe und Intimität als Bedrohung empfindet und alles dafür tut, den Beziehungspartner von sich fernzuhalten. Außerdem ist das Verhältnis zwischen den Überlebensanteilen und den traumatisierten Anteilen angespannt. Denn die Überlebensanteile müssen die traumatischen Gefühle, die in Triggersituationen an die Oberfläche drängen, bekämpfen und unterdrücken.

Dazu kommt, dass ein Mensch, der zum Opfer von Gewalt und sexuellen Übergriffen wurde, nicht nur die traumatisierten Opferanteile in sich abspaltet. In seiner Not identifiziert er sich auch mit dem Täter. Von missbrauchten Frauen hört man beispielsweise häufig: »Ich bin ja selbst schuld daran, denn ich habe mich nicht gewehrt, und vielleicht wollte irgendein Teil in mir es sogar selbst.« So übernehmen sie die Einstellung des Täters und richten sie hart gegen sich selbst. Sie verachten sich dafür, dass sie so schwach waren und mitgemacht haben. Man spricht hier auch von **Täterintrojekt.** Das bedeutet, dass sie neben den konkurrierenden Überlebensanteilen und den traumatisierten Anteilen auch Anteile des Täters verinnerlicht haben, die gegen sie selbst kämpfen, aber als eigene Anteile wahrgenommen werden. Dieses innere Gegeneinander kann bis zum Selbsthass führen. Daraus resultiert ein großer innerer Druck, der sich durch selbstverletzendes Verhalten entlädt.

Weshalb verletzen sich so viele Menschen selbst, die einen sexuellen Missbrauch erlebt haben?

Das Schlimmste, was einem Mädchen geschehen kann, ist wohl der sexuelle Missbrauch durch den eigenen Vater. Dabei ist der Vater, der seine Tochter sexuell missbraucht, meist selbst schwer traumatisiert. Viele dieser Väter haben einen Missbrauch erfahren und ihre Identität gespalten. Aufgrund dieser Spaltung können sie ihre eigenen seelischen Nöte nicht mehr wahrnehmen, haben aber auch kein Mitgefühl für die Qualen, die ihre Tochter erleiden muss, wenn sie sich sexuell an ihr vergehen. Während gesunden Vätern das Wohlergehen ihres Kindes am Herzen liegt, können traumatisierte Väter zu Sadisten werden. Das ursprüngliche Opfer, der Vater, wird dann zum Täter. Sein Überlebensanteil reinszeniert durch das Quälen seiner Tochter unbewusst seine eigene kindliche Ohnmachtserfahrung und versucht, sich von ihr die Liebe zu holen, die er in seiner Kindheit nicht bekommen hat.[255]

Für eine gesunde seelische Entwicklung des Kindes ist es jedoch wesentlich, dass es vom eigenen Vater wahrgenommen, angenommen und geliebt wird. Daher sorgen sich Kinder auch um das Wohlergehen ihrer Väter und versuchen alles, einen liebevollen, emotionalen Kontakt zu ihnen herzustellen. Selbst wenn ihr Vater ihnen grausame Dinge antut, versuchen sie, eine warme, emotionale Bindung zu ihm herzustellen, indem sie alle seine negativen Eigenschaften ausblenden, zu ihm halten und »mitmachen«. Sie versuchen, ihm zu geben, was er braucht, um wenigstens ein bisschen Zuwendung zu bekommen.

Auf einer tiefen Ebene spüren sie außerdem seine seelische Not und wollen ihm helfen. Dies führt zu einer Identifikation mit dem Täter. So wie oben beschrieben, entwickelt das Mädchen ein Täterintrojekt. Es identifiziert sich mit dem sadistischen Verhalten des Vaters und den Abwertungen, die er über sie macht. Das ist ihre Überlebensstrategie, um ihm nahe sein zu können. Weil es sich dadurch aber selbst für wertlos und schlecht hält und die Schuld für den Missbrauch bei sich selbst sieht, führt das zu selbstverletzendem Verhalten.

Es gibt jedoch noch einen weiteren Grund für die Selbstverletzungen. In den meisten Fällen nimmt die Mutter den Missbrauch nicht wahr, verleugnet ihn und schützt die Tochter nicht. In besonders schlimmen Fällen lässt sie ihn sogar zu, obwohl sie es weiß. Für die Tochter ist es jedoch in ihrer Vorstellung unerträglich, von ihrer Mutter verraten worden zu sein. Lieber flüchtet sie sich in die Illusion, dass ihre Mutter so etwas nie zugelassen und sofort unterbunden hätte, sobald sie davon erfahren hätte. Sie tut alles, um die Realität nicht erkennen zu müssen, dass die eigene Mutter eine Mittäterin ist. Folgende Strategien wendet sie dabei an:

→

- Sie bagatellisiert ihre Schmerzen: »Es tut nicht weh.«, »Es ist nicht so schlimm.«
- Sie nimmt die Schuld auf sich und »entschuldigt« die Mutter: »Vielleicht habe ich den Papa geärgert.« »Ich war es, die ihn dazu gebracht hat. Die Mama weiß von nichts, sonst würde sie etwas tun.«
- Sie entwertet sich selbst: »Ich bin so schlecht, dass ich es verdient habe.«, »Ich bin es nicht wert, gut behandelt zu werden.«
- Schlussendlich bestraft sie sich selbst, anstatt sich gegen Mutter und Vater zu wenden. So kann das selbstverletzende Verhalten bereits in der Kindheit beginnen.

Und noch etwas kommt hinzu. Bei einem sexuellen Missbrauch dissoziiert das Kind. Um die Qual zu ertragen, schaltet es seine Empfindungen aus und verlässt seinen Körper, während der Täter sich weiter an ihm vergeht. Viele berichten, dass sie das Geschehen von oben betrachtet haben und nicht wirklich dabei waren. Die Körperanteile und Bewegungen des Täters sind dann aber auch im Körper des Kindes. Er brennt sich gleichsam mit seinem Körper im Körpergefühl des Kindes ein. Das Kind verliert das gesunde Empfinden für sich selbst, und der Körper des Täters wird zum Teil des Selbstgefühls. Das missbrauchte Kind kann nicht mehr unterscheiden zwischen seinem eigenen und dem fremden Körper. Diese Verwirrung öffnet eine weitere Tür für selbstzerstörerische Aktivitäten wie Fressorgien, Erbrechen, Ritzen, Drogenkonsum oder Waschzwänge, weil damit die Hoffnung verbunden ist, den Täter aus sich entfernen zu können[256]. Bei dem Versuch, sich vom Blut, Urin oder Sperma des Täters zu befreien, zerstören sich die Überlebensanteile im Endeffekt selbst. Der Wunsch wieder sauber zu werden, endet im Bestreben, sich selbst aufzulösen, weil der Täter nicht im Außen ist, sondern sich in einem selbst festgesetzt hat.

Durch die Aufspaltung der Identität ist auch das Selbstgefühl gestört. Viele Borderliner berichten, dass sie sich erst wieder spüren, wenn sie Schmerz empfinden. So gibt die Selbstverletzung die Illusion eines Selbstgefühls. Hiermit lassen sich auch die riskanten Verhaltensweisen von Borderlinern erklären. Auch sie dienen zum Abbau des inneren Drucks und führen dazu, sich vermeintlich wieder zu spüren.

Das chronische Gefühl innerer Leere entsteht, weil durch die vielen Abspaltungen der Bezug zu sich selbst verloren geht. Das resultiert aus einem Schutzmechanismus: Es ist besser, leer zu sein, als die Schmerzen der Traumatisierung fühlen zu müssen. Dieser Schutzmechanismus beginnt schon in der Kindheit. Ein Kind, das sich vergeblich bemüht, eine Halt gebende und warme emotionale Bindung zur Mutter herzustellen, und stattdessen von der Mutter Schmerz zugefügt bekommt, zieht sich in sich selbst zurück, schaltet sich ab und wird innerlich leer, um es aushalten zu können. Die innere Leere ist also ein Zustand der emotionalen Betäubung, wie wir ihn bereits als Reaktion auf traumatische Erlebnisse beschrieben haben.

Auch die weiteren Symptome, die die Borderline-Persönlichkeitsstörung begleiten – wie Drogenmissbrauch oder eine Magersucht –, lassen sich vor diesem Hintergrund erklären. Mithilfe von Alkohol und Drogen lassen sich schlechte Gefühle aus den traumatisierten Anteilen zunächst gut betäuben. Es können jedoch auch fehlende freudige Emotionen kompensiert werden, weil die Überlebensanteile nicht nur bedrohliche Gefühle ausschalten, sondern eben auch positive. Mit Alkohol und Drogen wird nun versucht, diese positiven Gefühle wieder herzustellen. Eine Magersucht dagegen dient eher der Abwehr von Gefühlen. Denn ein Hungerzustand führt dazu, dass die Gefühle abgeschaltet werden. Vor allem Ekelgefühle aus den traumatisierten Anteilen können so in Schach gehalten werden. Sogar Suizidabsichten lassen sich aus den Überlebensanteilen heraus erklären – auch wenn es paradox erscheint, dass Überlebensstrategien töten wollen. Aber der Tod kann das letzte Mittel sein, um den unerträglichen Schmerzen aus den traumatisierten Anteilen zu entfliehen – als könne dadurch die Seele überleben, auch wenn der Körper dafür sterben muss.

Borderline-Symptome und einige ihrer begleitenden Störungen sind für die Betroffenen also Teil ihrer Überlebensstrategie und nicht die Ursache für ihre Erkrankung. Natürlich gilt das auch für die Symptome, die wir hier nicht erwähnt haben. Auch sie können in ihrem Sinn verstanden werden. Betrachtet man also – so wie wir – die Borderline-Störung nicht als Krankheit, gelingt es leichter, den Menschen und seine Geschichte zu erfassen und seine ganz individuellen »Symptome« zu erklären. Sie werden dann nämlich als Notfall-Programm der Seele verständlich und bleiben weder undurchsichtig noch erscheinen sie »krank«. In jedem Einzelfall sollte man sich sehr genau anschauen, wie die traumatische Situation entstanden ist, wie sie aufrechterhalten wird und warum sie über Generationen hinweg – in Paar- und Familiensystemen – immer wieder auftritt.

2.9. »Der Anfang vom Ende war, als ich von einem Zuhälter zum nächsten durchgereicht wurde ...« – Die Geschichte von Cheyenne V.

Wie bei den meisten Frauen, von denen wir bereits erzählt haben, beginnt auch Cheyennes Geschichte mit einer schlimmen Kindheit: »Ich habe bei meiner Oma gewohnt.«, erzählt sie. »Meine Mutter kenne ich nicht, mein Vater ist irgendwann abgehauen. Ich bin im Heim groß geworden und sehr früh Mutter geworden. Heute denke ich, dass alles vorprogrammiert war, dass mein Leben so laufen musste, wie es jetzt gelaufen ist.«[257]

Aber was ist hier vorprogrammiert? Cheyenne ist darauf programmiert, sich traumatisieren zu lassen. Schon in der Kindheit hat sie sich daran gewöhnen müssen, schlecht behandelt zu werden und Grenzüberschreitungen willenlos hinzunehmen, ohne sich dagegen zu wehren. Dieses Programm hat vermutlich dazu geführt, dass Cheyenne im Erwachsenenalter vergewaltigt und in die Prostitution gezwungen wurde. Trotz heftiger Schicksalsschläge und vieler Traumatisierungen ist Cheyennes Geschichte jedoch auch ein gutes Beispiel dafür, wie Resilienz Betroffenen helfen kann, ihren Weg zurück in ein normales Leben zu finden.

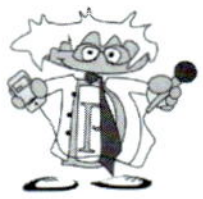

Die 41-jährige Cheyenne lerne ich kennen, als ich Anfang Januar 2016 zu Gast in der »Frauenschmiede« am Richardsplatz im Berliner Stadtteil Neukölln bin. Cheyenne ist eine natürlich schöne Frau mit langen rotbraunen Haaren und feinen Gesichtszügen. Während ich ihr gegenübersitze, spüre ich ihre anfängliche Skepsis, ihre Reserviertheit, und ich sehe, wie nervös sie ist. Ihren Blick hält sie starr nach unten gerichtet und traut sich nicht, mir in die Augen zu schauen. Als ich meine ersten Fragen stelle, erzählt sie mir schließlich, dass sie drei Kinder, keine Ausbildung, nur einen Hauptschulabschluss und seither in verschiedenen Berufen gearbeitet hat: In der Pferdepflege, im Gastronomiebereich, als Kellnerin und in der Küche. Und doch spüre ich, dass das längst nicht alles ist. Ich merke, wie Stück für Stück die Anspannung von ihr abfällt und sie Vertrauen zu mir fasst. Wenig später eröffnet sie mir, dass sie auch Prostituierte war. Zum ersten Mal sieht sie mir dabei direkt in die Augen, mustert mich mit scheuem, skeptischem Blick. Als sie jedoch spürt, dass ich sie nicht verurteile, sondern genauso annehme, wie sie ist, entwickelt sich zwischen uns eine herzliche, offene Gesprächsatmosphäre. Ich respektiere und schätze sie als den Menschen, der sie ist – denn trotz der fruchtbaren Dinge, die sie gerade während ihrer Zeit im Rotlichtmilieu erlebt hat, ist sie eine mitfühlende Frau geblieben, die sich ihre Mitmenschlichkeit, ihre Hilfsbereitschaft und Herzenswärme bewahrt hat. Einige

Zeit hat sie in einem Saunaklub gearbeitet, erklärt sie mir, bis sie schließlich immer tiefer ins Rotlichtmilieu gerutscht ist. Ein Ausstieg war bald nicht mehr möglich. Sieben Jahre lang hat sie als Prostituierte auf dem Straßenstrich, im Saunaklub, im Escort-Service und im Bordell gearbeitet. Während unseres Gespräches wird mir Cheyenne so tiefe Einblicke in die Abgründe der menschlichen Seele eröffnen, dass es für mich manchmal schwer sein wird, ihren Ausführungen zu folgen.

Aber nicht nur über diese Zeit in ihrem Leben werden wir sprechen, sondern auch darüber, wie sie ein Jahr lang – praktisch auf der Straße lebend – sich und ihre drei Kinder durchgebracht hat, wie sie zu ihrem Glauben gefunden hat, warum sie heute anderen Menschen hilft und weshalb es ihr so schwer fällt, Vertrauen zu Männern zu fassen. Bei Cheyenne waren ihr unbedingter, fester Wille auszusteigen und ihre Fähigkeit, sich Ziele zu setzen, ihr »Ticket« in eine bessere Zukunft: »Meine Träume sind, dass ich gesund bleibe, dass meine Kinder einen anständigen Beruf ausüben können, dass sie glücklich sind und dass ich irgendwann einmal wieder einen Partner an meiner Seite habe.«

»Anfangs war mein Leben noch ganz okay, besonders als ich noch mit dem Vater meines jüngeren Sohnes zusammen war. Alles war ziemlich normal und lief in geordneten Bahnen. Doch dann, als unsere Beziehung in die Brüche ging und wir uns getrennt haben, bin ich ins Rotlichtmillieu abgerutscht. Anfangs habe ich es freiwillig gemacht. Ich habe in einem Saunaklub angefangen, weil eine Bekannte mir davon erzählt hatte und mir sagte, dass ich dort etwas für meine Kinder dazuverdienen könnte. Ich war ja alleinerziehend und wollte meinen Kindern schließlich auch was bieten. Zunächst habe ich dort auch ganz gutes Geld verdient, aber dann bin ich an die falschen Leute geraten. Der Anfang vom Ende war, als ich von einem Zuhälter zum nächsten durchgereicht wurde ... Man kann sich gar nicht vorstellen, was in den Köpfen von Männern, die zu einer Prostituierten gehen, so alles vorgeht und welche perversen Wünsche und Fantasien sie haben. Aber bei mir konnten sie sich öffnen, deshalb kamen sie ja zu mir. Und wenn man das über Jahre macht, so wie ich, verliert man auch seinen Glauben an das Gute.«

Besonders schlimm war für Cheyenne die Zeit, in der sie als Escort gearbeitet hat. »Da hatte ich beispielsweise einen Oberarzt als Kunden, der geschlagen werden wollte, richtig derb mit einem Gürtel. Ich wollte erst nicht, aber okay, dafür war ich ja da und habs dann auch gemacht. Auch im Genitalbereich wollte er geschlagen werden, mit seinem eigenen Gürtel. Richtig doll, bis alles rot wurde. Ich hatte Angst, ihn zu verletzen. Aber er wollte es so. So etwas hatte ich bis dato noch nie erlebt. Einen anderen heftigen Fall habe ich mit einem bekannten Regisseur erlebt, der mich für zwölf Stunden gebucht hatte und mit mir Sado-Maso-Spiele gemacht hat. Ich war bei ihm in seinem Dachstudio, das er sich zu Hause eingerichtet hatte. Darin fand sich alles an Utensilien – Ketten, Peitschen und andere Folterwerkzeuge –, was man sich nur vorstellen kann. Die ganze Zeit über hat er mich gequält: Er hat meine Arme mit Handschellen gefesselt, die von der Decke runterhingen, danach hat er auch meine Beine festgebunden, hat mir so einen Ball als Knebel in dem Mund gedrückt und angefangen, mich mit Rohrstöcken und Peitschen zu schlagen. Irgendwann hat er dann so ein scharfes Gerät rausgeholt und ist mir damit über meine Haut gefahren. Es hat sich angefühlt, als würde dir jemand mit scharfen Rasierklingen in die Haut ritzen. Später hat er mir überall an den Brüsten, und im Genitalbereich Klammern angelegt. Ich war heilfroh, als ich nach zwölf Stunden zwar mit vielen blauen Flecken, aber dennoch heil dort rausgekommen bin. Und dann gab es da noch einen jungen Studenten, der wollte, dass ich auf ihn uriniere. Er hat sich eine Kette mit Handschellen daran mit Sachen aus dem Baumarkt selbst gebastelt. Später sollte ich ihn auch am Hals würgen und ziehen und von hinten noch einen Dildo einführen. Ich habe das alles gemacht, weil es ja sein Wunsch war, aber für mich war das unfassbar.«

»Beim Escort habe ich die Männer mit den schlimmsten Fantasien kennengelernt. Man schlüpft ja als Escort-Dame immer in eine andere Person. Das ist normal, du kannst nicht so sein, wie du bist, sonst funktioniert es nicht in diesem Business. Welche Rolle von dir erwartet wird, wird vorher abgesprochen. Mit den Kunden, die mich gebucht haben, hatte ich vorher nie Kontakt. Das hat immer mein Auftraggeber gemacht, der mich dann darüber informiert hat, welche Vorstellungen der Kunde hat. Ich habe immer gesagt: »Ich will damit nichts zu tun haben. Erst kurz bevor es losgeht, erzählst du mir, was von mir erwartet wird und dann ist gut.« Ich bin dann in die jeweilige Rolle geschlüpft, war beispielsweise die Stewardess Mandy, die Krankenschwester Claudia oder die Sekretärin Nadja. Alles verlief genau so, wie der Kunde es sich vorstellte. Und das war für mich ganz schlimm, denn in der Regel ist es ja so: Man sieht einen Mann und weiß sofort, es passt oder es passt nicht. Aber beim Escort hast du keine Chance, du kannst nicht gehen, wenn du merkst, dass es nicht passt. Du kannst noch nicht einmal sagen: ›Ich möchte nicht mehr.‹ Wenn er zwei-, drei- oder viermal mit mir Sex haben wollte, musste ich es tun, denn dafür wurde ich ja bezahlt. Und dann immer mit einem Lächeln, das fand ich am schlimmsten.«

»Da war einer, der mich gewürgt hat. Mein Fahrer hatte mich zu ihm gebracht, denn man muss ja Schutz haben. Der Mann hatte mich wohl gebucht, weil ich seiner Exfreundin so ähnlich sah. Vermutlich hat er an mir all die Wut ausgelebt, die er auf sie hatte. Irgendwie habe ich es dann geschafft, den ›Notknopf‹ zu drücken. Das war das Signal für meinen Fahrer, der sofort hochgerast kam, die Tür aufgebrochen und den Typ von mir runtergeholt hat.«

Immer dann, wenn Cheyenne wieder zu einem Kunden fuhr, hat sie »so ein Kribbeln, ja, ein komisches Gefühl verspürt. Sobald ich im Auto saß, habe ich meine Persönlichkeit – mein eigenes Ich – weggepackt und bin in die Rolle der anderen Person geschlüpft. Im Grunde wie eine Schauspielerin. Ich habe dann in meinem Kopf einen Knopf gedrückt und mich in die andere Welt gebeamt. Dabei geholfen hat mir, dass ich immer meditiert habe. Ich habe mich damit besser darauf einrichten können, wer ich sein sollte.«

Vertrauen hat Cheyenne zu Männern keines mehr. »Das ist vorbei. Ich glaube, dass ich durch meine Arbeit als Prostituierte einen Knacks wegbekommen habe. Ich komme zwar nicht so rüber und erzähle auch keinem Mann, den ich kennenlerne, was ich mal gemacht habe. Aber ich habe seither ein sehr gestörtes Verhältnis zu Männern. Ich hatte ein halbes Jahr eine Beziehung, aber ich glaube, eine ›normale‹ Beziehung zu führen, ist für mich unmöglich. Das funktioniert nicht mehr. Ich lasse nicht mehr jeden so nah an mich ran, aber wenn es dann einer geschafft hat, dann laufe ich Gefahr, zu klammern. Das ist bei mir so ein zwiegespaltenes Verhältnis. Ich höre oft, ich sei kalt. Aber ich habe einfach so große Verlustängste.«

Als Cheyenne den Ausstieg aus der Prostitution geschafft hatte, lebte sie mit ihren Kindern einige Zeit auf der Straße. Das war eine harte Zeit, erzählt sie: »Man sucht sich abends schon eine Bleibe, wo man unterkommen kann. Wir hatten unsere Sachen in Säcken, die wir dann hin und wieder auch weggeworfen haben, weil einfach zu viel Ballast drin war und es zu anstrengend war, sie von einem Ort zum nächsten mitzuschleppen. Mit diesen Säcken waren wir unterwegs, nur mit dem Nötigsten ausgestattet.«

»Wir hatten immer eine Wohnung, für ein, zwei oder auch drei Wochen. Aber dafür musste ich natürlich zahlen. Das heißt, das Kindergeld, das ich bekommen habe, war direkt weg für die Miete. Vom Amt bekam ich ja kein Geld. Aber ich bin arbeiten gegangen und habe von diesem Geld auch meine Kinder ernährt, Schulbücher und Tickets für den Bus besorgt und auch noch eine Freundin und deren Kinder mit durchgefüttert. Hätte ich keine Arbeit gehabt, hätte das nicht funktioniert. Am Anfang eines Tages haben wir uns meist ein Brot gekauft und ein

Paket Wurst und mussten damit dann einen Tag lang auskommen – wir waren zu siebt. Zwei oder drei Tage habe ich dann oft selbst nichts gegessen, weil ich wollte, dass meine Kinder etwas zu essen haben.«

»Man hat es mir und den Kindern ja nicht angesehen, weil wir immer gepflegt waren und nachts auch immer eine Bleibe gefunden haben. Aber es war trotzdem die Straße, denn wir hatten nichts Eigenes. Das ist ein ganz blödes Gefühl. Man kann nicht sagen: ›So, ich gehe jetzt nach Hause‹, man kann nicht die Tür hinter sich schließen und einfach ankommen. Dieses Gefühl, zu Hause zu sein, geschützt und behütet zu sein, das konnte ich meinen Kindern nicht geben. Wir sind zwar immer irgendwo untergekommen, aber es war nie unser Zuhause. Es war ganz schlimm. Dennoch haben meine Kindern immer zu mir gestanden. Dafür bin ich ihnen auch heute noch ganz besonders dankbar. Sie haben immer gesagt: ›Mama, alles ist gut. Wir machen das schon. Und es wird auch wieder bessere Zeiten geben!‹«

»Eine Zeit lang sind wir auch verfolgt worden. Wir haben damals in einer Wohnung gelebt, für die wir 400 Euro zahlen mussten, was ich auch gemacht habe. Aber dann kam der Vermieter, ein Araber, plötzlich und sagte, dass wir dies und das kaputt gemacht hätten und wollte dafür Geld von uns haben. Tatsächlich hatten wir aber nichts kaputt gemacht. Aber er wollte uns einschüchtern. Selbst als wir dann eine neue Wohnung gefunden hatten, hat er uns weiter verfolgt. Meine Freundin ist mit ihren Kindern dann in ein anderes Bundesland gegangen, als es ganz schwierig wurde. Und ich stand dann da mit 500 Euro Schulden und war mit meinen Kindern weiter auf der Flucht. Aber irgendwann ging auch das nicht mehr. Und dann hat mir die Tochter einer Freundin die Telefonnummer des Frauenprojekts gegeben und mir ans Herz gelegt: ›Cheyenne, komm, ruf da jetzt mal an.‹ Und das habe ich dann gemacht und zum ersten Mal in meinem Leben Hilfe bekommen.«

Heute hat Cheyenne vor allem mit ihren Mietschulden zu kämpfen. »Selbst jetzt, wo ich eine Wohnung gefunden habe, ist es ein ständiger Kampf mit dem Amt: Mal zahlt es, mal nicht, dann gibt es eine Menge Papierkram zu erledigen, häufig gibt es neue Bewilligungsbescheide, Sanktionen, wieder neue Mietschulden. Man bekommt dann einen Brief vom Vermieter ins Haus, in dem es heißt: ›Sie sind mit der Miete im Rückstand‹, dann rennt man wieder zum Jobcenter, um das zu klären. Durch die Erfahrung, ein Jahr lang ohne etwas Festes und ohne Geld vom Arbeitsamt auf der Straße leben zu müssen, lebe ich auch heute noch in ständiger Existenzangst.«

»Ich arbeite im Augenblick in einem sozialen Programm, für 1,50 Euro pro Stunde. Das heißt, ich sitze im Büro und versuche Flüchtlingen beim Ausfüllen von Anträgen zu helfen. Leider kommen nicht viele zu uns. Ich kann auch verstehen, warum sie nicht kommen, denn sie alle waren ja auf der Flucht oder haben auf der Straße gelebt, bis sie ins Wohnheim gekommen sind. Und jetzt müssen sie erst mal ankommen, runterkommen, sich sammeln und einfach den Kopf frei haben, um Anträge auszufüllen. Die Arbeit macht mir Freude, aber sie macht mich gleichermaßen auch traurig. Nämlich dann, wenn ich sehe, dass ich einem Menschen nicht helfen kann, weil es an irgendwelchen Papieren scheitert.«

Frauen, die sich auch gerade in einer Notsituation befinden, würde Cheyenne raten, sich Hilfe zu holen: »Ich habe mir nie Hilfe geholt und immer versucht, mich allein durchzuboxen. Aber das hilft einem gar nicht, das kostet nur Kraft und irgendwann ist die gesamte Kraft aufgebraucht. Ich würde ihnen raten, sich so früh wie möglich Hilfe zu holen. Seitdem ich in den Händen der wunderbaren Frauen aus dem Frauenprojekt bin, geht es mir richtig gut. Ich weiß, dass ich hier immer aufgefangen werde, egal, was passiert, ich weiß, dass sie mich nicht im Stich lassen. Sie haben mir bei so vielen Sachen geholfen, wie zum Beispiel mit dem Amt und meinen Mietschulden. Ich bin ihnen so dankbar dafür.«

Cheyenne, ich danke dir ganz herzlich für das Gespräch![258]

3. Wie wird Borderline diagnostiziert?

Als ob eine Borderline-Erkrankung nicht bereits genug Kummer und Schmerz für die Betroffenen mit sich bringen würde, leiden viele an weiteren psychischen Erkrankungen. Das ist nicht verwunderlich, wenn wir unsere These zugrunde legen, dass es sich bei den Borderline-Symptomen und damit natürlich auch bei den begleitenden psychischen Störungen um Überlebensstrategien als Folge komplexer Traumatisierungen handelt. Dabei ist die Depression die häufigste: Zwischen 30 und 87 Prozent der Borderliner sind davon betroffen. Zwischen 64 und 66 Prozent sind zudem alkohol-, medikamenten- oder drogensüchtig, 46 bis 56 Prozent leiden infolge der traumatischen Erfahrungen, die sie im Laufe ihres meist noch jungen Lebens machen mussten, an einer posttraumatischen Belastungsstörung. 23 bis 47 Prozent haben auch eine soziale Phobie, 16 bis 25 Prozent eine Zwangsstörung, 31 bis 48 Prozent eine Panikstörung, 29 bis 35 Prozent eine Essstörung und bis zu 60 Prozent der Patienten weisen eine Aufmerksamkeits-Defizit-Hyperaktivitätsstörung (ADHS) auf. Auch eine ängstlich-vermeidende Persönlichkeitsstörung (43 bis 47 Prozent), eine abhängige (16 bis 51 Prozent) und eine paranoide Persönlichkeitsstörung (14 bis 30 Prozent) werden bei Borderlinern diagnostiziert.[259]

Die Diagnose Borderline-Syndrom ist oft schwierig zu stellen, denn häufig überlagern die Anzeichen der Begleiterkrankungen das Krankheitsbild. Es gibt also viele »Nebenkriegsschauplätze«, die die eigentliche Borderline-Symptomatik in den Hintergrund drängen. Hinzu kommt, dass fast alle typischen Symptome auch bei gesunden Menschen auftreten können. Wenn jemand impulsiv ist und zu Wutausbrüchen und Stimmungsschwankungen neigt, heißt das noch lange nicht, dass er ein Borderline-Syndrom hat. Auch dann nicht, wenn er zusätzlich von Beziehungsproblemen berichtet. Selbst das Ritzen bei Jugendlichen muss nichts mit Borderline zu tun haben, wenn es in emotionalen Ausnahmesituationen geschieht.

Deshalb dauert es häufig lange, bis die Betroffenen wissen, was mit ihnen los ist. Oft suchen sie erst Hilfe, wenn schwere Depressionen, Beziehungskrisen oder massives selbstschädigendes Verhalten auftreten und ihre wechselhaften und extremen Verhaltensmuster zu immer größeren Problemen und Konflikten führen. Doch dann kann der Weg zur Diagnose immer noch weit sein. Manchmal wird selbst in Fachkliniken das komplexe Krankheitsbild erst nach geraumer Zeit erkannt, weil es sich hinter anderen Problemen verbirgt.

Als erste grobe Orientierung kann man einen Selbsttest mit 40 Fragen durchführen, den Richard L. Fellner entwickelt hat.[260] Anerkannte, umfangreichere Tests, wie sie von Diagnostikern angewandt werden, sind das Borderline-Persönlichkeits-Inventar (BPI)[261] – ein Fragebogentest mit 53 Fragen – und das Diagnostische Interview für das Borderline-Syndrom (DIB)[262], ein halbstrukturiertes Interview. Für die endgültige Diagnose sind allerdings vielfältige psychologische Verfahren und Gespräche mit den Betroffenen nötig, die von einem erfahrenen Diagnostiker geführt werden müssen. Manchmal werden auch die Angehörigen befragt. Wegweisend für die Diagnose sind unter anderem die Symptome, die wir bereits in ▶Kap. 1.7., S. 61, 62 beschrieben haben. Typische Verhaltensweisen einer Borderline-Störung sind häufig schon in der Kindheit und Jugend vorhanden. Die Diagnose sollte jedoch auf keinen Fall vor dem 14. Lebensjahr gestellt werden, da bis dahin die Persönlichkeit eines Menschen noch nicht ausgereift ist. Andere Diagnostiker vertreten die Auffassung, dass sie erst ab dem 18. Lebensjahr gestellt werden darf.

3.1. Der Weg zur Diagnose

Bei Semra war es ihr Exmann, der sie auf die Idee brachte, dass sie eine Borderline-Erkrankung haben könnte: »Als ich meinen Exmann kennengelernt habe, habe ich ihm erzählt, wie es mir geht. Natürlich hat er auch schnell selbst gemerkt, dass mit mir etwas nicht stimmt, weil ich oft ausgerastet und wahnsinnig impulsiv bin. Irgendwann hat er dann eine Beratungsstelle aufgesucht und sich über Borderline informiert. Dann hat er sich mit mir hingesetzt und ist mit mir diesen Kriterienkatalog für Borderline durchgegangen. Am Ende hat er gesagt: ›Semra, du hast auf jeden Fall eine Borderline-Störung.‹ Ich habe ihn nur erstaunt angesehen und gefragt: ›Borderline, was ist das? Ich kenn das gar nicht! Aber es klingt krass, was du mir da vorgelesen hast, wie der Mensch ist, der an Borderline erkrankt ist.‹ Lange Zeit habe ich versucht, es zu verdrängen, habe immer gesagt: ›Nein, das stimmt nicht. Ich bin nicht so!‹ Erst kurz vor Therapieende, als ich meine Therapeutin dann gefragt habe, ob sie mir die Diagnose nennen kann, hat sie mir gesagt: ›Wir vermuten, dass du Borderline hast. Es gibt verschiedene Arten von Borderline‹, hat sie noch ergänzt, und ich habe gedacht: ›Oh, nein, das ist ja unheilbar! Was soll ich denn jetzt machen?‹ Ich war total verzweifelt und habe geweint. Die Therapeutin hat mich dann getröstet und versucht, mich aufzubauen: ›Wir kriegen das in den Griff. Ich helfe dir dabei, damit klarzukommen.‹«

Bei Semra war es also das negative Bild, das sie von dieser Erkrankung hatte, dass es lange dauerte, bis die Diagnose gestellt wurde und sie sie akzeptieren konnte: »Ich habe viel darüber gelesen und wollte es einfach nicht glauben. Natürlich hat mir mein Mann auch viel darüber erzählt. Aber das schlimmste war für mich meine Mitpatientin. Sie war Anfang 50 und bei ihr war es ganz schlimm. Ihr ganzer Körper war von Narben übersäht. Ihre Geschichte war so furchtbar, dass es mir den Boden unter den Füßen weggerissen hat.«[263]

Auch Nele hat selbst nicht erkannt, dass sie Borderlinerin ist. »Mit knapp 13 Jahren bin ich das erste Mal in ein Kinderheim gekommen. Damals hieß es noch, dass ich eine posttraumatische Belastungsstörung habe. Irgendwann habe ich mit dem selbstverletzenden Verhalten begonnen. Ich habe viel Alkohol getrunken und hatte immer einen Hang zum Extremen: Entweder habe ich extrem gehungert oder extrem gegessen. Später bin ich von Kinderheim zu Kinderheim gereicht worden und war ständig in Therapie. Als ich 17 Jahre alt war, bin ich zu einer Psychiaterin gekommen, die vermutete, dass ich Borderline habe. Aber sie konnte es damals noch nicht diagnostizieren, weil ich noch keine 18 war. Vor einem halben Jahr war ich noch einmal bei einem Psychiater und musste dort einen Fragenkatalog beantworten. Er hat mir dann bestätigt, dass es definitiv Borderline ist.«[264]

Auch Marlene hat die Diagnose erhalten, als sie 18 Jahre alt war. Bereits mit etwa 11 Jahren hat sie gemerkt, dass etwas mit ihr nicht stimmt. »Aber ich konnte es damals schlecht deuten. Ich wusste ja selbst nicht, was es war. Ich wusste nur, dass etwas anders ist. Was mir damals auffiel, war, dass ich mir die Nagelbetten aufgekratzt habe, bis sie bluteten. Die Diagnose kam dann, als ich 18 Jahre alt war.«[265]

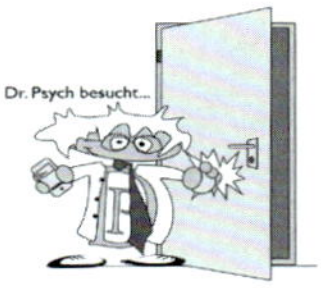

Sascha kam erst auf die Idee, dass etwas mit ihm nicht stimmte, als er Suizidgedanken bekam, aber an Borderline dachte er nicht. »Die Ärzte haben es diagnostiziert«, erzählt er mir in unserem Gespräch. »Bei mir war es der sogenannte große Knall, der typische Nervenzusammenbruch innerhalb von kürzester Zeit zwei-, dreimal. Dann kamen die Suizidgedanken, die mich so gestört haben, dass ich dachte, jetzt musst du etwas tun. Geh irgendwohin, zum Arzt oder zum Psychiater. Dort wurde mein Borderline schließlich aufgedeckt. Ich denke, der Zusammenbruch kam aufgrund einer Störung, die ich schon mein Leben lang in mir trage: Er ist das Ergebnis der Dinge in meinem Leben, die irgendwann das Fass zum Überlaufen gebracht haben. Dazu gehörten der Verlust von Freunden, Beziehungen, die zerbrachen, und der Verlust meiner Selbstständigkeit. All das waren Erfahrungen, die sich innerhalb eines Jahres geballt haben. Damals habe ich malocht – rund um die Uhr. Und es reichte trotzdem nicht, es kam einfach nichts dabei rum, und irgendwann knallte es. Der letztendliche Auslöser war dann eine sechswöchige Affäre, die ich beendet habe, weil ich einfach gemerkt habe, dass es nicht passt. Und dabei kamen dann die Fragen: ›Warum passt das nicht? Was ist falsch an dir?‹ Das war der Punkt, an dem ich nicht mehr konnte. Ich habe in der Ecke gesessen, geheult wie ein kleines Kind, und meine Mutter hat mich dabei auch noch erwischt. Sie hat das natürlich hinterfragt und mir gesagt: ›Junge, so geht das nicht! Sieh dich doch mal an! Mach was!‹«[266]

Wie Sascha bekam auch Charlotte erst nach einem Zusammenbruch die Diagnose, die zunächst »Depression« lautete, bis auch bei ihr an einer Tagesklinik Borderline diagnostiziert wurde. »2010 hatte ich einen Nervenzusammenbruch auf meiner Arbeitsstelle. Ein Arbeitskollege kam mit irgendeinem Problem zu mir, hat mich etwas gefragt, und plötzlich habe ich angefangen zu heulen, über Stunden hinweg, bis mein Mann mich schließlich von der Arbeitsstelle abgeholt und in eine Klinik gebracht hat. Die Anfangsdiagnose lautete zunächst ›schwere depressive Episode‹. Und so bin ich auch erst einmal begleitet worden, bis ich dann in eine Tagesklinik kam und die Therapeutin am Ende der Therapie das Wort ›Borderline‹ erwähnte. Und ich dachte: ›Borderline, nee, ich doch nicht!‹ Borderline war für mich zu dem Zeitpunkt das, woran viele Menschen denken, wenn sie es hören: Ich dachte an ein junges Mädchen, das sich die Arme aufschneidet, um Aufmerksamkeit zu bekommen. Aber das war ich ja nicht! Ich war weder jung noch habe ich mir die Arme aufgeschnitten. Die Ärztin begründete ihre Diagnose damals damit, dass sie sagte, ich sei eine Borderlinerin, weil ich immer wieder über Grenzen gehen würde. Ich hatte mich bis zu diesem Zeitpunkt mit Borderline überhaupt nicht beschäftigt und habe das auch weiterhin nicht getan, da bin ich ganz ehrlich.«[267]

Emma wusste schon lange, dass sie nicht so gut funktioniert wie andere Menschen. Sie dachte zunächst, sie hätte Prüfungsangst. Später wurde eine Depression festgestellt. Die Diagnose Borderline bekam sie – wie Charlotte – in einer Tagesklinik; allerdings erst nachdem sie ihren Job verloren hatte. »Ich wusste, dass ich irgendwie anders bin als andere. Im Studium bin ich zum ersten Mal psychisch an meine Grenzen gestoßen. Damals dachte ich noch, ich hätte nur Prüfungsangst und mehr nicht. Ich habe dann freiwillig eine Verhaltenstherapie begonnen, weil ich dachte, ich könnte meine Prüfungsangst so loswerden und das Studium irgendwie zu Ende bekommen. Jahrelang habe ich das geglaubt und immer weitergemacht. Doch gebracht hat es nichts. Ich fühlte mich schlecht. Als ich mit dem Studium fertig war und schließlich eine Stelle im öffentlichen Dienst bekam, ging es mir unheimlich mies. Zu dieser Zeit habe ich auch Antidepressiva genommen. Doch eine Lösung war auch das nicht. Meinen Job habe ich schließlich verloren, mein Vertrag wurde nicht verlängert. Zunächst war ich furchtbar geschockt, doch dann stellte sich ein Gefühl der totalen Erleichterung ein. Denn nun hatte ich das erste Mal Zeit, mich um mich selbst zu kümmern. Alles andere war zweitrangig. Schließlich habe ich einen Psychiater aufgesucht und mit ihm besprochen, dass ich in eine Tagesklinik gehen möchte. Dort habe ich dann erfahren, dass ich Borderliner bin.«[268]

Als die Gesundheits- und Kinderkrankenpflegerin Lia in ihrer Ausbildung die Borderline-Störung kennenlernte, erkannte sie sich in den Symptomen wieder und hatte von da an den Verdacht, selbst Borderlinerin zu sein. Die offizielle Diagnose erfolgte erst Jahre später. »Vor allem, als wir in der Ausbildung das Krankheitsbild kennengelernt haben (ca. 2002), fiel mir auf, dass ich viele Symptome davon hatte. Ganz gravierende Phasen hatte ich 2006 nach der Geburt meiner Tochter. Aber erst 2007 sprach ich das erste Mal mit einem Arzt darüber – aber nur über Depression. Ich ging zur Mutter-Kind-Kur. 2010, als ich bereits benzodiazepinabhängig[269] war, kam ein heftiger Zusammenbruch mit sichtbaren Selbstverletzungen und massiven Suizidgedanken. In der Klinik bekam ich immer wieder den Begriff ›Borderline‹ zu hören, aber die Diagnostik wurde erst ca. fünf Monate später, am Ende des Klinikaufenthalts gestellt.«[270]

Auch Romy bekam die Diagnose erst in der Klinik nach einem Suizidversuch. »Ich habe 2005 meinen ersten Suizidversuch unternommen und bin dann vom Krankenhaus aus direkt in die Kinder- und Jugendpsychiatrie gekommen. Erst dort kam alles hoch und ich habe angefangen, mich zu fragen: ›Was sind das eigentlich für Gefühle, die du hast?, Wie kannst du mit diesen Gefühlen umgehen?, Welches Gefühl hast du gerade?‹ Dazu kamen meine Spannungszustände und das selbstverletzende Verhalten. Eigentlich ist mir erst in der Klinik so richtig bewusst geworden, was mit mir los war.«[271]

Bei Amelie hat alles mit einer Essstörung angefangen. «Zu diesem Zeitpunkt hatte noch niemand die Diagnose Borderline gestellt. Vier Jahre lang litt ich unter Bulimie und habe viel Sport gemacht, um meine Figur zu halten. Zu dieser Zeit habe ich noch gearbeitet. Dann kamen Symptome wie ›Ich will nichts mehr trinken‹, weil 100 Milliliter Wasser ja 100 Gramm mehr auf der Waage sind – und ›Ich will nichts mehr essen‹. Da wurde ich dann in die Psychiatrie eingeliefert. Das war der erste stationäre Aufenthalt. Er dauerte sechs Monate, die alles veränderten. Irgendwann in diesen sechs Monaten ging es dann nicht mehr nur ums Essen. Ich kann das gar nicht mehr so genau beschreiben. Irgendwie habe ich mich in einem Zustand der Leere befunden. Dann fing es mit den Selbstverletzungen an und ich bekam erstmals Psychopharmaka. Und von da an drehte sich alles: Aus Bulimie wurde Adipositas, die Selbstverletzungen wurden häufiger, und auf einmal hieß es dann nicht mehr ›Essstörung‹, sondern ›Borderline‹ – eine Erkrankung, die ich vorher überhaupt nicht gekannt hatte.«[272]

3.2. Schock oder Erleichterung?

Für viele unserer Gesprächspartner war es eine große Erleichterung, endlich zu wissen, was mit ihnen tatsächlich los ist. So auch für Marlene, »denn das Kind hatte plötzlich einen Namen. Ich wusste endlich, was mit mir los ist. Sieben Jahre lang hatte ich mich immer wieder gefragt, was da mit mir nicht stimmt. Keiner konnte mir helfen, obwohl meine Mutter mich als Teenager auch zu diversen Psychiatern und Gruppen geschleift hat.«[273]

Emma hat das ähnlich erlebt: »Es war eine totale Erleichterung nach dem Motto ›Wenn ich das Unkraut kenne, kann ich ein Gegenmittel finden.‹ So hat sich das angefühlt. Ich bin die ganze Zeit im Raum umhergelaufen und endlich konnte ich mich auf den Stuhl setzen. Jetzt hatte ich sie, die Bestätigung, dass mit mir etwas nicht stimmt. Für mich hieß das jetzt: ›Okay, wenn das Ding einen Namen hat, dann muss es auch etwas dagegen geben.‹«[274]

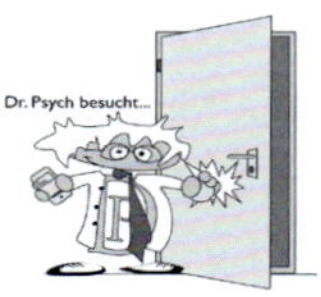

Auch Sascha war im ersten Moment erleichtert, weil er das Gefühl hatte, dass sich jetzt endlich etwas bewegt: »Ich selbst tue dafür etwas und ich bekomme Hilfe. Diese Hilfe habe ich auch annehmen können. Doch Erleichterung war es nur im ersten Moment, denn als ich dann nach dem zweiten Klinikaufenthalt die Diagnosen bekommen habe, war die ganze Sache doch ziemlich komplex, denn meine Borderline-Erkrankung überlagert sich auch noch mit ADHS. Schlussendlich machte mich all das depressiv. Und da wurde mir schon ein wenig flau im Magen, denn offen gestanden hatte ich ziemlich viele Vorurteile gegenüber psychisch kranken Menschen. Denn wenn man Borderline hört, denkt man im ersten Moment an Frauen, die sich selbst verletzen. Und mein erster Gedanke war: ›So etwas mache ich ja nicht, ich habe kein selbstverletzendes Verhalten, schneide bzw. ritze nicht. Was für ein Borderliner bin ich dann nun eigentlich?‹ Je mehr du darüber liest und dir Wissen aneignest, umso mehr arbeitest du damit. Und irgendwann ist es wie ein Schlag ins Gesicht, weil du denkst: ›Wie, das habe ich alles und so zeigt es sich?‹ Und wenn du dann damit arbeitest, weißt du irgendwann ganz genau: ›Ja, es stimmt, ich habe Borderline.‹ Und das ist dann nicht mehr nur Erleichterung, weil man realisiert, wie schwierig es ist, damit zu leben und daran zu arbeiten.«[275]

Für Amelie war es »keine Erleichterung, weil sich ja an meinem Verhalten nichts geändert hat. Es gab dem Ganzen einfach nur einen neuen Namen. Diese Stimmungsschwankungen hatte ich ja schon immer gehabt. Nur habe ich sie die ganze Zeit übers Essen ausgelebt, nun lebte ich sie an meinem Körper aus. Das machte die Leute in der Klinik plötzlich viel nervöser. Das spürte ich und es übertrug sich auf mich.«[276]

Für Lia war es anfangs sogar ein Schock: »Ich wollte es nicht wahr haben, habe mir aber recht schnell Bücher zu diesem Thema beschafft und gesehen, dass ich mich darin wiederfinde und dass es Möglichkeiten gibt, damit zu leben. Ich war dann froh, dass es eine Bezeichnung dafür gibt und ich nun auch die Möglichkeit hatte, die richtige Therapie für mich zu finden. Sechs Monate später ging ich in eine 14-wöchige DBT-Therapie (▶Kap. 4.1., S. 242) der Uni Freiburg. Das war die beste Entscheidung, die ich treffen konnte. Klar war es nicht einfach, zumal ich meinen Mann und unsere damals fünfjährige Tochter im Stich ließ, aber es war ein guter Schritt in die richtige Richtung.«[277]

Auch Lena war bestürzt. Vor allem »die Ausmaße, die diese Erkrankung angenommen hat, haben mich sehr schockiert. Mir wurde klar, dass ich seit dem fünften Lebensjahr an dieser Erkrankung litt und niemand es bemerkt hat. Mit fünf hatte ich mich im Wald verletzt und wollte mich umbringen.«[278] Charlotte erging es ebenso: »Es war erst einmal ein Schock für mich, weil ich dachte, es sei ein Burnout. Nicht anders habe ich das für mich empfunden. Ich habe gedacht, ich gehe in die Klinik, der Arzt redet kurz mit mir, gibt mir ein paar Tabletten für die nächsten Tage und dann geht es mir besser.«[279] Auch Nele war geschockt, weil sie gehofft hatte, dass es nur eine Depression sei und wieder vorbei gehe: »Ich habe dann tagelang geweint, weil ich einfach nicht so krank sein wollte. Denn Borderline, das hat man ja sein Leben lang. Zudem fühle ich mich mit Borderline ziemlich abnormal und komme nicht gut damit klar. Ich hatte viel darüber gelesen, aber das Erste, was mir immer ins Auge gesprungen ist, waren zwei Dinge: ›Psychisch gestört‹ und ›Persönlichkeitsstörung‹. Meine Mutter hat, soweit ich weiß, auch Borderline. Für mich war immer klar, dass ich nicht so sein will wie sie. Aber als ich meine Diagnose gehört habe, musste ich sofort an meine Mutter denken. Und deshalb habe ich auch so geschockt reagiert.«[280]

Romy hat sich ebenfalls anfangs gegen die Diagnose gewehrt: »Ich wollte das überhaupt nicht hören und habe mich lange dagegen gewehrt. Aber dann, nach etwa anderthalb Jahren, habe ich begonnen, mich damit zu beschäftigen und mich gefragt: ›Was ist das überhaupt, Borderline? Und wer bin ich eigentlich?‹ Ich hatte schon immer das Gefühl, dass ich anders bin als andere, aber Borderline war für mich eher eine Bestätigung im negativen Sinn, nach dem Motto: ›Alle anderen haben Recht, und ich bin doch der Ar... vom Dienst. Mich will doch eh keiner.‹«[281] Auch für Michael war es nicht leicht, die Diagnose zu verarbeiten: »Es war schon ein Schock, denn für mich war das ja normal, dass ich mich zwei- oder dreimal am Tag geschnitten habe.«[282]

4. Wege aus einer Borderline-Erkrankung

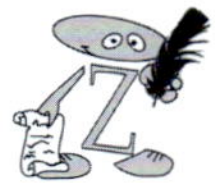

»Ich glaube, alle Borderliner, die keine Therapie haben, sind verloren. Borderlinern muss geholfen werden durch Therapie.«[283] *(Semra)*

Semra formuliert hier drastisch, dass Borderliner ohne therapeutische Hilfe meist nicht in der Lage sind, ihr Leben und ihre Beziehungen zu gestalten, denn die vielen problematischen emotionalen Muster und Verhaltensweisen, die sich tief in ihre Persönlichkeit eingegraben haben, verhindern das in der Regel. Ohne eine Therapie sind sie »verloren«. Auch wenn man mit einem langen Therapieweg rechnen muss, so ist die gute Nachricht doch, dass es Hilfe gibt. Dazu gehören wirksame Psychopharmaka, die diesen Weg unterstützen und einige Symptome der Erkrankung wie Ängste, Depressionen oder die ungezügelten Wutattacken lindern. Zudem wurden inzwischen spezifische psychotherapeutische Methoden entwickelt, die allen Grund dafür geben, zuversichtlich zu sein, weil sie genau auf die Probleme der Borderline-Störung zugeschnitten sind. Wir möchten Ihnen vier Verfahren vorstellen, die auf empirisch zusammengetragenen und bewerteten wissenschaftlichen Erkenntnissen begründet sind und sich als besonders wirksam erwiesen haben: Die Dialektisch Behaviorale Therapie (DBT), die Übertragungsfokussierte Psychotherapie (TFP, engl. Transference focused Therapy), die Mentalisierungsbasierte Therapie (MBT) und die Schemafokussierte Therapie (SFT), kurz Schematherapie.

In den meisten Fällen ist eine Therapie allein nicht ausreichend. Oft sind stationäre Aufenthalte oder die therapeutische Behandlung in einer Tagesklinik notwendig. Daran schließt sich meist eine ambulante Therapie an. Empfehlenswert ist, mit einer störungsspezifischen Therapie zu beginnen, die den Betroffenen hilft, ihre Gefühle in den Griff zu bekommen, ihre Beziehungen zu gestalten und ihren Alltag zu bewältigen. Dafür ist besonders die DBT geeignet. Erst wenn eine stabilere emotionale Basis geschaffen ist, das selbstschädigende Verhalten deutlich abgenommen hat und Betroffene sich über ihre eigene Identität klar sind, ist es möglich, mit einer weiteren Therapie zu beginnen. Dann werden die emotionalen Hintergründe bearbeitet und die Betroffenen mit den Verletzungen konfrontiert, die zu den problematischen Verhaltensmustern geführt haben. Hier könnte beispielsweise eine Traumatherapie anschließen. Einige traumatherapeutische Methoden werden wir Ihnen vorstellen. Viele Borderliner profitieren auch von einer Körper-, Bewegungs- und Kunsttherapie, weil sie sich durch diese Methoden besser wahrzunehmen und auszudrücken lernen. Natürlich stehen ihnen auch die kassenzugelassenen Richtlinienverfahren der ambulanten Therapie, die Psychoanalyse, die tiefenpsychologisch fundierte Psychotherapie und die Verhaltenstherapie offen.

4.1. Die Dialektisch Behaviorale Therapie (DBT)

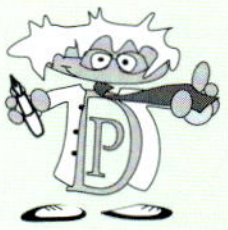

»Dialektisch Behaviorale Therapie, was für ein sperriger Begriff!«, werden Sie jetzt vielleicht denken. Ich möchte Ihnen nun nahebringen, was dahintersteckt. Dialektik ist die philosophische Lehre von den Gegensätzen in den Dingen bzw. den Begriffen sowie die Auffindung und Aufhebung dieser Gegensätze. Wörtlich übersetzt bedeutet Dialektik »Kunst der Unterredung«. Es geht also um einen Diskurs, in dem einer These als bestehende Auffassung oder Überlieferung ein Aufzeigen von Problemen und Widersprüchen als Antithese gegenübergestellt wird, woraus sich eine Lösung oder ein neues Verständnis als Synthese ergibt. Doch so kompliziert wie das klingen mag, ist es gar nicht. Einfacher ausgedrückt handelt es sich um das Denken und Arbeiten mit verschiedenen, meist gegensätzlichen Standpunkten, um eine Balance und ein lebendiges Gleichgewicht zwischen den Extremen zu finden. Generell kann man sagen, dass die Dialektik etwas mit Widersprüchen und Gegensätzen zu tun hat, und im Grunde genommen ist sie nicht mehr, aber auch nicht weniger, als geistige Gymnastik. Wie beim Sport, wo wir unsere Muskeln trainieren, soll hier unser Denken trainiert und angeregt werden. Aber nicht einfach so, sondern um der Wahrheit näher zu kommen. Im Fitnessstudio trainiert man mit schweren Gewichten und Hanteln, um Muskeln aufzubauen und fit zu bleiben. Auch im dialektischen Diskurs stemmt man symbolisch Gewichte, um Erkenntnisse über die Wahrheit zu gewinnen. Es geht beispielsweise darum, zu erkennen, dass alles in dieser Welt aus Gegensätzen besteht, wie das Gesetz der Polaritäten besagt. Immer gibt es zwei Pole, die einander bedingen: Es gibt den Mann und die Frau, Schwarz und Weiß, Gut und Böse, Gesundheit und Krankheit. Wenn es die Liebe nicht gäbe, dann wüssten wir nicht, was Hass ist. Auch die Begriffe »hell« und »dunkel« haben nur einen Sinn, wenn sie beide vorhanden sind. Helligkeit kann nur im Vergleich zur Dunkelheit gesehen werden, genauso kann »dunkel« nur im Vergleich zu »hell« erfahren werden. Der Begriff »hell« ist für sich allein so sinnlos wie der Begriff »dunkel«. Der eine Pol kann also ohne den anderen nicht existieren.

In der Therapie bedeutet »dialektisch«, dass die Betroffenen lernen, ihre Spaltung in Gut und Böse, ihr »Ganz oder gar nicht«-Denken und ihre Schwarz-Weiß-Malerei zu überwinden. Sie lernen, dass Gegensätze sich nicht ausschließen, sondern einander bedingen und miteinander vorhanden sein können, beispielsweise, dass dieselbe Person gute und schlechte Eigenschaften haben kann und verschiedene Ansichten richtig sein können. Es gibt kein Richtig oder Falsch. Es gibt lediglich verschiedene Positionen, die in Hinblick auf die

Erreichung bestimmter Ziele beleuchtet werden. So geht es in der Therapie einerseits um Veränderung, andererseits um die Akzeptanz der Dinge, die nicht veränderbar sind. Borderliner sollen lernen, diese Polaritäten zu verstehen und für sich eine gute Mischung zwischen Vernunft und Gefühl, Tun und Sein zu finden. Denn nur die Synthese dieser Pole führt nach Linehan zu einem klugen Geist (»wise mind«).
»Behavioral« (engl. to behave, verhalten) schließlich bedeutet, dass eine Analyse und die Veränderung des Verhaltens im Mittelpunkt dieser Therapie steht. Der Begriff steht für eine therapeutische Richtung, in der es gezielt um eine Verhaltensänderung geht und weniger um die Bedeutung lebensgeschichtlicher Zusammenhänge. In der Therapie werden die problematischen Verhaltensweisen genau untersucht, und es wird Schritt für Schritt geübt, in den entsprechenden Situationen anders zu reagieren als bisher.

Die Dialektisch-Behaviorale Therapie (DBT), die die amerikanische Psychologin Marsha M. Linehan in den 90er-Jahren speziell für Borderliner entwickelt hat, ist inzwischen in Deutschland etabliert und gilt als feste Säule der Behandlung. Sie sollte, wenn möglich, die erste Station auf dem Therapieweg sein, da grundlegende Fähigkeiten im Umgang mit den eigenen Gefühlen vermittelt werden: Die Betroffenen erlernen, ihre Gefühlszustände zu erkennen, sie einzuordnen und inneren Abstand davon zu gewinnen. Sie entwickeln konkrete Strategien, die ihnen helfen, damit umzugehen. So können sie ihr explosives, gewalttätiges, selbstverletzendes oder auch suizidales Verhalten unter Kontrolle bringen und anders mit anderen Menschen umgehen. Sie erfahren dabei zunächst die Ursachen für ihr problematisches Verhalten und erwerben die Fähigkeit, die wichtigsten Auslöser zu identifizieren. Später üben sie, andere Wege zu finden, um in den entsprechenden Situationen mit dem Überdruck ihrer Gefühle umzugehen.

Wenn Borderliner große Probleme haben, ihre Gefühle zu regulieren und selbstschädigendes bzw. selbstverletzendes Verhalten einen großen Raum einnimmt, sollten sie zunächst eine DBT durchlaufen, bevor sie sich in eine Therapie begeben, in der sie ihre Lebensgeschichte aufarbeiten und sich mit ihren emotionalen Verletzungen und traumatischen Erfahrungen konfrontieren. So könnte eine Schematherapie, eine übertragungsfokussierte Psychotherapie, eine tiefenpsychologisch fundierte Psychotherapie oder eine Traumatherapie an eine DBT anschließen.

Die DBT stützt sich dabei auf folgende Grundannahmen:

1. **Jedes Verhalten des Borderline-Patienten macht subjektiv betrachtet Sinn.** Borderliner versuchen das Beste aus ihrer schwierigen Situation zu machen. So sind auch die »problematischen Verhaltensweisen« eine durchaus verständliche, wenn auch nicht optimale Lösungsstrategie. Es ist daher die Aufgabe der Therapeuten, zusammen mit den Patienten die jeweiligen Auslöser, Denkmuster und Konsequenzen herauszuarbeiten und dabei das »Wofür« des jeweiligen Verhaltens nicht aus den Augen zu lassen.
2. **Borderline-Patienten wollen sich verbessern.** Wenn sie sich besser verhalten könnten, würden sie es tun. Hier muss der Therapeut die aufrechterhaltenden Bedingungen dysfunktionalen Verhaltens herausarbeiten und mit den Patienten gemeinsam Alternativen erarbeiten, die dann erprobt werden. Borderliner wollen ihre Situation verbessern. So werden sie in ihren Anstrengungen positiv gesehen, und wenn es Schwierigkeiten und Rückschläge gibt, wird ihnen das nicht als »Abwehr« oder »Widerstand« ausgelegt.
3. **Borderline-Patienten müssen sich stärker anstrengen, härter arbeiten und stärker motiviert sein, um sich zu verändern, als viele andere Patienten.** Das fordert sowohl vom Therapeuten als auch vom Patienten Sorgfalt, Rücksichtnahme und Kraft für die anstehenden Veränderungen. Der Therapeut soll dabei alle Möglichkeiten der Unterstützung für den Patienten beim schwierigen und langwierigen Veränderungsprozess ausschöpfen.
4. **Borderline-Patienten haben ihre Probleme in der Regel nicht alle selbst verursacht, müssen sie aber selbst lösen.** Dazu führt der Therapeut zu Beginn der Therapie folgendes Bild ein: »Stellen Sie sich vor, eine Frau ist auf dem Heimweg von der Arbeit. Ihr Weg führt sie an einem Fluss entlang. Plötzlich, aus heiterem Himmel, wird sie überfallen und in den Fluss gestoßen. Nun, da die Frau nicht freiwillig in den Fluss gesprungen ist – bedeutet dies, dass sie nicht selbst an Land schwimmen muss?« Auch Borderliner sind nicht freiwillig in den Fluss gesprungen, in dem sie so manches Mal zu ertrinken drohen. Sie wurden von den Menschen hineingestoßen, die sie traumatisiert haben. Dennoch liegt es allein an ihnen, zu schwimmen und mithilfe einer adäquaten Therapie das rettende Ufer zu erreichen. Diese Geschichte zeigt auch, dass man untergeht, wenn man passiv in Schuldzuweisungen an die Täter verhaftet bleibt, anstatt aktiv etwas für sich und sein Leben zu unternehmen.
5. **Das Leben suizidaler Borderline-Patienten ist so, wie es gegenwärtig erlebt wird, nicht auszuhalten.** So haben Suizidgedanken ihren subjektiven Sinn. Das kann als Appell an den Therapeuten verstanden werden, Verständnis für die oft ausweglos erscheinende Situation des Patienten aufzubringen und die Bereitschaft zu haben, alles zu tun, um diese Situation zu verändern.

6. **Borderline-Patienten müssen neues Verhalten im relevanten Kontext erlernen.** Das verdeutlicht die Notwendigkeit, neu erlernte Fertigkeiten (▶sogenannte »Skills«, siehe S. 247) nicht nur unter Ruhebedingungen, also in emotionaler Ausgeglichenheit zu trainieren, sondern diese auch unter starkem Stress anzuwenden. Krisensituationen sollten immer als Chance verstanden und genutzt werden, diese Fertigkeiten zu vertiefen.
7. **Borderline-Patienten können in der DBT nicht versagen.** Diese Grundannahme verdeutlicht eine eigentlich selbstverständliche therapeutische Grundhaltung: Falls Therapiefortschritte stagnieren oder es zu Abbrüchen kommt, ist das nicht dem Patienten anzulasten, denn dieser hat im Rahmen seiner Möglichkeiten alles getan, was er konnte, um sich zu verbessern, obwohl er dafür härter arbeiten muss als andere. So ist der Grund für den Misserfolg im therapeutischen Konzept, den mangelhaften Kompetenzen und Ressourcen des Therapeuten oder der schlechten Supervision zu suchen, nicht aber im Versagen des Patienten.
8. **Therapeuten, die mit Borderline-Patienten arbeiten, brauchen Unterstützung.** Die Arbeit mit Borderline-Patienten erfordert ein enormes Maß an Energie und emotionaler Intensität. So haben die Therapeuten ein Recht auf eine fachliche und emotionale Unterstützung, um Burn-out-Phänomenen vorzubeugen. Außerdem ist Supervision zur Qualitätssicherung notwendig.

Die Grundhaltung, die der Therapeut in der DBT einnimmt, kann man am ehesten mit der eines Tennistrainers vergleichen: Gemeinsam mit seinem Spieler vereinbart er Ziele. Beide verständigen sich über den Weg, wie sie diese Ziele erreichen und wie lange sie zusammenarbeiten wollen. Der Trainer übernimmt die Verantwortung für das Erreichen der Ziele. Es liegt in seinem Aufgabenbereich, seinen Schützling so weit zu motivieren und bei der Stange zu halten, dass die Trainingsmethoden umgesetzt und das Maximum an Energie und Anstrengung aktiviert wird, um die Ziele zu erreichen. Dazu ist eine sehr gute Arbeitsbeziehung eine notwendige, aber keinesfalls hinreichende Bedingung. Denn der emotional zugewandte, herzliche Trainer allein wird erfolglos bleiben, wenn seine Methoden nicht greifen. Umgekehrt wird ein rein auf Erfolg orientierter Trainer, der emotional kalt ist und keine Begeisterung weckt, trotz exzellenter Methoden seinen Spieler kaum zu dauerhaften Leistungen motivieren können.

Aufbau und Durchführung der DBT

Die DBT wurde ursprünglich als ambulante Therapie entwickelt und enthält vier Bausteine: das Fertigkeitentraining in der Gruppe, eine verhaltenstherapeutische Einzeltherapie, eine telefonische Krisenintervention für den Notfall und regelmäßige Supervision für die Therapeuten. Heutzutage wird sie vor allem im stationären Rahmen oder auch teilstationär – etwa im Rahmen einer psychotherapeutischen Tagesklinik – durchgeführt. Häufig wird auch eine anfängliche, in der Regel acht- bis zwölfwöchige stationäre Behandlungsphase mit einer sich anschließenden ein- bis zweijährigen ambulanten Therapie mit ein bis zwei Sitzungen pro Woche verbunden. In manchen Fällen wird auch nur das Fertigkeitentraining mit einer Gruppensitzung pro Woche oder eine DBT-Einzeltherapie angeboten, wenn möglich sollte aber unbedingt beides kombiniert werden. Im günstigen Fall kann der Patient mit dem Fertigkeitentraining und der Einzeltherapie gleichzeitig beginnen und die jeweiligen Therapeuten tauschen sich in ihrer wöchentlichen Supervisionsgruppe über seine Behandlung aus.

4.1.1. Das Fertigkeiten- (oder auch Skills-) Training

»Skills« heißt übersetzt »Fähigkeiten«. Wenn wir also von Skills in der Therapie bei Borderline-Betroffenen sprechen, meinen wir alle Fähigkeiten und Fertigkeiten, die dazu dienen, im Alltag mit Gefühlen, Stimmungen, schwierigen Erinnerungen und stressbeladenen Situationen besser umzugehen und die Beziehungen mit den Mitmenschen konstruktiv zu gestalten. Im Fertigkeitentraining werden diese Skills erlernt und immer wieder im Alltag geübt. Die Basis dafür ist, sich selbst differenzierter und ohne Bewertung wahrzunehmen: »Welche Gefühle und Gedanken habe ich gerade?« Die Patienten lernen, ihre Gefühle zu beschreiben, leid- und schmerzvolle Emotionen loszulassen und sich von ihren Gefühlen zu distanzieren mit Sätzen wie: »Ich bin nicht das Gefühl« »Ich habe das Gefühl – also bin ich nicht hilflos ausgeliefert, sondern kann es beeinflussen« »Ich erinnere mich an Zeiten, in denen ich mich ganz anders gefühlt habe.« Sie trainieren außerdem, ihre Gedanken bewusst zu verändern. Sie machen sich störende, emotional gefärbte Grundannahmen bewusst, lernen Gegenargumente zu finden und zu einer sachlich-konstruktiven Einstellung zu kommen. Auf dieser Basis können sie besser abwägen und sinnvolle Entscheidungen treffen.

Im zwischenmenschlichen Bereich lernen sie zu beschreiben, wie sie sich gerade fühlen, ihre Wünsche zu äußern und friedlich zu bleiben, auch wenn die Emotionen gerade wieder hochkochen. Sie üben um etwas zu bitten, »Nein« zu sagen und von sich selbst und ihren eigenen Gefühlen zu sprechen, statt den anderen anzuklagen oder zu verallgemeinern. Sie lernen, ihren Gesprächspartner so wie er ist zu akzeptieren und hinzuhören und nachzufragen, wenn sie nicht sicher sind, ob sie ihn gerade richtig verstanden haben.

Das Training verhilft auch dazu, seinen eigenen Wert zu erkennen. Auf dieser Basis können die Borderliner gelassener mit anderen Menschen umgehen. Sie müssen sich nicht mehr schuldig fühlen und für ihr Verhalten rechtfertigen. Gleichzeitig können sie auch die Qualitäten und Leistungen der anderen mehr anerkennen. Sie verhalten sich fairer und wertschätzender.

Das Fertigkeitentraining, das ihnen diese Fähigkeiten vermittelt, gliedert sich in fünf Module:

1. Achtsamkeit
2. Stresstoleranz
3. Emotionsregulation
4. Zwischenmenschliche Fertigkeiten
5. Selbstwert

1. Modul Achtsamkeit

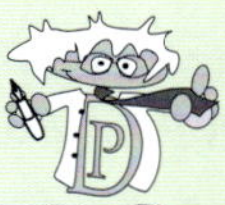

Achtsamkeit ist ein in unserer Zeit nahezu inflationär gebrauchter Begriff. Doch was verbirgt sich wirklich dahinter? Die Grundidee ist relativ simpel: Sie besagt, dass Entspannung immer zuerst in unserem Kopf beginnt und wir lernen sollen, uns selbst und die Welt um uns herum bewusst und wertfrei wahrzunehmen. Ganz egal, was wir auch tun, wir sollen es aufmerksam tun und alles so wahrnehmen wie es ist, ohne es zu interpretieren und als »gut«, »schlecht«, »richtig« oder »falsch« zu bewerten – egal, ob wir nun mit unserem Hund im Park spazieren gehen, uns einen Kaffee kochen, mit Freunden einen netten Abend bei unserem Lieblingsitaliener verbringen oder morgens zu spät mit einer schlechten Stimmung wach werden. Bei allem, was wir tun, sollen wir voll und ganz präsent sein, unsere Gedanken nicht abschweifen lassen, nicht an das denken, was morgen ansteht. Denn nichts ist wichtiger als das Hier und Jetzt. Und auch wenn etwas schiefläuft oder wir schlechte Gefühle haben, sollen wir es wertfrei annehmen und akzeptieren, dass es jetzt so ist wie es ist, ohne damit zu hadern. Wie schwierig das ist, weiß jeder, der einmal bewusst versucht hat, sich achtsam auf das zu konzentrieren, was er gerade tut. Wissen Sie beispielsweise noch, wie der Kaffee oder der Tee, den Sie sich heute Morgen gekocht haben, geschmeckt hat oder was für schöne Lichtspiele die Morgensonne in Ihr Schlafzimmer gezaubert hat? Nein? Die meisten von uns funktionieren morgens per Autopilot. Weil wir glauben, dass unsere täglichen Verrichtungen nicht wichtig sind, erledigen wir sie unaufmerksam. Wir sind nicht wirklich mit unseren Gedanken bei dem, was wir gerade tun oder wahrnehmen. Wenn wir also morgens unter der Dusche stehen, spüren wir nicht bewusst das warme Wasser auf unserer Haut, sondern kochen in Gedanken Kaffee oder Tee, und wenn wir ihn trinken, denken wir schon daran, dass die Zeit knapp wird und wir los müssen, um nicht zu spät ins Büro zu kommen. Und wenn etwas nicht so funktioniert, wie wir es wollen oder unangenehme Gefühle haben, ärgern wir uns darüber und wollen, dass es anders ist. Achtsamkeit wirklich zu leben ist schwierig, gerade in der heutigen Zeit, in der ständig Multi-Tasking von uns verlangt wird und wir es gewohnt sind, das, was wir erleben, positiv oder negativ zu bewerten. Ständig gehen wir mehrere Dinge gleichzeitig an. Neben der Arbeit an einem Vortrag oder einer wichtigen Präsentation checken wir E-Mails, telefonieren und buchen noch schnell einen Flug für die nächste anstehende Reise. Dabei muss möglichst alles reibungslos funktionieren und der Stress wird noch größer, wenn wir uns darüber ärgern, dass etwas nicht klappt oder wir uns schlecht dabei fühlen. Dabei ist längst klar: Weder Frauen noch Männer beherrschen Multi-Tasking wirklich – auch wenn Frauen des Öfteren nachgesagt wird, sie seien dazu fähig. Unser Gehirn ist einfach nicht dazu angelegt Das ständige Hin- und Herspringen und Umschalten strengt uns enorm an und führt dazu, dass wir viel Energie vergeuden. Außerdem verschwenden wir Energie, wenn wir dabei das Geschehen permanent interpretieren und als »nervig«, »unangenehm«, »schrecklich« usw. bewerten. Das führt zu Fehlern und Stress. Und letztlich kostet es uns viel mehr Zeit, als wenn wir die anstehenden Aufgaben bewusst in Ruhe nacheinander erledigen würden, ohne uns darüber Gedanken zu machen, dass die Dinge oder unsere Gefühle anders sein sollten. Achtsamkeitsübungen können uns dabei helfen, gelassen und präsent den gegenwärtigen Moment mit allen Sinnen zu erfahren, ohne an etwas anderes zu denken oder zu bewerten, was wir gerade wahrnehmen. Dazu ist es wichtig, dass wir in uns hineinspüren und uns fragen: »Was mache ich gerade? Wie mache ich es? Und wie fühle ich mich dabei?« Gleichzeitig geht es darum anzunehmen, dass die Dinge im Moment so sind, wie sie gerade sind.

Die Methoden des Achtsamkeitstrainings haben überwiegend ihren Ursprung in spirituellen Traditionen wie Hatha-Yoga und Zen-Buddhismus. Ein Hauptbestandteil ist die aus der buddhistischen Vipassana-Meditation abgeleitete Achtsamkeitsmeditation, in der die Betroffenen ihre Empfindungen, Gefühle und Gedanken aufmerksam betrachten sollen. Die Vipassana ist eine der ältesten Meditationstechniken Indiens und bedeutet, die Dinge so zu sehen, wie sie wirklich sind. Eine Instruktion zu dieser Meditationsform kann so gegeben werden: »Stellen Sie sich vor, wie Sie den vorbeiströmenden Fluss Ihrer inneren Erfahrungen genau beobachten. Sie lassen Ihre Gedanken und Gefühle vorbeiziehen und benennen sie, um sie bewusst wahrzunehmen und wieder gehen zu lassen. Dabei üben Sie, die wahrgenommenen Phänomene nicht zu bewerten, sondern einfach sein zu lassen.« Wer diese Meditation oft genug praktiziert, lernt eine Instanz in sich aufzubauen, die **»innerer Beobachter«** oder auch **»Zeuge«** genannt wird. Dieser innere Anteil bleibt ruhig und gelassen, egal, was in uns oder um uns herum vor sich geht. Er beobachtet, was wir fühlen und denken, in dem Moment da die Gefühle und Gedanken in uns auftauchen. Er ist der wahrnehmende, der »sehende« Teil unseres Bewusstseins. Der innere Zeuge wertet nicht, greift nicht ein, lehnt nicht ab, lobt nicht und schimpft nicht: Er hat keine Meinung, sondern nimmt ohne Urteil wahr, was ist.

Durch diese Meditationsform und andere Achtsamkeitsübungen lernen die Borderliner unter anderem, ihre Emotionen genauer und differenzierter wahrzunehmen, sich nicht von ihnen mitreißen zu lassen und mit Beziehungen sorgsamer umzugehen. So könnte beispielsweise Nadine aus unserem Fallbeispiel (▶siehe S. 30, 31) lernen, frühzeitig wahrzunehmen, wenn ihre schwarzen Schmetterlinge im Anflug sind, ihre emotionalen Wallungen beobachten, ohne sich von ihnen mitreißen zu lassen und ihrem Freund Felix ruhig zu sagen, wie es ihr gerade geht. Somit sind die Skills, die Borderliner mit dem Achtsamkeitstraining erlernen, einerseits therapeutische Methodik, andererseits auch eine Haltung dem Leben gegenüber.

Für die vollständige Vermittlung dieses Moduls werden in der Regel sechs bis acht Sitzungen veranschlagt. Borderliner wie Nadine werden hier über den Weg der kontinuierlichen Übung schrittweise an die grundlegende Bereitschaft herangeführt, die Realität mit ihren Polaritäten zu akzeptieren wie sie ist. Dieser Prozess braucht Zeit, gerade weil die Übungen ihre Wirksamkeit erst nach einigen Wochen entfalten. Geübt werden folgende Fertigkeiten:

- **Wahrnehmen/beobachten:** Hier wird geübt, mit allen Sinnen sowohl die Umwelt als auch die eigenen Gedanken und Gefühle wahrzunehmen, ohne sie zu verdrängen oder sie festzuhalten.
- **Beschreiben:** Dabei geht es darum, präzise Worte für das Wahrgenommene zu finden. Das Beschreiben hilft, genauer und differenzierter wahrzunehmen und es dient dazu, das Wahrgenommene von Gedanken bzw. Interpretationen zu unterscheiden.
- **Im Hier und Jetzt sein:** Hier wird trainiert, voll und ganz bei einer Sache zu sein, ohne sich dabei ablenken zu lassen. Dies kann zur Erfahrung von »Flow« verhelfen, einem als beglückend erlebten Gefühl völliger Vertiefung und restlo-

sem Aufgehens in einer Tätigkeit. Solch ein Zustand kann beispielsweise beim freien Klettern erreicht werden. Denn das funktioniert nur, wenn wir uns voll und ganz auf das konzentrieren, was wir tun.

- **Nicht bewerten:** Die »Wirklichkeit« ist, wie sie ist, egal, ob wir sie gerade im Moment positiv oder negativ empfinden. Deshalb wird geübt, das Wahrgenommene weder als schlecht noch als gut zu bewerten, sondern sachlich und neutral zu sehen, ohne etwas hinzuzufügen oder wegzunehmen. Nicht bewerten bedeutet nicht, dass man passiv alles über sich ergehen lässt oder keine Konsequenzen zieht. Man sollte natürlich weiterhin sich selbst und seine Umwelt so weit wie möglich aktiv handelnd verändern, wenn es notwendig und möglich ist. Wahrnehmen ohne zu bewerten kann aber dazu verhelfen, aus begrifflichen Schemata und Automatismen auszusteigen und sich für neue Erfahrungen zu öffnen.
- **Konzentration:** Die Betroffenen lernen, aufmerksam und fokussiert bei einer Sache zu bleiben (»Wenn Sie essen, dann essen Sie, wenn Sie gehen, dann gehen Sie!«). Sie sollen dabei nichts anderes tun oder denken und Ablenkungen wie beispielsweise Bewertungen frühzeitig erkennen. Das hilft ihnen, ganz in der Gegenwart zu bleiben oder immer wieder in den Augenblick zurückzukommen.
- **Wirkungsvoll sein:** Es geht darum, sich auf das zu konzentrieren, was möglich und entsprechend der Erfordernisse der Situation zu tun ist, ohne sich um »richtig« oder »falsch«, »gerecht« oder »ungerecht« usw. zu kümmern. Wesentlich ist, das zu tun, was funktioniert. Dabei sollte man sich seiner Ziele bewusst sein und das tun, was notwendig ist, um sie zu erreichen.

Nun möchten wir Ihnen einige Achtsamkeitsübungen vorstellen. Die Grundlage zum Erlernen anderer Fähigkeiten sind die **Übungen zum Trainieren der fünf Sinne:**

Sehen: Beschreiben Sie anderen Personen sehr genau und ausführlich etwas, das diese nicht sehen. Die anderen haben die Aufgabe, nach ihren Anweisungen ein Bild davon zu malen. Oder beobachten Sie aus Ihrem Fenster heraus das Treiben auf der Straße mit einem Auge durch eine leere Küchenpapierrolle. So nehmen Sie nur den Ausschnitt wahr, der durch die Pappröhre hindurch sichtbar wird. Auf die Art können Sie auch den inneren Beobachter trainieren, der wertfrei alles an sich vorbeiziehen lässt, ohne es zu interpretieren.

Hören: Wie oft überhören wir im hektischen Alltag die leisen Geräusche und Töne? Bei der Schärfung des Hörsinns geht es darum, sie wieder wahrzunehmen.

Gehen Sie in den Wald und vertiefen Sie sich ganz bewusst in das Rauschen der Blätter im Wind! Welcher Art sind die blubbernden und zischenden Geräusche, die Ihre Kaffeemaschine morgens von sich gibt? Lauschen Sie dem Klang der Kirchenglocken, dem Zwitschern der Vögel oder gehen Sie mal wieder in ein klassisches Konzert!

Riechen: Wann haben Sie das letzte Mal an einer duftenden Rose, einem Strauch Rosmarin oder an Maiglöckchen gerochen, wann das letzte Mal Beifuß zwischen Ihren Fingern zerrieben, um den charakteristischen Duft einzuatmen? Sie können die Übung auf die Gerüche des Alltags ausdehnen. Riechen Sie an der Kartoffel, wenn Sie sie schälen, genießen Sie bewusst den Kaffeeduft am Morgen, nehmen Sie den Geruch eines frisch gedruckten Buchs wahr, wenn Sie es zum ersten Mal öffnen!

Schmecken: Trinken Sie morgens Ihre Tasse Tee oder Ihren Kaffee ganz bewusst. Versuchen Sie, den Geschmack zu beschreiben. Erinnern Sie sich noch an die bunten Brausebonbons, die Sie als Kind immer so mochten? Wie hat es sich angefühlt, als es auf der Zunge kribbelte und viele kleine Bläschen im Mund explodierten? Gönnen Sie sich dieses Geschmackserlebnis auch einmal wieder als Erwachsener. Konzentrieren Sie sich jeden Tag bewusst auf den Geschmack Ihrer Mahlzeiten!

Fühlen: Erinnern Sie sich noch an den letzten Kuss und daran, dass Sie die Augen geschlossen hatten, um ihn ganz und gar zu genießen? Laufen Sie barfuß durch den warmen Sand am Meer, lassen Sie sich zart streicheln, ertasten Sie mit geschlossenen Augen ein Stück Holz, ein Seidentuch oder alle möglichen anderen Gegenstände!

Der Kochlehrling – Übung zum nicht wertenden Wahrnehmen:
Diese Übung hat keinen festen Zeitrahmen. Besorgen Sie sich etwas Essbares: Eine Rosine, ein Gummibärchen, ein Stück Zitrone, eine Erdbeere, eine Chilischote, ein Salbeiblatt oder eine Ingwerknolle – was auch immer Ihnen behagen mag. Schließen Sie die Augen, entspannen Sie sich und konzentrieren Sie sich ganz auf den Moment. Ertasten Sie zunächst den Gegenstand in ihren Händen. Fühlt er sich weich oder hart an? Ist die Oberfläche rauh, weich oder samtig? Beschreiben Sie in Gedanken, was Sie ertasten. Dann riechen Sie daran und beschreiben den Geruch, ohne ihn als »gut« oder »schlecht« zu werten. Ist es ein süßlicher Geruch oder eher scharf, stechend, säuerlich …? Nun nehmen Sie die Speise oder das Gewürz langsam und vorsichtig in den Mund. Lassen Sie sich viel Zeit. Beobachten

Sie zunächst, an welchen Stellen in Ihrem Mund verschiedene Dinge passieren, lassen Sie sie geschehen und beobachten Sie die Veränderungen. Dann beobachten Sie auch den Geschmack ohne ihn zu bewerten, ist die Richtung süß, sauer, salzig oder bitter? Welche Nuancen schmecken Sie?

E.T. der Außerirdische – Übung zum Erlernen des nicht wertenden Beschreibens:
Gehen Sie an einen möglichst belebten Ort. Das kann Ihr Lieblingscafé sein, eine belebte Einkaufsmeile oder vielleicht auch das nächste Open Air Konzert Ihrer Lieblingsband. Stellen Sie sich vor, Sie sind wie E.T. aus einer fernen Galaxie auf der Erde gestrandet und sehen alles zum ersten Mal. Nun versuchen Sie möglichst genau zu beschreiben, was Sie sehen, ohne die üblichen Bedeutungszusammenhänge zu kennen. Was ist dann zum Beispiel ein iPhone? Ein längliches viereckiges kleines Kästchen mit abgerundeten Ecken, auf dem die Menschen mit den Fingern herumtippen und es sich ans Ohr halten, wenn sie sprechen?

Im Modul Achtsamkeit geht es darum, kontinuierlich jeden Tag zu Hause solche Übungen zu praktizieren (auch wenn es nur fünf bis zehn Minuten sind) und nicht nur einmal pro Woche während der Gruppensitzung. Dann kann eine annehmende Haltung daraus entstehen, die auch in Krisensituationen hilfreich ist.

2. Modul Stresstoleranz

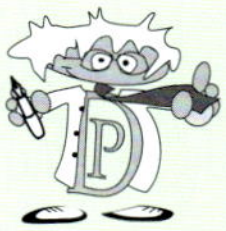

Stress kommt aus dem Englischen und bedeutet »angespannt sein«. Die meisten von uns kennen dieses Gefühl des Angespanntseins nur zu gut: Sei es von der Arbeit, vor einer wichtigen Entscheidung im privaten Bereich oder beispielsweise einer größeren Operation. All dies sind Herausforderungen, vor die wir in unserem Leben gestellt werden. Bei Borderlinern kommt aber die Anspannung vor allem aus dem Inneren, sodass sie schwer durch aktives und zielgerichtetes Handeln bewältigt werden kann. Wie groß die äußere oder innere Herausforderung oder Bedrohung sein muss, damit wir Stress empfinden oder unser Körper akut oder auch lang andauernd die Stresshormone Adrenalin und Noradrenalin beziehungsweise Cortisol ausschüttet, ist individuell. Hier spielen Veranlagung, körperliche Verfassung, familiäre und außerfamiliäre Umgebung, die Persönlichkeitsstruktur sowie die Fähigkeit zur kognitiven Bewertung der Situation eine entscheidende Rolle. Stabile Beziehungen bereits ab dem Säuglingsalter fördern die Stresstoleranz. Zwischenmenschliche Bindungen, Spiritualität, soziale Anerkennung und beruflicher Erfolg helfen bei der Stressbewältigung. Gute Bewältigungsstrategien sind zudem erlernbar und haben einen positiven Einfluss auch auf die Stressachse unseres vegetativen Nervensystems. Borderliner haben aufgrund ihrer meist traumatischen Geschichte und möglicherweise auch aufgrund ihrer Veranlagung eine geringere Stresstoleranz als andere Menschen.

Genau wie für das Modul Achtsamkeit werden für das Modul Stresstoleranz sechs bis acht Sitzungen veranschlagt. Die Borderliner trainieren Fertigkeiten, die ihnen helfen, Stresssituationen – beispielsweise zu große Nähe anderer Menschen – zu identifizieren und ihre Bedeutung als Stressfaktor zu erkennen. Sie lernen weniger Stress aufzubauen und hochgradig stressige Situationen besser zu bewältigen. Diese Skills helfen ihnen, Krisen besser zu meistern und ihre Anspannung zu reduzieren, ohne sich selbst zu verletzen. Im ersten Schritt üben sie, sowohl die Auslöser als auch die Qualität und die Intensität ihrer jeweiligen Anspannung differenziert wahrzunehmen und täglich zu protokollieren. Dabei helfen die Achtsamkeitsübungen zur Selbstwahrnehmung. So können sie Frühwarnzeichen identifizieren, die Hinweise auf eine ansteigende Spannung geben und rechtzeitig eingreifen, bevor diese so groß wird, dass sie sich selbst verletzen. Dazu erarbeiten sie in einem weiteren Schritt Ablenkungsstrategien, die eine Alternative zum heftigen und elementaren Sinnesreiz der Selbstverletzung bieten, mit dem bisher die Anspannung reduziert wurde. Diese Strategien stellen sie in einem »Notfallkoffer« zusammen, der starke sensorische Stimuli und andere Materialien enthält, die gegebenenfalls zum Stressabbau eingesetzt werden können (▶mehr dazu im Kap. 5.7., S. 334). Und wieder geht es um die fünf Sinne – Spüren, Schmecken, Hören, Sehen und Riechen. In allen Sinnesbereichen können starke Reize gesetzt werden, die dazu führen, dass die Anspannung nachlässt. Hier einige Beispiele aus einem typischen Notfallkoffer:

Spüren:

- kaltes Wasser übers Gesicht laufen lassen oder sich einen Eimer kaltes Wasser über den Kopf schütten (wie bei der Ice-Bucket-Challange)
- einen Eiswürfel in die Hand oder in den Mund nehmen oder ein Eiskissen auf die Haut legen
- eine kalte Dusche oder eine Wechseldusche (warm/kalt) nehmen
- mit nackten Füßen in einem Bach stehen
- einen Igelball über die Arme rollen, ein Gummiband auf der Haut schnippen oder mit einer Wurzelbürste bürsten
- auf Murmeln balancieren, auf Kies, Tonkügelchen oder Katzenstreu gehen

Schmecken:
- eine Chilischote kauen, Wasabi oder scharfe Soße essen, in frischen Meerrettich beißen
- saure Süßigkeiten wie Brausebonbons kauen oder zergehen lassen, frischen Zitronensaft trinken
- scharfe Kaugummis kauen, scharfe Zahnpasta in den Mund nehmen

Hören:
- laute, knallende oder pfeifende Geräusche direkt am Ohr produzieren
- Kopfhörer aufsetzen und aufmunternde, rhythmische Musik hören

Sehen:
- nach oben blicken und die Augen rhythmisch nach links und rechts bewegen oder jemanden darum bitten, Fingerbewegungen nach links und rechts zu machen, denen man mit den Blicken folgen kann
- ein einfaches »Jump and Run« Computerspiel oder ein konzentratives wie Tetris spielen

Riechen:
- eine Prise scharfen Schnupftabak nehmen
- japanisches Heilöl auf den Körper geben, an Chinaöl riechen

Im Weiteren lernen die Borderliner mithilfe verschiedener Techniken, Stresssituationen als Lebensrealität anzunehmen und ruhiger damit umzugehen, sodass sie immer weniger auf Ablenkungsstrategien angewiesen sind. Dabei hilft auch die nicht wertende, akzeptierende Haltung, die im Modul Achtsamkeit eingeübt wird.

3. Modul Umgang mit Gefühlen

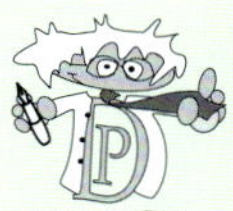

»Die Gefühle sind frei«, singt Roland Kaiser in einem seiner Songs. Aber wenn auch die Gefühle selbst frei zu sein scheinen – denn sie machen, was sie wollen –, wie frei sind wir im Umgang mit ihnen? Wie oft werden wir von unseren Gefühlen überwältigt, ohne etwas dagegen tun zu können? Dies trifft besonders auf Situationen zu, in denen wir wütend sind, Angst haben, enttäuscht oder traurig sind, uns ohnmächtig oder verlassen fühlen. Borderlinern geht es häufiger als anderen Menschen so. Sie haben wenig Freiheit im Umgang mit ihren Gefühlen, da sie allzu oft von ihnen beherrscht werden.

Die Arbeit an den Gefühlen nimmt den breitesten Raum in der Dialektisch Behavorialen Therapie ein, sodass dieses Modul mindestens zehn bis zwölf Sitzungen umfassen sollte. Die Betroffenen lernen, dass Emotionen bei ihnen oftmals automatisierte Programme sind, die in bestimmten Situationen aktiviert werden und immer wiederkehrende Handlungsweisen zur Folge haben. Damit sie diesen Handlungsmustern (die häufig in Selbstverletzungen resultieren) entgegensteuern können, lernen sie zunächst, ihre Emotionen zu identifizieren, eine distanzierte, objektivere Einstellung zu ihnen zu entwickeln und deren Bedeutung und Funktion zu verstehen. Basierend auf diesem Wissen sollen sie einschätzen lernen, ob ein Gefühl zum jeweiligen Zeitpunkt sinnvoll oder inadäquat ist, denn häufig stammen die Emotionen in einer gegenwärtigen Situation aus einer vergangenen Zeit. Dann werden Techniken zum Abschwächen solcher inadäquaten Gefühle beigebracht. Ist das geschafft, werden ihnen Fertigkeiten zur längerfristigen Stabilisierung ihres emotionalen Systems vermittelt.

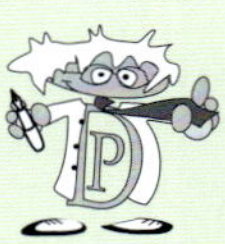

Beispielhaft möchte ich Ihnen diese Arbeit anhand des Schamgefühls erläutern:

Scham ist nicht nur ein äußerst peinigendes Gefühl, sondern sie ist auch viel komplexer und vielschichtiger als etwa Angst. Das Gefühl tritt beispielsweise auf, wenn wir uns vor aller Augen gedemütigt oder bloßgestellt fühlen, wenn unsere Intimitätsgrenze überschritten wurde oder wenn wir uns öffentlich unterlegen fühlen. Wir können uns aber auch für Menschen »fremdschämen«, die uns nahestehen. So kann sich eine von ihrem Vater missbrauchte Frau nicht nur deshalb schämen, weil ihre Intimitätsgrenze sexuell übergriffig überschritten wurde, sondern auch für ihren »abartigen« Vater. Das natürliche Schamgefühl hat die Funktion, uns davor zu schützen, dass wir uns vor anderen blamieren, indem wir Dinge tun, die nicht sozial angesehen sind. Wir würden so unsere soziale Attraktivität verlieren und ausgegrenzt werden. Das Schamgefühl dient also der Sicherung unserer Zugehörigkeit zur Gruppe.

Wichtig ist auch die Unterscheidung zwischen Demütigung, Schuld und Scham. Wir fühlen uns gedemütigt, weil uns jemand etwas angetan hat, wir fühlen uns schuldig, weil wir jemand anderem etwas angetan haben, aber wir schämen uns, weil wir uns als peinlichen, unzulänglichen, schlechten und minderwertigen Menschen wahrnehmen. Wir schämen uns also für das, was wir sind. So ist Scham ein sehr fundamentales Gefühl, und wenn wir uns schämen ist unser erstes Bestreben, aus dem Blick der Öffentlichkeit zu verschwinden. Wir wollen uns abwenden, »im Boden versinken«, »unsichtbar werden«, isolieren und verbergen.

Menschen mit sehr negativem Selbstwertgefühl haben eine größere Tendenz zur Scham, weil sie sich grundlegend nicht in Ordnung finden. So laufen sie häufig Gefahr, in »beschämende« Situationen zu geraten, daher wird verständlich, dass sie versuchen, derartige Situationen im Vorfeld zu meiden. Dass das Selbstwertgefühl dadurch nicht besser wird, liegt auf der Hand.

Eine häufige Reaktion auf Scham sind Wut und Hass. Das wird verständlich, wenn man sich klarmacht, dass es oft die Erfahrung von Demütigung ist, die die Scham auslöst. Gelingt es, sich gegen denjenigen zu wehren oder durchzusetzen, der einen demütigt, so ist die Scham verflogen, und ein Gefühl von befriedigender Rache wird sich einstellen. Dieser Hass kann sich aber auch ein anderes Ventil suchen. Gedemütigte Menschen haben die Tendenz, andere, meistens Schwächere, zu demütigen, zu quälen oder zu erniedrigen, um ihr Schamgefühl abzuschwächen. Wenn aber kein anderer da ist, gegen den man den Hass wenden kann, ist oft auch der Selbsthass, die aggressive Entladung von Scham-gespeister Energie auf den eigenen Körper die Folge. Dass infolge derartiger Entladungen, beispielsweise in Form von selbstverletzendem Verhalten, sich manchmal wieder Scham einstellt, macht die Sache nicht einfacher.

Wie können Sie nun das Gefühl der Scham abschwächen? Einerseits ist das möglich, indem Sie anders handeln, als es Ihnen Ihr erster Impuls suggeriert. Denn bei Scham verspüren wir den starken Drang, uns zurückzuziehen und die Öffentlichkeit zu meiden. Eine Möglichkeit wäre also, in der Situation zu verbleiben, eine aufrechte Körperhaltung einzunehmen und sich klarzumachen, dass die Scham ausschließlich in Ihrem Kopf vor sich geht. Vergewissern Sie sich außerdem Ihrer Stärken und Vorteile und überlegen Sie sich Schwächen und Nachteile des anderen, dem Sie sich unterlegen fühlen.

Andererseits ist auch das entgegengesetzte Denken eine mögliche Alternative, denn bei Scham haben wir meist Gedanken wie: »Jemand sieht, dass ich schlechter bin, als ich sein sollte.« »Ich werde gedemütigt und entblößt.« »Ich bin blöd, ich bin nichts wert, ich habe kein Recht auf Anerkennung und Liebe.« Oder: »Ich sollte mich verkriechen, denn wenn man sieht, wie blöd ich bin, wird man mich auslachen.« Entgegengesetztes Denken bei Scham wäre beispielsweise, dass Sie an Eigenschaften denken, mit denen Sie zufrieden sind, sich in eine Situation versetzen, in der Sie sich erfolgreich durchgesetzt haben oder sich die anderen in einer peinlichen Situation (z. B. nackt) vorstellen.

Eine letzte Möglichkeit ist die entgegengesetzte Körpersprache. Eigentlich wollen Sie sich verstecken, den Blick abwenden, den Kopf und die Schultern zur Seite drehen. Entgegengesetzte Körpersprache heißt nun: Zeigen Sie sich! Sie sind gut, so wie Sie sind! Stehen Sie auf! Lassen Sie die Schultern nach hinten fallen! Heben Sie den Kopf und zeigen Sie Ihre Stirn! Lächeln Sie dabei!

4. Modul Zwischenmenschliche Fertigkeiten

In diesem Modul, für das etwa zehn Sitzungen veranschlagt werden sollten, werden soziale Kompetenzen geschult. Die Ziele und Methoden ähneln denen der gängigen Selbstsicherheitstrainings. Es beginnt mit einfachen Dingen, beispielsweise wie man nach etwas fragt, das man braucht, wie man »Nein« sagt oder wie man anderen Wertschätzung entgegenbringen kann. Borderliner üben dann, für sie typische Konfliktsituationen zu analysieren und im Konfliktfall ruhiger, angemessener und selbstsicherer aufzutreten, anstatt wie gewohnt zu resignieren oder wütend zu sein. Dazu gehört, dass sie rechtzeitig ihre eigenen Gefühle erkennen und passend reagieren können. Sie lernen, zu sich selbst zu stehen und ihre Gefühle verständlich zu benennen, sodass sie vom Gegenüber gehört und wahrgenommen werden. Wesentlich dabei ist auch, dass sie sich darüber im Klaren sind, was sie auf welche Art und Weise beim Gegenüber erreichen möchten. In viel stärkerem Maße als die anderen Module lebt das Training zwischenmenschlicher Fertigkeiten durch das Rollenspiel. Dabei wird mitunter auch mit Video-Feedback gearbeitet, denn die Mitschnitte geben einen guten Eindruck, wie das eigene Verhalten auf andere wirkt.

5. Modul Selbstwert

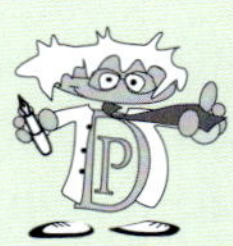

Wer kennt ihn nicht? Den inneren Kritiker, der einem immer wieder in allen möglichen Varianten suggeriert: »Du kannst es nicht!«, »Du schaffst es nicht!«, »Du bist eben ein Versager!« oder »Du bist unattraktiv, langweilig, chaotisch!« Diese Liste lässt sich unendlich fortsetzen, denn der innere Kritiker ist einfallsreich. Das Schlimme an dieser Stimme ist, dass sie nicht aus dem Mund anderer Menschen kommt, sondern aus uns selbst! Und bei Borderlinern ist diese vernichtende innere Stimme besonders abwertend und hartnäckig.

Das Modul »Selbstwert« wurde als zusätzliches Modul zu den vier von Marsha Linehan ursprünglich entwickelten Skills-Modulen etabliert. Es umfasst vier Sitzungen. Ziel ist, den inneren Kritiker, das heißt die eigenen irrationalen negativen Einstellungen sich selbst gegenüber zu erkennen, diese zu relativieren, durch sinnvollere Einstellungen zu ergänzen und sich dementsprechend selbstbewusster zu verhalten. So soll durch die Unterstützung positiver Erfahrungen mit der eigenen Person Selbstzugewandtheit erlernt werden. Die Teilnehmer lernen, ihre positiven Seiten zu sehen und anzuerkennen, sich ihre eigenen Wünsche und Bedürfnisse zuzugestehen und sich selbst etwas Gutes zu tun. Außerdem sollen negative selbstbezogene Einstellungen identifiziert und es soll mit alternativen Verhaltensweisen experimentiert werden. Im ▶Kap. 5.1., S. 311 ff. »Lernen, sich selbst zu lieben« geben wir Ihnen einige Tipps, wie Sie das trainieren können.

4.1.2. Die verhaltenstherapeutische Einzeltherapie

Die Einzeltherapie sollte parallel zum Fertigkeitentraining stattfinden und nach dessen Abschluss über mindestens ein Jahr ambulant fortgesetzt werden. Sie konzentriert sich weiter auf das grundlegende Problem der emotionalen Instabilität. Es geht darum, die im Fertigkeitentraining erlernten Skills im Alltagsleben und in den Beziehungen zu anderen umzusetzen. Die Betroffenen erarbeiten mit ihrem Therapeuten Strategien zur Bewältigung des Alltags und zum Umgang mit schwierigen Situationen, die sie dann mit seiner Unterstützung anwenden.

Dabei gibt es eine klare Themenhierarchie. Das bedeutet, dass Themen Priorität haben, bei denen es um die Gefährdung des Betroffenen oder des Therapieerfolgs geht. Sie müssen zuerst besprochen werden, bevor andere Angelegenheiten wie beispielsweise Beziehungsprobleme bearbeitet werden. Patient und Therapeut einigen sich zu Beginn der Einzeltherapie auf diese klare Regel und halten das in einem Behandlungsvertrag fest. Vorrangige Themen sind:

- Gedanken, Impulse und Verhaltensweisen des Patienten, die ihn gefährden: Dazu gehören selbstschädigendes Verhalten wie Selbstverletzungen und Suizidgedanken. Vorrang haben auch selbstgefährdende Verhaltensweisen wie eine hohe Risikobereitschaft beispielsweise beim Autofahren, bei Extremsportarten oder gefährlichen Sexualpraktiken.
- Verhaltensweisen, die die Lebensqualität des Patienten massiv einschränken: Dazu zählen exzessiver Alkohol- und Drogenkonsum oder anderes riskantes Verhalten. Solche Verhaltensweisen führen zwar nicht unbedingt zu einer akuten Gefährdung, können aber die Lebenssituation des Betroffenen und seine Gesundheit beeinträchtigen. Auch Störungen im Essverhalten wie bulimische Attacken gehören zu diesem Themenkreis.
- Therapiegefährdende Verhaltensweisen: Alle Störungen der therapeutischen Beziehung gefährden die Therapie und müssen sofort erörtert und bearbeitet werden. Sie können durch Verhaltensweisen des Patienten, aber auch des Therapeuten entstehen. Auf Seiten des Patienten können Impulsdurchbrüche oder offene Aggressionen gegenüber dem Therapeuten den Fortgang der Behandlung behindern. Seitens des Therapeuten kann das beispielsweise geschehen, wenn er von der Themenhierarchie abweicht oder in seiner Termingestaltung unzuverlässig ist.
- Die Verbesserung und Anwendung der bereits im Gruppentraining erworbenen Fertigkeiten.[284]

4.1.3. Die Krisenintervention per Telefon und E-Mail

Anders als in anderen Psychotherapieformen wird bei der DBT explizit auch mit telefonischer Krisenintervention gearbeitet. Manche Therapeuten setzen mittlerweile auch die Möglichkeit ein, ihren Patienten per E-Mail zur Verfügung zu stehen. Art und Inhalt des telefonischen bzw. E-Mail-Kontakts werden auch im Behandlungsvertrag festgelegt. Der Patient darf nur auf diesem Weg mit seinem Therapeuten in Kontakt treten, wenn er sich in einer Krise befindet, um dadurch eine selbstschädigende Aktion zu verhindern. Andere Themen wie etwa unerledigte Gesprächsinhalte der letzten Therapiestunde dürfen nicht angesprochen werden. Der Sinn dieser Verabredung liegt also ausschließlich darin, selbstschädigendes Verhalten im Vorfeld zu reduzieren. Das wird durch eine andere allgemeine Grundregel unterstrichen, die auch im Behandlungsvertrag festgelegt wird: Sollte der Patient sich bereits selbst verletzt haben, ist es über eine Frist von 24 Stunden verboten, den Therapeuten zu kontaktieren. Dies wirkt zwar auf den ersten Blick paradox, hat aber einen Sinn: Diese Vereinbarung gibt die Verantwortung für die Selbstverletzungen an den Betroffenen ab, indem klargestellt wird, dass nun nicht der Therapeut für die Folgen zuständig ist, sondern allenfalls derjenige, der die Wundversorgung übernimmt.[285]

4.2. Die Übertragungsfokussierte Psychotherapie (TFP, engl. Transference focused Therapy)

Die TFP ist eine psychodynamische Behandlungstechnik. In erster Linie geht es darum, typische Verhaltensmuster in der Beziehungsgestaltung von Borderlinern zu erkennen und zu verändern. Den Mittelpunkt bildet deshalb die Beziehungsgestaltung zwischen dem Patienten und dem Therapeuten, denn sie steht stellvertretend für alle Beziehungen des Patienten. Es geht um die »Arbeit an der Übertragung«. Übertragung bedeutet, dass der Patient die Beziehungserfahrungen, die er früher mit seinen Eltern und anderen ihm nahestehenden Menschen gemacht hat, auf die Beziehung mit dem Therapeuten überträgt.

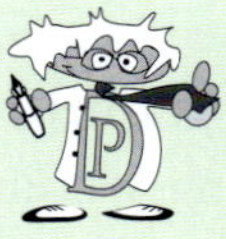

Pascal war schon einige Monate mein Patient und erschien immer pünktlich zu unseren Terminen. Doch nach einiger Zeit kam er meist zu spät zu den Sitzungen oder sagte Termine aus verschiedenen Gründen ab. Ich sagte daraufhin zu ihm: »Ich denke, dass mehr als nur Unpünktlichkeit und Terminschwierigkeiten dahinterstecken, denn ich nehme Sie in der letzten Zeit auch distanzierter und zurückgezogener wahr. Es scheint, als wollten Sie die Nähe zu mir vermeiden. Vielleicht können wir der Sache gemeinsam

→

auf den Grund gehen. Nehmen Sie sich doch einen Moment Zeit, um wahrzunehmen, wie Sie sich mit mir fühlen und ob es Situationen gab, in denen Sie unangenehme Gefühle mir gegenüber hatten.« Zunächst konnte er tatsächlich feststellen, dass er in den Stunden zunehmend unter einem diffusen schlechten Gefühl litt, dem er ausweichen wollte. Ich ermutigte ihn nachzuforschen, was in meinem Verhalten dieses Gefühl ausgelöst haben könnte, und es stellte sich heraus, dass er mich immer wieder als schulmeisterlich, besserwisserisch und arrogant empfunden hatte. Es zeigte sich, dass es ein Tonfall in meiner Stimme war, der ihn an seinen strengen Vater erinnerte, der immer alles besser wusste und ihn sofort hart bestrafte, wenn er nicht folgsam war. Er hatte also aufgrund des Tonfalls, den ich offenbar hatte, wenn ich ihm etwas erläutern wollte, seinen Vater auf mich übertragen, der ihn brutal gedemütigt und misshandelt hatte. Das erklärte seine schlechten Gefühle in der Therapie und den Versuch, sie durch Fernbleiben zu vermeiden. Er stellte dann auch fest, dass seine schlechten Gefühle eine Mischung aus Hilflosigkeit, Angst und Wut waren.

Meine Aufgabe als Therapeut in der TFP ist es also, darauf zu achten, was Pascal mir gegenüber empfindet. Ich muss mich aber auch in meiner Reaktion auf ihn beobachten. Was löst also Pascal in mir aus? Das nennt man Gegenübertragung. Auf Pascals Übertragung (der böse, strafende Vater) reagierte ich mit einer solchen Gegenübertragung. Ich hatte zunächst das Gefühl, dass Pascal sich zurückzieht und mich meidet. Ich konnte festellen, das dies ein Gefühl von Zurückweisung in mir auslöste. Es könnte aber auch sein, dass ich nach einiger Zeit selbst Ärger auf Pascal verspüre, wenn ich durch sein abwehrendes, »trotziges« Verhalten seine unterdrückte Wut zu spüren bekomme. Solche Gefühle von Zurückweisung oder Ärger darf ich aber nicht an Pascal auslassen, denn dann wäre ich vielleicht wie seine letzte Partnerin, die sich ständig von ihm zurückgewiesen gefühlt hat, oder im schlimmsten Fall wie sein brutaler Vater, der seinen Ärger an ihm ausgelassen hat. Ich muss mich also selbst in meiner Reaktion auf Pascal analysieren und die Gefühle, die er in mir auslöst, von einem objektiven beobachtenden Standort aus betrachten, der außerhalb der unmittelbaren Interaktion liegt. So frage ich mich: »Warum verhält sich Pascal mir gegenüber auf diese Art und Weise, was drückt er damit aus?«, »Wie sieht er mich im Moment?«, »Wie behandelt er mich?«, »Welche Gegenübertragungsgefühle löst das in mir aus?«, »Weshalb reagiere ich mit diesen Gefühlen?« Diese Fragen bearbeite ich dann gemeinsam mit ihm.

Das Übertragungsgeschehen ermöglicht also, dass dem Patienten problematische Beziehungsmuster bewusst werden. Man spricht hier auch von einer »Reinszenierung« alter Beziehungsszenen. Gemeinsam mit dem Therapeuten kann er die Beziehungsmuster dann bearbeiten. Neu für den Patienten ist die Erfahrung, dass der Therapeut anders reagiert als die Eltern oder Beziehungspartner, die ihn verletzt haben. So macht er eine »korrigierende emotionale Erfahrung« und lernt Schritt für Schritt, seine problembeladenen Beziehungsmuster zu erkennen und sich in seinen alltäglichen Beziehungen anders zu verhalten.[286]

4.3. Die mentalisierungsbasierte Therapie (MBT)

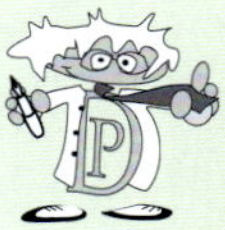

Mentalisierung ist ein in den letzten Jahren häufig verwendeter Begriff für eine ganze Reihe psychischer Fähigkeiten. Mentalisieren bedeutet, dass man sich der eigenen geistigen, »mentalen« Prozesse und der anderer Menschen gewahr ist. Es bedeutet auch, dass man auf achtsame Weise die eigene, innere, psychische Verfassung wahrnimmt, sich die Gefühle und Gedanken anderer Menschen vergegenwärtigt und die Fähigkeit besitzt, über sich und den anderen reflektierend nachzudenken. So könnte man beispielsweise realisieren, dass eine bestimmte Situation für verschiedene Menschen eine andere persönliche Bedeutung hat. Die Aussage eines Freundes »Tut mir leid, an dem Tag habe ich keine Zeit, ich kann dir nicht beim Umzug helfen.«, kann für den einen bedeuten: »Das ist eine Katastrophe, wieder werde ich von dem Menschen im Stich gelassen, der mir doch versprochen hat, zu mir zu halten!« Ein anderer wird sich denken: »Das ist jetzt Pech, aber jeder hat seine wichtigen Termine, ich verstehe das, und mir werden sicher noch andere helfen.« Zum Mentalisieren gehören die Fähigkeiten,

- sich den Sinn eigener und fremder Verhaltensweisen erklären zu können, indem man sie auf mentale (geistige) Zustände wie Überzeugungen, Begründungen, Absichten, Motive, Wünsche, Bedürfnisse, Gefühle und die persönliche Lebenserfahrung zurückführt,
- zu realisieren, dass das eigene innere Erleben und das von anderen nicht wirklich die Realität ist, sondern lediglich die persönliche Wahrnehmung mit den dazugehörigen Gedanken und Gefühlen,
- zu akzeptieren, dass unterschiedliche Wahrnehmungen bestehen und nicht jeder dieselben Gedanken und Gefühle hat.

Erinnern Sie sich noch an den Mentalisten aus der gleichnamigen Serie? Hauptfigur in The Mentalist ist Patrick Jane, der seinen Lebensunterhalt früher damit verdiente, dass er gutgläubige Menschen betrog, indem er ihnen vorspielte, er

→

könne als Medium mit Geistern kommunizieren und Gedanken lesen. In Wahrheit besitzt er lediglich eine ausgesprochen gute Mentalisierungsfähigkeit in Bezug auf das Innenleben anderer Menschen, die mit einer herausragenden Beobachtungs- und Kombinationsgabe gepaart ist. So kann er in andere Menschen »hineinschauen«. Mit diesen Fähigkeiten der Mentalisierung unterstützt er nun die Ermittlungen der kalifornischen Polizei und löst mit seinen unkonventionellen Methoden auf spielerische Weise jeden auch noch so rätselhaften Fall.

Die Mentalisierungsbasierte Psychotherapie (MBT) wurde von den Psychoanalytikern Peter Fonagy und Anthony Bateman speziell für Borderliner und andere Menschen mit schweren Persönlichkeitsstörungen entwickelt, die heftige Traumata erlitten haben. Sie stellten fest, dass die Fähigkeit zu mentalisieren, die wir alle mehr oder weniger ausgeprägt besitzen, bei Borderlinern nur eingeschränkt vorhanden ist. Das hat zur Folge, dass sie zeitweise und in bestimmten Situationen nicht in der Lage sind, sich ihre eigenen Gefühle, Gedanken, Absichten, Wünsche und Bedürfnisse bewusst zu machen, geschweige denn sich in die ihrer Mitmenschen hineinzuversetzen. Damit sind sie ihren Impulsen und Affekten ausgeliefert, weil sie sie nicht verstehen. Außerdem begreifen sie die Handlungen anderer nicht, es mangelt ihnen an Einfühlungsvermögen. So interpretieren sie das Verhalten anderer häufig als gegen sich gerichtet, Missverständnisse und Konflikte sind damit vorprogrammiert.

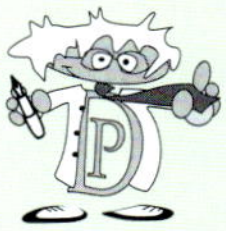

Dass Mentalisierung eine notwendige Fähigkeit ist, zeigt auch folgende kleine Anekdote. In einem Dorf war ein Mann in einen Brunnen gefallen und hatte sich darin eingekeilt. Das Wasser stieg langsam höher, doch auf die wiederholten Rufe der Helfer »Gib uns deine Hand!«, reagierte der Mann nicht. Da kam der Dorfälteste vorbei und beugte sich zu dem Mann im Brunnen hinunter und fragte: »Mein Freund, welchen Beruf übst du aus?« »Ich bin Steuerprüfer«, ächzte der Mann. »In diesem Fall«, sprach der Dorfälteste, »nimm meine Hand!« Sofort ergriff der Mann im Brunnen die Hand und wurde heraufgezogen. Der Dorfälteste drehte sich zu der verblüfften Menge um und sagte: »Bittet niemals den Mann von der Steuer, euch etwas zu geben.«
Der Dorfälteste war also in der Lage, sich in die Welt des Steuerprüfers hineinzuversetzen. Es gelang ihm, dessen Motivationslage und die persönliche Bedeutung des Wortes »gib« für den Steuerprüfer zu reflektieren, sodass er ihn verstehen und auf ihn eingehen konnte.

Warum Borderliner nur eingeschränkt über die Fähigkeit zu mentalisieren verfügen, wird mit ihrer Lebensgeschichte verstehbar. Denn diese Fähigkeit ist nicht angeboren. Sie wird vielmehr in den ersten Lebensjahren erworben und zwar mithilfe der ersten Bindungspersonen und auf Grundlage einer sicheren Bindung. Weil Borderliner in den meisten Fällen von ihren frühen Bezugspersonen nicht einfühlsam gespiegelt wurden, konnten sie nicht die Fähigkeit erlernen, sich selbst und andere differenziert wahrzunehmen, zu spüren und zu verstehen. Im weiteren Verlauf des Lebens kann die Mentalisierungsfähigkeit durch negative überwältigende Erfahrungen und Traumata, wie Borderliner sie machen, noch mehr beeinträchtigt werden.[287]

Ziel der MBT ist die Verbesserung der Mentalisierungsfähigkeit im Hier und Jetzt. Zunächst sollen die Patienten herausfinden, wie sie in Bezug auf sich selbst und andere denken und fühlen. Sie sollen lernen, darüber nachzudenken, wie diese Gefühle und Gedanken ihre Handlungen bestimmen und wie die Missverständnisse, die sich immer und immer wieder einstellen, sie zu ihren Borderline-typischen Handlungen veranlassen. Sie sollen auch lernen, was ihre Mitmenschen in Reaktion auf sie denken und fühlen, und wie dies wiederum deren Handlungen beeinflusst. Anders ausgedrückt sollen sie sich selbst von außen und andere von innen betrachten und »be-denken« lernen. Beides zusammen bildet die Voraussetzung dafür, besser mit sich selbst und anderen zurechtzukommen.

In der MTB wird deshalb in jeder einzelnen Therapiesitzung das mentale, geistige Erleben des Patienten und seine Wahrnehmung des Erlebens anderer (des Psychotherapeuten, der Mitpatienten in einer Gruppe oder – in der Klinik – des Klinikpersonals) in den Mittelpunkt gestellt. Dabei wird der Psychotherapeut immer wieder fragen, was er denkt und fühlt. Dadurch zeigt er, dass er nicht davon ausgeht, dass die Gedanken und Gefühle des Patienten identisch sind mit seinen eigenen. Dem Patienten soll vermittelt werden, dass er ein ganz eigenes Innenleben mit eigenen Gedanken, Gefühlen, Absichten und Wünschen hat, die nicht automatisch von anderen verstanden werden können. Aber sie sind verstehbar – sowohl für den Therapeuten und vor allem für den Patienten selbst –, wenn nachgefragt, nachgeforscht und darüber nachgedacht wird.[288] So lernt der Patient Schritt für Schritt, sich selbst zu verstehen und auszudrücken. Außerdem realisiert er, dass andere nicht ohne weitere Erklärung wissen können, was mit ihm los ist, sie können fragen und er kann antworten. Genauso übt er, anstatt sich eigene Fantasien über die Motive und Absichten des anderen zu machen, nachzufragen und ihn neu zu verstehen.

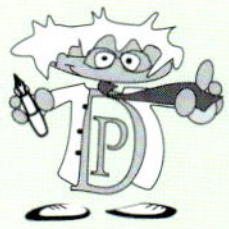

Hier ein Beispiel für mentalisierungsbasiertes therapeutisches Vorgehen mit meiner 32-jährigen Borderline-Patientin Juliane: Juliane war in der Sitzung sehr aufgebracht, weil sie sich von Ihrem Freund zurückgesetzt und im Stich gelassen fühlte. Er hatte ihr mitgeteilt, dass er an ihrem Geburtstag auf einer Geschäftsreise sei. Ich fragte immer wieder nach allen ihren Gedanken und Gefühlen zum Thema, nach ihren Bedürfnissen und Wünschen an ihren Partner usw. Außerdem regte ich sie an, zu überlegen, was die Gründe des Partners für sein Verhalten sein könnten. Ist sie ihm egal oder kann er sich vielleicht nicht gegen seinen Chef durchsetzen, der die Reise über seinen Kopf hinweg geplant hat?
Mitten im Geschehen fiel mir ein, dass ich meine Einkäufe für die Praxis im Hausflur stehen gelassen hatte und überlegte kurz, ob ich die Sitzung unterbrechen sollte, um sie hineinzuholen. Ich entschied mit dagegen, realisierte aber, dass Juliane plötzlich wortkarg wurde, einen aggressiven Unterton bekam und angespannt wirkte. Ich vermutete, dass sie meine Unaufmerksamkeit realisiert hatte und darauf reagierte. So ging ich sofort darauf ein und beschrieb ihr zunächst einmal von außen meine Wahrnehmung, ohne ihr etwas zu unterstellen: »Sie sind plötzlich ziemlich wortkarg und wirken auf mich ein wenig angespannt. Können Sie fühlen, was vielleicht dahintersteht und möchten Sie es mir versuchen zu erklären?« Sie sollte damit die Möglichkeit erhalten, über ihre inneren Bewegungen und über ihre Außenwirkung nachzudenken. Zunächst konnte sie mir sagen, dass mein komischer Blick sie irgendwie wütend gemacht habe. Ich fragte weiter, was genau es gewesen sein könnte, was sie wütend gemacht hat, wie genau sich die Wut anfühlt und welche Annahmen und Ideen über meinen »komischen Blick« vielleicht dahinterstehen. Durch meine Fragen in alle Richtungen kam Stück für Stück Folgendes heraus: Mein Blick zeigte ihr, dass ich nicht mehr zuhörte, und zunächst überkam sie eine Welle von Enttäuschung. Es folgte das schmerzhafte und schambesetzte Gefühl, dass sie mich mit ihren immer wiederkehrenden Beziehungsgeschichten unendlich langweilte, dass ich sie eigentlich gar nicht leiden könne und dass mein Interesse an ihr nur geheuchelt sei. Dieser Schmerz schlug dann sofort in Wut gegen mich um, denn ich bin ja schließlich ihr Therapeut, und es ist unverschämt, wenn ich ihr nicht zuhöre! Weil sie nun nicht wusste, wohin mit ihrer Wut und ihrem Schmerz und weil sie sich schützen wollte, ging sie dann in den Rückzug, was zu starker Anspannung führte. Außerdem fiel ihr noch ein, dass sie sich häufig genauso als Kind ihrer Mutter gegenüber gefühlt hatte, die offensichtlich wirklich kein Interesse an ihr gehabt hatte. Meine Fragen verhalfen Juliane dazu, sich selbst zu mentalisieren und ihr Verhalten dadurch besser zu

→

verstehen. Sie äußerte dabei auch Annahmen über meine Gedanken, Gefühle, Absichten und Wünsche, mit denen sie allerdings aufgrund ihrer negativen Vorerfahrungen nicht richtig lag. So sagte ich ihr, dass ich sie gut verstehen kann, einschließlich der Annahme, dass ich mich mit ihr langweilen würde. Dann versicherte ich ihr, dass ich ein sehr großes Interesse an ihr hätte und erklärte ihr, was genau in dem Moment in mir vorgegangen war. Dadurch soll Juliane lernen, dass ihre automatischen Interpretationen des Verhaltens anderer häufig nicht zutreffen und dass es besser ist nachzufragen, um dann auch sein Gegenüber mentalisieren zu können.

4.4. Die Schematherapie (Schemafokussierte Therapie SFT)

Die Schematherapie wurde von Jeffrey E. Young aus der kognitiven Verhaltenstherapie heraus entwickelt. Sie verbindet eine neurobiologische Sichtweise mit psychoanalytischen, verhaltenstherapeutischen und gestalttherapeutischen Vorstellungen und Techniken.

4.4.1. Was ist ein Schema?

Jeffrey Young geht davon aus, dass sich während unserer Kindheit, vor allem in den ersten Lebensjahren, aufgrund der Erfahrungen, die wir im zwischenmenschlichen Bereich machen – insbesondere in der Beziehung zu unseren Eltern –, festgefahrene Erlebens- und Verhaltensmuster entwickeln, die uns lebenslang prägen. Sie werden als Schemata bezeichnet. Werden bestimmte Grundbedürfnisse in der Kindheit nicht erfüllt, entwickeln Betroffene in frühen Jahren unpassende überdauernde Konzepte von sich selbst, von anderen und der Welt, die neurobiologisch als Schema abgespeichert werden. Ein solches Schema basiert auf Wahrnehmungen, Erinnerungen, Denkweisen, Emotionen und Körperreaktionen auf schwierige oder traumatische Kindheitserlebnisse. Es kann das Erleben und Verhalten eines Menschen bestimmen, denn mit jeder Aktivierung der neurobiologischen Funktionskreise dringt es mehr in das Verhalten, Fühlen und Denken der Gegenwart ein. Wenn ein Schema einmal aktiviert ist, treten heftige unangenehme Gefühle auf, und der Erwachsene befindet sich in dem Erlebenszustand des Kindes von damals, der nichts mit seiner – inzwischen erwachsenen – Gegenwart zu tun hat. Schemata sind starr und schwer veränderbar, sie führen dazu, dass Menschen in bestimmten Situationen automatisch, immer gleich regieren, ohne dass es ihnen bewusst ist oder sie es ändern könnten.

Je nachdem, welches Grundbedürfnis in der Kindheit nicht erfüllt wurde, entsteht ein anderes Schema. Jeffrey Young beschreibt 18 Schemata, die ganz unterschiedliche Erlebens-, Denk-, Fühl- und Verhaltensweisen aktivieren.

Ein Beispiel ist das Schema der emotionalen Vernachlässigung: Der 45-jährige Bernd wurde früh von seiner damals minderjährigen Mutter in einem Kinderheim abgegeben, weil sie ihn nicht versorgen konnte. In den folgenden Jahren musste er mehrmals das Heim wechseln. Immer wieder hat er die Erfahrung gemacht, dass er in seinen grundlegenden emotionalen und körperlichen Bedürfnissen nach Zuwendung und liebevoller Fürsorge vernachlässigt und kalt abgewiesen wurde. Schließlich entwickelte Bernd das Schema »emotionale Vernachlässigung«. Die Erfahrungen und das Gefühl, abgelehnt zu werden und nicht erwünscht zu sein haben sein Selbstbild geprägt. Er empfindet sich heute noch als wertlos, unerwünscht, überflüssig und nicht liebenswert. Diese Erfahrungen und Empfindungen bestimmten auch das Bild, das er sich von seinen Mitmenschen macht. Weil er immer wieder annimmt, nicht gemocht und nicht gewollt zu werden, erlebt er die anderen als kalt, abweisend, ignorant und unzuverlässig und verhält sich ihnen gegenüber als wäre es tatsächlich so, wodurch er natürlich auch immer wieder Ablehnung herstellt.

Wird ein solches Schema, wie es bei Bernd vorliegt, durch eine Beziehungskonstellation oder eine auslösende Situation aktiviert, ist dies meist mit intensiven Emotionen wie beispielsweise Angst, Traurigkeit, Hilflosigkeit oder Ärger verbunden. Jeffrey unterscheidet drei Bewältigungsstrategien, die den drei möglichen Reaktionsweisen bei Gefahr – Erstarrung, Flucht oder Kampf – entsprechen: Unterwerfung (Erstarrung), Vermeidung (Flucht) und Überkompensation (Kampf).

Würde Bernd sich unterwerfen, würde das bedeuten, dass er sich in sein Schicksal fügt und sich mit seiner Situation als wertloser ungeliebter Mensch abfindet. Er würde nicht versuchen, die Situation zu ändern, er würde von anderen nichts einfordern, und er würde auch nicht versuchen, wenigstens gut für sich selbst zu sorgen. Würde er seine schlechten Gefühle und die Situationen, die das Schema auslösen könnten, vermeiden, würde er zum überzeugten Einzelgänger werden und betonen, dass er sowieso niemanden braucht, weil er sich selbst genug ist. Würde er überkompensieren, würde er etwas unternehmen, um irgendwie die Nachteile, die er durch sein Schicksal hat, wettzumachen. Er könnte beispielsweise versuchen, als späte Rache andere gezielt auszunutzen. Er könnte sich auch an andere anklammern, ständige Versorgung einklagen und ihnen ein schlechtes Gewissen machen, wenn sie sich abgrenzen. Eine weitere Möglichkeit der Überkompensation wäre, dass er für andere sorgt und ihnen damit stellvertretend die Fürsorge zukommen lässt, auf die er verzichten musste.

4.4.2. Das Modus-Modell

In der Arbeit mit Borderline-Betroffenen stellte Jeffrey fest, dass sein Schemamodell für diese Patientengruppe zu komplex war. Die Vielfalt an Schemata und Bewältigungsmöglichkeiten (18 Schemata x 3 Bewältigungsstrategien = 54 verschiedene Möglichkeiten, sich in einer Situation zu verhalten) führte bei ihnen schnell zur Verwirrung. Das Problem war, dass bei Borderlinern häufig mehrere Schemata gleichzeitig bestehen, ein schneller Wechsel der Bewältigungsstrategien stattfindet und dass sie verschiedene, schnell wechselnde emotionale Zustände zeigen. Ihre emotionale Instabilität ist durch das Schemamodell nicht gut abzubilden. So entwickelte Jeffrey Young das Modus-Modell zur Beschreibung der aktuellen Verfassung, in der sich der Patient gerade befindet. Während Schemata überdauernde Eigenschaften sind, ist ein Modus der aktuelle Affektzustand im Hier und Jetzt, der vorübergehend Gedanken, Gefühle und Verhalten dominiert. Einem Modus können gleichzeitig verschiedene Schemata zugrunde liegen.

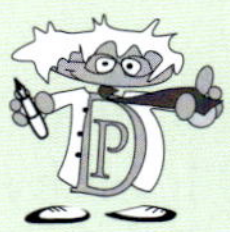

Ein Modus ist also ein situationsbezogenes Programm, das in der jeweils aktuellen Situation unser Fühlen, Denken und Handeln steuert. Das Programm kann man sich wie eine DVD vorstellen: Wenn man eine DVD in den Recorder legt, erscheint auf dem Bildschirm eine bestimmte, vorgegebene Abfolge von Bildern und Musik. Übertragen gesehen, wird das Einlegen der jeweiligen »Modus-DVD« durch bestimmte Umgebungsbedingungen oder Gedanken ausgelöst (die »emotionalen Knöpfe«). Ist die Modus-DVD dann eingelegt, werden alle Informationen im Sinne des Modus ausgewertet, es besteht ein für den Modus typisches Muster an Gefühlen, Gedanken, Körperreaktionen und Verhalten. Außerdem ist die Wahrnehmung so ausgerichtet, dass die Sichtweise des Modus bestätigt wird.
Will man sich verändern und in bestimmten Situationen anders reagieren, kann man eine andere Modus-DVD einlegen. Das ist leichter als die ursprüngliche DVD zu verändern, denn ihr Inhalt ist ja eingebrannt. Ziel der Therapie ist es also, dass die Patienten lernen zu erkennen, welche Modus-DVD gerade eingelegt ist, um zu verstehen, warum sie in bestimmten Situationen so oder so handeln, fühlen und denken. Sobald das verstanden wurde, können sie schrittweise üben, neue Modus-DVDs zu bespielen und einzulegen, die für ihr Leben besser geeignet sind.

Die Modi entstehen genau wie die Schemata. Je nachdem, welche Muster sich in der Kindheit eingeprägt haben, unterscheidet Jeffrey Young unzweckmäßige, problematische Kindmodi und Erwachsenenmodi. Die Kindmodi entstehen, wenn in der Kindheit wichtige Bedürfnisse, insbesondere Bindungsbedürfnisse, nicht angemessen erfüllt wurden. Sie zeigen sich durch intensive negative Gefühle, wie beispielsweise eine große Angst davor, bedroht oder verlassen zu werden, sich hilflos oder traurig zu fühlen (verletzliche Kindmodi), wütend oder ärgerlich zu werden (wütende Kindmodi). Die Erwachsenenmodi entstehen durch negative Annahmen über sich selbst, die der Patient in Kindheit und Jugend erworben hat, weil Eltern oder Lehrer in bestimmter Weise auf ihn und sein Verhalten reagierten. Sie zeigen sich vor allem durch selbstabwertende Verhaltensweisen, durch Selbsthass (strafender Elternmodus) und indem die Betroffenen extremen Druck auf sich selbst (fordernder Elternmodus) ausüben. Wie bei den Schemata müssen die unangenehmen Gefühle, die solche Modi auslösen, situativ bewältigt werden. So gibt es drei Verhaltensweisen: sich zu unterwerfen, etwas zu vermeiden oder indem die Betroffenen etwas überkompensieren. Außerdem gibt es gesunde Modi, die gut funktionieren wie beispielsweise der des gesunden Erwachsenen oder der Modus des fröhlichen Kindes. Im Modus des gesunden Erwachsenen können Menschen mit intensiven Emotionen umgehen, Probleme lösen und gesunde Beziehung zu anderen Menschen gestalten. Sie sind sich ihrer Bedürfnisse, Möglichkeiten und Grenzen bewusst und handeln entsprechend ihrer Werte und Ziele. Der Modus des fröhlichen Kindes lässt sie Freude, Spaß und Ungezwungenheit erleben. Zudem ermöglich er ihnen, spontan zu sein und hilft ihnen dabei, Stress und Belastungen zu regulieren. Diese Modi sollen in der Therapie gestärkt werden.

Young hat bei Menschen mit einer Borderline-Störung vier unzweckmäßige Modi festgestellt, in die sie geraten, wenn beispielsweise ihr Schema der emotionalen Vernachlässigung oder des körperlichen und seelischen Missbrauchs aktiviert wird:

- **Modus des verletzten, verlassenen Kindes:** Betroffene erleben intensive emotionale Schmerzen und Verlassenheitsängste und haben Angst vor Missbrauch oder Vernachlässigung. Sie fühlen sich allein, verlassen, traurig, verängstigt, extrem verletzlich, hilf- und hoffnungslos, bedürftig, wertlos und verloren. Ihre Welt ist ein bedrohlicher, gefährlicher Ort, der keine Zukunft für sie bereithält. Sie sind davon überzeugt, dass sie ausgenutzt und im Stich gelassen werden. Menschen in diesem Zustand erscheinen zerbrechlich und kindlich und geraten in eine Krise nach der anderen. Sie sind untröstlich, fühlen sich hoffnungslos verzweifelt, werden schnell panisch und sind überzeugt, dass sich niemand um sie kümmert. So suchen sie nach einer fürsorglichen Elternfigur, erwarten ständigen Trost und Mitgefühl, fordern sofortige und konstante Lösung ihrer Probleme und sind unfähig, sich selbst zu helfen.

- **Modus des wütenden, impulsiven Kindes:** Hier erleben Betroffene intensive unkontrollierte Gefühle von Ärger und Wut, in denen sie andere Menschen verletzen oder Dinge beschädigen können. Sie verhalten sich wie ein ungeduldiges, frustriertes, wütendes, außer Rand und Band geratenes kleines Kind, das keinen Gedanken an andere verschwendet. Sie können ihren Ärger nicht angemessen ausdrücken, sondern schreien und toben und werden auch körperlich aggressiv. Sie sind aufgebracht, weil ihre Bedürfnisse nicht gestillt werden und ihre Rechte unbeachtet bleiben. Sie handeln außerdem impulsiv, ohne nachzudenken, um situativ zu versuchen, eigene Bedürfnisse zu befriedigen – ohne Rücksicht auf die Gefühle anderer Personen oder mögliche negative Konsequenzen.

- **Modus des bestrafenden, überkritischen Elternteils:** Hier geben Betroffene die verinnerlichten Botschaften ihrer Eltern oder anderer wichtiger Bezugspersonen (Lehrer, ältere Geschwister, Mitschüler etc.) wieder, mit denen sie in der Kindheit negative Erfahrungen gemacht haben. Dieser Modus ist höhnisch, missbilligend und demütigend und steht häufig im Zusammenhang mit traumatischen Kindheitserlebnissen. Er zeigt sich durch Selbstkritik, Selbstvorwürfe, Selbstabwertung, Selbstverachtung, Scham und Schuld bis hin zum Selbsthass. In diesem Modus denken Menschen, sie seien schlecht, wertlos, dumm, faul oder hässlich. Sie bestrafen sich und erlauben sich nicht, sich um sich selbst zu kümmern oder sich etwas Gutes zu tun. Sie glauben, dass sie für ihre Fehler bestraft werden müssen.

- **Selbstschutzmodus des »distanzierten Beschützers«:** Dieser Bewältigungsmodus der Vermeidung dient dazu, Betroffene vor intensiven unangenehmen Gefühlen, die mit den anderen Modi einhergehen, oder vor anderen Menschen, die sie auslösen könnten, zu schützen, damit sie nicht weiter verletzt werden. Die Auseinandersetzung mit Gefühlen wird vermieden, indem sie nicht darüber nachdenken oder darüber reden. Auch wirkliche tiefe Nähe in Beziehungen wird vermieden, andere werden auf Distanz gehalten. Wahrhaftige Gefühle zu zeigen, ehrlich ihre Wünsche und offen ihre Meinung zu äußern ist für Betroffene gefährlich, weil sie glauben, wenn sie es tun, erneut missbraucht oder verlassen zu werden. Damit sie solche Gefühle vermeiden können und nicht zulassen müssen, helfen Dissoziation, Substanzmissbrauch, Selbstverletzungen, Essanfälle und Hungern oder sie verfallen in rastlose Aktivität. Leider bringt all das häufig ein chronisches Gefühl von innerer Leere und Einsamkeit mit sich.

Natürlich steht Borderlinern auch der Modus des **gesunden Erwachsenen** zur Verfügung. Meist ist er allerdings gerade zu Therapiebeginn nur schwach ausgeprägt. Die meiste Zeit über befinden sie sich im Selbstschutzmodus des distanzierten Beschützers. Die Borderline-Symptome »emotionale Instabilität« und »unklares Selbstbild« (Identitätsunsicherheit) werden mit den schnellen Wechseln zwischen den verschiedenen Modi (»Mode-flipping«) in Verbindung gebracht.

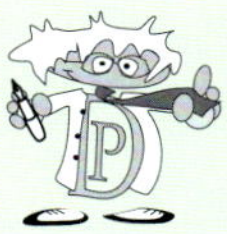

Ich möchte Ihnen nun von meiner 32-jährigen Borderline-Patientin Juliane erzählen. Ihr Fall zeigt sehr gut, wie schnell die Modi innerhalb einer Sitzung wechseln können. Juliane kam mit verschlossenem, verkniffenem Gesichtsausdruck zu mir und blickte stets zur Seite, als wir das Gespräch begannen. Als ich sie fragte, wie es ihr heute gehe, antwortete sie knapp und emotionslos: »Gut.« Ich erkundigte mich, ob es in der letzten Woche etwas gegeben habe, worüber sie reden möchte. Sie blickte weiter zur Seite, gähnte und meinte: »Nein, nicht wirklich.« Sie begann die Sitzung also im Selbstschutzmodus des distanzierten Beschützers. Ich wusste, dass sie einige Tage zuvor eine neue Stelle als Rechtsanwaltsgehilfin angetreten hatte und erkundigte mich, wie es in ihren ersten Tagen im neuen Job gelaufen war. Daraufhin fuhr sie mich mit lauter Stimme wütend an: »Das ist doch wieder typisch! Es interessiert Sie einen Scheiß, wie es mir eigentlich geht, aber ob ich auf der Arbeit funktioniere, das wollen Sie wissen!« So wechselte sie unvermittelt in den Modus des wütenden impulsiven Kindes. Ich fragte einigermaßen überrascht nach, ob sie tatsächlich das Gefühl habe, dass ich mich nicht wirklich dafür interessiere, wie es ihr eigentlich geht. Darauf antwortete sie: »Wie soll es mir schon gehen? Schlecht geht es mir, denn ich habe mich mal wieder wie immer total dämlich angestellt und die Arbeit überhaupt nicht geschafft. Außerdem schäme ich mich in Grund und Boden, weil ich dann auch noch in der Pause mit den neuen Kollegen wie ein Wasserfall absoluten Blödsinn geredet habe. Man darf mich einfach nicht auf die Menschheit loslassen. Und als ich gestern Abend von der Arbeit kam, habe ich mich dann auch noch geritzt, obwohl ich das nicht mehr wollte.« Ich warf ein: »Erstens bin ich stolz auf Sie, weil Sie durchgehalten haben und trotz Ihres schlechten Gefühls weiter zur Arbeit gegangen sind. Zweitens ist es ganz natürlich, in den ersten Tagen die Arbeit nicht perfekt zu schaffen. Drittens kenne ich Ihre Eigenart, wie ein Wasserfall zu reden, wenn Sie nervös sind, und das macht Sie sehr sympathisch. Und viertens ist es nachvollziehbar, dass Sie sich unter so einem starken Druck dann doch noch einmal geritzt haben.« Daraufhin brach sie in Tränen aus und schluchzte: »Oh Gott, ich glaube nicht, dass ich das schaffen werde, ich habe doch niemanden, der an meiner Seite steht und mir so liebe Sachen sagt, die mich aufbauen. Ich habe solche Angst, morgen da wieder hinzugehen!« So fiel sie in den Modus des verletzten, verlassenen Kindes. Im Lauf der Sitzung gelang es mir dann, Julianes gesunden Erwachsenen-Modus zu aktivieren und wir konnten gemeinsam herausarbeiten, was sie sich jeden Tag zur Unterstützung selbst Gutes tun kann.

4.4.3. Was geschieht in der Schematherapie?

Ziel der Schematherapie ist es, die einzelnen Modi bewusst erfahrbar zu machen und die dahinterliegenden Schemata zu erkennen, sodass Betroffene sie kontrollieren können, anstatt ihnen blind ausgeliefert zu sein. Sie verlieren dadurch ihre Macht und es können zweckmäßigere Modi als Reaktion aufgebaut werden.
Schemata und Modi können direkt in der Interaktion mit dem Therapeuten aufgedeckt werden. Auch indem die Betroffenen sich klar werden über ihr Verhalten, über ihre Lebensregeln und ihre Strategien, die sie zur Erreichung bestimmter Ziele einsetzen, und sie vor dem Hintergrund ihrer Lebensgeschichte verstehen, können die Schemata und Modi aufgearbeitet werden. Dabei helfen Techniken wie Selbstgespräche als innere Selbstbeschreibung, das Führen eines Modus-Tagebuchs, Rollenspiele und Imaginationsübungen. Wenn der Betroffene sich über seine Modi klar ist, beginnt die Veränderungsphase der Therapie, in der mithilfe von verhaltenstherapeutischen Techniken der Modus des gesunden Erwachsenen gestärkt und entwickelt wird und neue, zweckmäßige Strategien aufgebaut werden.

Ein wichtiges Element ist dabei die Gestaltung der therapeutischen Beziehung. Mithilfe des Therapeuten sollen Borderliner lernen, wie eine gute Eltern-Kind-Beziehung aussieht. Für einen gewissen Zeitraum erfüllt der Therapeut dem Patienten die Grundbedürfnisse, die ihm als Kind nicht erfüllt wurden. Er kümmert sich empathisch und verlässlich um das verletzte, verlassene Kind, hat Verständnis für das wütende, impulsive Kind, weist den strafenden, überkritischen Elternteil in seine Schranken und unterstützt den Modus des gesunden Erwachsenen. Er stellt also seinen Beziehungsstil gezielt auf die jeweils vorherrschenden Modi und die frustrierten Bedürfnisse des Patienten ein und verhält sich wie ein guter Elternteil. Ein solcher setzt jedoch auch Grenzen und fordert zu autonomem Verhalten auf. Das wird als »limited reparenting« (begrenzte elterliche Fürsorge) bezeichnet. So ist die therapeutische Beziehung ein sicherer Hafen und gleichzeitig eine Quelle der Veränderung.

4.5. Das STEPPS-Training

Auch das sogenannte STEPPS-Training hat sich bei der Borderline-Erkrankung bewährt. Es wurde an der Universität von Iowa von Nancee Blum entwickelt. Dieses 20-wöchige klar strukturierte Gruppentrainingsprogramm ist als Ergänzung zu bestehenden therapeutischen Angeboten wie zum Beispiel der DBT gedacht. So können Borderliner zusätzlich zu ihrer stationären, teilstationären oder ambulanten Therapie am STEPPS-Training teilnehmen. Im Rahmen des STEPPS-Trainings werden auch Freunde, Angehörige, Partner und professionelle Helfer aktiv mit einbezogen.

STEPPS ist die Abkürzung der englischen Bezeichnung »Systematic Training for Emotional Predictability and Problem Solving« und bedeutet »Systematisches Training für emotionale Stabilität und Problemlösen«. Borderliner lernen im Training, sich konstruktiv mit ihrer Erkrankung auseinanderzusetzen, besser mit ihren intensiven Gefühlen umzugehen, offener mit Angehörigen und Freunden zu kommunizieren und ihnen ihre Wünsche und ihre Befindlichkeiten klarer und verständlicher mitzuteilen. STEPPS gliedert sich in drei Stufen: In der ersten Stufe werden die Betroffenen über ihre Erkrankung aufgeklärt, lernen, sich selbst damit anzunehmen und zu ihren Gefühlen und Verhaltensweisen zu stehen. Im zweiten Schritt lernen sie Fertigkeiten, die sie befähigen, die kognitiven und emotionalen Auswirkungen der Erkrankung besser zu bewältigen. Und im dritten Schritt trainieren sie Verhaltensfertigkeiten, die es ihnen einfacher machen, sich in ihrem sozialen Umfeld zu bewegen, ohne ständig »anzuecken«. Außerdem erhalten sie Anregungen zu einer gesunden Lebensführung. Mila, die wir Ihnen in Kürze vorstellen werden, hat sich vorgenommen, nachdem sie einige Therapien und das STEPPS-Training durchlaufen hat, selbst eine Ausbildung zur STEPPS-Trainerin zu machen.

4.6. Die Traumatherapie

Wie wir in Kapitel 2 (Traumatisiert, ungeliebt und ungewollt: Über Kindheitstraumata und ihre Folgen) beschrieben haben, entwickelt sich eine Borderline-Störung in den meisten Fällen aufgrund heftiger psychischer Traumatisierungen. So ist die Verarbeitung der Traumata ein wichtiger Schritt zur Heilung. In der Traumatherapie werden belastende traumatische Bilder, Empfindungen und Gefühle Stück für Stück angeschaut und so lange bearbeitet, bis sie ihren Schrecken verloren haben. Aber bevor Borderliner sich mit den verletzenden Erfahrungen beschäftigen, die sie im Laufe ihres Lebens gemacht haben, sollten sie als Basis hierfür eine DBT durchlaufen haben. Sie benötigen die Fertigkeiten, die sie in der DBT erlernt haben, um mit den Gefühlen aus der Vergangenheit umgehen zu können, mit denen sie bei einer Bearbeitung ihrer traumatischen Erlebnisse konfrontiert werden.

Eine Traumatherapie kann also sehr belastend sein, und der Therapeut muss in der Lage sein, dem Patienten eine sichere und vertrauensvolle Basis zu bieten. Er muss sehr behutsam vorgehen, da der Betroffene mit noch mehr Angst oder mit einem neuerlichen Schock reagieren kann, wenn er den traumatischen Erfahrungen hilflos und ohne Schutz ausgeliefert ist. Man spricht dann von »Retraumatisierung«: Der Patient erlebt sein Trauma mit sämtlichen Gefühlen von Angst, Schutzlosigkeit, Ohnmacht und Hilflosigkeit erneut und kann diese Gefühle nicht bewältigen. So kann er in der Therapie noch stärker emotional destabilisert werden, als er vorher schon war.

Um einer Retraumatisierung vorzubeugen wenden Traumatherapeuten verschiedene Methoden an, die den Patienten stabilisieren und absichern sollen. Eine davon ist die Arbeit mit dem »sicheren Ort«, die wir Ihnen noch vorstellen werden. Aber allem voran geht es darum, den Betroffenen durch eine vertrauensvolle Beziehung zum Therapeuten zu festigen. Erst dann kann in einem zweiten Schritt durch verschiedene therapeutische Methoden die eigentliche Traumabearbeitung folgen. Im dritten Schritt werden die Erfahrungen ins gegenwärtige Fühlen, Denken und Erleben integriert und Trauerarbeit geleistet.[289]

In den letzten Jahren werden einige spezifische traumatherapeutische Verfahren, die ursprünglich für Menschen mit einer posttraumatischen Belastungsstörung entwickelt wurden, auch für Borderline-Patienten angeboten. Dazu gehören:

- **TIR (Traumatic Incident Reduction):** TIR ist eine klar strukturierte, personenzentrierte Gesprächstechnik zur Reduzierung von traumabedingtem Stress. Sie soll den Betroffenen ermöglichen, ihren traumatischen Erfahrungen zu begegnen und negative Effekte vergangener Traumen dauerhaft zu reduzieren oder aufzulösen. Der Patient wird angeleitet, nach innen zu schauen und seine Erfahrungswelt achtsam zu beobachten und zu beschreiben. Dabei sind körperliche und emotionale Erfahrungen sowie Gedanken und Bilder gleich wichtig. Anteile, die während der Belastung nicht integriert werden konnten und nun Stress-Symptome auslösen, können so neu bewertet und verarbeitet werden.

- **MPTT: Bei der Mehrdimensionalen Psychodynamischen Traumatherapie** – einem tiefenpsychologischen Verfahren, das auch Elemente aus der Verhaltenstherapie enthält – werden die Patienten unter anderem schrittweise mit der Erinnerung an das Trauma konfrontiert, und zwar so lange, bis die Angst abnimmt und man sich an das Trauma gewöhnt hat.
- **Stress-Impfungs-Training:** Mit dem verhaltenstherapeutisch orientierten Stress-Impfungs-Training lernen Traumapatienten, sich auf Situationen, in denen die traumatischen Ängste wieder auftreten können, rechtzeitig einzustellen. Außerdem lernen sie Methoden der Stressbewältigung, wie zum Beispiel die progressive Muskelentspannung.
- **EMDR: (engl. Eye Movement Desensitization and Reprocessing)** wurde 1989 von Francine Shapiro entwickelt. Wie in jeder Traumatherapie setzt das eigentliche EMDR-spezifische Vorgehen eine intensive Vorbereitung und Stabilisierung voraus, bevor der Patient sich im Beisein des Therapeuten den Erinnerungen an die traumatische Situation aussetzen kann. Nach dieser Vorbereitungsphase wird ein bestimmtes traumatisches Ereignis ins Zentrum der Erinnerung gerückt. Der eigentliche Schritt der Traumabearbeitung ist die sogenannte Desensibilisierung und Durcharbeitung. In dieser Phase wird der Patient aufgefordert, sich der Erinnerung in all ihren Qualitäten zu stellen und dabei neue, wohltuende Gedanken, Bilder und Gefühle gegen die schlimmen Bilder der Erinnerung und die damit verbunden Selbstabwertungen und Ohnmachtsgefühle zu setzen. Gleichzeitig wird die sogenannte bilaterale Stimulation vorgenommen, das heißt, beide Hirnhälften werden stimuliert. Sie kann visuell mittels Handbewegung, der die Augen schnell hin und her folgen, akustisch durch links und rechts abwechselnd zu hörende Töne oder durch Berührung mittels eines leichten abwechselnden Antippens beider Knie erreicht werden. Diese Technik der bilateralen Stimulation beruht auf der Annahme, dass bei einem raschen Wechsel der Stimulierung beider Gehirnhälften in Verbindung mit dem Erinnern und Wiederbeleben des Traumas die Erinnerung an das Trauma ihre zerstörerische Macht verliert, da so der offensichtlich unterbrochene Transfer zwischen beiden Hirnhälften in Gang gesetzt zu werden scheint. Die bis dahin schockartig eingefrorenen und verfestigten traumatischen Erlebnisse werden offensichtlich durch diese Aktivierung einer Verarbeitung zugänglich.[290]

4.7. Von sicheren Orten und Krafttieren

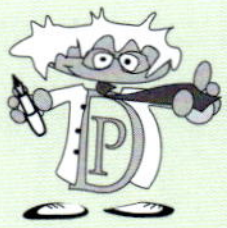

Die 28-jährige Lena, eine meiner Borderline-Patientinnen erzählte mir, dass sie kürzlich in einer der schwierigsten Phasen ihres Lebens Hilfe bei einem Heilpraktiker suchte. Bereits in der Kindheit wurde sie von ihren Eltern misshandelt. Nachdem sie abends in einem Park von zwei jungen Männern überfallen und ausgeraubt wurde, reagierte sie mit Albträumen und heftigen Panikattacken. Sie erlebte den Überfall immer wieder und die Bilder und Erfahrungen ihrer Kindheit waren erneut präsent. Ihre Angst war so groß, dass sie das Haus nicht mehr verlassen konnte. Lena vereinbarte einen Termin mit einem Heilpraktiker namens Klaus und berichtete mir über ihre Erfahrungen:

»Als ich Klaus das erste Mal begegnete, empfing mich der kleine, stämmige, etwa 60-jährige Mann ausgesprochen warmherzig. Während er mich im Wartezimmer abholte und in einen der freien Praxisräume begleitete, strahlte er auf mich bereits eine unglaubliche Ruhe aus. Ich fühlte mich in seiner Gegenwart spontan wohl und geborgen. Wir setzten uns und sprachen über meine Situation und meine Ängste, die ich damit verknüpfte.

›Ich kann deine Angst gut spüren.‹, sagte Klaus, während er mich mit einem intensiven Blick musterte. ›Ich schlage vor, dass wir eine kleine Übung machen.‹ Er gab mir mit seiner warmen Stimme Anweisungen, die mich in einen entspannten Zustand versetzten. Dann schickte er mich auf eine innere Reise.

›Stell dir vor, du befindest dich mitten in einem Garten, der so schön ist, dass du gern in ihm verweilst.‹

Sofort befand ich mich in einem wunderschönen inneren Bild. Ich konnte fühlen, wie ich inmitten eines zauberhaften Rosengartens auf einer hölzernen Parkbank saß. Die Sonne schien. Für einen Moment schloss ich meine Augen und spürte ihre angenehme Wärme auf meiner Haut. Als ich innerlich die Augen öffnete, blickte ich in den Garten, der all meine Sinne verzauberte. Ein betörender Duft nach Bananen, Erdbeeren, Apfel, Myrrhe und Honig strömte mir in die Nase.

Zu meiner rechten Seite befand sich ein Bogen, der über und über mit pinkfarbenen Rosenblüten bewachsen war. Die Wege des Gartens waren mit hellem Kies angelegt. Überall befanden sich Beete mit rosafarbenen Rosen, einigen roten und lilafarbenen Stauden, Lavendel und Rosenbäumen. Umrandet wurden die Beete von einer sauber geschnittenen Buchsbaumhecke. In der Mitte des Gartens war ein kleiner Springbrunnen, dessen plätscherndes Wasser mich träumen ließ.

›Hast du das Bild?‹, fragte Klaus nach einer Weile.

→

Ich nickte, versank erneut in dem paradiesischen Garten und lauschte dem Konzert dutzender Vogelstimmen.
›Stell dir nun vor‹, hörte ich seine Stimme, die gedämpft zu mir herüberdrang, ›dass dieser Garten eingezäunt ist, dass er sicher ist und ihn niemand betreten kann, außer dir.‹
Ich sah, wie eine riesige, meterhohe dichte, grüne Laubhecke den kompletten Garten umschloss. Ein großes schmiedeeisernes Tor war der einzige Zugang.
›Nun stell dir vor, dass rechts neben dir dein Krafttier sitzt. Siehst du es?‹
Ich nickte und sagte: ›Es ist Cecil der Löwe.‹
›Gut‹, bestätigte mein ›Reiseleiter‹.
Cecil war ein afrikanischer Löwe aus Simbabwe. Er kam mir sofort in den Kopf, vielleicht weil ein Bild von ihm schon eine ganze Zeit lang in der Nähe meines Schreibtisches hängt. Es war ein magischer Moment, als ich ihn über dieses Bild das erste Mal erblickte. Ich habe gespürt, dass es da etwas ganz besonderes gab, das uns beide miteinander verband. Es war eine starke Energie, die ich immer wieder fühlte, sobald ich in sein von einer kräftigen dunklen Mähne umrahmtes Antlitz blickte. Vielleicht kam er zu mir, weil ich gerade jetzt seine Kraft brauchte. Vielleicht sollte er meine eigenen, inneren Kräfte wecken, mein Selbstbewusstsein stärken und mir Mut schenken. Vielleicht sollte er mir zeigen, frei und ohne Angst, meinem inneren Kompass und meiner inneren Stärke zu vertrauen und meinen eigenen Weg zu gehen ... Es war ein schönes Bild. Ich genoss es, mit solch einem starken Begleiter inmitten eines Paradieses zu sitzen, einem Ort frei von dunklen Schatten, ohne Angst, ohne Leid und ohne Schmerz. Ich spürte, dass es ein Ort reiner Liebe war.
›So, und nun stell dir vor‹, hörte ich wieder die Stimme von Klaus, ›wie es ist, wenn deine Angst dazu kommt. Was passiert dann?‹
Ich visualisierte meine Angst und bemerkte, wie eine große dunkle Gestalt einige Meter vor mir auftauchte. Ich sah, wie sie sich zu mir wandte, wie sie größer und größer wurde. Sah, wie sie sich über mich beugen wollte ... Mir wurde kalt, mich fröstelte.
›Und nun befiehl deiner Angst zu gehen!‹
Ich bat also meine Angst zu gehen. Doch es tat sich nichts. Im Gegenteil. Der schwarze Riese blieb und wurde immer bedrohlicher.
›Bitte Cecil, dir zu helfen, deiner Angst entgegenzutreten!‹, hörte ich Klaus.
Ich erhob mich von der Bank, sah, wie Cecil meinen Blick suchte und gab ihm ein Zeichen, mir zu folgen. Gemeinsam traten wir entschlossen dem großen, dunklen unbekannten Schatten gegenüber und wichen keinen Millimeter zurück. Endlich war er bereit, sich zu bewegen.

→

›Begleite nun die Angst‹, bat mich Klaus, ›und stell dir vor, dass sie in einen Heißluftballon steigt, der vor deinem Garten bereitgestellt ist. Verfolge sie mit deinen Augen, bis sie deinen Blicken am Himmel entschwunden ist.‹
Widerwillig ließ sich die düstere Gestalt von meinem Beschützer und mir zum Gartentor eskortieren. Ohne sich umzuwenden stieg er in den Ballon, der auf der Wiese vor dem Garten wartete ... Es dauerte eine ganze Weile bis der Ballon abhob und nach oben stieg. Wenig später war er endgültig aus meinem Blickfeld verschwunden.
›Sie ist weg!‹, rief ich erleichtert aus und atmete befreit auf. Ich fühlte mich leichter, weiter, voller Energie, klar und entschlossen, meinen Weg zu gehen, ganz egal wie immer er auch aussehen mochte.«
Seit der Sitzung mit Klaus sucht Lena jeden Abend vor dem Schlafengehen ihren Garten auf, verweilt dort, um Kraft zu schöpfen und mit ihrem Beschützer Cecil zusammen zu sein. Im Alltag stellt sie sich vor, dass Cecil an ihrer Seite geht, sodass sie nun auch das Haus wieder verlassen und ihrer Arbeit nachgehen kann.

Um einer Retraumatisierung vorzubeugen arbeiten Traumatherapeuten, genau wie in diesem Beispiel, mit dem »sicheren Ort«, der in einer Fantasiereise, so wie Klaus sie mit Lena durchgeführt hat, durch die eigene Vorstellungskraft erschaffen wird. Die Fantasiereise zum sicheren Ort wird vor der eigentlichen Traumabearbeitung so lange mit dem Patienten durchgeführt, bis dieser ohne Probleme sofort seinen Ort aufrufen kann und sich damit innerlich in Sicherheit befindet. Wenn dann traumatische Erfahrungen bearbeitet werden und der Therapeut bemerkt, dass der Patient dabei zu sehr in Gefühle von Angst, Schrecken, Ohnmacht und Hilflosigkeit gerät, ruft er ihn auf, sich an seinen sicheren Ort zu begeben, damit er sich geschützt fühlt und die Situation kontrollieren kann. So kann er gemeinsam mit seinem Therapeuten dosieren, in welchem Umfang er sich den angsterregenden Bildern und Gefühlen aussetzt, um sie zu verarbeiten. Die deutsche Neurologin und Psychoanalytikerin Luise Reddemann begründete die **Psychodynamisch Imaginative Traumatherapie (PITT).** Neben der Fantasiereise zum sicheren Ort entwickelte sie weitere Imaginationsübungen, die die Selbstheilungskräfte traumatisierter Menschen wecken. In diesen Übungen können die Patienten in der Vorstellung heilsame innere Bilder erschaffen, die ihnen helfen, so stabil zu werden, dass sie sich mit ihren belastenden Erfahrungen detailliert konfrontieren können. Einige dieser Übungen werden wir Ihnen in ▶Kap. 5.5. vorstellen.[291]

Der sichere Ort kann ein realer Ort sein, an dem man sich entspannt und geborgen fühlt, beispielsweise die Skihütte mit Kaminfeuer, in der man jedes Jahr Urlaub macht, oder die ruhige Bucht am Meer. Er kann aber auch in der Fantasie entstehen:

> Eine meiner schwer traumatisierten Patientinnen fand – auch nach mehreren Versuchen, die ich mit ihr in Fantasiereisen unternahm – keinen sicheren Ort. Weil ihr Element, in dem sie sich wohlfühlte, schon immer das Wasser war, stellte sie sich vor, wie sie auf einer Wiese an einem Bach saß oder in einem Strandkorb am Meer. Doch jedes Mal gab es Eindringlinge – die Schatten ihrer Vergewaltiger –, die sich wieder und wieder Zugang verschafften, egal wie hoch auch die Mauern waren, die sie zu errichten versuchte. Als wir die Suche nach dem sicheren Ort schon aufgeben wollten, fand sie sich schließlich bei einer unserer Fantasiereisen als Meerjungfrau am warmen Meeresgrund wieder und hatte endlich den geborgenen Ort gefunden, der ganz ihr gehörte.
> Auch Semra, von der ich ihnen bereits berichtet habe (▶Kap. 2.4.3., S. 194 ff.), fand in einer Fantasiereise ihren sicheren Ort auf einer alten, gemütlichen Holzbank an einem Gebirgsbach.

Inzwischen verwenden auch viele Therapeuten die schamanische Idee des Krafttieres. Schamanen glauben, dass jeder Mensch ein oder mehrere Wesen aus dem Tierreich hat, die ihn beschützen und stärken. Ihre Aufgabe ist es, ihren Schützling körperlich, seelisch, geistig und spirituell gesund zu erhalten, indem sie ihn begleiten, schützen, führen und unterstützen.

> Wenn auch Sie Ihr Krafttier finden wollen, gebe ich Ihnen jetzt eine kleine Anleitung für Ihre eigene Fantasiereise: »Entspannen Sie sich und atmen Sie ganz bewusst tief und ruhig, dann begeben Sie sich in Ihrer Vorstellung auf einen nächtlichen Spaziergang durch eine Landschaft mit Bäumen, Wiesen, Hügeln und Bergen – kurz: allem, was vor Ihrem inneren Auge auftaucht. Es ist eine klare Vollmondnacht, der Himmel ist wolkenlos und voller Sterne. Das Mondlicht fällt auf ihren Weg, sodass sie ihn sehr genau wahrnehmen können. Lenken Sie Ihre Schritte ruhig und achtsam in Richtung des Mondes, und machen Sie sich immer wieder bewusst, dass Sie Ihrem Krafttier begegnen möchten. Genießen Sie ihre nächtliche Wanderung, nehmen Sie Kontakt mit der Natur auf, lauschen Sie den Lauten in ihrer Umge-

bung. Vielleicht weht der Wind und Sie hören das Rauschen der Blätter, vielleicht hören Sie ein Käuzchen oder das Quaken von Fröschen. Nach einer Weile bemerken Sie eine das Licht des Mondes reflektierende Fläche vor sich. Es ist ein See mit spiegelglatter Wasseroberfläche. Sie wissen, dass Sie in diesen Spiegel schauen müssen, um Ihrem Krafttier zu begegnen. So knien Sie sich ans Ufer, blicken in den See und sehen das Antlitz dieses Tieres. Vielleicht sehen Sie es auch nicht, sondern hören nur seine Laute oder wissen einfach, dass es da ist. Wenn Ihnen kein Krafttier erscheint, setzen Sie sich an den See und warten eine Weile mit offenen Sinnen. Zeigt sich dann Ihr Krafttier, begrüßen Sie es und fragen nach seinem Namen. Vielleicht hat es auch eine Botschaft für Sie. Seien Sie offen dafür. Wenn Sie glauben, genug zu wissen, verabschieden Sie sich von Ihrem Krafttier, sagen ihm, dass sie es bald wieder aufsuchen werden und begeben sich auf Ihren Nachhauseweg.« Die Schamanen gehen davon aus, dass das Krafttier eines Menschen zu ihm kommt, wenn es gerufen wird. Manchen begegnet ihr Krafttier auch im Traum.

4.8. Betroffene berichen über ihre Erfahrungen mit der Therapie

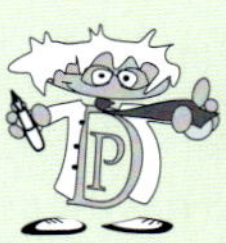

Erinnern Sie sich noch an unsere Geschichte vom Anfang dieses Buches mit dem Pinguin? Als ich kürzlich bei meiner Freundin und Friseurmeisterin Corinna auf dem Stuhl saß und sie mir die Haare frisierte, erzählte sie mir von ihrem sechsjährigen Sohn Noah, der mittlerweile eine Vorschulklasse besucht. Einige Tage zuvor hatten er und die anderen Kinder seiner Gruppe die Aufgabe bekommen, einen Pinguin zu zeichnen. »Und was macht mein Sohn?«, fragte mich Corinna: »Er zeichnete einen wunderschönen Pinguin – doch dieser Pinguin war pink. Alle anderen Kindern haben den Pinguin brav so gezeichnet, wie er aussehen sollte: schwarzer Frack, weißer, rundlicher Bauch, kleiner Schnabel, kurze Füße, ein wenig pummelig. Doch Noah tanzte mal wieder aus der Reihe. Seiner Lehrerin gefiel das nicht. Sie rügte ihn für seinen pinkfarbenen Pinguin.«
Was will ich Ihnen mit dieser kleinen Geschichte sagen: Schon früh lernt Corinnas Sohn Noah damit zu leben, anders zu sein als die Kinder in seiner Gruppe, so anders, dass sogar seine Lehrerin ihn tadelt und ausgrenzt. Corinna jedoch bestärkt ihn in seinem Anderssein, denn Noah ist nun einmal etwas ganz Besonderes: »Er ist kreativ, macht sich Gedanken und geht seinen eigenen Weg, das mag ich. Ich will gar nicht, dass mein Sohn so wird wie die anderen Kinder. Warum sollte er auch? Warum sollen alle Kinder gleich sein und warum darf ein Pinguin nicht auch mal pink sein?«

So einzigartig wie unsere Betroffenen in diesem Buch, so sind auch ihre Therapieerfahrungen. Pinguine, die nur schwarz-weiß und nicht auch mal farbig sind, haben wir jedenfalls nicht kennengelernt, als wir mit ihnen sprachen. So haben sie auch ihre Therapie ganz unterschiedlich erlebt, und es gibt kein therapeutisches Verfahren, das für alle gleichermaßen gut ist, sondern sehr individuelle Erfahrungen mit den verschiedenen Behandlungsmethoden. Außerdem denken Sie immer daran: Pinguine wirken an Land zwar recht unbeholfen, weil sie dann hin und wieder über ihre viel zu kurzen Füße stolpern. Im Wasser hingegen zeigen sie ihr Können. So sollte ein guter Therapeut den Pinguin so pink sein lassen wie er will, ihn in seinen Stärken unterstützen und ihm sein Element, das Wasser, zur Verfügung stellen.

In diesem Kapitel möchten wir Ihnen davon erzählen, welche Erfahrungen die betroffenen Frauen und Männer, mit denen wir gesprochen haben, mit ihren Therapien gemacht haben.

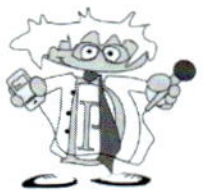

Auch mit der 36-jährigen Mila, die ich in der Selbsthilfegruppe kennengelernt habe, spreche ich über ihre Therapieerfahrungen. Mila ist eine sehr attraktive junge Frau mit langen dunklen Haaren. Doch es ist nicht nur ihr Äußeres, das sie anziehend wirken lässt: Mila ist unglaublich eloquent, eine sehr intelligente und zugleich ausgesprochen unterhaltsame Gesprächspartnerin. Und spätestens als sie mir erzählt, welche Ausbildungen sie absolviert hat, bin ich mehr als beeindruckt: Mila ist eigentlich Fachinformatikerin, aber weil sie das irgendwie nicht ausgefüllt hat, hat sie später auch noch Medieninformatik studiert und in Schweden ihren Master in Existenzgründung gemacht. Zuletzt hat sie als Qualitätssicherungs-Ingenieurin (QA-Engineer) gearbeitet und dafür gesorgt, dass ein Produkt online gut funktioniert. Mila wirkt strukturiert und analytisch. Sie schilderte bereits in der Selbsthilfegruppe ihr Leben mit der Borderline-Erkrankung sehr detailliert und reflektiert – und auch in unserem Gespräch erlebe ich sie so. Mila hat in den Therapien, die sie durchgängig als positiv empfunden hat, viel gelernt, hat sich weiterentwickelt, für ein normales Leben mit ihrem Freund gekämpft und hat inzwischen neue berufliche Pläne. Ich bin zuversichtlich, dass sie einiges davon in naher Zukunft auch umsetzen kann. Denn wenn es jemand schafft, dann Mila, denke ich immer wieder, während wir miteinander sprechen. Sie hat unglaubliche Kraft und viel Energie, sie muss sie nur erkennen und lernen, an sich selbst zu glauben. Dann stehen dieser jungen Frau – davon bin ich fest überzeugt – alle Türen offen.

Als ich Mila zu Beginn unseres Gespräches frage, wie es ihr geht, antwortet sie: »Mittelmäßig.« Natürlich frage ich nach und erfahre den Grund: »Ich bin gerade etwas nervös, weil sich im kommenden Jahr so vieles in meinem Leben verändern wird. Darüber bin ich einerseits froh, aber ich habe auch Angst davor.«

Möchtest du von diesen bevorstehenden Veränderungen erzählen?
Ich bin ja schon lange krankgeschrieben und Ende Januar 2016 enden meine eineinhalb Jahre Krankengeld. Dann werde ich wieder gesundgeschrieben. Gerade stehe ich mit meinem Arbeitgeber in Verhandlungen, denn ich möchte gern nur noch Teilzeit arbeiten und an meinen alten Arbeitsplatz zurückkehren. Ich denke, dass das für mich ein gutes Übungsumfeld ist – nicht für meine berufliche, sondern vor allem für meine persönliche Weiterentwicklung. Längerfristig möchte ich mich aber wieder selbstständig machen und arbeite auch nebenbei schon daran.

Was möchtest du dann selbstständig machen?
Ich habe eine Personal-Trainer-Ausbildung gemacht und bin Achtsamkeits- und Meditationstrainerin. Im März mache ich noch die Heilpraktiker-Psychotherapie-Prüfung.

(Sehr schön!)

Mein Ziel ist es, Körper und Geist in Einklang zu bringen. Es gibt viele Trainer, die mit ihren Kunden nur Sport machen, aber die seelische Komponente nicht mit einbeziehen. Andererseits beziehen Psychotherapeuten eben nicht so ausgeprägt die körperlichen Aspekte ein und was es für die Seele bedeuten kann, wenn man sich wieder bewegt. Ich würde gern versuchen, diese beiden Aspekte zusammen in ein Konzept zu bringen.

(Finde ich eine tolle Idee!)

Wann und wie hast du erkannt, dass du am Borderline-Syndrom leidest?
Ich habe schon immer mit zwischenmenschlichen Beziehungen Schwierigkeiten gehabt. Im Sommer 2006 wurde das dann so schlimm, dass ich mich selbst in die Charité eingewiesen habe. Die Diagnostikphase dort dauerte zwei Wochen, und danach sollte entschieden werden, ob ich zwölf Wochen stationär aufgenommen werde oder ob eine ambulante Versorgung ausreichend ist. Als diese Phase vorüber war, bekam ich die Diagnose »Borderline« und mir wurden sieben von neun Persönlichkeitsstörungen attestiert. Die Krankenkasse hat mir allerdings zunächst nur 15 Stunden Therapie bewilligt, woraufhin ich meine Therapeutin gefragt habe:

»Glauben die, ich bin nicht krank genug?« »Nein, das glaube ich nicht«, hat sie geantwortet, »aber es klingt danach, als wüssten sie nicht, ob Ihnen überhaupt noch etwas hilft und deshalb haben sie Ihnen erst mal nur 15 Stunden zum Testen bewilligt.«

Haben sie dich in der Charité stationär aufgenommen?
Nein, sie haben mich an die ambulante Therapie weiterverwiesen. Ich hatte großes Glück, dass ich relativ schnell eine Therapeutin gefunden habe und schon im Frühjahr 2007 mit einer DBT (Dialektisch-Behaviorale Therapie) beginnen konnte. Später hat sich das auch mit der Krankenkasse geklärt und ich bekam zwei Jahre Therapie genehmigt.

Die Diagnose war also kein Schock, sondern eher Erleichterung für dich?
Ja, ich fand das alles überhaupt nicht schockierend, denn ich war froh, dass ich etwas in der Hand hatte, mit dem ich arbeiten konnte. Vorher hatte ich schon eine tiefenpsychologische Therapie gemacht, die mich aber überhaupt nicht weitergebracht hat.

Welche Erinnerungen hast du an deine Kindheit?
Ich habe so gut wie gar keine Erinnerungen an meine Kindheit. Es sind nur ganz wenige Ausschnitte, die bei mir noch präsent sind. Inzwischen habe ich mich da aber auch schon herangearbeitet, weil ich immer dachte, dass meine Erinnerungslücken damit zu tun haben, dass da etwas Schlimmes passiert ist und ich es deshalb verdrängen musste. Aber dass das nicht der Fall war, haben wir inzwischen im Therapieprozess herausgefunden. Vielmehr war es so, dass es bei uns zu Hause einfach keine richtige Liebe gab. Inzwischen habe ich auch die Diagnose »Schwere emotionale Vernachlässigung« bekommen. Mein Therapeut hat mir meine Erinnerungslücken erklärt und gesagt: »Wo es keine emotionalen Erlebnisse gibt, können auch keine Erinnerungen entstehen.«

Welche Erinnerungen hast du denn an deine Eltern? Wie sind sie mit dir umgegangen? Ist da noch etwas präsent?
Nein. Ich kann mich erst an die Zeit ab meinem Teenageralter wieder erinnern, und auch daran nicht wirklich gut. Eigentlich weiß ich nur aus Erzählungen, wie das bei uns zu Hause wahrscheinlich war.

Wie ist heute dein Verhältnis zu deinen Eltern?
Zu meinem Vater habe ich schon lange keinen Kontakt, nur sporadisch über meine Schwester. Zu meiner Mutter habe ich erst seitdem ich versuche, meine Ver-

gangenheit aufzuarbeiten, kaum noch Verbindung. Das hängt damit zusammen, dass ich erst jetzt herausgefunden habe, welche Rolle meine Mutter in meiner Baby- und Kleinkindzeit spielte und was da alles schiefgelaufen ist. Damit musste ich mich erst mal auseinandersetzen und die Wut und die Trauer, die sich bei mir aufgestaut hatte, bewältigen. Allerdings habe ich es dieses Jahr geschafft, meinen Eltern einen Brief zu schreiben. Die Reaktion war wie erwartet – jedoch nicht wie erhofft. Obwohl ich deutlich geschrieben habe, sie sollten bitte Abstand davon nehmen, meine Schwester als Mittler zwischen uns zu nutzen, haben sie beide zuerst sie kontaktiert, nachdem sie den Brief gelesen hatten. Ich verstehe das auf der einen Seite, denn ich weiß selbst, wie lange es dauert, eingeschliffene Muster zu verändern – und das ist ja Teil unseres Familienproblems. Meine Eltern sind ja irgendwie selbst Kinder, die auf der Suche nach Rettung sind. Ich habe das als Erwachsene verstanden – aber das Kind in mir ist damit so allein und verzweifelt (genau wie meine Schwester), denn wir brauchen bzw. brauchten doch unsere Eltern! Lange Zeit war ich einfach nur wütend auf meine Eltern. Aber inzwischen weiß ich, dass auch sie – genau wie ihre Eltern – eine schwere Kindheit hatten und dass eigentlich nur alles von einer Generation zur nächsten weitergegeben wurde. Das macht es zwar nicht besser, aber es hilft mir, mehr Mitgefühl zu entwickeln.

Kannst du uns etwas über deine emotionalen Hochs und Tiefs erzählen?
Früher gab es Hochs und Tiefs ganz besonders in meinen Beziehungen, denn ich hatte große Angst vor dem Verlassenwerden, und das hat dazu geführt, dass meine Anspannung hoch war. Inzwischen gibt es so etwas zwar immer noch, aber ich kann es anders einordnen. Ich habe gelernt, diese Spannungszustände frühzeitig wahrzunehmen und zu erkennen, was wirklich hinter meiner jeweiligen Wut- oder Panikattacke steckt. Dadurch kann ich sie viel besser annehmen und reagiere nicht mehr so heftig wie früher. Ein Freund hat das, was ich fühle, vor Kurzem einmal sehr gut beschrieben: »Der Schmerz ist immer noch der gleiche, aber jetzt, wo man ihn wahrnimmt, ist die Verzweiflung nicht mehr so groß.« Früher waren es für mich immer hoffnungslose, schlimme Situationen. Jetzt habe ich die Erfahrung gemacht: Es geht vorbei. Der Schmerz geht vielleicht nie vorbei, aber ich habe ihn jetzt akzeptiert. Ich habe verstanden, dass es vollkommen in Ordnung ist, dass mein inneres Kind unglaubliche Schmerzen hat, weil es einfach so viel Schreckliches erlebt hat.

Wie häufig gibt es bei dir heute schon »gute Tage« und wie geht es dir dann?
Das ist schwer zu sagen, weil ich ja auch viele gute Jahre hatte. Ich habe viele Jahre lang therapiefrei gelebt und habe nach außen hin ein perfektes Leben geführt. Allerdings weiß ich heute, dass ich da nicht ich selbst war, sondern nur eine Fassade

um mich herum aufgebaut hatte. Heute habe ich keine richtig guten oder richtig schlechten Tage mehr, weil ich viel mehr bei mir selbst bin und der Schmerz ein Teil von mir ist. Ich habe ihn akzeptiert und sperre ihn nicht mehr weg.

Du bist also viele Jahre lang wie eine Schauspielerin in eine Rolle gegangen, aber in dir drin sah es ganz anders aus?
Genau, aber ich habe das nicht für die anderen gemacht, sondern für mich selbst. Ich habe mich damit vor meinen eigenen Gefühlen geschützt. In meinem Leben habe ich immer viel geleistet, nicht nur im Studium. Ich war ja auch sehr erfolgreich selbstständig in einer Männerdomäne, nämlich der IT-Branche. Man sagt ja immer, dass man sich so anstrengt und nach Anerkennung hungert, weil man seinen Eltern etwas beweisen will. Und irgendwie ist es ja auch so. Ich wollte ihnen und der ganzen Welt beweisen, dass ich etwas wert bin.

Würdest du sagen, dass du ein sehr perfektionistischer Mensch bist?
Ja, definitiv trägt das auch dazu bei. Wenn ich etwas mache, dann muss es auch richtig gut werden, sonst brauche ich gar nicht erst anzufangen.

Was ist für dich am schwierigsten zu ertragen?
Am allerschwersten sind für mich noch immer zwischenmenschliche Interaktionen und das Gefühl, nicht gut genug zu sein und abgelehnt zu werden – obwohl das vielleicht gar nicht so ist, sondern ich mir das nur einrede. Aber dann springen immer wieder diese alten Bewältigungsmuster an – das heißt aus Angst, abgelehnt zu werden, versuche ich alles, um anderen Menschen etwas zu bedeuten. Und das ist richtig anstrengend.

Hast du denn diese Ablehnung, vor der du so viel Angst hast, tatsächlich in den letzten Jahren erfahren?
Ja, und ich gerate immer wieder in diese blöde Dauerschleife: Je mehr ich versuche, Menschen etwas zu bedeuten, desto mehr ziehen sie sich von mir zurück. Und daraufhin fühle ich mich noch abgelehnter und versuche noch mehr, ihnen etwas zu bedeuten. Und umso schlimmer wird es. Heute weiß ich, dass es meine »Bewältigungsmuster« sind, die abgelehnt werden, und nicht ich als Person. Denn die Menschen lernen ja nicht wirklich mich kennen, sondern nehmen nur wahr, wie und mit welchen Mustern ich reagiere.

Was ist denn so ein Muster? Kannst du beschreiben, was da bei dir passiert?
Ich bin gerade in einem Sportkurs, in dem ich die einzige Frau bin. Und obwohl ich als Frau das Recht habe, die Schwächste zu sein, kann ich das nicht zulassen. Neulich erst haben wir einige Übungen gemacht und ich war wieder die

Schwächste. Und dann habe ich versucht, das zu kompensieren und stärker zu sein. Ich war lauter, lustiger, habe versucht, aufzufallen, mich besser darzustellen und im Mittelpunkt zu stehen. Ich kann auch super flirten, und auch das mache ich dann. Aber das kann richtig unangenehm werden.

Einige der Borderlinerinnen, mit denen ich gesprochen habe, haben sich über Online-Plattformen in sexuelle Abenteuer gestürzt. Hast du diese Phasen auch gehabt?
So etwas habe ich auch schon hinter mir. Weil ich immer Sex mit Liebe gleichgesetzt habe und dachte, wenn jemand mit mir schläft, liebt er mich auch.

Ist das heute immer noch so?
Nein, das mache ich jetzt nicht mehr. Ich lebe mittlerweile in einer festen Beziehung. Allerdings waren wir auch schon oft getrennt, denn ich habe auch während meiner Beziehung andere Männer kennengelernt, die mich aus dem Gleichgewicht gebracht haben. Wenn ich mal wieder einen neuen Mann kennengelernt hatte, dachte ich immer, ich bin in ihn verliebt, aber er war eben einfach nur meinem Vater sehr ähnlich. Deshalb bin ich so auf ihn angesprungen. Das hatte nichts mit Liebe zu tun. Inzwischen bin ich da viel weiter mit meinem Wissen und weiß, was das bedeutet. Jetzt kommt das nicht mehr vor, weil ich mich viel besser gegen mein Verhaltensmuster gegenüber diesen Männern schützen kann. Es gibt zwar immer noch Situationen, in denen ich solchen Männern begegne und diese Gefühle habe, aber ich nehme sie dann wahr und bleibe standhaft. Doch das ist harte Arbeit, denn tief in mir drin sitzt das Kind, das diesen Mann dann unbedingt haben will, weil er so ist wie mein Vater. Und ob das nun gut oder schlecht ist: Es ist das, was mein inneres Kind kennt. Und komischerweise gibt einem das, was man kennt – auch wenn es schlecht war – Sicherheit.

Was machst du, wenn der innere Druck und die Spannung, unter der du stehst, zu groß werden? Verletzt du dich dann selbst?
Ich habe mich nie im körperlichen Sinne selbst verletzt, aber ich habe viel selbstschädigendes Verhalten an den Tag gelegt. Ich kann beispielsweise nicht mit Geld umgehen und gebe immer viel zu viel aus. Und wenn das mal wieder passiert ist, kann ich daran meine Spannungszustände festmachen. Ich glaube, ich bin aber besser darin geworden, das wahrzunehmen, was eigentlich wirklich los ist. Auch in Beziehungen reagiere ich meine Spannungen ab. Ich fange dann an, Stress oder Druck zu machen und schrecke auch vor Erpressung nicht zurück. Inzwischen lerne ich aber wahrzunehmen, was mein Bedürfnis ist und was ich mir wünsche – und das auch zu sagen.

Gab es noch andere Verhaltensmuster, wie du dein selbstschädigendes Verhalten ausgelebt hast?
Ich habe mit vielen verschiedenen Männern geschlafen, teilweise auch ungeschützt. Oft habe ich mich in Beziehungen begeben, die mir nicht gutgetan haben. Und ich habe eine Essstörung, die bei mir immer mit Angstzuständen verknüpft war. Ich hatte immer viel Panik vor dem Übergeben, aber mir war regelmäßig übel. Vermutlich wollte ich das wieder loswerden, was ich nicht verdauen konnte. Auch heute habe ich das noch. Aber ich weiß inzwischen, dass mein Magen völlig okay und megastabil ist. Ich weiß, dass es etwas Psychisches ist und ich habe gelernt, mich zu fragen, was es ist, das ich nicht verdauen konnte. Aber natürlich gibt es noch viele weitere Verhaltensmuster. Dazu gehört auch riskantes Autofahren. Einen Suizidversuch habe ich allerdings nie unternommen. Ich hatte zwar Suizidgedanken, aber ich habe es nie versucht.

Welche Erfahrungen hast du mit der Therapie und mit Klinikaufenthalten gemacht?
Ich hatte zwei Klinikaufenthalte: Einen 2005 wegen meiner Essstörung und einen längeren mit insgesamt 15 Wochen im Jahr 2015, davon eine Woche stationär und 14 Wochen in der Tagesklinik. Die Klinikaufenthalte haben mir sehr gutgetan. Obwohl ich zunächst immer dachte, ich gehöre nicht dorthin, habe ich schnell gemerkt, dass die anderen Betroffenen ganz ähnliche Erfahrungen und Gefühle haben wie ich. Und das hat mir ein gutes Gefühl gegeben, denn ich wusste, ich bin nicht allein.

Gab es denn etwas in der Tagesklinik, das dir besonders gut geholfen hat?
Ja, beide Male hatte ich eine Kunsttherapie und das hat mir sehr viel gebracht, weil ich über den Zugang zur Kreativität auch an mein Inneres herangekommen bin. Ich habe festgestellt, dass ich lange Zeit einen kompletten Teil meiner Persönlichkeit weggeschlossen hatte – und dazu gehörten gute wie schlechte Gefühle. Gerade die Kreativität und die Lebensfreude waren total verschüttet. Mit der Kunsttherapie kam ich an all das wieder ran, und so kam neben den vielen schlimmen Sachen auch viel Schönes zum Vorschein.

Was gehört zum Beispiel zu dem Schönen?
Dass ich eigentlich wirklich total kreativ bin und ganz viel Lust habe, Sachen zu gestalten. Ja, dass mir das richtig Freude macht. Ich habe zuletzt als Jugendliche gezeichnet, und irgendwann war das einfach weg und ich habe es nie wieder gemacht. Auch das Klavierspielen habe ich wieder für mich entdeckt. Diese schönen Dinge des Lebens habe ich mir wieder erschlossen und darüber auch gemerkt, dass ich Talent habe.

Welche »Skills« hast du in der DBT gelernt, die dir helfen?
Also, ich habe ganz viel Zeit damit verbracht, mich auf das zu konzentrieren und das wahrzunehmen, was um mich herum passiert. Gerade wenn ich Panikattacken hatte, habe ich versucht, mich auf meine Umwelt zu konzentrieren, sie zu beschreiben und wahrzunehmen. Auch Sachen, die ich in meinem Notfallkoffer habe, helfen mir ganz gut. Dazu gehören Kaugummis, Chinaöl, Düfte und ein MP3-Player mit schöner Musik.

Gibt es Musik, die dir besonders guttut?
Früher waren es Lieder, die mich persönlich berührt haben, aber jetzt ist es eher Entspannungs- und Meditationsmusik. Inzwischen arbeite ich auch sehr viel mit einem Programm von Christopher Germer und Kristin Neff (ein spezielles Achtsamkeitstraining zur Entwicklung von Selbstmitgefühl), das mir hilft, mehr Selbstmitgefühl zu entwickeln. Das kommt aus der positiven Psychologie und dem Buddhismus, und man lernt, sich selbst besser anzunehmen. Mir hilft das sehr, denn damit komme ich aus meiner Gedankenspirale raus. Ich lerne, mich mit meinen Gefühlen besser auseinanderzusetzen. Inzwischen habe ich das auch auf meinem Handy, dann kann ich mich mal 15 Minuten zurückziehen und mir das anhören. Das ist eine sehr konkrete Übung. Für Angstsituationen in öffentlichen Verkehrsmitteln habe ich ein Sudoku auf meinem Handy. Und ich habe für alle Fälle auch Notfalltropfen dabei; die helfen mir ganz gut.

Wie stark werden dein tägliches Leben und deine Beziehungen durch die Erkrankung beeinflusst?
Der Einfluss war immer sehr stark. Aber gerade in den letzten eineinhalb Jahren habe ich viel gelernt und meine Beziehung hat sich dadurch verbessert. Ich kann viel besser über das reden, was mich gerade beschäftigt und auch mal sagen: »So, ich brauche jetzt mal Zeit für mich. Ich gehe jetzt hoch und mache meine Übungen.« Dann kann ich Konflikten meist schon frühzeitig aus dem Weg gehen. Auch visualisieren kann ich gut. Ich stelle mir inzwischen vor, wie dieses innere Kind in mir aussieht und wie es ihm, das so gelitten hat, geht. Denn die ganze Zeit hatte ich es in einen dunklen Keller gesperrt, weil es nur Ärger machte. Jetzt weiß ich, dass es da ist, dass es ihm noch immer nicht richtig gut geht, aber ich kann es sehen, und es weiß auch, dass ich es sehe. Und wenn es wieder Probleme hat, dann kann ich mich ihm zuwenden. Das ist ein ganz anderes Verhältnis, das wir zwei jetzt miteinander haben.

Kannst du mit deinem Partner, den du jetzt hast, ganz offen über alles sprechen?
Ja, inzwischen schon. Wir sind jetzt über neun Jahre zusammen. Er hat mir wirklich sehr geholfen, weil er ein Mensch ist, der die Dinge so annimmt, wie sie

sind, und nie zu mir gesagt hat: »Du bist doch nicht normal.« Gerade in den letzten eineinhalb Jahren ist unsere Beziehung viel besser geworden. Er weiß jetzt auch viel mehr über mich und wir können gemeinsam an uns arbeiten. Dadurch konnte er sich auch mehr öffnen, denn er ist nicht gerade der Emotionalste. Aber wenn ein Partner sich öffnet, fällt es dem anderen auch leichter. Das ist ein sehr schönes Gefühl, dass wir unsere Beziehung jetzt auf einer ganz anderen Ebene führen können. Ich hatte mal eine Heilpraktikerin, die etwas sehr provokantes über Beziehungen gesagt hat: »Die meisten Beziehungen dieser Welt sind einfach Bedürfnis-Befriedigungs-Geschäftsbeziehungen. Der eine braucht jemanden, der sich um ihn kümmert, und der andere braucht jemanden, der ihn toll findet.« Viele Liebesbeziehungen basieren gar nicht auf Liebe, sondern sind Beziehungen, in denen sich die Partner brauchen. Und es hat mir schon Angst gemacht, das zu merken. Denn auch bei uns war es lange Zeit so: Wir waren abhängig voneinander, haben einander gebraucht. Aber jetzt sind wir endlich so weit, dass wir uns nicht mehr brauchen. Das ist eine totale Befreiung.

Das heißt, ihr habt jetzt eigentlich die höchste Stufe der Liebe erreicht, denn ihr habt erkannt, dass Freiheit die Voraussetzung für eine erfüllte Liebe ist?
Genau.

Du hast ja schon ein paar Dinge erwähnt, die dir geholfen haben, mit der Borderline-Störung besser umzugehen. Gibt es darüber hinaus noch etwas, das dir hilft?
Ja, ich denke schon. Statt der DBT mache ich im Moment eine Schematherapie. Sie hat großen Wert für mich, denn mit der Schematherapie konnte ich mich jetzt – da ich die Skills und den Notfallkoffer aus der DBT habe, um die Symptome zu bekämpfen – gezielt meinen eigentlichen Gefühlen nähern. Das hat mich viel weitergebracht. Und ich habe noch eine Körpertherapie angefangen, bei der ich auch das Gefühl habe, dass sie mir hilft. Denn ich merke gerade, wie wenig ich meinen eigenen Körper eigentlich kenne, wie wenig ich über seine Bedürfnisse eigentlich weiß. Ich lerne nun, wie wichtig es ist, sich auch selbst wahrzunehmen. Ich hoffe, dass ich dann auch schneller reagieren kann, wenn ich merke, dass eine bedrohliche Situation kommt – und nicht erst in die negative oder unangemessene Bewältigung gehen muss.

Würdest du sagen, dass dir die Selbsthilfegruppe auch hilft?
Ja, total. Ich bin jetzt seit Oktober 2014 dabei. Es gibt mir unheimlich viel Kraft, zu wissen, dass ich nicht alleine bin. Außerdem habe ich auch Katrin kennengelernt. Sie hat mir mit ihrer Geschichte so viel Mut gemacht. Ich habe mir nie zugetraut, mal im psychologischen Bereich zu arbeiten, weil ich immer dachte: »Du bist so gestört, dass man dich nicht auf Gestörte loslassen kann. Da würden

die Leute ja die Hände über dem Kopf zusammenschlagen.« Und dann habe ich Katrin getroffen und gemerkt, dass es geht. Und seitdem habe ich mich auf den Weg begeben. Nächstes Jahr werden wir ein gemeinsames Projekt haben. Katrin ist STEPPS-Trainerin und wird eine STEPPS-Gruppe betreuen, in der ich zunächst Teilnehmerin bin. Aber später möchte ich gern selbst meinen STEPPS-Trainerschein machen und dann können wir gemeinsam Gruppen betreuen.

Welche Wünsche und Hoffnungen hast du für 2016?
Vorwiegend, dass ich mit meiner persönlichen Entwicklung weiterkomme, aber auch, dass ich es schaffe, mein Leben so zu organisieren, dass es wirklich mein Leben wird. Dass ich die neue Selbstständigkeit nicht mehr anfange, weil ich irgendetwas beweisen muss, sondern weil es das ist, was ich wirklich machen will. Und dass ich es schaffe, ganz authentisch und wirklich ich zu sein. Das ist mein größter Wunsch.

Welchen Rat würdest du anderen Borderlinern für den täglichen Umgang mit der Erkrankung geben?
Niemals die Hoffnung aufgeben! Man kann ganz viel machen, sich weiterentwickeln, auch wenn es manchmal ganz dunkel aussieht. Ich sehe das auch bei einigen aus der Selbsthilfegruppe, die anfangs total hoffnungslos und verzweifelt waren, aber inzwischen sehen, dass es Licht gibt und viele Möglichkeiten, auch mit Borderline etwas zu erreichen. Es gibt immer wieder Betroffene, die sagen: »Ich habe diese Krankheit, und die ist für immer da und es wird nie anders sein.« Das kann ich jetzt nicht mehr unterschreiben. Ja, Borderline ist immer da, denn der Schmerz, der es verursacht hat, der geht nicht einfach weg. Aber die Art, wie ich damit umgehen kann und wie und ob ich mit mir selbst und meinem verletzten Teil eine Partnerschaft eingehe, die kann sich verändern.[292]

4.8.1. Gute und schlechte Erfahrungen

Das Beispiel von Mila zeigt, wie ein therapeutischer Weg – auch wenn er lang war und mehrere therapeutische Verfahren zur Heilung notwendig waren – zu einem erfüllten Leben mit einer ganz neuen Perspektive führen kann. Mila hatte das Glück, dass ihr alle notwendigen therapeutischen Hilfen zur Verfügung gestellt wurden. Einige Therapeuten, die mit Borderlinern arbeiten, sind selbst betroffen und sind über den langen Weg der Therapie zu ihrem Beruf gekommen.

Leider läuft es in vielen Fällen nicht so gut wie bei Mila. Der Weg zur Therapie ist für die Betroffenen häufig alles andere als einfach. In vielen Fällen gehen sie diesen Weg auch nicht freiwillig, sondern es ist die Not, die sie dazu zwingt. Entschließen sie sich dann zu einer Therapie, gibt es häufig lange Wartezeiten, bis eine Borderline-spezifische stationäre oder eine ambulante Therapie bewilligt wird, und oft kann man sich die Klinik oder den Therapeuten nicht aussuchen. Manche therapeutischen Programme sind schlecht organisiert, die therapeutischen Angebote finden nur lückenhaft oder gar nicht statt, und das Therapeutenteam ist schlecht koordiniert.

Ein weiteres Problem ist, dass Borderliner bei manchen Therapeuten, die nicht auf die Borderline-Störung spezialisiert sind, als schwierige Patienten gelten. Sie bekommen sogar manchmal das Label »Therapeutenkiller«, denn aufgrund ihrer Spaltung in »gut« und »böse« kann es zu Problemen in der therapeutischen Beziehung kommen. Sie idealisieren ihren Therapeuten erst als den besten überhaupt, um dann wegen einer Kleinigkeit vollkommen enttäuscht von ihm zu sein und ihn wütend anzugreifen. Natürlich steht hinter solchen Angriffen der Wunsch des Betroffenen, in seiner Not und Verzweiflung wahrgenommen und angenommen zu werden. Aber für manche Therapeuten ist das schwer zu ertragen. Außerdem muss man als Therapeut bei Borderlinern mit einem langen Therapieverlauf mit vielen Dramen und heftigen Rückschlägen rechnen. So nehmen viele Therapeuten Borderliner nur in begrenztem Umfang an, beantragen keine Therapieverlängerung für sie oder versuchen sogar, die Therapie vorzeitig zu beenden. Die Betroffenen müssen also auf der Suche nach einem ambulanten Therapieplatz oder auch im Laufe einer Therapie mit Ablehnung rechnen – und gerade für sie ist es schwer, mit Ablehnung umzugehen.

Katja hat erlebt, dass ihre Therapeutin unvermittelt die Therapie abbrach, und sie erzählte, was das für sie bedeutete. Von Anfang empfand sie zu ihrer Therapeutin eine außergewöhnlich intensive und ganz besondere Beziehung. In unserem ersten Gespräch erzählte sie mir: »Vom ersten Moment an hat es zwischen uns gefunkt, es passte einfach alles. Die Chemie stimmte. Im Laufe der Therapie – in der sie mit mir sowohl verhaltenstherapeutisch als auch tiefenpsychologisch gearbeitet hat – hat sie bei mir viel aufgedeckt. Dass die Wurzeln für mein Verhalten, für meine gestörten Beziehungen – für all das – in meiner Kindheit lagen, war ein Schock für mich, hatte ich doch bis dato geglaubt, dass ich eine tolle Kindheit hatte. Und nun kam alles hoch. Ich verstand, dass ich nie wirklich frei war, begriff, dass da immer jemand war, der Macht über mich hatte.«[293]

Vor diesem Hintergrund, wird deutlich, wie wichtig Katjas Therapeutin für sie war, und man bekommt eine Ahnung davon, wie furchtbar der plötzliche Therapieabbruch für sie gewesen sein muss. Wie es danach in ihr aussah, beschrieb sie in einer E-Mail (inzwischen befand sich Katja wieder in stationärer Therapie, weil sie nach der Nachricht vom Therapieabbruch durch ihre Therapeutin einen Zusammenbruch erlitten hatte): »Ich funktioniere nur noch. Ich habe schon Angst vor mir selbst, ich erkenne mich nicht mehr. Auch meine negativen Gedanken machen mir panische Angst. Mein Selbstwertgefühl ist im Keller, ich habe den Glauben an mich selbst verloren. Für mich ist jeder Tag eine Qual und ich weiß nicht mehr, wie ich das schaffen soll. Ich spüre mich selbst gar nicht mehr. Ich habe das Gefühl, als ob jemand morgens einen Schalter in mir angeknipst und ich danach wie ein Roboter funktioniere. Der Therapieabbruch hat mich total aus der Bahn geworfen. Ich komme einfach nicht mehr klar, auch weil es für mich keinen richtigen Abschluss gab. Und dann die vielen Absagen von Therapeuten, die ich in den letzten Tagen wieder und wieder kassiert habe – ohne Rückruf oder das Angebot von Wartezeiten. Ich sehe einfach keinen Sinn mehr. Eine ehemalige Mitpatientin aus der Klinik sagte kürzlich zu mir: ›Du verfällst doch immer wieder in Selbstmitleid, es ist ja auch kein Wunder, das niemand mehr etwas mit dir zu tun haben will.‹ Aber was soll ich machen, soll ich lügen und vorspielen, dass mir das alles nichts ausmacht, dass ich stark bin und es schon irgendwie schaffen werde? Das habe ich doch mein ganzes Leben lang gemacht. Und vielleicht ist es ja genau das, was meine Therapeutin zum Therapieabbruch bewogen hat. Dass sie das Gefühl hatte, dass ich ihr etwas vorgespielt habe. Ich denke oft an sie und grübele darüber nach, warum sie sich zu diesem Schritt entschlossen hat. Aber so sehr ich mich auch anstrenge und so sehr ich es auch will, ich komme einfach nicht darüber hinweg.«[294]

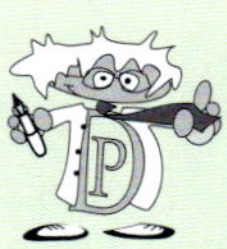

Um Katja die Möglichkeit zu geben, den Therapieabbruch zu verarbeiten, bat ich sie, die ganze Geschichte und alle ihre Gefühle dazu, aufzuschreiben:

Ich möchte euch heute meine Geschichte erzählen, wie ein einziger Mensch, nämlich meine Psychotherapeutin mein ganzes Leben zum Einstürzen gebracht hat. Seit etwa vier Jahren leide ich an schweren Depressionen und an einer Borderline-Erkrankung. Ich musste viele Schicksalsschläge hinnehmen, war in vielen Kliniken, um Unterstützung zu bekommen. Doch egal, was auch passierte, meine ambulante Psychotherapie lief immer weiter nebenbei, wofür ich sehr dankbar war. Denn meine Therapeutin, Frau Dr. Schneider (Name geändert), hat es immer wieder geschafft, dass ich nach vorn schaue. Sie war es, die mir immer wieder vermittelt hat, dass ich kämpfen muss. Nun aber beginnt der Teil der Geschichte, der mir förmlich den Boden unter den Füßen weggerissen hat. Im Februar 2016 ging ich zu meiner Therapeutin, bei der ich alle 14 Tage eine Sitzung hatte. Eigentlich ging es mir an diesem Tag recht gut.

Ich hatte Ziele vor Augen und so viel Mut gefasst, dass ich davon überzeugt war, dass sich endlich in meinem Leben alles zum Positiven wenden würde. Sie öffnete mir die Tür, wie immer mit einem Lächeln. Ich trat ein und sobald ich in ihrer Praxis war, hatte ich dieses wunderbare Gefühl, in einem Schutzraum zu sein. Ich wusste, sie hört mir zu, gibt mir Halt und Kraft weiterzumachen. Aber dann, als wir uns gegenübersaßen, kam zu Beginn der Stunde ein einziger Satz, den ich so schnell nicht vergessen werde: »Es ist heute unsere letzte Stunde.« Ich war wie vor den Kopf gestoßen und verstand nichts. Wie sollte ich auch, hatte ich doch erst kürzlich die Verlängerungsgenehmigung bis Oktober 2016 bekommen. Ich verfiel in Schockstarre. Ich weiß nicht einmal mehr, was die übrige Zeit passierte. Ihre Worte rauschten einfach so an mir vorbei, ebenso wie ihre Erklärung. Ich fühlte mich wie gelähmt, wie in einem Albtraum. Ich konnte nicht einmal sprechen. Ich glaube, ich saß nur noch da und habe gedacht: »Das kann doch jetzt nicht wahr sein!« Die Erinnerung war weg, nur dieser einzige Satz blieb in meinem Kopf, als sei er dort für immer einzementiert. Ich weiß bis heute nicht, wie ich aus dieser Praxis gekommen bin. Erst als ich in meinem Auto saß, kamen mir die Tränen, ich habe geschrien, gegen das Lenkrad getrommelt, meinen Kopf dagegengeknallt – nur um irgendwie aus diesem Albtraum wieder aufzuwachen. Ich glaube, ich hatte einen totalen Nervenzusammenbruch. Wie ich mit dem Auto heimgekommen bin, weiß ich nicht mehr. Aber ich erinnere mich noch, dass mir während der Fahrt mehrfach der Gedanke kam: »Warum fährst du dich nicht einfach tot?« Warum ich dann doch nicht den Mut dazu hatte, es zu beenden, weiß ich nicht mehr. Schließlich hätte ich dann endlich die Ruhe und den Frieden gehabt, nach dem ich mich immer so gesehnt habe. Ich hätte keine Ablehnung mehr erfahren und wäre auch nicht mehr von anderen Menschen verletzt worden. Als ich dann zu Hause war, klingelte plötzlich mein Handy. Es meldete sich eine Frau vom Sozialpsychiatrischen Dienst. Sie rief mich hin und wieder mal an und fragte mich, ob ich Hilfe brauche. Auch heute erkundigte sie sich danach, wie es mir ging. Meine Therapeutin hatte am Vormittag wohl mit ihr telefoniert. Als ich das hörte, dachte ich: »Ach so ist das, jetzt schiebt sie dich einfach ab!« Ich habe ihr nur gesagt, dass ich jetzt nicht sprechen kann und es mir verdammt schlecht geht. Mehr konnte ich nicht sagen. Am nächsten Tag sollte ich zu ihr kommen, was ich auch getan habe. Alles hat sich für mich so unwirklich angefühlt, als wäre ich in Trance. Ich war wie im Schockzustand. Mittendrin in einem Trennungstrauma. Wie oft sollte ich das noch erleben? Acht Menschen hatte ich bereits innerhalb eines Jahres verloren – entweder durch den Tod oder durch meine verdammte Krankheit. Ich kann gar nicht beschreiben, wie ich mich →

fühlte, aber ich glaube, ich habe mich noch nie so allein, so verdammt verloren, so unglaublich einsam gefühlt. Ganz allein mit meinem Schmerz. Jeden Abend gehe ich zu Bett und bete, weil ich ein gläubiger Mensch bin! »Lieber Gott lasse mich nicht mehr aufwachen. Mein ganzes Leben besteht nur noch auch Schmerz, Trauer und Hoffnungslosigkeit. Ich sehe keine Licht mehr am Ende des Tunnels.« Aber Gott erhört mich einfach nicht. Ich frage mich jetzt seit einer Woche, wie meine Therapeutin, die mich zwei Jahre und drei Monate begleitet hat, einfach sagen konnte: »Aus und vorbei. Schluss für immer.« Und Therapeuten wachsen ja nicht gerade auf Bäumen – es ist verdammt schwer, überhaupt einen zu finden. Ich habe mittlerweile 18 Absagen bekommen. Auch frage ich mich, wie verantwortungslos sie als Ärztin sein konnte, mich in diesem Zustand gehen zu lassen. Ich habe ihr noch einen Brief geschrieben und sie angefleht, mir noch eine Chance zu geben. Ohne Erfolg. Ja, wie fühle ich mich nun, nach einer Woche? Wie eine leere Hülle, in der zwar noch ein Herz schlägt, aber alles andere scheint tot. Ich habe nur das kleine Fünkchen Hoffnung, dass sie sich vielleicht doch noch einmal meldet und sich vielleicht doch alles zum Guten wendet. Das hält mich am Leben. Die Hoffnung stirbt ja bekanntlich zuletzt. Heute kam dann der zweite Schock dazu: Ich war bei meinem Arzt, der mir immer meine Medikamente verschreibt. Unter Tränen habe ich ihm von dem Therapieabbruch meiner Psychotherapeutin erzählt. Und was machte er? Er zuckte nur mit den Schultern und meinte: »Vielleicht hat ja der Abbruch gar nichts mit Ihnen zu tun.« Das war wie ein Schlag ins Gesicht für mich. Aber das war noch nicht alles, denn er setzte nach: »Na, Sie tun ja auch alles, damit Menschen Sie ablehnen!« Dong, ein weiterer kräftiger Schlag vor den Kopf. Wie viele von diesen Schlägen sollte ich eigentlich noch aushalten? Wie oft sollte ich mir so etwas Demütigendes sagen lassen müssen? Was mache ich nur falsch? Immer wieder suche ich die Schuld dafür bei mir. Bin ich denn wirklich so ein Monster, das so wenig liebenswert ist, dass man es ablehnen muss? Ich fühle mich, als hätte man mich ins eiskalte Wasser geworfen – wie eine dieser armen Laborratten, die man in ein Schwimmbecken setzt, nach dem Motto: »Nun schwimm mal los, und wenn du es nicht schaffst, na, dann ertrinkst du eben.« Vielleicht soll das ja so sein? Und vielleicht wäre es ja sogar gut so, dann müsste ich in keine Klinik mehr, müsste keine Krankenkasse mehr bitten, irgendwelche Therapiekosten für mich zu übernehmen. Was soll ein Mensch nur alles ertragen? Ich habe keinen Halt mehr. Ich bin allein, habe nur noch meine Tochter. Sie ist der einzige Grund, warum ich noch lebe. Aber ich weiß, wie sehr sie darunter leidet, dass ihre Mutter so verzweifelt ist. Gott sei Dank hat sie eine gute Therapeutin, die sie begleitet. Aber wie es mit mir weitergehen soll, weiß ich nicht … [295]

Zum Glück ist das, was Katja mit ihrer Therapeutin erlebt hat, ein eher seltener Fall. Wir sprachen auch mit anderen Betroffenen über ihre Therapieerfahrungen, die sehr unterschiedlich waren.

Bei Semra war es die Not, die Ausweglosigkeit, die sie dazu gezwungen hat, sich endlich in Therapie zu begeben. »Als ich mit meiner Tochter schwanger geworden bin,« erzählt Semra, »wurde es schlimmer: Ich war noch impulsiver, habe meinen Mann ständig rausgeschmissen. Immer sollte er mir neu seine Liebe beweisen, beweisen, dass ich ihm etwas bedeute – obwohl er doch schon bei mir war und wir verheiratet waren. Ständig habe ich neue Beweise für seine bedingungslose Liebe gesucht. Nie habe ich ihn so akzeptiert wie er ist. Aber als dann meine zweite Tochter auf der Welt war, wurde alles so schlimm, dass mein Mann irgendwann zu mir gesagt hat: ›Jetzt mach endlich die Therapie, sonst geht unsere Ehe kaputt.‹ Ich habe dann meine erste Panikattacke bekommen und gedacht: ›Ich sterbe!‹ Ich war verzweifelt, wusste nicht weiter, habe meinen Mann angerufen, damit er mich in die Notaufnahme fährt. In der Klinik haben die Ärzte mir geraten, dass ich eine stationäre Therapie machen soll. Nur einen Tag später haben sie mich in die stationäre Therapie aufgenommen. Die ersten Tage waren alles andere als einfach. Ich wollte nur nach Hause. Erst ging es mir gar nicht gut, alles war neu, außerdem hatte ich ein schlechtes Gewissen, weil ich meine Kinder zurückgelassen hatte. Aber dann ist mein Mann jeden Tag mit meinen Kindern vorbeigekommen, das hat mir sehr geholfen.«[296]

So wie Mila und andere Borderliner hat Michael viele Therapien hinter sich. Auf diesem Weg hat ihn seine Exfrau sehr unterstützt. »Ohne sie würde ich heute nicht mehr leben. Wir haben viel geredet, uns mit den möglichen Therapien auseinandergesetzt und ambulante Therapien gesucht. Die Therapien taten mir auf jeden Fall gut. Wobei ich auch sagen muss, dass ich während der dreimonatigen Therapie keine große Veränderung gespürt habe. Das kam erst vier bis fünf Monate später. Erst da ist mir aufgefallen: ›Du schneidest dich ja nur noch einmal im Monat. Nicht mehr so häufig.‹ Auch, dass ich plötzlich viel besser mit anderen Menschen klarkam, war ein Ergebnis der Therapie.« Was Michael letztendlich am besten geholfen hat, vermag er nicht zu sagen: »Ich hatte einmal die Woche ein Gespräch mit einem Psychologen, außerdem Gruppengespräche und therapeutisches Reiten. Aber welche Therapieform das nun war, darüber hat man mich nicht aufgeklärt.«[297]

Charlotte hat ihre Therapie zunächst nur so viel gebracht, dass sie wusste, dass sie krank ist und eigentlich nie wieder arbeiten gehen kann: »Sie haben mir in der Klinik gesagt, dass ich einen Rentenantrag stellen sollte, was für mich überhaupt nicht in Frage kam, denn ich wollte ja unbedingt wieder zurück in meine Firma. Dann haben sie mir geholfen, einen Schwerbehindertenausweis zu beantragen. Seitdem habe ich eine 60-prozentige Schwerbehinderung auf meine psychische Erkrankung. Allerdings hatte das für mich zur Folge, dass ich keine Beschäftigung mehr gefunden habe. Mir blieb nur die Selbstständigkeit. Positiv für mich war, dass ich erkannte: ›Du bist nicht allein.‹ Auf einmal waren da so viele Menschen, die mir sagten: ›Ja, ich habe auch Borderline.‹ [298]

Marlene hatte vor ihrer Therapie das Gefühl, dass ihr Leben einer Achterbahnfahrt gleicht. »Aber jetzt nach meiner DBT-Therapie muss ich sagen, ist es nicht ganz so. Weil man ja lernt, viel mehr auf sich zu achten. Man lernt, die Frühwarnzeichen zu registrieren und merkt daher meist rechtzeitig, wann das Achterbahnwägelchen wieder hochfährt und bekommt mit, dass man jetzt etwas tun muss, damit es nicht gleich mit einem runterrast. Heute, nach der Therapie, kenne ich mich und meine Grenzen viel besser. Ich profitiere noch immer von dem Handwerkszeug, das sie mir während der Therapie in die Hand gegeben haben. Ich lerne jeden Tag dazu, und das ist gut.«[299]

Romy hat vor allem die Körperwahrnehmungstherapie als positiv wahrgenommen: »Ich habe relativ lange gebraucht, um mich darauf einlassen zu können. Ich dachte immer: ›Was ist das für ein Blödsinn?‹ Da stellt sich einer vor mich hin und will mir erklären, wo meine körperliche Grenze ist. Und dann fragt er mich, wie ich mich fühle, wenn er dies oder jenes macht oder wenn er sich so oder so bewegt. Das fand ich total absurd. Aber irgendwann konnte ich mich darauf einlassen, und ich muss sagen, dass mir das auch am meisten gebracht hat – auch um für mich klarzubekommen: ›Was ist das gerade für ein Gefühl?‹ Die Gruppentherapien hingegen haben mir nichts gebracht. Denn gerade die Entspannungsübungen kann ich nicht machen, wenn andere Leute dabei sind. Das hat für mich ganz viel mit Vertrauen zu tun. Und ich finde auch, dass gerade die Geschichten der anderen Teilnehmer ganz schön triggern können.« Außer der Körperwahrnehmungstherapie haben Romy vor allem das DBT-Programm und Therapieverträge-Vereinbarungen geholfen: »Was ich auch gut fand, war, dass ich mich in der Kinder- und Jugendpsychiatrie selbst verletzen durfte. Aber mit der Konsequenz und der klaren Ansage: ›Wenn du dich selbst verletzt, kommst du und zeigst uns deine Wunden, aber du weißt dann, wo der Schrank ist, und hast sie selbst zu versorgen.‹ Das hat mir gezeigt, dass es nichts mehr war, wofür man Aufmerksamkeit bekommen hat.«[300]

Nach den Anfangsschwierigkeiten mit der Therapie, von denen Semra uns berichtet hat, waren ihre Erfahrungen durchweg positiv: »Also von der Therapie in der

Klinik kann ich nur sagen, dass alles sehr positiv war, ich habe gar nichts Negatives zu sagen. Lediglich die erste Woche war nicht so gut, aber das ist glaube ich für jeden so, der neu ankommt. Positiv waren alle Therapien, die ich hatte – Musik, Gestaltung, Einzeltherapie und Sport. Gerade die Einzeltherapie hat mir sehr geholfen. Immer dann, wenn etwas war, konnte ich zu einer Krankenschwester gehen und ihr Bescheid sagen. Dann bekam ich sofort ein Gespräch mit meiner Therapeutin. Auch zu meinem normalen Leben draußen Abstand zu gewinnen, hat mir gutgetan. Ich konnte mich komplett auf die Therapie konzentrieren, hatte Zeit für mich und konnte viel nachdenken.«[301] Semra hat in der Therapie ihren sicheren Ort gefunden. Sie hat ihn mit ihrer Gestalttherapeutin gemalt: »Es ist eine kleine Berghütte auf der Alm, inmitten wunderschöner, unberührter Natur. Vor dem Haus steht eine alte, gemütliche Holzbank. Die Sonne scheint, ich sitze auf der Bank und blicke auf den Gebirgsbach, höre das Wasser, das vorbeifließt. Das ist mein sicherer Ort. Und an diesen Ort versetze ich mich sofort, wenn ich meinen Vater sehe. Und ich habe auch einen Ort, an dem ich mit meinem inneren Kind spreche. Das ist ein Häuschen in den Wolken, weil ich mich da oben sicher fühle. Ich spreche mehrmals täglich mit meinem inneren Kind und schaue, wie es ihm so geht.«

Einen typischen Dialog mit ihrem inneren Kind beschreibt Semra so: »Ich hasse dieses innere Kind, weil es mich und mein Leben komplett kontrolliert. Meistens spreche ich mit ihm, wenn ich viel Aufmerksamkeit suche und sie nicht bekomme – von meinen Freunden beispielsweise. Und dann sage ich zu ihm: ›Was willst du jetzt wieder?‹ oder ›Was suchst du?‹ Und es antwortet: ›Ich suche Aufmerksamkeit. Ich brauche diese Aufmerksamkeit, ich brauche Bestätigung, Liebe.‹ Dann sage ich: ›Ja. Aber diese Liebe kannst du nicht mehr bekommen. Diese Liebe hätte deine Mama dir geben können, vor Jahren, als du noch klein warst.‹ Das Kind in mir aber bleibt störrisch und beharrt darauf: ›Ich will jetzt aber trotzdem Aufmerksamkeit. Und du kannst mich auch nicht daran hindern.‹ Und ich antworte: ›Ja, ich weiß, dass du Aufmerksamkeit brauchst, aber das geht jetzt nicht. Wir müssen lernen, erwachsen zu sein.‹ Und dann wird es mir zu viel. Ich muss dann raus aus dem Dialog, weil ich das nicht mehr aushalte, mit diesem doofen inneren Kind zu sprechen.« Vor allem wenn Semra »so einen richtigen Sch...tag« hat, »mit Zweifeln, oder wenn ich mal wieder glaube, dass ich nichts wert bin, oder wenn ich merke, dass ich mal wieder ganz viel Aufmerksamkeit brauche«, geht sie in den Dialog mit ihrem inneren Kind. »Oder wenn ich Stress mit meinem Mann habe, oder wenn meine Mutter mich provoziert.«[302]

Julia hat erst mit 35 Jahren die richtige Therapie gefunden: »Das war tatsächlich eine Borderline-Station in einer psychosomatischen Klinik. Ich wusste nicht besonders viel darüber und wusste auch nicht, warum ich dahin geschickt wurde.

Ich dachte, es ginge um die Essstörung, weil ich richtig dick geworden war. Ich war ziemlich überrascht, als mir die Leute in der Klinik gesagt haben: ›Nein, um das Essen brauchen wir uns jetzt nicht zu kümmern. Das kommt später von selbst.‹ Aber als sie dann erklärt haben ›So Leute, hier habt ihr alle ein Einzelzimmer und das braucht ihr auch. Die Therapie wird hart für euch. Aber wir sind täglich 24 Stunden da. Ihr könnt uns immer sagen, wenn etwas ist. Bevor ihr euch verletzt, kommt zu uns.‹, fühlte ich mich irgendwie angenommen. Und als sie mir dann später erzählten, dass auch schon mal jemand das gesamte Schwesternzimmer auseinandergenommen hat und es keinen Ärger gab, war ich erst mal perplex. Es ist wohl nachts passiert und das Personal hat wirklich nur dagestanden und den Patienten toben lassen, ist nicht eingeschritten, und als er sich beruhigt hatte und das Zimmer völlig in Trümmern lag, haben sie ihn angesprochen und gefragt: ›Können wir jetzt reden?‹ Da wusste ich, hier wirst du verstanden! Die wissen, warum ich das mache, warum ich manchmal ausrasten muss, sie wissen, warum ich nicht mehr anders kann. Und sie wollen mit mir gemeinsam einen Weg finden, damit ich besser klarkomme. Das war eine Offenbarung für mich. Die Leute in der Klinik haben mir ein zweites Leben geschenkt, weil sie viel erklärt und immer wieder gesagt haben: ›Ihr müsst wissen, was los ist. Wir können euch nicht heilen, aber wir können euch helfen, besser damit zu leben.‹ Zu verstehen, warum ich ausraste, warum ich keine Kontrolle mehr über mich habe und warum ich manchmal Sachen mache, an die ich mich hinterher gar nicht mehr erinnern kann, das war toll. Zu erfahren: ›Du bist nicht schuld!‹, das war für mich eine große innere Entlastung. Und natürlich hat es mir auch Hoffnung gegeben, vielleicht damit doch noch leben zu können.«[303]

Auch Emma hat die Therapie geholfen, selbst wenn es zwischendurch schwierige Phasen gab, in denen es ihr schlechter ging als vorher: »Wenn ich mich nicht in Therapie begeben hätte, dann weiß ich nicht, ob ich heute noch hier wäre und wenn ja, wo ich wäre. Vielleicht in einer geschlossenen Psychiatrie, denn mit den Jahren ist es immer extremer geworden. Doch jede Therapie hat zwei Seiten: die eine, die dir hilft und die andere, die erst einmal alles verschlimmert. Wenn man an seine Gefühle herangeht, sich traut, in die Vergangenheit zu schauen und all das anzusehen, was dort so verschüttet war und was man nicht sehen wollte, dann wird es natürlich erst einmal schlimmer. Wenn dir aber bewusst wird, was genau nicht richtig ist mit dir und warum es in deinem Leben nicht rund läuft, dann ist es zunächst einmal ein ganz schöner Schock. Aber dann wird es besser, irgendwann.«[304]

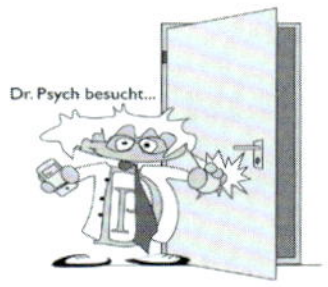

Sascha erzählt mir, dass er weiter in therapeutischer Behandlung ist. »Ich hatte vor einigen Tagen genauso einen klassischen Nervenzusammenbruch wie zuletzt vor fünf Jahren. Auch die Suizidgedanken waren sofort wieder präsent. Deshalb habe ich beschlossen sie weiterlaufen zu lassen.«[305] Natürlich frage ich Sascha auch, wie es bei ihm weitergeht. »Ich will, werde und muss weiter an mir arbeiten. Die Frage, wie viele Jahre es noch dauert, bis ich sagen kann, ›ich kann damit gut leben‹, vermag ich derzeit nicht zu beantworten. Ich werde versuchen, mit weniger Therapie auszukommen, weil ich machmal das Gefühl habe zu stagnieren. Zudem habe ich – durch meine soziale Ader – auch im Hinterkopf, dass es vielleicht andere Menschen gibt, die den Therapieplatz dringender brauchen als ich. Ich weiß um meine Probleme, kenne die Strategien und Hilfsmittel, aber ich kann sie nicht immer anwenden, und da kann mir dann auch mein Therapeut nicht großartig helfen. Ich bräuchte ihn eher im Alltag an meiner Seite und nicht alle zwei Wochen mal für eine Stunde. Das mag vielleicht widersprüchlich klingen, doch im Moment kann ich es nicht anders sehen. Denn wenn es wirklich hart auf hart kommt und es mir nicht gut geht, bin ich allein. Und dann sind meine Freunde für mich da.« Weil also sein Therapeut leider allzu häufig nicht da ist, wenn er ihn braucht, setzt Sascha auf seine Freunde oder Bekannten, die ihn eher auffangen können: »Aber nicht aufgrund des Status als Therapeut oder Freund, sondern einfach, weil Therapeuten heute nie Zeit haben. Es ist ja nicht so, dass du sagen kannst ›Ich habe jetzt gerade eine Krise und brauch eine Stunde‹. Die Therapeuten sind auf Monate ausgebucht. Aber ich brauche die Hilfe dann, wenn es mir nicht gut geht und nicht erst dann, wenn ich zwei Wochen später bei meinem Therapeuten sitze und all das wieder hochhole, was vor zwei Wochen aktuell war. Es ist schon so, dass mir mein Therapeut das eine oder andere erklärt und ich auch eine gewisse Unterstützung durch ihn erfahre. Aber schlussendlich gehe ich dann nach Hause und wenn dann innerhalb der nächsten zwei Wochen etwas passiert, muss ich damit selbst klarkommen und muss damit umgehen können. Deshalb haben wir beschlossen, mal eine Pause zu machen.«[306]

Amelie konnte deutliche Qualitätsunterschiede der einzelnen DBT-Angebote feststellen. Inzwischen hat sie ihre Stimmungsschwankungen und Spannungszustände nach eigener Aussage ganz gut im Griff: »2009 war ich in einer Klinik im Sauerland, in der ich eine DBT (Dialektisch-Behaviorale Therapie) bekam. Davor habe ich versucht, in einer anderen Klinik eine DBT zu machen, aber das hat nicht funktioniert, denn DBT ist nicht gleich DBT. Es gibt Menschen, die können das rüberbringen, die kennen sich damit aus, und es gibt solche, die knallen einem das Manuskript auf den Tisch und sagen: ›Hier steht alles. Einen Therapeuten können wir Ihnen nicht zur Seite stellen, Sie müssen sich das schon selbst erarbeiten. Wenn Sie Fragen haben, können Sie sich ja an das Pflegepersonal wenden.‹ Ich war total perplex und habe gedacht, die wollen mich auf den Arm nehmen, aber die haben das ernst gemeint. Als ich dann später in die Klinik im Sauerland kam, habe ich die DBT ein weiteres Mal probiert, und von da an ging es bergauf, denn dort wurde mir alles ganz genau erklärt. Auf der Station arbeiteten auch Pfleger mit Borderline, und wenn sie mir ihre eigene Geschichte erzählten und darüber berichteten, wie sie mit ihrer Erkrankung umgegangen sind und wie sie all das empfunden hatten, dann konnte ich das eher annehmen, als wenn mir ein Psychiater oder eine Ärztin gegenübersaß und mir etwas über Borderline erzählte – denn die waren ja nur Theoretiker. In der Klinik im Sauerland haben alle ein unglaubliches Feingefühl bewiesen. Sie wussten genau, wie weit sie mich triezen konnten und wann sie mir auch mal in den Hintern treten mussten, denn irgendwann ruht man sich ja auch auf dem Erreichten aus. Sie haben sich Zeit für mich genommen und mir geduldig erklärt, warum ich die Achtsamkeitsübungen machen sollte. Und irgendwann habe ich es verstanden und von da an ging es bergauf.

Geholfen hat mir auch, dass wir vor Ort eine ganz gute Therapieanbindung haben und ich einen tollen Arzt habe, der mich seit 2009 begleitet. Er hat nie die Hoffnung aufgegeben und immer gesagt, dass ich das schaffen würde. Als ich damals auf die geschlossene Station sollte, hat er zu mir gesagt: ›Ich glaube an Sie, Sie schaffen das.‹ Im Laufe meiner vielen Therapien hat sich für mich schnell herauskristallisiert, welche Ärzte Ahnung haben und welche nicht. Wenn beispielweise ein Psychiater zu mir gesagt hat: ›Ja, das Fixieren ans Bett ist gut für Sie‹, kann der nicht wirklich in meine Gefühlswelt vorgedrungen sein und mich verstanden haben. Wenn ich einfach fixiert und ruhiggestellt wurde, konnte ich meinen Kopf nicht mehr gegen die Wand schlagen und auch keine Gegenstände mehr verschlucken, wie zum Beispiel Teelöffel. Das ging dann nicht mehr, denn ich war ja unter Kontrolle.«[307]

Nele hat zwei sehr gegensätzliche Erfahrungen gemacht: »Einmal auf der Kinderstation, wo ich als 14-Jährige war. Ich erinnere mich, dass dort ein schönes, fast familiäres Klima herrschte, das mir gutgetan hat. Auch wurde mir endlich wieder eine Tagesstruktur vermittelt, mit der ich wegkam von dem ständigen Denken ans Essen oder ans Nichtessen. Einige Jahre später war ich allerdings auch mal in einer Klinik, in der wir nur mit Medikamenten vollgepumpt wurden. Weil ich damals noch minderjährig war, musste meine Mutter unterschreiben und hat es dann auch getan – nach dem Motto: ›Machen sie mal, Hauptsache sie ist ruhig.‹ Die Ärzte haben mir damals erklärt, dass ich die Tabletten bräuchte, weil ich so starke

Stimmungsschwankungen hätte. Aber diese Pillen haben mir Angst gemacht, weil ich plötzlich gar nichts mehr gefühlt habe. Als Borderliner hat man sowieso Probleme mit den Gefühlen, aber da habe ich mich gefühlt, als ob ich tot wäre.«[308]

Sarahs Geschichte zeigt, dass eine ambulante Psychotherapie scheitern kann, wenn der Therapeut nicht genügend darauf geschult ist, mit der speziellen Problematik von Borderlinern umzugehen. Sarah war nie in der Klinik: »Ich sollte zwar immer, doch ich hatte tausend Ausreden, warum ich gerade nicht konnte. Und das hat man mir immer abgenommen. Die Psychotherapie hat mir nicht viel gebracht, weil ich den Therapeuten genauso manipuliert habe wie alle anderen.« Ihre Therapie abgebrochen hat sie dennoch nicht. »Ich habe es schon durchgezogen. Aber die Anlügerei hat sich durch meine gesamte Therapie gezogen. Und er hat mir alles geglaubt.« Ihrem Therapeuten hat Sarah deshalb immer neue Lügengeschichten aufgetischt, »damit er mich in Ruhe lässt. Weil er mir immer so blöde Fragen gestellt hat, die mir so auf den Keks gegangen sind, dass ich dann irgendetwas erzählt habe. Ich habe ihn angelogen und habe ihm dabei in die Augen gesehen.«[309]

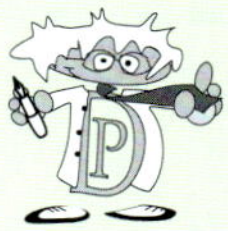

Kommen wir noch einmal zu unserem pinkfarbenem Pinguin zurück, der zeigt, dass Menschen verschieden sind und somit sehr unterschiedlich auf dieselben Dinge reagieren. Genauso kann der eine Borderliner auf ein bestimmtes Therapieverfahren sehr gut ansprechen, während es für den anderen nutzlos ist oder seinen Zustand sogar verschlimmert. Aber die Berichte zeigen auch, dass es große Qualitätsunterschiede innerhalb eines Verfahrens gibt. Ob beispielsweise eine DBT hilfreich für die Betroffenen ist, steht und fällt mit der Kompetenz der einzelnen Therapeuten, der Organisation der Angebote und der Kooperation im Team. So hat auch das Fertigkeitentraining vielen Betroffenen sehr geholfen, und sie wenden ihre persönlichen Skills konsequent im Alltag an, wogegen andere kaum etwas davon umsetzen können.

4.8.2. Von Bädern, Düften & Co. – wie das Skills-Training Betroffenen hilft

Die Skills, die Katja in der Klinik gelernt hat, helfen ihr in einigen schwierigen Situationen, doch oft bleiben sie leider auch wirkungslos. Dann hilft ihr die Vorstellung, loszulassen, fliegen zu können, endlich frei zu sein und nicht mehr leiden zu müssen.

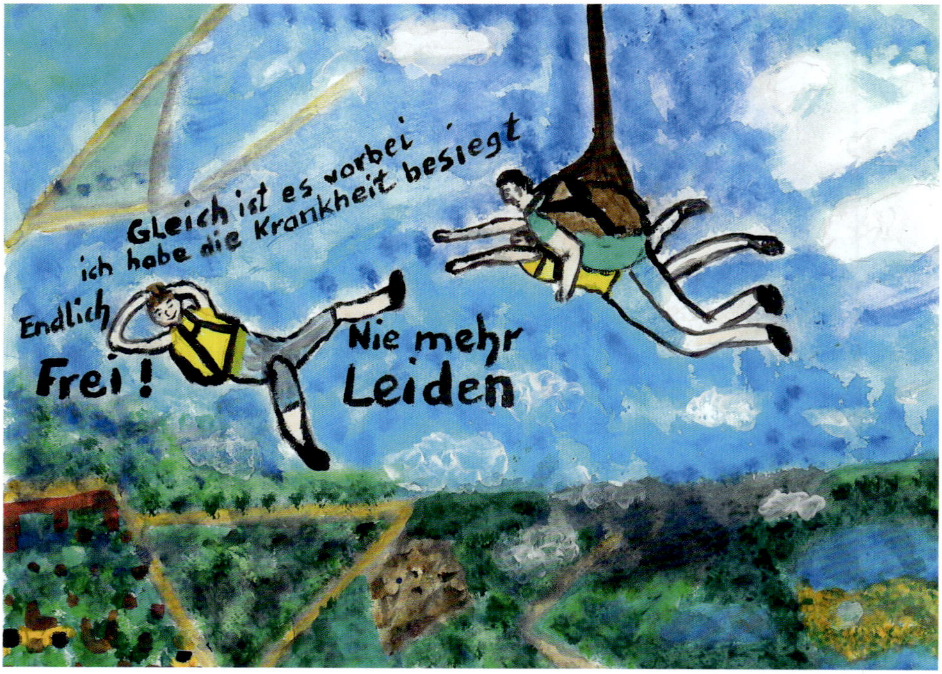
Gleich ist es vorbei
ich habe die Krankheit besiegt
Endlich
Frei!
Nie mehr
Leiden

Abbildung 28: »Am liebsten einfach loslassen, fliegen und endlich frei sein …«, Zeichnung von Katja

Auch dem alkoholabhängigen Michael helfen die Skills nur bedingt: »Wenn ich zum Entgiften in die Klinik gehe, dann nehme ich immer ein paar Gummibänder mit, damit ich wenigstens ab und an mal mit diesen Gummis schnipsen kann. Das hilft erst mal über das Gröbste hinweg, aber natürlich geht es nicht weg davon. Allerdings: Wenn es ganz schlimm kommt, hilft mir nichts, dann muss ich mich schneiden.«[310]

Romy hingegen hat ihre ganz persönlichen Skills gefunden, die ihr guttun: »Ich gehe jeden Tag in die Badewanne, egal wie teuer das wird. Manchmal auch zwei- oder dreimal am Tag. Ich gehe viel spazieren, raus in die Natur, um andere Eindrücke zu sammeln. Und Düfte helfen mir. Ich bin total an Düften orientiert. Ich habe ganz viele Duftlampen und Parfüms um mich herum. Ich habe mich mal in der Schule vor einer Prüfung mit einer ganzen Flasche »Hypnotic Poison« eingesprüht. Das muss für meine Mitschüler eine Qual gewesen sein, aber mich hat das echt runtergebracht. Das ist mein Ventil.«[311]

Amelie hat im Skills-Training gelernt, ihre Gefühle zu akzeptieren: »Ich glaube, am besten komme ich klar, wenn ich mich selbst in Ruhe lasse und mich nicht verrückt mache, sondern versuche, das anzunehmen, was gerade kommt. Seit zweieinhalb Jahren bin ich verletzungsfrei. Seit eineinhalb Jahren nehme ich auch keine Medikamente mehr. Und wenn diese Stimmungsschwankungen kommen, versuche ich, wenn ich allein bin, sie zu akzeptieren. Wenn ich in der Öffentlichkeit oder mit Freunden unterwegs bin, kann ich das gut verdrängen. Oder ich nehme mir eine kleine Auszeit, indem ich schnell zur Toilette gehe. Wenn ich alleine in meiner Wohnung bin, lasse ich die Gefühle zu und schaue mir an, was das für Gefühle sind und warum sie gerade jetzt kommen. Kürzlich ist es mir mal passiert, dass ich vier Stunden lang mit solchen Gefühlen gekämpft habe, auch weil ich die Vorwarnzeichen nicht erkannt habe. Es kamen einfach zu viele Dinge auf einmal zusammen, mit denen ich nicht gerechnet hatte. Ich habe dann versucht, es anzunehmen, habe die Situation gewechselt, ferngesehen oder bin auf den Balkon gegangen. Und ich habe mich immer wieder gefragt, was das für ein Gefühl ist. Aber wenn ich dann die Antwort gefunden hatte, hatte ich das Problem, dass ich dieses Gefühl – beispielsweise Wut – ja gar nicht haben wollte.«[312]

Inzwischen kann Amelie die Gefühle, die gerade in ihr aufkommen, differenziert wahrnehmen: »Ich versuche, mir immer zu erklären, warum die Situation jetzt entsteht. Zum Beispiel hatte ich mich verabredet und meine Freundin musste absagen, weil ihr Sohn krank war. Natürlich war ich enttäuscht, obwohl ich doch weiß, dass eine Mutter, wenn ihr Kind krank ist, bei ihm sein muss. Das war der Grund für ihre Absage und nicht, dass sie sich nicht mit mir treffen wollte. Es hilft mir, in diesen Situationen nach dem Grund zu fragen. Dann verstehe ich besser, dass es gar nicht gegen mich gerichtet ist und dass es der andere ja nicht böswillig macht. Mit dieser Methode schaffe ich es, dass meine Gefühle nicht überschäumen.«[313]

Bei Marlene helfen Ammoniak-Ampullen, um inneren Druck oder Spannung abzubauen: »Kleine Ampullen, die mit Stoff umwickelt sind, knicken, schütteln, ordentlich dran riechen. Das holt mich schnell auf den Boden der Tatsachen zurück. Auch Kaugummi kauen, Seifenblasen blasen oder mit meinem Kind spielen hilft. Man sucht sich dann auch viele Sachen im Alltag. Wenn ich zum Beispiel mit meiner Tochter spiele, dann suche ich mir nebenbei etwas, womit ich herumspielen kann, etwas, das mich entspannt. In 97 Prozent der Fälle merke ich rechtzeitig, wenn es wieder so weit ist, und mein innerer Druck zu groß wird.«[314]

Semra erzählt, dass sie sich immer noch ritzt, wenn sie ihrer Wut ausgeliefert ist: »Das ist aber in der Therapie besser geworden. Wir haben da auch einen Notfallkoffer zusammengestellt, aber ich vergesse ihn ganz oft. Ich habe auch einen

Igelball, oder ich rauche, um runterzukommen. Oder ich kaue Kaugummi, oder auch Zitronendüfte helfen mir.« Als ich Semra allerdings bitte, ihren Notfallkoffer mal zu holen und nachzuschauen, was noch alles drin ist, findet sie ihn nicht. »Verdammt«, sagt sie schließlich nach einigem Suchen, »hätte ich ihn nur mal rausgeholt!« Schließlich bitte ich Semra, doch mal zu beschreiben, was alles drin ist: »Da stehen auf jeden Fall viele komische Dinge drin. Diesen Koffer bekommt jeder, der Probleme mit seiner Wut hat oder angespannt ist. Aber was war da alles drin?« Semra überlegt: »Es gibt diese Plastikfolie mit Bläschen, die man ausdrückt, das hilft mir auch, wenn ich sie gerade parat habe. Ansonsten hilft mir Watte, wenn ich sie kneife und darauf herumspiele. Spazierengehen hilft manchmal und Schokolade ... Hauptsache süß, egal welche Sorte. Auch ein Wutball, den man zusammendrücken kann, hilft. Aber ansonsten fällt mir so schnell nichts ein.«[315]

Emma hat mittlerweile drei Aufenthalte in der Tagesklinik hinter sich: »In dieser Zeit habe ich Skills-Training gelernt. Es fällt mir aber total schwer, das in Momenten, in denen ich so angespannt bin, auch umzusetzen. Denn in diesen Momenten nehme ich das überhaupt nicht mehr wahr, weil mein Kopf ausgeschaltet ist. Das ist mein größtes Problem, wahrzunehmen, wann es mir ganz gut geht und wann es mir schlecht geht. Diese Wahrnehmung habe ich bis heute nicht. Was ich aber machen kann, und was auch immer hilft, ist der Kontakt mit meinen Tieren, vor allem mit meinen Hunden, weil sie für mich wahrnehmen, was mit mir los ist.« Wenn der Druck für sie zu groß wird, und sie das Skills-Training noch nicht umsetzen kann hilft allerdings nur: »Essen, Hungern, Rauchen, Geld ausgeben, Haare ausreißen. Ich weiß natürlich vom Verstand her, dass das Mist ist. Aber ich weiß auch, dass diese Dinge für mich funktionieren. Ich habe natürlich meinen Notfallkoffer, aber ich habe ihn noch nicht oft genug eingesetzt, weil ich noch kein Vertrauen in seinen Inhalt habe. Ich weiß nicht, ob das, was da drin ist, mir wirklich hilft. In der ersten Klinik haben wir sehr intensiv Skills-Training praktiziert und Notfallpläne erarbeitet. In der zweiten Klinik war das anders, da kam dann nur die Frage: ›Hast du deinen Notfallkoffer? Hast du deine Liste?‹ Mit Skills wurde dort nicht gearbeitet.«[316]

Charlotte wurde während ihrer stationären DBT sehr von einem Pfleger und einem Physiotherapeuten unterstützt, die ihr Wege zum Spannungsabbau aufzeigten, die zu ihr passen: »In der Klinik gab es einen erfahrenen Pfleger, der schnell herausgefunden hat, dass ich keine Ruhe brauche, sondern aktiv sein muss. Er hat mich beispielsweise zum Boxen geschickt. Und so fing alles an: Ich habe geboxt, bin Fahrrad gefahren und bin wieder gejoggt. Und was mir sehr gut hilft, ist das Trampolinspringen. Darauf hat mich der Physiotherapeut in der Klinik gebracht.

Irgendwann kam er zu mir und sagte: ›So, jetzt gehst du mal aufs Trampolin und machst dazu nach und nach Boxübungen.‹ Und das war großartig. Ich bin von dem Trampolin runter und hatte noch Stunden später so ein schönes Gefühl im Kopf.« Wenn Charlotte auf dem Trampolin steht und springt, fängt sie an, »die Boxübungen nach und nach immer perfekter auszuüben. Mein Kopf ist dann ganz und gar damit beschäftigt. Wenn ich springe, gibt es dann irgendwann den Punkt, wo mein Kopf immer leerer wird. Ich kann alles um mich herum vergessen und mich voll und ganz auf das Trampolinspringen konzentrieren.« So lernte Charlotte in einen Flow-Zustand zu kommen. Leider hat sie kein Trampolin zu Hause, aber sie fand eine andere Möglichkeit: »Ich habe mich stattdessen wieder im Fitnessstudio angemeldet und angefangen zu joggen.«[317]

Nele wusste bis vor Kurzem noch gar nicht, dass es so etwas wie Skills überhaupt gibt: »Das erste Mal habe ich vor Kurzem in einem Borderline-Forum von Skills gelesen. Mein jetziger Therapeut hat mir empfohlen, in eine DBT-Ambulanz zu gehen. Aber die haben eine Wartezeit von einem halben bis zu einem dreiviertel Jahr. Leider habe ich auch nicht die Möglichkeit, in die nächste Stadt zu fahren, weil es in meinem kleinen Bundesland nur eine einzige Ambulanz dafür gibt.«[318]

4.8.3. Was hilft außerhalb der Therapie?

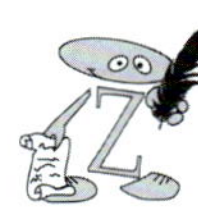

»Von allen Geschenken, die uns das Schicksal gewährt, gibt es kein größeres Gut als die Freundschaft – keinen größeren Reichtum, keine größere Freude.« (Epikur von Samos)

Gewiss hat Epikur von Samos recht mit seiner Feststellung, dass Freunde ein hohes Gut in unserem Leben sind und dass sie es zu jeder Zeit bereichern. Doch es sind nicht nur Freunde, die unseren Interviewpartnern in den schweren Stunden ihres Lebens zur Seite gestanden haben. Für viele war es ihre Familie, ihre Kinder oder auch ihr Ehepartner, für andere war es die Selbsthilfegruppe. Für manche war es der Glaube an sich selbst, ihr »Dickkopf«, der sie weiterbrachte – oder das unbedingte Bedürfnis, endlich glücklich zu sein.

Katja hat immer geglaubt, dass ihre Tochter ihre wichtigste Stütze sei. »Aber da muss ich jetzt auch schon schauspielern. Denn vor zwei Wochen sagte sie mir: ›Ich kann nicht mehr, ich habe keine Lust mehr zu leben.‹ Sie war sehr aggressiv, und nachdem sie türknallend aus dem Haus gestürmt ist, habe ich ihr eine SMS geschrieben: ›Ich kann nichts dafür. Richte deine Wut an die Menschen, die dir wehgetan haben. Ich war es nicht.‹ Und sie schrieb mir zurück: ›Ja, ich weiß, tut mir leid, Mama. Aber seit zwei Wochen habe ich gar keine Lust mehr. Der ganze Scheiß mit Papa. Ich weiß gar nicht mehr, warum ich lebe.‹ Das ging mir ganz schön unter die Haut. Ihre SMS habe ich dann auch meinem Exmann weitergeleitet, denn er ist ja ihr Vater und kann ruhig wissen, wie schlecht es seiner Tochter geht. Aber es kam nur ein böser Anruf, in dem er mir sagte: ›Du lebst ihr das ja vor.‹ ›Es geht hier nicht um mich, sondern um Maxi‹, habe ich ihm geantwortet und vorgeschlagen: ›Wir können uns ja zu dritt zusammensetzen, aber Maxi muss selbst entscheiden, ob sie das will. Ich werde mit ihr reden.‹ Maxi wollte das jedoch nicht, und ich habe erst dadurch gemerkt, dass ich damit aufhören muss, ihr meine Probleme aufzubürden.

Und auch von meiner Freundin Sarah habe ich mich losgesagt, weil ich das Gefühl habe, sie nutzt mich aus. Sie ist lieb und nett und wir haben im Sommer auch viel zusammen unternommen und hatten gute Gespräche. Aber es läuft immer wieder gleich: Ich hole sie mit dem Auto ab und bringe sie wieder nach Hause. Oft war sie am Wochenende bei mir. Aber sie kam nicht einmal auf die Idee zu sagen: ›Mensch Katja, ich bringe auch mal was mit oder gebe mal was dazu.‹ Das ärgert mich, aber offen mit ihr darüber zu sprechen traue ich mich einfach nicht. Oft hat sie sich von mir auch schon Geld geborgt und bereits über 300 Euro Schulden bei mir, die sie eigentlich schon längst zurückzahlen wollte. Ich habe momentan einfach keinen Bock auf sie.«

Auch ihre Therapeutin war Katja oft keine wirkliche Stütze: »Neun Wochen hatte ich nun keine Therapie mehr. Gestern war ich das erste Mal wieder bei ihr. Aber auch sie hat mir klare Grenzen gesetzt und mir gesagt: ›Katja, ich kann nicht verhindern, dass Sie sich das Leben nehmen. Aber ich kann damit umgehen, wenn Sie es tun.‹ Und als sie zu mir sagte: ›Katja, Sie sind so stark.‹, habe ich ihr geantwortet. ›Ja, aber hier sitzt nicht die Katja, die ich zu Hause bin. Hier bin ich unter Menschen, hier spreche ich mit Ihnen. Aber zu Hause bin ich einfach nur allein, dann stürzen alle Fassaden, die ich mir hier draußen mühsam aufgebaut habe, in sich zusammen. Und dann sitzt da nur noch die kleine, verängstigte, deprimierte Katja. Und die ist überhaupt nicht stark, sie ist verdammt schwach, ungeliebt und einsam.‹«[319]

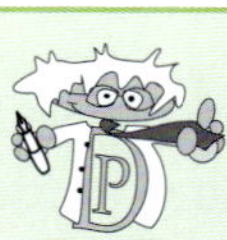

Katjas Geschichte zeigt, wie einsam, verloren und hoffnungslos man sich fühlen kann, wenn nicht nur im Privaten alles wegbricht, sondern auch die therapeutische Unterstützung. So wird verständlich und nachfühlbar, dass es an einem solchen Punkt immer wieder zu Suizidgedanken kommen kann. Es gibt nichts mehr, woran sich Katja festhalten könnte, und sie fühlt sich so unbeschreiblich schlecht, dass sie es kaum aushalten kann und keinen anderen Ausweg mehr weiß, als diese Welt mit all ihrem Leid zu verlassen. An solch einem Punkt ist es unbedingt nötig, persönliche Hilfsmittel zur Verfügung zu haben, die man unabhängig von der Therapie für sich nutzen kann, um mit derart furchtbaren Gefühlen umzugehen. Natürlich stehen hierbei an erster Stelle die Skills aus der DBT, die man für sich verinnerlicht haben sollte. Aber es gibt noch andere hilfreiche Mittel.

Ich fragte meine Gesprächspartner, was ihnen persönlich geholfen hat, besser mit ihren Gefühlen umzugehen.

Wie Katja will Charlotte ihre Kinder nicht belasten, aber es stärkt sie, dass sie für ihre Kinder da sein muss: »Eigentlich hat mir das Bewusstsein, dass ich Verantwortung für drei Kinder habe, sehr geholfen. Aber damit setze ich mich natürlich auch immer selbst unter Druck, denn ich möchte ja meine Kinder damit nicht belasten. Ich weiß heute, dass ich mit meiner Krankheit umgehen muss, dass ich mich mit ihr beschäftigen und versuchen muss, sie – auch für meine Familie – in den Griff zu bekommen.«[320]

Lia hat neben der stationären DBT und der ambulanten Skills-Gruppe vor allem »das Lesen und Arbeiten mit Büchern, das eigene Bloggen und das Lesen anderer Patienten-Blogs«[321] geholfen.

Marlenes größte Triebfeder, um nicht aufzugeben sondern weiterzumachen, ist ihr »elendiger Dickkopf. Ich will mich einfach nicht mit der Erkrankung abfinden. Das Schwierige ist, auch zu akzeptieren, dass niemand daran Schuld hat und die Erkrankung einfach da ist. Ich habe eben den Zonk[322] gezogen, weil meine Genetik etwas zusammengewürfelt hat, was mich zu einem sehr sensiblen Menschen gemacht hat. Und daraus ist die Krankheit entstanden. Ein Mensch, der ich eigentlich nicht sein will. Damit will ich mich nicht abfinden. Außerdem möchte ich glücklich sein. Komme, was wolle. Auch wenn ich mich dafür mehr anstrengen muss als andere Menschen. Aber auch eine sehr gute Freundin gibt mir Kraft. Sie ist wie eine Schwester für mich. Sie hat immer Verständnis für mich, aber sie hat mich auch noch nie schreiend und tobend erlebt. Sie kennt mich so gar nicht. Meine Freundin ist mein persönlicher Cheerleader, meine Motivation, mein Antrieb. Wenn es mir schlecht geht, kann ich sie immer anrufen, sie nimmt sich Zeit. Sie ist mein Fels in der Brandung, auf den ich mich immer verlassen kann. Das gibt mir Kraft und ich weiß, dass es in der heutigen Zeit ein großes Glück ist, so einen Menschen an seiner Seite zu wissen.«[323]

Nele hat vor allem geholfen, die Borderline-Störung als Teil ihres Lebens anzunehmen: »Irgendwann habe ich es dann akzeptiert, weil ich wusste, dass es niemanden gibt, der mir eine Pille gibt, und es ist dann vorbei. Ich versuche, offen damit umzugehen und auch meinem Mann zu sagen: ›Tut mir leid‹, wenn ich mich mal wieder zu heftig ›daneben‹ benommen habe. Aber ich kann es eben nicht ändern.«[324]

An erster Stelle hilft Romy ihr Mann, aber, so sagt sie: »Auch meine Schwiegereltern helfen mir sehr. Ich sage inzwischen Mama und Papa zu ihnen. Wir haben ein tolles Verhältnis. Es bedeutet mir so viel, endlich einen Platz in einer Familie zu haben, die mir unheimlich viel Kraft gibt. Das war das, was mir am meisten gefehlt und wohl meine Erkrankung auch am meisten begünstigt hat: Dass meine Familie mich nie wollte.«[325]

Amelie helfen außer der DBT und der Selbsthilfegruppe vor allem ihre Eltern und ihre Freunde, aber sie weiß, dass sie sich auch auf sich selbst verlassen muss: »Es gibt viele Menschen um mich herum, die immer an mich geglaubt haben. Und da bin ich ihnen natürlich zu größtem Dank verpflichtet, und auch heute stehen sie zu mir und helfen mir, wo sie können. Das Wichtigste aber ist, dass man etwas macht, um sein Selbstwertgefühl aufzubauen. Selbst wenn das nur heißt, seinem Hobby nachzugehen. Jeder hat doch ein Hobby und ich habe immer versucht, etwas zu finden, was mich aus dem Gefühlssumpf rausholt. Das konnten ganz unterschiedliche Dinge sein: Lesen, Musik hören, ganz oft singe ich auch. Ich finde, jeder darf singen, auch wenn er nicht wirklich gut singen kann. Anfangs habe ich das auch nicht gemocht, weil ich dachte, ich könnte das nicht, weil ich doch so eine schlechte Stimme habe. Mittlerweile sage ich mir: ›Wenn's Spaß macht, warum nicht?‹«[326]

Sarah hat zwar die Therapie nicht viel gebracht, aber es gibt eine ganz besondere Frau in ihrem Leben, die ihr eine große Stütze ist und ihr geholfen hat, ihren ganz eigenen Weg zu finden: »Diese Frau, das Medium, von der ich erzählt habe, hat mir viel gebracht. Aber die musste ich auch privat bezahlen. Ich versuche, durch Meditieren oder mithilfe von Tai Chi runterzukommen. Außerdem hilft mir Motorradfahren. Da kann ich meine Aggressionen abbauen. Ich sitze dann einfach auf meinem Motorrad, rase los und singe. Und ich liebe es, Menschen zu provozieren. Gut, ich bin jetzt schon 51, aber ich habe mich am Kopf tätowieren lassen. Auch Hausarbeit ist eine schöne Ablenkung für mich. Ich habe mit Handarbeiten begonnen und mich damit selbstständig gemacht. Es ist zwar schon eine Belastung, aber es ist für mich auch eine Art Meditation, zu stricken, zu häkeln oder Seife zu machen.«[327]

Emma geben vor allem ihre Hunde viel Kraft: »Ich habe einen Münsterländer, einen Jack-Russel-Terrier und eine Mischung aus Labrador und Bordeaux-Dogge. Wenn ich Tage habe, an denen ich echt schlecht drauf bin, dann suchen sie den Kontakt mit mir. Sie sind meine Lebensversicherung. Ich würde lügen, wenn ich sagen würde, ich hätte noch nie an Suizid gedacht, aber ich bin noch nie so weit gegangen, dass ich wirklich in die Planungsphase eingetreten bin. Warum? Weil ich mich meinen Tieren gegenüber so verantwortlich fühle, weil sie so wichtig sind, dass ich nie etwas tun würde, um ihr Leben in andere Hände zu geben oder sie zu gefährden. Die Arbeit mit ihnen ist wundervoll, weil sie mir eine ehrliche Rückmeldung geben. Bei ihnen muss ich nicht interpretieren und nicht herumrätseln, denn es gibt keine Zwischentöne. Sie sind absolut ehrlich und spiegeln das, was ich tue. Wenn ich mich vernünftig verhalte, dann verhalten auch sie sich vernünftig. Sie intrigieren nicht, bei ihnen gibt es keine hinterhältigen Sachen, sie sind einfach geradeheraus.«[328]

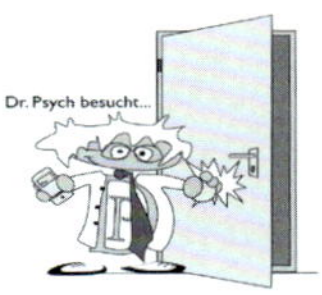

Sascha ist »seit Oktober 2013 klinikfrei. Gern würde ich noch mal eine Auffrischung machen, aber jetzt, wo ich meinen Hund Max habe, geht das nicht. Eigentlich ist das wieder ein typischer Borderliner-Extremfall: Da tust du dir irgendwo etwas Gutes und gleichzeitig schadest du dir. Natürlich hat mir Max in dem einen Jahr, in dem ich ihn jetzt habe, ganz viel Positives gebracht, aber er schränkt mich auch in meiner Lebensqualität sehr ein. Denn Max ist kein einfacher Hund, auch er hat sein Päckchen zu tragen. Ich habe ihn aus dem Tierheim und weiß nicht, was ihm in den letzten sieben Jahren, bevor er zu mir kam, widerfahren ist. Dazu kommt, dass ich familiär oder freundschaftlich nicht so aufgestellt bin, dass ich jemanden habe, der mal auf ihn aufpassen könnte. Und wenn ich jetzt in die Klinik müsste, würde ich es nicht übers Herz bringen, ihn wieder acht Wochen ins Tierheim zu stecken oder in eine Hundepension – mit der Befürchtung, dass es ihm hinterher wieder schlechter geht. Ich bin einfach nicht mehr so flexibel wie früher. Wenn ich fürs Radio unterwegs bin, habe ich Max dabei, aber wenn ich den ganzen Tag Termine habe, ist mein Hund irgendwo in einem fremden Apartment oder einer Ferienwohnung eingesperrt und allein.«

Natürlich hat Max – neben den kleinen Einschränkungen – auch viel Freude in Saschas Leben gebracht, denn »was er mir am meisten nimmt, ist das Gefühl von Einsamkeit. Ich bin jetzt nicht mehr so allein, wie ich es vorher war.«

Sascha hat sein Leben mit der Erkrankung akzeptiert, so wie es ist. Er nimmt die Herausforderung an, nimmt all die Veränderungen und die Wandlung als positiven Bestandteil seines Lebens wahr und hat den festen Entschluss gefasst, seinen Weg der Wandlung weiterzugehen: »Seit vier Jahren bin ich nun auf diesem Weg unterwegs. Er besteht vor allem aus fünf Dingen: Einlassen, Ehrlichkeit, Wahrheit, Antrieb und Motivation. Aber dazu gehört auch, sich auf die Therapie einzulassen, mit den Werkzeugen, die man dort bekommt, zu arbeiten. Offen zu sein und zu schauen, woher das kommt, was es mit mir macht und wie ich da wieder rauskomme. So wie es aussieht, bin ich eine Großbaustelle, weil es bei mir nicht nur die Borderline-Erkrankung ist, mit der ich kämpfe, sondern viele verschiedene, von denen sich einige überlagern.«[329]

Die Arbeit als Autor und seine Öffentlichkeitsarbeit sind für Sascha die beste Medizin, denn er macht die Erfahrung, dass er etwas bewirken kann und erhält Anerkennung dafür. »Die Feedbacks, die ich da bekomme, geben mir Kraft, weil ich sehe, dass das, was ich tue, auch was bringt. Viele Menschen profitieren davon. Sie sagen mir dann: ›Du bist ein Vorbild, du arbeitest und kämpfst für die, die sich nicht trauen in die Öffentlichkeit zu gehen oder wirklich kein Medium, keine Chance haben.‹ Und wenn ich dann gesagt bekomme: ›Hey, coole Nummer, was du da machst!‹, dann ist das natürlich Balsam für die Seele. Das sind die Momente, in denen die Angst keine Macht über mich hat.«

Momentan, erzählt Sascha, hilft ihm allerdings das Schreiben nicht mehr so gut. Dafür hat er aber sein Talent zum Reden entdeckt. »Ich glaube, für mich ist es leichter zu reden als zu schreiben. Beim Schreiben fehlt mir oft die Konzentration, es strengt mich zu sehr an. Aber beim Reden braucht es bloß eine kleine Initialzündung, und schon sprudelt es aus mir heraus.« Deshalb hat Sascha sich auch einige Zeit ehrenamtlich bei einem Radiosender engagiert (▶siehe Kap. 6.3.).

Sascha unterstützt auch seine Mutter in ihrem Taxiunternehmen, »aber das ist eigentlich nicht der Rede wert. Ich weiß, dass ich das, was ich mache, damit schon wieder abwerte, aber ich sehe es eher als ABM (Arbeitsbeschaffungsmaßnahme). Ich helfe ihr zwar im Büro ein paar Stunden bei der Organisation, aber das ist für mich eigentlich keine Arbeit, eher ein Dankeschön, denn schließlich kocht sie jeden Tag für mich.«[330]

Geholfen mit der Erkrankung umzugehen, haben Sascha auch »das Gefühl und das Wissen: »du bist nicht allein, es gibt immer eine Form der Hoffnung. Ganz egal in welche Richtung: Ob sie ein Leben lang besteht, ob die Erkrankung heilbar ist oder ob sie wiederkommen kann, wann man sein Leben im Griff hat, weiß niemand. Wenn du lernst, damit umzugehen, dann ist das schon eine Form der Heilung, aber ob du das ein Leben lang kannst, das zeigt sich erst später.«[331]

5. Empfehlungen für Betroffene

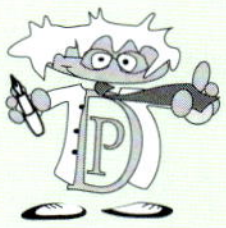

Erinnern Sie sich noch an Ihre letzte Matheklausur im Studium oder vielleicht sogar in der Schule? Was haben Sie gemacht, als Sie merkten, dass die erste Aufgabe die schwierigste ist und Sie einfach nicht wussten, wie Sie sie lösen sollten? Genau: Sie haben einfach mit der nächsten Aufgabe weitergemacht, weil es keinen Sinn gemacht hätte, sich in die erste zu verbeißen und zu riskieren, alle weiteren Aufgaben nicht in der zur Verfügung stehenden Zeit zu lösen. Also haben Sie mit dem begonnen, was Ihnen vertraut und leicht lösbar erschien. Genauso sollten Sie es auch hier handhaben. Schauen Sie sich einfach die folgenden Tipps an und fühlen Sie in sich hinein, was am besten zu Ihrer Situation passt, Sie am ehesten anspricht und Ihnen machbar erscheint. Suchen Sie sich die eine oder andere Empfehlung heraus und fangen Sie einfach an. Erwarten Sie aber nicht, dass es sofort funktioniert oder dass sich sofort etwas ändert. Denn eingeschliffene Verhaltensmuster und tiefliegende Gefühlsautomatismen verändern sich nur langsam. Also heißt es jetzt: Dranbleiben und üben, üben, üben! Manchmal gibt man nach einiger Zeit auf oder vergisst einfach die Übung. Falls dies geschieht, machen Sie sich keine Vorwürfe, sondern fangen Sie einfach wieder an. In jedem Fall ist es besser, etwas Kleines zu tun, als gar nichts zu tun.

5.1. Lernen, sich selbst zu lieben

Viele Borderliner haben das Gefühl, als Mensch eine einzige Katastrophe zu sein. Sie halten sich für beziehungsunfähig und verurteilen sich dafür, dass sie durch ihr Verhalten andere Menschen verletzen und sie mit ihrem Chaos belasten. Andere fühlen sich als Opfer ihrer Erkrankung und sagen: »Wenn ich nur diese scheiß Erkrankung nicht hätte!« Wir wollen Sie dazu einladen, einen anderen Blick auf sich selbst zu werfen, denn die Symptome einer Borderline-Erkrankung sind keine Unzulänglichkeiten, weil Sie etwa ein schlechter Mensch wären, und auch keine psychische Krankheit, für die Sie sich schämen müssten. Sie können vielmehr als Überlebensstrategien gesehen werden, die einmal ihren Sinn gehabt haben und nun beschwerlich geworden sind. Die Psyche hat sie entwickelt, um damit umzugehen, was andere Menschen Ihnen angetan haben. (▶siehe Kap. 2.5.3., S. 202 ff.). So sollten Sie sich als Mensch sehen, der ein besonders hartes Schicksal hatte, und nun versucht, das Beste daraus zu machen, obwohl Sie sich dafür mehr anstrengen müssen als andere. Es geht nicht darum, sich zusammenzureißen, um ein besserer Mensch zu werden und auch nicht darum, die Symptome einer psychischen Krankheit zu behandeln. Vielmehr geht es darum, zu erkennen, welchen Sinn die sogenannte Symptomatik als Überlebensstrategie hat und welche Strategien man anwenden kann, die besser funktionieren und Ihr Leid verringern.

Was man tun kann hat Franz Ruppert[332] sehr schön zusammengefasst: »Anfangen, nach Ihrer eigenen Identität zu suchen. Sich mitfühlend sich selbst zuwenden. Ihr eigenes Wesen entdecken. Eine stabile psychische Basis in sich selbst entwickeln.« Denn erst wenn das gelungen ist, können Sie wachsen. Erst wenn Sie in eine positive Beziehung zu sich selbst gehen, ihrem inneren Kind liebevoll begegnen und ihre Trauma-Gefühle annehmen, die Ihnen die Lieb- und Gefühllosigkeit anderer zugefügt haben, können Sie sich wirklich befreien. Da dies sehr schmerzhaft sein kann und die Überlebensanteile viele blinde Flecken produziert haben – gerade in Bezug auf die Traumatisierung –, ist dazu natürlich auch professionelle therapeutische Hilfe notwendig.

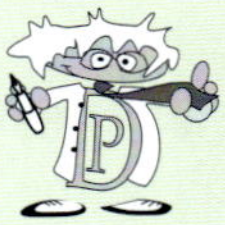

Anselm Grün hat sehr schön formuliert, warum die Selbstliebe so zentral für unser Leben ist: »Wir können uns selbst nicht erkennen, wenn wir uns nicht lieben. Und nur die Liebe lässt uns tiefer in uns eindringen und erkennen, wer wir in Wahrheit sind.«[333]

Vom Beginn einer Liebe zu sich selbst, die zu Selbsterkenntnis führt, erzählt die Geschichte von Jakob und seiner Schwester ›Innerlich‹. Jakob erkennt durch seine beginnende Selbstliebe in Schwester ›Innerlich‹ einen Teil von sich, den er bisher ablehnte und verdrängte. Wir erzählen diese Geschichte, weil sie Ihnen helfen könnte, wenn Sie eine liebevolle Annäherung an sich selbst versuchen möchten.

Es war einmal ein armes Waisenkind, das niemand haben wollte. Es war nicht besonders schön, aber auch nicht besonders hässlich, aber weil schon so viele Leute es gleichgültig von sich geschoben hatten, fing es an zu glauben, dass es niemals einen Menschen auf der Welt finden würde, dem es vertrauen könnte. Zu oft war es schon verlassen worden, und es wollte nun keinen Versuch mehr machen, einen anderen Menschen zu lieben. Dieser kleine Junge namens Jakob zog sich zusammen, ließ seine Haare ganz lang wachsen, sodass niemand mehr sein Gesicht sehen konnte, und wurde immer stiller. Nicht einmal mehr weinen konnte er, denn er hatte gar keine Hoffnung mehr.

Eines Tages lag Jakob in seinem Bett und dehnte und reckte sich. Sein ganzer kleiner Körper streckte sich krachend. Jakob fühlte sich unbeobachtet und rückte seinen verkrümmten Rücken zurecht. Er atmete tief ein, sodass sich sogar sein

Bauch aufblähte, und seufzte dann laut, denn sein Leben war eine schwere Last für ihn. Plötzlich hörte er auch in seinem Bauch ein leises Seufzen. Erschrocken suchte er mit der Hand nach der seufzenden Stelle. Da hörte er wieder ein schwaches Ächzen. »Wer ist da?«, fragte Jakob erwartungsvoll. »Ich bin deine Schwester ›Innerlich‹«, antwortete eine zarte Stimme. Jakob konnte es nicht glauben. Er wollte ja ohnehin niemandem mehr etwas glauben. Dennoch war er neugierig. »Wo bist du?«, fragte er. »Ich sitze mitten in dir drin, aber du darfst mich nicht mehr so einzwängen. Wenn du dich noch länger zusammenziehst, dann ersticke ich.« »Schwester ›Innerlich‹«, sagte Jakob, »ich habe dich nicht gebeten, in meinen Bauch zu kriechen. Aber wenn du schon darinnen sitzt, dann weißt du auch, dass ich vor lauter Kummer so zusammengesunken bin. Ich kann dir nicht helfen, denn mir hilft auch niemand.«

So viele Worte hintereinander hatte Jakob schon lange nicht mehr gesprochen und er hielt damit die Sache für erledigt. Da hörte er ein kummervolles Weinen in sich und es wurde ihm so weh ums Herz, dass auch ihm die Tränen aus den Augen liefen und sein größtes Taschentuch nicht ausreichte und er noch sein Handtuch nass weinte. Schließlich schneuzte er sich energisch die Nase und fühlte sich so erleichtert wie schon lange nicht mehr. »Schwester ›Innerlich‹«, sagte er, »du hast mich zwar schrecklich zum Weinen gebracht, aber ich fühle mich viel wohler und vielleicht, ja vielleicht«, er wurde hörbar verlegen, denn er hatte sich schon lange nicht um andere gekümmert, »also vielleicht«, sagte er entschlossen, »kann ich auch dir helfen.«

Ein kleiner Juchzer ertönte in seinem Bauch, und die zarte Stimme sagte: »Jakob, es ist als wäre Weihnachten und Geburtstag und Ostern zusammen. Wenn du mich leben läßt, dann kann ich auch dir in deinem Leben helfen.« Jakob staunte. »Ach nein«, sagte er schließlich, »mir hat schon keiner der Erwachsenen helfen können, das geht sicher nicht. Du bist ja noch kleiner und schwächer als ich und du bist in mir eingesperrt. Aber du brauchst dich nicht mehr zu fürchten, dass ich dich einzwänge. Ich weiß, wie schrecklich es ist, von Größeren und Stärkeren eingezwängt zu werden. Das will ich dir nicht antun. Sage mir nur, was du zum Leben brauchst, und ich werde für dich tun, was in meinen Kräften steht.«

»Lieber Jakob, du hast ein gutes Herz«, sagte da die Schwester ›Innerlich‹, und beinahe hätte sie damit den kleinen Jakob wieder zu Tränen gerührt. »Mein erster Wunsch ist, dass du dich jeden Morgen dehnst und streckst und ein paar tiefe Atemzüge machst. Denn dein Körper ist meine Wohnung, und es würde mir das Leben so viel leichter machen, wenn du jeden Morgen ordentlich lüftest. Ich will nicht unbescheiden sein, aber wenn du dich noch weniger zusammenziehen würdest, könnte ich den ganzen Tag freier atmen. Das wäre schon sehr viel; denn ich weiß, was für ein armseliges Leben du hast und wie wenig andere für dich getan haben, als du dir noch nicht selbst helfen konntest. Und nun wollen wir schlafen, denn wir sind beide müde. Und vergiss nicht, dass ich immer in dir bin, auch wenn ich nicht zu hören und zu sehen bin. Ich spreche nur zu dir, wenn ich es für richtig halte. Du kannst mich alles fragen, ich höre alles, aber ich spreche nur zu dir, wenn es an der Zeit ist. Als Dank für deine Hilfe werde ich dir auch helfen, aber du wirst nicht immer wissen, wie es geschieht.«

Jakob hätte noch viele Fragen gehabt, aber er musste auch über die geheimnisvollen letzten Worte nachdenken. Seine Schwester ›Innerlich‹ hatte plötzlich eine ganz sichere Stimme. Er horchte noch lange in sich hinein. Nichts war zu hören, außer seinen eigenen tiefen Atemzügen. Er legte die Hände auf seinen Bauch. Nun hatte er jemanden, der ihn nicht verlassen konnte. Er wollte gut für seine Schwester ›Innerlich‹ sorgen, gleich morgen wollte er damit beginnen. Und zum ersten Mal seit langer Zeit schlief der kleine Jakob mit einem frohen Herzen ein.«[334]

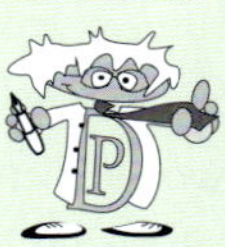

Eine schöne Geschichte, die Sie hier gerade gelesen haben. Doch wer ist Schwester Innerlich bei Borderlinern? In den psychologischen Theorien wäre sie der traumatisierte Anteil, der die traumatischen Gefühle beherbergt. Sie ist aber auch das verletzte innere Kind, der kindliche Anteil in uns, dem in frühen Jahren bereits so großer Schmerz zugefügt wurde. Deshalb dürfen wir Schwester Innerlich nicht ablehnen, so wie es vielleicht die Eltern getan haben, sondern sollten lernen, gerade diesen schwachen, verletzten Teil in uns anzunehmen und zu lieben. Denn das ist der wichtigste Schritt zur Selbsterkenntnis und zur Heilung. Aber natürlich gibt es auch einen weiteren kindlichen Anteil in uns, einen unschuldigen, fröhlichen Teil, der uns zur Selbstliebe verhelfen kann. Wie das funktionieren kann, beschrieb Anselm Grün so: »Es braucht das Lächeln eines Kindes, um dich selbst anzunehmen und lieben zu können, den feinen Humor eines Menschen, der in seinem Herzen noch Kind geblieben ist. Wer sich zu ernst nimmt, der muss sich entweder groß machen und als wichtige Persönlichkeit gebärden, oder aber er verachtet sich selbst und macht sich kleiner, als er in Wirklichkeit ist. Dich selbst lieben heißt, dich so zu lieben, wie du geworden bist!«[335] Und vielleicht hilft Ihnen dabei, sich selbst nicht zu ernst zu nehmen und sich stattdessen, ganz nach Anselm Grün, mit einem liebevollen, unschuldigen, kindlichen Humor zu betrachten.

Vielleicht hilft Ihnen auch auf dem Weg zu mehr Selbstliebe eine kleine Betrachtung zum Thema Barmherzigkeit:

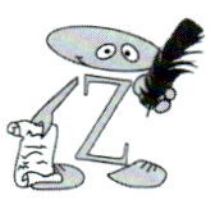

»Ich habe, wenn ich die Beichte gehört habe, immer an mich selbst gedacht, an meine Sünden, an mein Bedürfnis nach Barmherzigkeit, und so habe ich versucht, häufig zu vergeben.«[336] *(Papst Franziskus)*

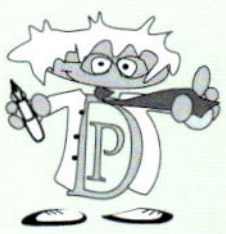

Barmherzig sein? Was genau bedeutet das? Vielleicht erinnern Sie sich daran, dass Papst Franziskus das Jahr 2016 zum Jahr der Barmherzigkeit ausgerufen hatte. »Doch was hat das alles nun mit uns selbst zu tun?«, werden Sie sich jetzt vermutlich fragen. Ganz einfach: Barmherzig zu sein, heißt auch und vor allem, bei sich selbst anzufangen, mit sich selbst liebevoll umzugehen, sich selbst zu vergeben und sich selbst mit unendlicher Liebe zu überschwemmen, geduldig und nachsichtig mit sich selbst zu sein und sich auch dann zu lieben, auch wenn man strauchelt. Denn das Wichtigste ist, wieder aufzustehen, nicht liegen zu bleiben und sich die Wunden zu lecken. Sich selbst zu verzeihen. Sich zu lieben, mit allem, was man ist – auch mit den Schwächen, den Erkrankungen, die man hat. Sich selbst die Hand hinzustrecken, weil man weiß, dass es keine Lage gibt, aus der man sich nicht mehr erheben kann. Ganz egal, was auch geschieht in unserem Leben[337]: Wir können immer von vorn beginnen, solange wir uns selbst umarmen und uns selbst vergeben. Seien Sie also barmherzig zu sich selbst, lernen Sie, sich besser zu verstehen, lernen Sie, sich zu vergeben und sich zu lieben, so wie Sie sind!

Barmherzig mit sich selbst umgehen heißt, zärtlich zu sich sein, gut mit sich umgehen, nicht gegen sich wüten, sich nicht mit Vorsätzen überfordern, sondern zunächst einmal ein Herz haben für das Schwache und Verwaiste in mir – genau wie in unserer Geschichte der Waisenjunge Jakob begann, für das Schwache und Verwaiste in sich, Schwester ›Innerlich‹, ein Herz zu haben.

Oft gehen wir mit uns sehr unbarmherzig um. Wir verurteilen uns, wenn wir einen Fehler machen. Wir beschimpfen uns, wenn etwas einmal schiefläuft.
Wir haben in uns ein hartherziges Über-Ich, das all unsere Gedanken und Gefühle beurteilt, das uns bestraft, wenn wir seinen Forderungen nicht entsprechen. Gegen dieses unbarmherzige Über-Ich kommen wir oft nicht an. Da brauchen wir einen »Engel der Barmherzigkeit, der den inneren Richter in uns entmachtet und unser Herz mit erbarmender Liebe erfüllt.«[338]

5.2. Sag ja zu Dir und Deinen Gefühlen!

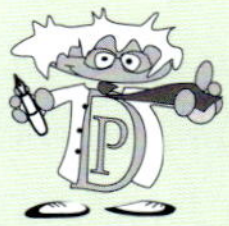

Es gibt eine alte Indianerweisheit, die ich Ihnen gerne nahebringen möchte: Ein Indianerhäuptling erzählt seinem Sohn folgende Geschichte. »Mein Sohn, in jedem von uns tobt ein Kampf zwischen zwei Wölfen. Der eine Wolf ist böse. Er kämpft mit Ärger, Neid, Ungeduld, Angst, Sorgen, Arroganz, Selbstmitleid, Egoismus und Missgunst. Der andere Wolf ist gut. Er kämpft mit Liebe, Freude, Frieden, Hoffnung, Gelassenheit, Güte, Mitgefühl, Vertrauen und Wahrheit.« Der Sohn fragte ihn: »Und welcher der beiden Wölfe gewinnt den Kampf?« Der Häuptling antwortet ihm: »Der, den du fütterst.«

Wir alle verspüren negative und positive Gefühle. Häufig »füttern« wir jedoch die negativen unbewusst und halten sie damit am Leben. Wir können jedoch lernen, uns auf unsere positiven Gefühle zu konzentrieren und dadurch auch mit den negativen besser umzugehen. Borderliner allerdings haben das Problem, dass ihre negativen Gefühle mit solcher Wucht über sie hereinbrechen, dass es nicht mehr möglich ist, gute Gefühle aufzurufen. Hier sind andere Maßnahmen notwendig.

Borderliner erleben ihre Gefühle häufig wie einen Tsunami, der über sie hereinbricht und sie mitreißt. Es geht ihnen dann unbeschreiblich schlecht und sie sind ihren Gefühlen hilflos ausgeliefert. Auch wenn es paradox erscheinen mag, hilft es aber nicht, gegen diese Gefühle anzukämpfen. Das wäre wie der Versuch, einem Tsunami einen Staudamm entgegenzusetzen. Wirkungsvoller ist es, die Gefühle so, wie wir es im Abschnitt zum Thema Achtsamkeit (▶Kap. 4.1.1., S. 248 ff.) beschrieben haben, wertfrei anzunehmen. Dann können sie frei fließen und der Tsunami kann sich beruhigen. Hilfreich ist, davon auszugehen, dass alle Ihre Gefühle eine Berechtigung haben. Auch wenn sie vielleicht aus einer anderen Zeit stammen und nicht in die momentane Situation passen, sind es doch Gefühle, die eine Ursache und einen Sinn haben. So geht es nicht darum, sie auszulöschen, sondern sie anzunehmen, ihnen Raum zu geben, sie kennenzulernen, um sie in einem weiteren Schritt verwandeln zu können. Dabei helfen Ihnen Achtsamkeitsübungen.

5.2.1. Achtsamkeitsübungen

Die Grundübungen zum nicht wertenden Beschreiben, zum nicht wertenden Wahrnehmen und zum Training der fünf Sinne haben wir Ihnen schon in ▶Kap. 4.1.1., S. 250 ff. vorgestellt. Damit können Sie anfangen. Sie können aber auch gleich die Übung, die wir Ihnen nun vorstellen möchten, ausprobieren. Sie besteht aus drei Teilen, die aufeinander aufbauen. Sie können zunächst mit dem ersten Teil beginnen oder gleich alle Teile nacheinander durchführen.

Um eigene Gefühle differenziert wahrnehmen zu können, ist es zunächst notwendig, die Körperwahrnehmung zu trainieren, denn Gefühle sind im Körper wahrnehmbar. Die Trauer macht uns schwer, die Angst verursacht uns Enge in der Brust, die Wut steckt im Bauch und in den Fäusten. Im Gegensatz dazu macht die Freude uns leicht und die Liebe macht uns weit in der Herzgegend.

Übung Teil 1: Wahrnehmung der körperlichen Vorgänge
Die Grundübung zum Wahrnehmen der Gefühle besteht darin, zur Ruhe zu kommen, in sich hineinzuspüren und erst einmal die ganz normalen körperlichen Vorgänge wahrzunehmen.

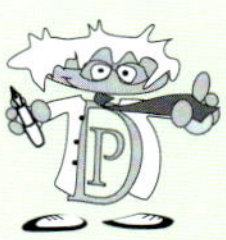

Am besten, Sie legen sich entspannt auf eine Decke oder Matte auf den Boden. Falls Sie die Übung lieber im Sitzen durchführen möchten, können Sie das auf einem Stuhl oder Meditationskissen tun. Nehmen Sie eine angenehme Körperhaltung ein. Spüren Sie zunächst den Kontakt mit dem Untergrund, nehmen Sie wahr, wie und wo Ihr Körper in Verbindung mit ihm ist. Dabei geht es nicht um die richtige oder die falsche Sitz- oder Liegeposition, sondern einfach nur darum, dass Sie bewusst registrieren, was ist. Seien Sie präsent im Hier und im Jetzt. Konzentrieren Sie sich nun auf Ihren Atem. Nehmen Sie wahr, wie Sie atmen, wie sich Ihr Brustkorb hebt und senkt. Atmen Sie ganz bewusst ein und wieder aus. Beobachten Sie, wie sich Ihre Bauchdecke dabei hebt und wieder senkt. Spüren Sie, wie Sie die Luft in Ihre Nase einsaugen und wie sich Ihre Nasenflügel dabei ein wenig aufblähen. Beenden Sie die Übung, indem Sie wieder bewusst wahrnehmen, dass Ihr Körper Kontakt hat mit dem Untergrund und nehmen Sie Ihre Körpergrenzen achtsam wahr.[339]

Übung 2: Der innere Beobachter
Obwohl manche Tiere viel schneller laufen und schwimmen können und auch viel mehr Kraft haben als wir, übertreffen unsere kognitiven Fähigkeiten die der Tiere um ein Vielfaches. Anders als Tiere, die ihr Handeln nicht selbst reflektieren können, haben wir die Fähigkeit, uns selbst dabei zu beobachten, wie wir denken, fühlen und handeln. Ein Hund kann das nicht. Wenn er wütend einen anderen Hund anbellt, kann er das in dem Moment nicht wahrnehmen: Er ist einfach wü-

tend. Bei uns Menschen ist das anders. Wir haben eine innere Instanz, die in der Lage ist, sich von unserem Denken, Fühlen und Handeln zu distanzieren und uns selbst dabei zu beobachten. Sie wird »Innerer Beobachter« genannt und wir haben Ihnen schon im ▶Kap. 4.1.1., S. 249, 250 davon berichtet. Dieser Teil von uns wird Zuschauer der inneren Szene und kann sie wertfrei betrachten.

Unser innerer Beobachter ermöglicht uns, einen inneren Abstand zu gewinnen, auch wenn sich in uns Gefühlsexplosionen abspielen. Es ist der Teil von uns, der ruhig bleiben und untersuchen kann, was wir gerade fühlen, ohne darin involviert zu sein. Denn den inneren Beobachter berührt das nicht. In dieser neutralen Draufschau liegt eine große Kraft, denn sie ermöglicht uns, genau zu untersuchen, was das innere Drama ausmacht, in dem wir uns vielleicht gerade befinden. So haben wir die Wahl, ob wir uns mit der Rolle in unserem Drama identifizieren oder ob wir parallel ruhig und präsent sein können, ohne uns völlig ins Geschehen hineinziehen zu lassen. Wenn wir fast vor Wut platzen, nimmt der innere Beobachter das wahr, ohne es negativ zu bewerten. Deshalb ist es gut, ihn immer wieder zu trainieren, damit wir ihn in extremen Situationen innerlich aufrufen können, um nicht unserem inneren Drama ausgeliefert zu sein.

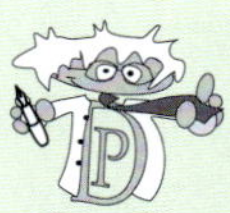

Am besten, Sie legen sich entspannt auf eine Decke oder Matte auf den Boden. Falls Sie die Übung lieber im Sitzen durchführen möchten, können Sie das auf einem Stuhl oder Meditationskissen tun. Nehmen Sie eine angenehme Körperhaltung ein. Spüren Sie zunächst den Kontakt mit dem Untergrund, nehmen Sie wahr, wie und wo Ihr Körper in Verbindung mit ihm ist. Dabei geht es nicht um die richtige oder die falsche Sitz- oder Liegeposition, sondern einfach nur darum, dass Sie bewusst registrieren, was ist. Seien Sie präsent im Hier und im Jetzt. Konzentrieren Sie sich nun auf Ihren Atem. Nehmen Sie wahr, wie Sie atmen, wie sich Ihr Brustkorb hebt und senkt. Atmen Sie ganz bewusst ein und wieder aus. Beobachten Sie, wie sich Ihre Bauchdecke dabei hebt und wieder senkt. Spüren Sie, wie Sie die Luft in Ihre Nase einsaugen, und wie sich Ihre Nasenflügel dabei ein wenig aufblähen. Beenden Sie die Übung, indem Sie wieder bewusst wahrnehmen, dass Ihr Körper Kontakt hat mit dem Untergrund und nehmen Sie Ihre Körpergrenzen achtsam wahr. Um den inneren Beobachter kennenzulernen machen Sie zunächst die Übung zum Wahrnehmen der körperlichen Vorgänge. Machen Sie sich bewusst, dass Sie ohne die Fähigkeit zum Beobachten nicht hätten wahrnehmen können, dass Ihr Körper Kontakt mit dem Boden hat oder dass Sie atmen. Machen Sie sich zwischendurch immer wieder klar, dass Sie

Ihren Körper beobachten können, also mehr sind als Ihr Körper. Und beobachten Sie auch, wie es sich auf Sie auswirkt, dass Sie sich diese beobachtende Funktion zunutze machen. Konzentrieren Sie sich jetzt einige Zeit darauf, dass Sie wahrnehmen, was Sie denken. Beobachten Sie, was Sie denken. Sie können Ihren Gedanken auch eine gewisse Ordnung geben, indem Sie unterscheiden zwischen Gedanken, die sich auf die Gegenwart, auf die Zukunft und auf die Vergangenheit beziehen. Und dadurch, dass Sie sie immer wieder beobachten, wird Ihnen auch klarer, worüber Sie viel nachdenken. Jetzt in dieser Übung geht es vor allem darum, sich die beobachtenden Fähigkeiten bewusst zu machen. Und deshalb möchte ich Sie wieder einladen, dass Sie sich, während Sie Ihre Gedanken beobachten, bewusst machen: »Ich kann meine Gedanken beobachten, also bin ich mehr als meine Gedanken[340].«

Übung Teil 3: Wertfreies Wahrnehmen der Gefühle

Wenn die Grundübung zur Wahrnehmung der körperlichen Vorgänge gut funktioniert und Sie Ihren inneren Beobachter aufrufen können, können Sie die Übung auf die Wahrnehmung Ihrer Empfindungen und Gefühle erweitern:

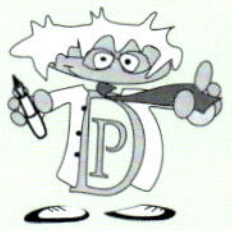

Nun beobachten Sie, welche Empfindungen gerade in Ihrem Körper präsent sind: Wo im Körper fühlt es sich leicht an, wo ist Schwere, wo ist es eng, wo ist es weit, wo ist Anspannung, wo ist Entspannung, wo ist Ruhe, wo Unruhe, wo ist ein Druck oder ein Schmerz? Nun erweitern Sie die Beobachtung auf Ihre Gefühle. Welche Gefühle empfinden Sie jetzt? Benennen Sie innerlich die Gefühle, die Sie wahrnehmen. Ist da Freude, Trauer, Wut, Angst, Liebe, Hass, Scham, Überraschung, Ekel? Machen Sie sich dabei wieder klar, dass Sie Ihre Gefühle beobachten können und daher mehr sind als Ihre Gefühle. Als Anregung und Hilfestellung geben wir Ihnen hier eine Liste von Gefühlsworten:

- Zu den Gefühlen, die normalerweise als angenehm empfunden werden, gehören: aufgedreht sein, ausgeglichen, begeistert sein, sich belebt fühlen, berauscht sein, sich beruhigt oder beschwingt fühlen, bewegt sein, dankbar, eifrig, ekstatisch sein, engagiert, enthusiastisch, entspannt oder erfreut sein, sich ergriffen fühlen, erleichtert oder erstaunt sein, erwartungsvoll, fasziniert, froh, fröhlich oder sich geborgen fühlen. Auch gelassen sein, glücklich, gut gelaunt, heiter, hellwach, hoffnungsvoll, inspiriert, klar, kraftvoll, lebendig oder lustig sein gehört zu den angenehmen Gefühlen. Ebenso gehören dazu Empfindungen wie motiviert sein, mutig, neugierig, optimistisch, ruhig, sanft, satt, schwungvoll, selbstsicher, selig, sicher, sorglos, stolz, überglücklich, überrascht, überwältigt, unbeschwert, vergnügt, verliebt, vertrauensvoll, wach, weit, wissbegierig, zärtlich, zufrieden und zuversichtlich sein.

- Zu den Gefühlen, die normalerweise als unangenehm empfunden werden, gehören: sich angespannt fühlen, ängstlich sein, apathisch, ärgerlich, aufgeregt oder bedrückt sein, besorgt, bestürzt, beunruhigt, deprimiert oder eifersüchtig sein, sich einsam fühlen, elend, empört, enttäuscht, ernüchtert, erschöpft, erschrocken oder erschüttert, frustriert, furchtsam sein. Auch sich hilflos fühlen, irritiert sein, kraftlos, leer, müde, mutlos, nervös, niedergeschlagen sein, sich ohnmächtig, ratlos, resigniert oder ruhelos fühlen, gehört zu den unangenehmen Gefühlen. Ebenso gehören dazu Empfindungen wie sauer sein, schüchtern, sorgenvoll, teilnahmslos, träge oder traurig sein, sich überwältigt oder unbehaglich fühlen, sich ungeduldig, unglücklich, unruhig oder unsicher fühlen, unter Druck stehen, unzufrieden oder verbittert sein, verzweifelt oder wütend.

Ihren inneren Beobachter können Sie im Alltag trainieren, indem Sie ihn bewusst immer wieder in verschiedenen Situationen aufrufen. Zuerst realisieren Sie in ganz alltäglichen Situationen wie beispielsweise gerade jetzt: »Ich lese jetzt in diesem Ratgeber und denke dabei ... und fühle gerade ... « Anschließend probieren Sie es auch in angespannten Situationen: »Ich denke gerade, dass ich ihm/ihr komplett egal bin, empfinde Druck und Schwere in meinem Körper und fühle Enttäuschung.«

Wenn Sie diese Übung jeden Tag und vor allem in schwierigen Situationen anwenden, werden Sie merken, dass schon allein durch das wertfreie Beobachten und Annehmen Ihrer Gefühle deren Macht über Sie abnimmt und der emotionale Druck nachlässt. Ihre Gefühle werden sich Stück für Stück von selbst wandeln. Sie werden weicher und verträglicher, allein, weil Sie sich darum kümmern.

5.2.2. Die Regler-Übung

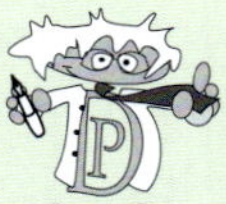

Diese Übung stammt von Luise Reddemann. Sie hat sie für traumatisierte Menschen entwickelt, die ihre Gefühle aus guten Gründen nicht oder nur wenig zulassen können oder davon überflutet werden, wenn sie getriggert werden. In diesem Fall sollten Sie eine Möglichkeit haben, ihre Gefühle zu beruhigen, denn heftige Gefühle können ihrerseits wieder zu Triggern werden, die die traumatische Situation erneut aufbrechen lassen, was in einen Teufelskreis sich aufschaukelnder Emotionen führt, der gestoppt werden muss. Traumatisierte Menschen, die wenig spüren, müssen erst wieder lernen, ihre Gefühle auszuloten, Kontrolle über sie zu erlangen und sie auszuhalten, bevor sie sich erlauben können, wieder viel zu fühlen. Sie müssen intensive und tiefe Gefühle zulassen können, ohne von ihnen überwältigt zu werden. Erst dann können sie mit den heftigen Gefühlen umgehen, die bei einer Konfrontation mit traumatischen Erfahrungen auftreten.[341] Außerdem wird es möglich, sich gezielt Schritt für Schritt den traumatischen Gefühlen zu nähern und traumatische Erfahrungen zu verarbeiten. Stellen Sie sich einen Regler vor, wie etwa den Lautstärkeregler Ihrer Musikanlage oder den Thermostat Ihrer Heizung, mit dem Sie die Raumtemperatur einstellen können. Gehen Ihre Gefühle gerade in Richtung laut/heiß oder zum anderen Pol leise/kalt? Versuchen Sie herauszufinden, wo auf der Gefühlsskala Sie sich gerade befinden und den Regler je nach Bedarf etwas herunter oder auch herauf zu regeln.

Diese Übung können Sie sowohl anwenden, wenn Sie Ihre Gefühle nicht genug spüren, als auch wenn Ihre Gefühle gerade zu heftig und bedrängend werden. Sie sollten allerdings behutsam vorgehen, wenn Sie den Regler nach oben regulieren. Dann können Sie auch in Zehntelschritten vorgehen. Das kann einige Zeit beanspruchen, aber es ist wichtig, dass Sie die Kontrolle behalten. Das Herunterregeln der Gefühle sollten Sie regelmäßig in Alltagssituationen üben, sodass Sie in der Lage sind, kräftig herunter zu regulieren, wenn Sie von Gefühlen überflutet werden. Dabei kann Ihnen zusätzlich die Übung zum inneren Beobachter helfen, weil sie sofort Distanz schafft.

5.2.3. Kleine Dinge, die helfen

Nun wollen wir Ihnen noch ein paar Anregungen für ganz einfache und alltägliche Maßnahmen geben, für die Sie nicht lange üben müssen, die Sie aber ausprobieren können, wenn die Gefühle mal wieder die Oberhand gewinnen wollen. Als erstes eine ganz einfache Empfehlung: **Atmen** Sie! Wenn die Gefühlswelle anrollt und Sie sich rechtzeitig darauf besinnen, drei- bis viermal in aufrechter Körperposition tief durchzuatmen, bevor Sie irgendetwas anderes geschehen lassen, kann das hilfreich sein. Denn durch das Atmen setzen sie einen Stopp in die Gefühlsspirale.

Üben Sie, **gezielt Dampf abzulassen:** Gehen Sie in den Wald oder an einen anderen Ort, an dem Sie so laut sein können, wie Sie wollen, um zu schreien und zu toben, wie es gerade aus Ihnen herauskommen will. Gut ist, wenn Sie jemanden haben, der sie begleitet und mitmacht, denn zu zweit ist es einfacher, weil man sich gegenseitig anfeuern kann, laut zu werden. Wenn Sie keinen Freund haben, der mitkommen kann oder sich schämen, wenn ein anderer Sie so erlebt, können Sie es natürlich auch allein machen. Es ist ungewöhnlich »auf Kommando« wütend zu werden, aber es ist möglich, wenn man sich vorher warmläuft. Erst schimpfen Sie über alles, was Ihnen einfällt und kommen dabei in Bewegung. Stellen Sie sich die Situationen vor, in denen Sie verletzt wurden oder auch die Menschen, auf die Sie im Moment wütend sind. Dann fangen Sie an, sich zu schütteln oder herumzuhüpfen und werden Sie dabei immer lauter und wenn es geht, schreien Sie es aus sich heraus.

Wenn Sie das gezielte Dampfablassen geübt haben, können Sie es auch auf den Alltag übertragen und sich antrainieren, schwierige Beziehungssituationen zu verlassen und ihre Wut woanders herauszulassen, bevor es eskaliert. Dann müssen Sie nicht andere Menschen anschreien und verletzen, weil Sie verletzt worden sind. Sie können in solchen Situationen äußern, dass es Ihnen jetzt zu viel wird und Sie sich erst einmal beruhigen wollen. Dann gehen Sie, wenn es möglich ist, nach draußen und bewegen sich. Sie können auch eine Runde joggen oder in den Garten gehen, sich schütteln und dabei laut schimpfen, wenn niemand in der Nähe ist. Gelingt es Ihnen nicht, mit einer klaren Äußerung die Situation zu verlassen, ist es manchmal sinnvoll, einfach zur Toilette zu gehen, sich dort zu schütteln und leise zu schimpfen.

Hilfreich kann auch **Power-Musik** sein. Legen Sie ein kraftvolles Musikstück mit starkem Rhythmus auf und tanzen Sie dazu. Vielleicht gefällt Ihnen erdige afrikanische Trommelmusik oder Sie bevorzugen Heavy Metal. Schauen Sie, was zu Ihnen passt und was Sie mitreißt. Gehen Sie beim Tanzen in Kontakt mit Ihrer Kraft und stellen Sie sich vor, dass Sie als Frau eine Amazone und als Mann ein Held sind, oder vielleicht fällt Ihnen eine eigene starke und kämpferische Figur aus einem Film oder Comic ein, mit der Sie sich identifizieren können. Lassen Sie Ihren Tanz immer ausgelassener und wilder werden. Trampeln oder stampfen Sie, springen Sie herum, denn es geht nicht um schöne Tanzschritte sondern einzig um Ihren persönlichen, kraftvollen Selbstausdruck. Wenn Sie möchten, können Sie nun auch Ihre Stimme dazugeben und kräftige, laute Töne dazu ausstoßen, vielleicht wie ein Tier oder wie ein Neandertaler. Falls dabei Wut hochkommt, lassen Sie sie zu, tanzen Sie weiter heftig und wild und schreien Sie Ihre Wut heraus.

Auch **Sport** sollte, wenn möglich, Teil Ihres Alltags sein. Charlotte hat berichtet, wie sehr ihr Boxen, das Trampolin, Joggen und das Fitnesstraining geholfen haben. Gut ist auch Sport in einer Gruppe, z. B. ein Fitnesskurs oder Mannschaftssport, der regelmäßig zwei- bis dreimal die Woche stattfindet. Räumen Sie sich selbst und dem Sport die oberste Priorität ein. Egal, was gerade in ihrem Leben schwierig ist oder schiefläuft: Auch wenn das Drama gerade noch so groß ist, verpflichten Sie sich, die Zeit für Ihren Sport zu nehmen. Sie sollten es sich wert sein, sich selbst und das, was Sie sich vorgenommen haben, an die erste Stelle zu setzen. Eine weitere Möglichkeit, sich im Alltag zur Ruhe zu bringen sind Hobbys, wie sie Amelie und Sarah sehr gutgetan haben, oder der kreative Ausdruck, beispielsweise in Bildern, was Katja über viele Krisen hinweggeholfen hat.

5.3. Was tun, wenn die Beziehung schwierig wird?

Ihr Beziehungspartner wird vermutlich immer wieder heftige Gefühle in Ihnen auslösen, weil die Erfahrungen, die Sie mit ihm machen, an alte Verletzungen erinnern, die Ihnen in früheren Beziehungen und in der Elternbeziehung zugefügt wurden. Eine gute Vorbereitung auf solche Situationen sind die Achtsamkeitsübungen zum Umgang mit Gefühlen und die Regler-Übung, die wir im ▶Kap. 5.2. beschrieben haben. Dadurch können Sie die schwierigen Gefühle, die Ihr Partner in Ihnen ausgelöst hat, besser sondieren und kontrollieren. Auch die alltäglichen Maßnahmen, die wir Ihnen dort vorgestellt haben, sind in Situationen, in denen eine Eskalation droht, sehr hilfreich. Außerdem können einige Hilfsmittel in der Kommunikation mit dem Partner/der Partnerin zu einem besseren Miteinander führen:

- **Senden Sie Ich-Botschaften statt Du-Botschaften:** Statt Ihre Wut und Enttäuschung dem Partner entgegenzuschleudern, versuchen Sie nun auszusprechen, was Sie fühlen. Selbst wenn die Wut sehr groß ist, ist es immer noch besser »Ich bin gerade scheißwütend auf dich« statt »Du Mistkerl, warum hast Du mir das angetan?« zu rufen. Wenn Sie von sich selbst sprechen anstatt den Partner anzugreifen, ist die Chance höher, das zu bekommen, was Sie sich eigentlich wünschen – nämlich gesehen und gehört zu werden und da abgeholt zu werden, wo Sie stehen.
- **Sagen Sie, was Sie brauchen:** Dazu gehört natürlich zunächst herauszufinden, was Sie eigentlich im Moment gerade am ehesten benötigen. Oft steht hinter der Wut, die Sie auf ihren Partner haben, die Angst, von ihm abgelehnt und verlassen zu werden, die durch einen Streit nur verschlimmert wird. Wenn es Ihnen also gelingt zu realisieren, dass Sie keinen Streit brauchen, sondern sich

eher vom anderen angenommen und bei ihm geborgen fühlen wollen, können Sie in so einer Konfliktsituation vielleicht sogar äußern: »Nimm mich bitte in den Arm!«

- **Akzeptieren Sie ein »Nein«:** Natürlich kann es sein, dass Ihr Partner momentan auch gekränkt ist und Ihnen nicht sofort das geben kann, was Sie brauchen – selbst wenn Sie es gesagt haben. Machen Sie sich so gut Sie können klar, dass es wichtig ist, dass Sie es gesagt haben. Auch wenn es Ihrem Partner im Moment nicht möglich ist, liebevoll auf Sie zuzugehen.
- **Versuchen Sie autonom zu sein:** Machen Sie sich immer wieder bewusst, dass Ihr Partner auch nur ein Mensch ist, dass er seine Grenzen hat und Ihnen sicher nicht alles geben kann, was Sie sich wünschen. Machen Sie eine Liste von all den Dingen, die Sie sich als erwachsener Mensch selbst geben können und nicht unbedingt von anderen Menschen brauchen.
- **Entschuldigen Sie sich:** Wenn Sie wieder mal explodiert sind oder in Ihrer Wut Ihren Partner verletzt haben, sagen Sie ihm danach, dass es Ihnen leid tut und erklären ihm im Nachhinein, weshalb Sie sich so hart geäußert haben. Zum Beispiel: »Ich war wütend – traurig – enttäuscht, weil ... « Versuchen Sie also auch hier wieder, Ich-Botschaften zur Erklärung zu verwenden, anstatt den anderen anzuklagen.

5.4. Lernen, sich zu versöhnen

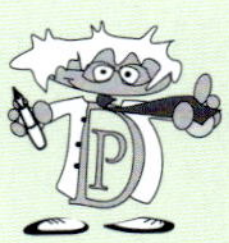

Von Friedrich Nietzsche stammt der Satz: »Welches Kind hätte nicht Grund, über seine Eltern zu weinen.«[342] Wir alle wurden als Kinder von unseren Eltern verletzt, denn es gibt keine perfekten Eltern, die alles richtig machen und ihren Kindern keinen Schmerz zufügen. Wenn die Kinder dann selbst Eltern werden, wollen sie es besser machen und stellen oft fest, dass sie mit ihren Kindern ähnliche Fehler machen, wie die Eltern sie schon mit ihnen gemacht haben. So werden Verletzungen häufig über Generationen weitergegeben. Das geschieht oft und viele Menschen möchten in der Jugend oder später im Erwachsenenalter mit ihren Eltern klären, was in der Kindheit geschehen ist, um sich damit zu versöhnen. Bei Borderlinern sind aber die Verletzungen durch die Eltern in den meisten Fällen sehr heftig und ein Klärungsprozess schwierig.

Wer als Kind wenig Liebe und Zuwendung von seinen Eltern erfahren hat und von ihnen verletzt wurde, trägt häufig sein gesamtes Leben das Gefühl mit sich herum, nichts wert zu sein, nicht liebenswert zu sein und nie etwas richtig zu machen. Oft führt das zu einer ständigen Suche nach Anerkennung, Bestätigung und

Liebe – sei es nun im Beruf, im Freundeskreis oder in der Beziehung. Häufig gibt es aber nicht genügend positives Feedback, denn das Bedürfnis danach ist zu groß. Und so verstärken sich die negativen Empfindungen, die nicht verarbeitete Wut und das Gefühl, ungerecht behandelt worden zu sein, über das gesamte Erwachsenenleben. Der Grad der Frustration steigt und der Selbstwert sinkt immer weiter. Um diesen Abwärtstrend zu stoppen und eine Wende – eine Wandlung, wie Sascha es in unserem Gespräch beschrieb – einzuleiten, kann es hilfreich sein, die Problematik dort zu klären, wo sie entstanden ist: in der Beziehung zu den Eltern.

Sie können – so wie Mila es getan hat – Ihren Eltern einen Brief schreiben. Schreiben Sie zunächst einen Brief nur für sich, den Sie an die Eltern richten, aber nicht abschicken. So können Sie sich alles von der Seele schreiben, genau wie Sie es fühlen, ohne auf Formulierungen zu achten. Geben Sie allen Ihren schmerzhaften Gefühlen, Ihrer Trauer, Wut, Enttäuschung, Angst, Einsamkeit und Verlorenheit Ausdruck, aber auch Ihrer Liebe, wenn Sie sie fühlen. Dieser Brief hilft Ihnen zu realisieren, dass Sie kein schlechter Mensch sind, sondern Ihre Eltern die Verantwortung dafür tragen, dass solche Gefühle in Ihnen entstanden sind. Vielleicht finden Sie auch einen nahestehenden Menschen, dem Sie den Brief vorlesen können und der Sie dabei unterstützt, Ihren Gefühlen freien Lauf zu lassen.

Wenn Sie glauben, dass ein realer Klärungsprozess mit den Eltern Sinn haben könnte, schicken Sie einen zweiten Brief an sie ab, den Sie eher fragend und möglichst frei von Vorwürfen formulieren. Es geht nicht um Schuldzuweisungen, sondern vielmehr darum zu erfahren, weshalb Ihre Eltern so gehandelt haben. Vielleicht konnten sie nicht anders, weil sie selbst von ihren Eltern traumatisiert wurden und das Erlebte weitergaben. Um sich mit ihnen auszusöhnen ist es wichtig zu verstehen, weshalb sie Ihnen so viel Leid zugefügt haben.

Wenn es möglich ist, sollten dem Brief klärende Gespräche auf einer erwachsenen Ebene folgen, in denen Ihre Fragen beantwortet werden. Sie sind nun kein Kind mehr und können Ihre Eltern und das Geschehene aus einer Erwachsenenperspektive betrachten. Sie können erfragen, wie deren Leben ablief, wie ihre Kindheit war und welche Schicksalsschläge sie vielleicht zu verkraften hatten. Aus dieser Perspektive können Sie unter Umständen Verständnis für ihr Verhalten aufbringen. Natürlich tragen Ihre Eltern weiterhin die Verantwortung dafür, was sie Ihnen angetan haben. Sie müssen sie weder entschuldigen, noch ihnen vergeben, denn jeder erwachsene Mensch ist für sein Handeln selbst verantwortlich. Wichtig für eine Versöhnung ist nur, dass Sie das Geschehene aus einer verstehenden, erwachsenen Perspektive heraus sehen können.

Gefühle sind wandelbar. Versuchen Sie im Klärungsprozess mit Ihren Eltern, nicht in den alten schmerzhaften Gefühlen zu verhaften, auch wenn sie immer wieder auftreten werden. Oft genügt nur ein Wort oder eine Formulierung, sie wieder aufbrechen zu lassen und Sie erneut zu verletzen. Dann wenden Sie die Übungen an, die wir Ihnen in ▶Kap. 5.2. nahegebracht haben. Konzentrieren Sie sich außerdem auf die aktuelle Situation. Vielleicht haben sich Ihre Eltern inzwischen geändert. Schauen Sie, ob Ihre Mutter, diese alte Frau, die da jetzt vor Ihnen sitzt, noch die gleiche ist wie die, die Sie damals mit dem Kochlöffel traktierte. Vielleicht gelingt es Ihnen, ein neues Bild von ihr zu gewinnen. Die Schmerzen von damals, Ihre Angst und Ihre Wut sind gewiss nicht vergessen, aber lassen Sie es nicht zu, dass diese schlechten Gefühle Ihr weiteres Leben bestimmen. Versuchen Sie außerdem, nicht nur das Negative zu sehen, sondern erinnern Sie sich an die guten Momente mit den Eltern, die es sicherlich auch gegeben hat. Schauen Sie auf das, was Ihnen Ihre Eltern aufgrund ihrer eigenen Geschichte geben konnten, auch wenn es vielleicht nicht viel war. Wenn Sie so vorgehen, könnte Ihnen eine Versöhnung mit Ihren Eltern und Ihrer Vergangenheit gelingen. Und Versöhnung bedeutet nicht, dass Sie es ungeschehen machen, sondern dass Sie frei sind von den negativen Gefühlen der Vergangenheit, die immer wieder auftauchen und Sie dort festhalten.

Es gibt aber auch Fälle, in denen eine Versöhnung mit den Eltern nicht möglich ist und es notwendig wird, den Kontakt zu ihnen ganz abzubrechen, weil er jedes Mal eine neue Verletzung zur Folge hat. Viele Borderliner, die ein Bindungstrauma erlitten haben, versuchen bis ins Erwachsenenalter, eine Bindung zu ihren Eltern herzustellen. Sie machen eine Therapie, klären sich dabei selbst und wollen möglichst versuchen, mit ihren Eltern ins Reine zu kommen. Dabei gehen sie so gut als möglich frei von Vorwürfen auf sie zu und versuchen, ihnen zu erklären, wie es ihnen damals ergangen ist. Sie hoffen, dabei endlich Verständnis von ihren Eltern zu bekommen und von ihnen gesehen zu werden. Wieder und wieder versuchen sie es und erhalten immer die gleichen Zurückweisungen. Die Eltern verstehen nicht, was sie meinen, erinnern sich nicht an das, was gewesen ist, wollen nicht daran rühren und bleiben in der Verleugnung. So werden die Borderliner immer wieder verletzt, brechen zwischendurch wütend oder verzweifelt den Kontakt ab, um es dann erneut zu versuchen. Vielen geht es bei ihren Bemühungen immer schlechter. Trotzdem haben sie Schuldgefühle, denn es sind ja schließlich ihre Eltern. Sie haben sie großgezogen und dafür müssen sie dankbar sein. Außerdem hatten es die Eltern auch nicht leicht. Deshalb wollen sie verstehen und wenn es irgendwie möglich ist, ihnen vergeben.

Dies wird von einigen Therapeuten unterstützt, die der Meinung sind, Borderliner können erst Frieden finden und frei sein, wenn sie ihren Eltern vergeben haben. Franz Ruppert ist da jedoch anderer Auffassung und erklärt, warum der Versuch, die Beziehung zu den Eltern zu klären, in vielen Fällen nicht funktionieren kann: »Wenn ich mit jemandem, der mich ablehnt, in Kontakt bleiben will, muss ich mich dieser Person anpassen und mein eigenes Ich aufgeben – meinen Willen, meine wahren Gefühle. Weil auch die Eltern in einem ›Trauma der Identität‹ feststecken, ihr Ich, ihre Bedürfnisse und Ziele ebenfalls früh im Leben notgedrungen aufgegeben haben, kämpfen in solchen Beziehungskonstellationen, überspitzt gesagt, zwei Kopflose miteinander. Das ergibt ein endloses, zähes Ringen: überhöhte Erwartungen an den anderen haben, enttäuscht werden, auf Distanz gehen, beleidigt sein, sich wieder annähern, es erneut versuchen.«[343] Deshalb plädiert Ruppert dafür, sich in erster Linie sich selbst zuzuwenden und nicht den Eltern und spricht für jene, die den Kontakt mit den Eltern abbrechen, um sich vor weiteren Verletzungen zu schützen.

Auch wir möchten Ihnen mit auf den Weg geben: Wenn Sie spüren, dass Sie in einer ähnlichen, verzwickten Lage mit Ihren Eltern feststecken, scheuen Sie sich nicht, den Kontakt zu ihnen abzubrechen. Sie können dies guten Gewissens tun. Denn was Ihre Eltern Ihnen angetan haben, ist geschehen. Auch wenn sie selbst Opfer ihrer Traumatisierungen waren und nichts dafür konnten. Wenn mit ihnen kein Dialog auf der erwachsenen Ebene darüber möglich ist, haben Sie das Recht, für sich selbst zu sorgen und müssen Ihren Eltern nicht vergeben!

5.5. Übungen von Luise Reddemann

Luise Reddemann, die wir Ihnen schon im ▶Kap. 4.7., S. 276 ff. »Von sicheren Orten und Krafttieren« vorgestellt haben, hat einige nützliche imaginative Übungen entwickelt, die helfen können, mit traumatischen Gefühlen und Bildern umzugehen. Wir möchten Ihnen hier drei Übungen vorstellen, um heilende innere Bilder zu erschaffen, wenn die Belastungen zu groß werden.

5.5.1. Geben Sie schlechten Gefühlen eine Gestalt!

Wenn Sie Wut, Angst, Trauer, Enttäuschung, Einsamkeit oder ein anderes unangenehmes Gefühl spüren, können Sie sich entlasten, indem Sie versuchen, ihm eine Gestalt zu geben. Mit dieser Gestalt können Sie dann einen inneren Dialog führen, um dem Gefühl tiefer auf den Grund zu gehen. Wenn Sie auf diese Art mit Ihren Gefühlen in Kontakt treten, verlieren sie ihre Schärfe und können wichtige Botschaften enthalten.

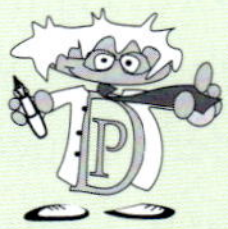

Das möchte ich Ihnen am Beispiel meiner 35-jährigen Patientin Miriam verdeutlichen. Sie kam nach einem heftigen Streit mit ihrem Partner zu mir in die Praxis und war voller Wut auf ihn. Er hatte eine Verabredung mit ihr vergessen und war für sie nicht erreichbar gewesen, weil der Akku seines Handys leer war. Als er dann nach Hause kam, tobte und wütete Miriam. Ein Dialog war nicht möglich.
Als ich sie in der Sitzung bat, ihrer Wut eine Gestalt zu geben, sah sie einen riesigen, furchterregenden, brüllenden und feuerspeienden Dämon mit riesengroßen wilden Augen und acht Armen. In den Händen trug er Schwerter, Äxte und andere Waffen. Sie war selbst überrascht, dass sich ihre Wut mit solch einem starken Bild zeigte und sagte: »Da kann man ja wirklich Angst bekommen.« Ich fragte sie, ob sie den Dämon etwas kleiner machen und ihn beruhigen könnte. Es funktionierte und ich bat sie, ihn zu fragen, weshalb er da sei. Sie erhielt folgende Antwort: »Ich bin da, um dich zu beschützen und werde jeden niedermachen, der dir wehtut, denn niemand darf dir mehr Schmerz zufügen.« So realisierte Miriam, dass hinter ihrer Wut noch ein ganz anderes Gefühl steht, nämlich der Schmerz der Verlassenheit ihrer Kindheit. Wenn die Wut ihn abwehrt, muss sie ihn nicht spüren. Ihre drogensüchtige Mutter hatte sie vernachlässigt und sehr oft allein gelassen. Sie erkannte, dass die Unaufmerksamkeit ihres Partners diesen Schmerz getriggert hatte und weinte bitterlich. Ich hielt sie eine Weile im Arm, bis sie sich beruhigte. Danach konnte sie ihrem Partner erklären, was er mit seiner Vergesslichkeit bei ihr ausgelöst hatte.

Das Beispiel von Miriam zeigt, dass es möglich ist, sich von seinen starken Gefühlen zu distanzieren, wenn man ihnen eine Gestalt gibt. Sie sind dann nicht mehr so überwältigend, und es wird möglich zu untersuchen, woher sie kommen und welche anderen Gefühle vielleicht noch dahinterstehen, die wichtiger sind als das, was sich vordergründig zeigt.

Wenn Sie gerne malen, können Sie Ihre Gefühle auch in einem Bild darstellen. Vielleicht ist dort Ihre Trauer ein schwarzer See, in dem alles versinkt, oder das Gefühl, klein und minderwertig zu sein, eine kleine Schnecke, die nur vorsichtig ihren Kopf und ihre Fühler aus dem Schneckenhaus herausstreckt. Und vielleicht wird es Ihnen durch das Malen möglich, sich mit der Schnecke anzufreunden, weil sie auf Ihrem Bild niedlich, schüchtern, verletzlich und zart aussieht. So können Sie sich nicht nur von Ihren Gefühlen distanzieren, wenn Sie ihnen eine Gestalt geben, sondern Sie können sie dadurch auch leichter annehmen.

Um Kontrolle über seine Gefühle zu bekommen schlägt Luise Reddemann vor, sich ein Haus vorzustellen, in dem in jedem Zimmer Platz für ein Gefühl ist. Wenn man nun seinem Gefühl eine Gestalt gegeben hat, kann man zu ihm sagen: »Gehe in dein Zimmer, ich brauche dich jetzt gerade nicht, ich habe keine Zeit für dich.« So hat jedes Gefühl sein Zimmer und man kann es hineinschicken, aber auch wieder herausbitten.[344]

5.5.2. Packen Sie unliebsames Gepäck in den Tresor!

Bei dieser Übung geht es darum, etwas, das Sie belastet, erst einmal wegzupacken, aber so, dass Sie es zu einem anderen Zeitpunkt wieder herausholen können. Daher geben Sie es in einen Tresor, wo es sicher verwahrt ist, bis Sie sich damit beschäftigen können. Stellen Sie sich vor, wie Sie einen großen, stabilen Banktresor öffnen. Legen Sie Bilder, innere Filme, alles Unangenehme, mit dem Sie momentan nicht fertigwerden, dort hinein. Dann schließen Sie die Tür. Vielleicht fühlen Sie sich jetzt (zumindest vorerst) ein wenig erleichtert oder befreit. Falls nötig, wiederholen Sie die Übung einige Male, oder möglicherweise brauchen Sie mehrere Tresore, um alles sicher aufzubewahren. Nun kann alles so lange darin liegen bleiben, bis Sie sich wieder damit beschäftigen möchten. Seien Sie sich aber bewusst, dass der Tresor keine Dauerlösung ist. Es kann jedoch schon ein Gewinn sein, die Erfahrung zu machen, dass es für eine Weile gut geht.[345]

5.5.3. Distanzieren Sie sich von Schreckensbildern!

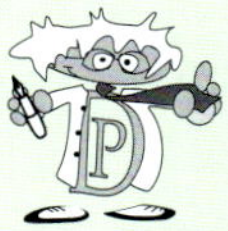

Erinnern Sie sich noch an Ihren letzten Besuch in einer Gemäldegalerie? Als ich das letzte Mal eine solche Galerie besuchte, sah ich mir die Ausstellung »Das Paradies auf Erden« im Lipsiusbau in Dresden an. Das erste Bild war »Vor der Sintflut« von Roelant Savery. Weil der kleine Raum gut gefüllt mit Menschen war, stand ich zunächst ganz dicht vor dem Bild. Ich erkannte auf einem sanften Hügel Adam und Eva und die sich um den Baum der Erkenntnis windende Schlange. Das Menschenpaar wurde von einem außergewöhnlichen Licht, das aus dem Himmel kam, angestrahlt. Und ich sah die mächtige Arche Noah in der Bildmitte.

Als es im Raum leerer wurde, trat ich etwas zurück. Erst jetzt konnte ich die Einzelheiten und die volle Schönheit des Bildes erfassen. Ich erkannte vor dem Hügel in der Mitte allerlei Getier – viele Vögel, darunter Papageien, Strauße, Pelikane, Schwäne, ein Pferd und einen Elefanten. Ich sah, wie sich die Landschaft in

→

blaue Weiten öffnete, und das Gebirge, das im Dunst erschien. Diese Öffnung, die Weitung meines Blickes war jedoch erst durch die größere Distanz, die ich zum Bild einnahm, möglich geworden.

Wir können also ein Bild anders wahrnehmen, wenn wir die Distanz vergrößern. Stehen wir direkt davor, können wir nur Teile erkennen. Erst wenn wir uns weiter von dem Bild entfernen, weitet sich auch unser Blickwinkel und wir nehmen das gesamte Kunstwerk wahr. So können wir auch innere Schreckensbilder mit Abstand anders betrachten. Nicht nur um einen anderen Blickwinkel zu bekommen, sondern um uns von Ängsten und emotionalen Schmerzen zu distanzieren.

Eine gute Übung dazu ist, die Rolle eines Betrachters einzunehmen. Sie haben schon im ▶Kap. 5.2.1., S. 317 ff. in der Übung zum inneren Beobachter gelernt, Ihre Gefühle wertfrei zu betrachten. Jetzt bauen Sie diese Übung aus. Schauen Sie aus der Position des Beobachters in Ihr Innenleben. Machen Sie sich klar, dass Sie Ihren Körper, Ihre Gedanken, Ihre Gefühle und Ihre Stimmungen genau beobachten können, als würden Sie von der letzten Reihe aus einen Film im Kino anschauen. Das haben Sie ohnehin schon oft getan, Sie haben es vielleicht nur nicht so genannt. Jedes Mal, wenn Sie bemerken, was Sie denken oder fühlen oder was mit Ihrem Körper los ist, müssen Sie das vorher beobachten. Die Tatsache, dass wir etwas beobachten können, sagt uns auch, dass wir mehr sind als das, was wir beobachten. Und dies ist eine hilfreiche Erkenntnis, da wir, wenn wir zu sehr in unsere Gedanken und Gefühle oder Schmerzen verstrickt sind, dies oft verbinden mit der Vorstellung oder dem Empfinden, wir seien ganz identifiziert mit dem, was gerade ist. Wenn wir ruhiger sind, wissen wir natürlich, dass wir viel mehr sind als ein Gefühl oder ein Gedanke. Aber wenn wir aufgeregt sind, ist es, als hätten wir das vergessen. Hier kann die Beobachter-Übung, wenn man sie regelmäßig macht, helfen. Wir erleben, dass wir mehr sind als unser momentanes Gefühl, und sehen das Problem außerdem aus einer anderen Perspektive. Wir blicken von Weitem auf das Gefühl, den Gedanken und können bemerken, dass er Teil eines großen Bildes ist. So sind wir nicht mehr so involviert in unser inneres Drama, können ruhiger damit umgehen und regen uns weniger auf.

Wenn Sie mit belastenden Erinnerungen ringen und diese nicht in den Tresor packen können oder wollen, können Sie auch diese Erinnerungen mithilfe ihres Beobachters anschauen. Vielleicht gelingt es Ihnen danach, sie im Tresor zu verwahren, bis Sie die Kraft haben, sich damit zu konfrontieren. Wenn Sie über ihre Erinnerungen reden wollen, können Sie versuchen, darüber in der dritten Person zu sprechen, so als würden sie über den Maler des Bildes sprechen und beschreiben, was er ausdrücken wollte. Statt »Ich habe erlebt«, sagen Sie »Maria/Klaus/die Frau/der Mann/das Mädchen/der Junge/das Kind hat erlebt …«. Auch dies ist eine gute Möglichkeit, sich von seinen Schreckensbildern zu distanzieren. Sie können auch versuchen, sich vorzustellen, ihre Geschichte auf einer Leinwand oder auf einem Bildschirm zu sehen. Bei Letzterem hätten sie auch eine Fernbedienung zur Verfügung, mit der sie die Bilder ein- und ausschalten können.

Manchmal hilft es auch, sich zu fragen, wie Sie in vielen Jahren über diese Sache denken werden, beispielsweise wenn Sie alt sind und Ihren Enkeln davon erzählen. Alle diese Techniken sollten Sie zunächst mit angenehmen Bildern und Gefühlen ausprobieren, um damit vertraut zu werden, und erst später für Belastendes verwenden.[346]

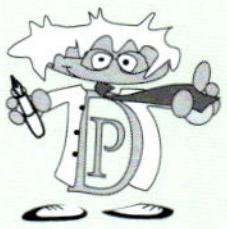

Der römische Philosoph Seneca sagte einmal: »Wenn ein Seemann nicht weiß, welches Ufer er ansteuern muss, dann ist kein Wind der richtige.« Ziele sind wichtig in unserem Leben. Ohne sie wäre unser Leben fad und eintönig. Doch mindestens genauso wichtig ist es, einige der Ziele, die wir uns gesetzt haben, auch zu erreichen. Und dafür benötigen wir unsere Ressourcen. Das sind Kraftquellen im Inneren und im Außen, über die jeder von uns verfügt. Oft schlummern die inneren Ressourcen viele Jahre unentdeckt, ohne dass wir ahnen, dass wir über sie verfügen. Unsere Ressourcen zu kennen, gleicht der Bergung eines wertvollen Schatzes. Ich möchte Sie deshalb einladen, mit mir ein wenig auf Schatzsuche zu gehen und Ihnen zuvor die Geschichte vom Schatz am Ende des Regenbogens erzählen: Es war einmal ein alter Mann, der alleine im Wald in einer kleinen bescheidenen Holzhütte lebte. Jeden Tag saß er auf einer Bank vor seinem Häuschen und stierte vor sich hin. Er hörte nicht wie die Vögel zwitscherten, hörte nicht wie der Wind durch die Blätter der Bäume fuhr, spürte nicht die wärmenden Sonnenstrahlen auf seiner Haut. Er roch nicht den würzigen Tannenduft, und auch für die Tiere des Waldes, die ihn immer wieder besuchten, hatte er keinen Blick. Er hielt seinen Kopf gesenkt und fragte sich immer wieder: »Warum ist die Prophezeiung der schönen Fee nicht in Erfüllung gegangen?« Oft hatte seine Mutter ihm diese Geschichte bereits erzählt: Damals, als er geboren wurde, hatte plötzlich eine Fee an seiner Wiege gestanden. Sie hatte wunderschöne lange Haare, fein und schimmernd wie Spinnweben, auf die die Sonne schien. Die Fee lächelte und sagte: »Am Ende des Regenbogens liegt ein großer Schatz für dich.« Dann verschwand sie. Seit er alt genug war, hatte der Mann auf der ganzen Welt nach diesem Schatz gesucht. Er war von Land zu Land gereist, hatte in den Bergen

nach Edelsteinen, in den Flüssen nach Gold geschürft, und er war nach versunkenen Schiffen auf den Meeresgrund getaucht. Doch den Schatz hatte er nie gefunden.
»Am Ende des Regenbogens, so ein Unsinn!«, dachte er auch heute, erhob sich von der kleinen Bank vor seiner Hütte und ging missmutig hinein, um sich schlafen zu legen. So lebte er dahin, bis eines Tages etwas geschah.
Tagelang hatte es geregnet. Plötzlich brach die Sonne mit Macht durch die dunklen Wolken, obwohl der Regen noch nicht aufgehört hatte. Dann veränderte sich das Licht und der alte Mann sah, wie sich ein wunderschöner Regenbogen über den Wald spann. Ein Regenbogen, der so prächtig war, wie er es noch nie gesehen hatte. Und sein Ende zeigte genau auf ihn. Ja, er saß direkt am Ende des Regenbogens. Erst jetzt verstand er, dass er selbst dieser Schatz war, nach dem er so viele Jahre in der ganzen Welt gesucht hatte. Er holte tief Luft und spürte, wie das Leben in ihn zurückströmte. Sein Blick wurde weit, er lächelte als er sah, wie ein Eichhörnchen mit seiner Nuss an ihm vorbeihuschte, bemerkte, wie ein Fuchs hinter einem Baum neugierig hervorlugte und sich ein Schmetterling auf seinem Arm niederließ. Er blickte in den inzwischen strahlend blauen Himmel und wusste, dass noch ein langes, glückliches Leben vor ihm lag.[347]

5.6. Packe deinen Ressourcenkoffer!

Um den Schatz am Ende des Regenbogens – also Ihre eigenen inneren Ressourcen – zu bergen, kann folgende Übung hilfreich sein:

Am besten nehmen Sie viele kleine, verschiedenfarbige Zettel und schreiben alles auf, was Ihnen gerade in den Kopf kommt. Notieren Sie auch Dinge, die Sie vielleicht für alltäglich oder selbstverständlich erachten, beispielsweise wenn Sie gut Texte formulieren können, tanzen, ein Instrument spielen, gut mit Menschen umgehen, Fremdsprachen sprechen, gut kochen können. Denken Sie außerdem an die Dinge, die Ihnen im Moment unnötig erscheinen wie beispielsweise auf einem Grashalm zu pfeifen, ein Rad zu schlagen oder ein Lied auswendig zu singen. Ideen für weitere verborgene Ressourcen können kommen, wenn Sie sich die Frage stellen: »Welche Fähigkeiten hätte ich gern?« Schreiben Sie diese Punkte zunächst auf eine Liste. Es kann zur Konkretisierung auch hilfreich sein noch etwas weiter zu fragen, beispielsweise: »Woran würde ich merken, dass ich diese Fähigkeiten habe?«, »Was würden andere Menschen mitbekommen, wenn ich diese Fähigkeiten hätte?« Dann schauen Sie sich die Liste an und schreiben alles auf Ihre kleinen Zettel, was Sie schon ein wenig können, auch wenn es nicht perfekt ist. Anschließend schreiben Sie alle Ihre persönlichen Eigenschaften auf die Zettel, die Ihnen jemals geholfen haben, voranzukommen oder schwierige Zeiten zu überstehen: zum Beispiel Ihr Mut weiterzumachen, Ihre Geduld, Ihre Zähigkeit, Ihre Lebendigkeit, Ihre Kraft, Ihre Liebe und vieles mehr.

Als Nächstes möchten wir Sie einladen, alles auf eine Liste zu schreiben, was Ihnen je konkret geholfen hat, wenn es Ihnen nicht gut ging. Das können äußere Ressourcen sein, aber auch Tätigkeiten. Ordnen Sie diese Ressourcenliste am besten so, dass das, was Ihnen besonders gutgetan hat, oben steht. Auf diese Liste gehört nichts Destruktives wie Alkohol und Drogen oder Selbstverletzungen. Auf Ihrer Liste könnte beispielsweise stehen:

- Ein Konzert der Wiener Philharmoniker oder ein Rockkonzert besuchen
- Musik hören, die Sie gern mögen
- Etwas Kreatives wie Musizieren oder Malen
- Etwas Entspannendes wie Stricken oder Putzen
- Bewegung, die guttut, wie joggen oder tanzen
- Mit Ihrem Hund am See spazieren gehen
- Bilder ansehen, die Freude machen
- Ihre Lieblingsserie schauen oder ein Buch lesen
- Düfte, die wohltuend riechen
- Ein wohltuendes Bad
- Motorrad oder Fahrrad fahren
- In Ihrem Lieblingscafé sitzen und einen Kaffee genießen
- Ein neues Kuscheltier kaufen oder etwas anderes, das Ihnen guttut
- Ihr Krafttier aufrufen oder sich an den inneren sicheren Ort begeben
- Meditation
- Eine Gespräch mit einem Freund

Ganz egal, was es auch sein mag: Alles, was hilfreich für Sie ist, sollten Sie auf Ihrem Ressourcenzettel notieren. Noch wirksamer ist es, sich damit einen Ressourcenkoffer zu gestalten. Besorgen Sie sich einen kleinen Koffer, legen Sie die Zettel mit den Dingen, die Sie können und Ihre Ressourcenliste hinein. Ergänzen Sie ihn mit hilfreichen Utensilien wie Ihrer Lieblings-CD, Geld für etwas Schönes, Badesalz, einem Duft, Ihrem Lieblingsgedichtband, Malfarben, Stricknadeln, Konzertkarten usw. Auch Telefonnummern von hilfreichen Menschen können auf der Liste stehen bzw. im Koffer sein. Schauen Sie regelmäßig in Ihren Koffer, pflegen Sie Ihre Ressourcen und machen bzw. benutzen Sie die Dinge aus dem Koffer häufig.[348]

5.7. Was in den Notfallkoffer gehört

Viele Betroffene kennen dieses Problem: Gerade dann, wenn die Not am größten ist, ist kein Mensch erreichbar. Zudem haben längst nicht alle Städte einen Krisendienst, der rund um die Uhr arbeitet.

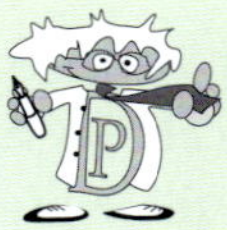

Diese Erfahrung musste auch Katja machen. Als sie sich wegen des Therapieabbruchs durch ihre Therapeutin in einer tiefen Krise befand, kontaktierte sie den Krisendienst und schrieb uns über ihre Erfahrung: »Habe eben den Krisendienst angerufen. Ich wollte, ja, ich musste einfach mit jemandem reden. Hilfe habe ich dort nicht bekommen, nur die lapidare Aussage: ›Kommen Sie morgen um 16 Uhr vorbei.‹ Das ist die harte Realität. Wenn man JETZT Hilfe braucht, wie soll man sich da noch gedulden bis morgen? Das kann doch wohl nicht wahr sein! Denn dann kann es ja schon zu spät sein! Das ist doch der pure Wahnsinn. Leider ist der Notarzt für mich auch keine Alternative, denn der würde mich bloß in die nächstliegende Psychiatrie schicken und die ist der reinste Horror! Dort war ich schon mal und wurde sehr schlecht behandelt. Und ein neuer Therapeut ist für mich noch in weiter Ferne! Nachdem ich die Liste mit den Psychologen gestern abgearbeitet habe, habe ich 15 Absagen und Wartzeiten von vielen Monaten kassiert. Und was nun? Nun muss ich allein klarkommen!«

Auch Therapeuten sind mitten in der Nacht oder am Wochenende in der Regel nicht erreichbar. Und irgendwann sind auch Ihre Freunde vermutlich überfordert, wenn Sie sie des Öfteren nachts anrufen.

Damit Betroffene – wie Katja – nicht vollkommen hilflos dastehen, brauchen sie Möglichkeiten, um sich im Notfall selbst zu helfen. Eine dieser Möglichkeiten ist der Notfallkoffer, der Ideen und Dinge enthält, die in akuten Krisensituationen hilfreich sein können. Den Notfallkoffer mit den Gegenständen, die üblicherweise hinein gehören, um Selbstverletzungen vorzubeugen, haben Sie schon im ▶Kap. 4.1.1., S. 254, 255 Fertigkeitentraining kennengelernt, weil er Bestandteil des Trainings ist. Aber jeder Borderliner hat im Laufe der Zeit seine ganz persönlichen Dinge kennengelernt und zusammengetragen, die ihm in solchen Phasen helfen. Zunächst kann der Notfallkoffer dieselben Dinge enthalten wie der Ressourcenkoffer und man kann beide Koffer kombinieren, denn sämtliche Ressourcen helfen natürlich auch in der Not. Ein Beispiel wäre das Malen – wie bei Katja –, aber auch einen Blog oder Tagebuch zu schreiben kann hilfreich sein. Manchem hilft es vielleicht auch, seinen alten Lieblingspullover oder den Cashmereschal, in den man sich so gern reinkuschelt, rauszuholen, wenn es einem mal nicht so gut geht, oder seine Lieblingsmusik zu hören. Die Gepäckstücke, die man in seinen Notfallkoffer einpackt, sind so individuell wie die Betroffenen selbst. Überlegen Sie doch nur, wie Sie es handhaben, wenn Sie vor einer langen Reise Ihren Koffer packen müssten. Was würden Sie mitnehmen? Woran hängen Sie ganz besonders? Worauf können Sie überhaupt nicht verzichten? Und was brauchen Sie unbedingt für den Notfall? Genauso ist es auch mit dem »Notfallkoffer«, hier sollten Sie alles reinpacken, was Sie benötigen, um es in Ihrer Krise schnell auspacken zu können und griffbereit zu haben.

Auch Katja hat ihren ganz persönlichen Notfallkoffer gepackt: eine Musik-CD, weil sie damit gut entspannen kann, einen Zeichenblock, damit sie ihre Gefühle und Gedanken festhalten kann, ein Handpeeling mit Salz und Öl, weil es sehr intensiv duftet, einen Igelball, damit sie etwas hat, das sie auf der Haut spüren kann, etwas Ton, um Figuren zu modellieren, »Chili-Gummi-Bärchen«, falls sie etwas Scharfes zum Lutschen braucht, und das angstlösende Arzneimittel Tavor®, für den Fall, dass nichts mehr hilft.

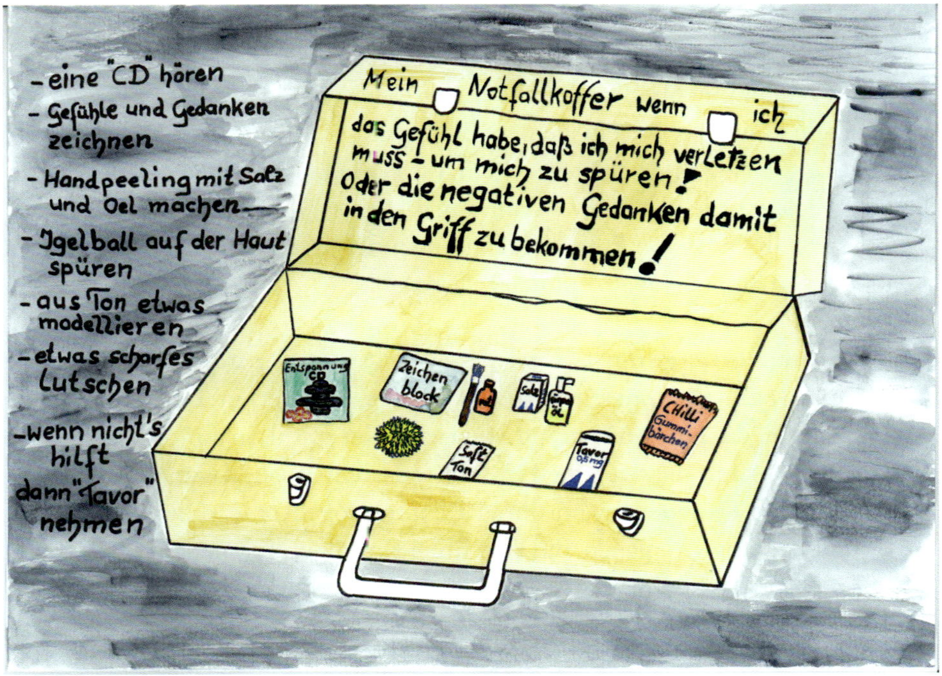

Abbildung 29: »Mein Notfallkoffer«, Zeichnung von Katja

Viele Borderliner haben im Fertigkeitentraining einen Notfallkoffer gepackt, der dann kaum oder wenig benutzt wird und in Vergessenheit gerät. Vielleicht geschieht das, weil der Koffer nicht genau das enthält, was der Einzelne in der Not wirklich braucht und verwenden kann. Dann lohnt es sich, noch einmal anzufangen und den Koffer ganz neu zu bestücken. Bevor Sie mit dem Packen beginnen, sollten Sie erst einmal – genau wie beim Ressourcenkoffer – überlegen, was Ihnen bereits in einer schwierigen Situation geholfen hat oder was Ihnen helfen könnte. Natürlich wird sich Ihr Notfallkoffer mit der Zeit verändern und wachsen – aber zunächst ist es wichtig, erst einmal anzufangen. Denken Sie immer daran, dass der Notfallkoffer ein Abbild Ihrer gesammelten Erfahrungen mit Krisensituationen ist. Bis er wirklich fertig gepackt ist, braucht es seine Zeit. Sie müssen ihn immer wieder kontrollieren, sich fragen, ob Sie etwas vergessen haben oder ob inzwischen vielleicht auch das eine oder andere überflüssig geworden ist.

Ihr Notfallkoffer könnte folgende Dinge enthalten:

- **Etwas zum Festhalten:** In Krisensituationen ist unser Verstand meist ausgeschaltet und unsere Emotionen übernehmen das Kommando, und häufig ist gerade das der Auslöser für eine Krise. Deshalb ist es sinnvoll, Gegenstände zum Festhalten, zum Einkuscheln oder zum Knuddeln einzupacken. Das können beispielsweise ein kuscheliger Pullover, ein weiches Kissen, ein Kuscheltier oder vielleicht auch ein paar warme Socken sein. Manche Dinge sind auch so klein, dass sie bequem in eine Handtasche passen, oder ein unauffälliger Begleiter im Alltag sein können – wie ein kleiner Glücksbringer, eine Kette, ein Schlüsselanhänger, ein Handschmeichler aus Stein. Viele Menschen haben solche kleinen Alltagsbegleiter, die sie an etwas erinnern, das ihnen in einer Stresssituation Halt gibt. Auch an Fotos von Freunden kann man sich festhalten, denn sie erinnern daran, dass man nicht allein auf der Welt ist.

- **Etwas zur Beruhigung:** Oft geht es auch darum, der inneren Anspannung und dem Gefühl der inneren Leere etwas entgegenzusetzen. Dann kann etwas hilfreich sein, das unseren Verstand anspricht oder uns dazu auffordert, aktiv zu werden. Das kann der Lieblingsfilm sein oder ein Buch, das man gerne liest. Oft trainieren Therapeuten mit ihren Klienten sogenannte »Hirn-Flickflacks«. Das sind kognitive Aufgaben, die eine hohe Konzentration verlangen und dem Verstand keinen Raum mehr lassen, über andere Dinge nachzudenken, beispielsweise: Zehn Frauennamen finden, die mit dem Buchstaben »A« beginnen, von 100 immer 7 abziehen, die Zahl 3 quadrieren, den Zauberwürfel oder ein Kreuzworträtsel lösen, Tangram, Solitär, Sudoku, Tetris, Trivial Pursuit oder ein Strategie-Video-Spiel spielen oder einen Text übersetzen.

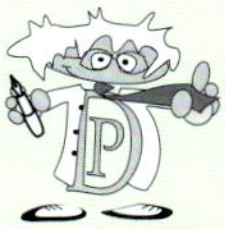

Wer je den »Circus Flic Flac« besucht hat, wird sich ganz gewiss an die Akrobaten erinnern, die mit irrer Geschwindigkeit auf ihren Motorcross-Maschinen Hals über Kopf durch eine stählerne Kugel rasen. Schon allein beim Zuschauen stockt einem der Atem. Keiner der zehn Akrobaten kann sich bei dieser atemberaubenden Nummer einen Fehltritt oder gar eine kleine Unaufmerksamkeit leisten. So ähnlich ist es auch beim Hirn-Flickflack.

- **Utensilien für kreative Aktivitäten** wie Malen, Basteln, Window-Painting, Schmuck herstellen, Sticken, Stricken, Gedichte oder das Schreiben kleiner Geschichten bzw. eines Tagesbuchs.

- Sehr schön sind auch die **Karten von Louise L. Hay,** die ihr »Du kannst es!«-Programm ergänzen.[349] Sie enthalten 120 inspirierende Botschaften für jeden Augenblick des Lebens.

- **Etwas, das die Sinne anregt:** Für viele Betroffene ist es wichtig, das Körpergefühl wiederherzustellen und damit auch gleichzeitig Selbstverletzungen zu vermeiden. Hilfreich sind hier vor allem starke Reize, die unsere Sinne aktivieren. Durch solche Reize können beispielsweise Veränderungen der Wahrnehmung oder starke unangenehme Gefühle unterbrochen oder wenigstens abgemildert werden. Das kann mit intensiven Duftstoffen wie Lavendel, Rosenöl, oder Ammoniak geschehen, aber auch mit Eiswürfeln, Coolpacks oder mit kaltem Wasser. Auch das Essen von Wasabi, extra scharfem Senf oder Chilischoten kann die unangenehmen Gefühle unterbrechen. Manchen hilft es auch sehr gut, laute Musik zu hören. Weitere Möglichkeiten finden Sie im Notfallkoffer, den wir Ihnen im Abschnitt x DBT, Fertigkeitentraining (▶Seitenangabe) vorgestellt haben.

- **Etwas, das Sie mit sich selbst vereinbaren:** Eine Selbstverpflichtung kann ein Brief sein, den Sie vielleicht vor einiger Zeit an sich selbst geschrieben haben, als es Ihnen gut ging. In einem solchen Brief kann etwas über Ihre Lebensziele stehen, Ziele, die Sie bereits erreicht haben, oder auch über die Wünsche, die Sie sich noch erfüllen möchten. Katja hat beispielsweise aus Ästen, die sie im Wald gesammelt hat, ihren ganz persönlichen Wunschbaum gebastelt. An jedem dieser Äste hängt etwas, das sie sich erträumt oder wünscht – beispielsweise endlich einmal Elefanten in freier Wildbahn zu sehen oder ein weiterer Fallschirmsprung. Aber auch Dinge, die sie bereits erlebt hat und die besonders schön waren – wie ein Ausflug mit ihrer Freundin –, sind darunter.

- **Eine Liste mit den Telefonnummern** der wichtigsten Anlaufstellen und Freunde. In schweren Zeiten schaffen es Borderliner meist nur mit professioneller Hilfe aus der Krise heraus. Wenn solche Hilfe nötig wird, ist es gut, auf einen Blick die wichtigsten Notfallnummern parat zu haben, denn in der Aufregung ist es meist schwierig, noch lange zu googlen oder zu blättern. Sinnvoll ist es, sich genau zu notieren, wer wann und wie erreichbar ist. Freunde sind oft eine wichtige Stütze, wenn professionelle Hilfen nicht zur Verfügung stehen, so wie Sascha berichtet hat. Auch mit ihnen sollten Sie genau absprechen, zu welchen Zeiten sie erreichbar sind und wann sie nicht gestört werden möchten.

- Auch ein sogenannter **»Krisenpass«** kann hilfreich sein. In einem »Krisenpass für Menschen mit psychischen Störungen« ist neben den Adressdaten und der Krankenkasse verzeichnet, welche Medikamente in welcher Dosierung verschrieben wurden, wer der verordnende Arzt ist, wer im Krisenfall benachrichtigt werden soll, welche Medikation erfahrungsgemäß hilft, welche schlechten Erfahrungen bislang mit Medikamenten gemacht wurden und welche gesundheitlichen Einschränkungen vorliegen (etwa somatische Erkrankungen oder Allergien). Notiert werden können auch eigene Wünsche an die Behandlung. Eine ärztliche Unterschrift auf dem Pass garantiert, dass sich die Ärzte in der Notaufnahme nicht ohne Weiteres über die Informationen zur Notfallmedikation hinwegsetzen können und das vom eigenen Arzt verordnete Notfallpräparat verabreichen. Ein solcher Krisenpass kann Ihnen und auch Ihren Angehörigen unter Umständen anstrengende Erklärungen und Diskussionen ersparen.

- **Etwas, das Sie im Notfall nehmen können:** Viele Betroffene haben für den Notfall auch ein Beruhigungsmittel wie Tavor®[350] in ihrem Koffer. Das ist sicher eine sinnvolle Sache, aber nur in der Menge, die für den Notfall gebraucht wird. Nicht mehr! Betroffene, die an einer Medikamentenabhängigkeit leiden, sollten gar keine Medikamente im Notfallkoffer aufbewahren.

Jeder Borderliner muss natürlich seinen Notfallkoffer nach seinen eigenen, ganz spezifischen Bedürfnissen, Wünschen und Vorstellungen packen. Deshalb sind die »Gepäckstücke«, die wir Ihnen hier vorgestellt haben, auch nur Anregungen.

5.8. Traumaheilung in Selbsthilfe – Das Konzept von Vivian Broughton

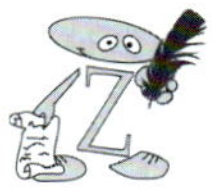

Heilung heißt nicht,
dass die Verletzung nie existierte,
sondern dass die Verletzung
nicht mehr Ihr Leben bestimmt.
(Verfasser unbekannt)[351]

In ▶Kap. 2.5., S. 199 ff. (Die Spaltung der Identität durch ein Trauma) haben Sie bereits die Traumatheorie von Franz Ruppert kennengelernt. Auch, wie Traumata von den Großeltern zu den Eltern und dann zu den Kindern weitergegeben werden, haben wir in ▶Kap. 2.6., S. 209 ff. (Die Weitergabe von Traumata über Generationen) erklärt. Die Londoner Psychotherapeutin Vivian Broughton baut darauf auf und gibt traumatisierten Menschen Anregungen und Hilfestellungen. Sie hilft ihnen, die Traumatisierungen klarer zu erkennen, sich selbst besser wahrzunehmen und die gespaltenen Identitätsanteile zu integrieren, damit sie nicht mehr blind von ihren kindlichen Traumatisierungen bestimmt werden, sondern autonom und erwachsen agieren können.

Für die Heilung Ihres Traumas sind nach Vivian Broughton zwei Dinge notwendig: Erstens, dass Sie sich von den Traumata und den Gefühlen anderer Menschen abkoppeln, d.h. dass Sie lernen wahrzunehmen, welche Gefühle Ihre eigenen sind und was Sie von anderen übernommen haben. Zweitens ist wichtig, dass Sie Ihr eigenes Trauma erkennen und Methoden erlernen, die Ihnen dabei helfen, die Spaltungen in Ihrer Psyche zu überbrücken. Die ersten Schritte dahin sind, dass Sie sich Ihre persönlichen Überlebensstrategien bewusst machen und Ihren gesunden Anteil stärken.[352] Das können Sie größtenteils in Form von Selbsthilfe tun. Die Möglichkeiten dafür wollen wir Ihnen gern aufzeigen. Für den nächsten Schritt, nämlich die Konfrontation mit den traumatischen Inhalten, ist allerdings therapeutische Hilfe nötig.

Bedenken Sie aber, dass Heilung ein schrittweiser Prozess ist, den man nicht mit Hochdruck vorantreiben kann. Wenn Sie ungeduldig werden, verlangsamt er sich. Sie haben Ihren eigenen Rhythmus und Ihre eigene Geschwindigkeit. Folgen Sie Ihren inneren Bewegungen, vertrauen Sie ihnen und versuchen Sie nicht, sich anzutreiben. Haben Sie Geduld mit sich selbst. Wenn Sie sich immer wieder sagen: »Ich muss dieses, muss jenes, muss schneller sein«, rufen Sie lediglich Ihre Überlebensstrategien auf den Plan, die Sie blockieren werden. Und am Ende kämpfen Sie mit sich selbst, statt sich zu verstehen. Wichtig ist, dass Sie Ihren Gefühlen folgen und nicht einem inneren Antreiber.[353]

Rufen wir uns nun noch einmal in Erinnerung, was bei einem Trauma passiert: Infolge eines Geschehens, das so heftig ist, dass unsere Psyche es nicht mehr verarbeiten kann, spaltet sie sich in drei Teile: in den gesunden Anteil, den Überlebensanteil und den traumatisierten Anteil (▶siehe Kap. 2.5., S. 199 ff.). Was in diesen psychischen Anteilen geschieht, haben Sie bereits erfahren, und vielleicht lesen Sie es noch einmal nach, falls es Ihnen nicht mehr gegenwärtig ist. Nun werden wir Ihnen Wege aufzeigen, wie Sie die verschiedenen Anteile Ihres Selbst genauer kennenlernen können. Sie werden Klarheit darüber gewinnen, wie diese arbeiten, damit Sie erkennen, wann Ihr Überlebensanteil die Kontrolle übernimmt, wann sich Ihr traumatisierter Anteil zeigt und wann Sie aus dem gesunden Anteil heraus denken, fühlen und handeln. Sie werden erfahren, wie die verschiedenen Anteile Ihres Selbst miteinander in Beziehung stehen und wie sich die Konflikte zwischen ihnen im Alltag zeigen. Wenn Sie verstehen, was in Ihrem Inneren geschieht, können Sie es verändern und sind nicht mehr hilflos Ihren Emotionen ausgeliefert. Sie können Ihren gesunden Anteil stärken, mehr Kontrolle über sich selbst erlangen und die inneren Konflikte befrieden. Um allerdings alle abgespaltenen Teile des Selbst zusammenzubringen und Ihr Trauma aufzuarbeiten ist therapeutische Hilfe notwendig.

5.8.1. Was geschieht im gespaltenen Selbst?

Schauen wir uns zunächst an, wie Ihr gespaltenes Selbst arbeitet. Der gesunde Anteil ist unser Fundament. Wenn wir in unserem Alltagsleben aus unserem gesunden Anteil heraus agieren, sind wir imstande, klar zu denken, unsere Gefühle differenziert wahrzunehmen und gesunde, autonome Entscheidungen zu treffen. Oft jedoch agieren Borderliner aus einer Mischung der gespaltenen Anteile heraus, was zu inneren Konflikten und Anspannung führt. Wichtig ist, dass Sie in der Lage sind, das zu erkennen. Dazu müssen Sie mit Ihrem gesunden Anteil in Kontakt sein, denn er ist zur Selbstbeobachtung fähig und Sie können sich mit seiner Hilfe selbst reflektieren. Die anderen Anteile können das nicht. Sie agieren blind und wissen nicht, was sie tun.

Wenn Ihr Trauma beispielsweise durch eine alltägliche Verletzung getriggert wird und Sie das nicht mit Ihrem gesunden Anteil beobachten und reflektieren können, werden Sie von Ihrem Überlebensanteil oder vom traumatisierten Anteil gesteuert. Ihre volle Aufmerksamkeit wird dann davon eingenommen, den Zustand, in den Sie geraten sind, zu überleben. Der Überlebensanteil wird versuchen, von den schmerzhaften traumatischen Gefühlen abzulenken und sie abzuwehren. Wenn das nicht gelingt, werden die traumatischen Gefühle durchbrechen und Sie überwältigen, worauf der Überlebensanteil einen neuen Versuch starten wird, das, was hochkommt, mit verschiedenen Strategien abzuwehren. Ihr gesunder Anteil hat dann keine Chance mehr. Sie verlieren die Fähigkeit, klar zu denken und zu fühlen. Dann reagieren Sie automatisch und nicht mehr der eigentlichen Situation angepasst.[354]

5.8.2. Kommen Sie Ihren Anteilen auf die Spur

Um nicht immer wieder in diese Falle zu geraten, sollten Sie zunächst Ihre Anteile kennenlernen und verstehen, auf welche Art und Weise sie sich in Ihnen bemerkbar machen. Dazu schauen wir uns nun ihre Eigenschaften und Gewohnheiten genauer an.

Der gesunde Anteil
Beginnen wir zunächst mit Ihrem gesunden Anteil. Ihn brauchen Sie zur Heilung, denn er weiß, was in Ihnen los ist, auch wenn er manchmal durch die anderen Anteile in Verwirrung gerät. Aber wenn Sie gut in ihm verankert sind, merken Sie das und können immer wieder Gewissheit über sich selbst erlangen. Sie können dann klar denken, die Wahrheit und sich selbst respektieren und gute Entscheidungen treffen. Im gesunden Anteil fühlen Sie sich wohl mit sich selbst, sind effektiv, erfüllt und entspannt. Zu seinen allgemeinen Eigenschaften zählen folgende Punkte:

- Fähig sein, sich selbst zu reflektieren und zu erkennen
- Fähig sein, moralisch und ethisch zu denken und zu handeln
- Interessiert sein an der Realität, an Wahrheit und Klarheit
- Sich der jeweiligen Situation angemessen verhalten
- Gesunde und zuträgliche Wünsche und Bedürfnisse haben
- Klar denken
- Den Kontakt mit anderen Menschen pflegen
- Beziehungen zu anderen eingehen, ohne das Gefühl für die eigene Individualität zu verlieren und gute Beziehungen zu gestalten
- Beziehungen, die ungesund oder zerstörerisch sind, als solche zu erkennen und aufzugeben
- Emotionen empfinden, die eine gesunde Antwort auf augenblickliche Ereignisse sind
- Gesunde Gefühle von Schuld und/oder Scham zu entwickeln, die der augenblicklichen Situation angemessen sind
- Sich gut an die Vergangenheit erinnern zu können

Je nachdem, in welcher Situation Sie sich gerade befinden, können Sie im gesunden Anteil eine ganze Reihe von positiven und negativen Emotionen empfinden. Sie können entspannt, freudig und liebend sein oder traurig, ärgerlich, ängstlich usw. Alles, was Sie empfinden, ist der jeweiligen Situation angemessen und wird von Ihnen als berechtigt und zu sich selbst gehörig empfunden. Die negativen Gefühle des gesunden Anteils sind entlastend, wenn Sie sie zulassen. Sie ziehen Sie nicht herunter, sondern haben eine Funktion. Die Gefühle des gesunden Anteils:

- sind der jeweiligen Situation angemessen,
- haben einen Anfang, einen Höhepunkt und ein Ende,
- dauern nur wenige Minuten,
- hinterlassen die Gewissheit, bereit für den nächsten Schritt zu sein,
- beziehen den Körper und die Psyche mit ein,
- sind verbunden damit, dass wir uns für diesen Augenblick vollständig fühlen,
- sind als eine bestimmte Qualität klar erkennbar (beispielsweise wenn wir traurig sind, wütend, entsetzt, ängstlich oder wenn wir lieben).

Vielen Borderlinern stehen diese Eigenschaften oft nicht zur Verfügung. Der Grund dafür kann sein, dass sie überwiegend aus dem Überlebensanteil heraus leben, um die traumatischen Gefühle zu vermeiden oder vorübergehend vom traumatisierten Anteil eingenommen werden. Dennoch sind in jedem Menschen gesunde Eigenschaften vorhanden. Wenn Sie sich also in Selbstbeobachtung üben, hilft Ihnen das, Ihren gesunden Anteil aufzuspüren und zu stärken. Außerdem ist es hilfreich, wenn Sie feststellen können, dass Sie gerade nicht aus dem gesunden Anteil heraus agieren. [355]

Der traumatisierte Anteil

Der traumatisierte Anteil hat mehrere Eigenschaften:

- Er ist erstarrt und agiert deshalb immer auf der Altersstufe, in der das Trauma stattfand.
- Daher nimmt er, je nachdem, welches Trauma aus den unterschiedlichen Lebensaltern getriggert wird, eine andere Gestalt an.
- Er ist sehr jung, mitunter vorsprachlich oder sogar vorgeburtlich, wenn ein Trauma in der frühen Kindheit oder im Mutterleib geschehen ist. Dann ist er wortlos.
- Er verkörpert Emotionen, die mit dem Trauma zusammenhängen.
- Er ist extrem verletzlich und reagiert schnell hilflos.
- Er fühlt sich schnell überwältigt.

- Der emotionale Ausdruck des Traumas wurde abgeschnitten und ist unvollständig geblieben (erstarrt, bevor es sich vollständig ausgedrückt hat).
- Er ist ständig auf der Suche nach einer Möglichkeit, um den Ausdruck/die Erfahrung zum Abschluss zu bringen.

Der Überlebensanteil möchte verhindern, dass sich der traumatisierte kindliche Anteil ausdrückt und versucht alles, ihn zu unterdrücken. So sind Borderliner im Alltagsleben häufig von den Strategien des Überlebensanteils in Anspruch genommen. Diese Strategien haben sie schon früh gelernt, denn sie mussten in der feindlichen Umgebung, in die sie hineingeboren wurden, überleben und irgendwie eine Verbindung zu ihren Eltern aufbauen, auf die sie angewiesen waren. Diese Aufgabe erforderte Kompromisse, die oft so aussahen, dass die Betroffenen alle Anteile des Selbst, die in diesem Umfeld nicht akzeptabel waren, unterdrückten. So mussten sie sowohl ihre gesunden Bedürfnisse als auch ihre verletzten Gefühle unter Verschluss halten.

So wird Ihr traumatisierter Anteil wahrscheinlich zunächst gar nicht spürbar sein, und der wichtigste Hinweis darauf, dass Ihr Trauma getriggert wurde, ist die Aktivierung des Überlebensanteils (▶ siehe S. 344, 345). Wenn aber Ihr traumatisierter Anteil zum Vorschein kommt, äußert er sich in der Regel in schmerzhaften Emotionen, denen Sie sich ausgeliefert fühlen. Das löst natürlich Ängste aus. Doch wenn Sie es zulassen, werden Sie feststellen, dass der Zustand nicht lange anhält und häufig die Angst vor diesen Gefühlen schlimmer ist, als die Gefühle selbst. Das Problem ist häufig die vorweggenommene Erwartung dieses Moments und nicht der eigentliche Moment. Wenn Sie also den Mut haben, sich dem auszusetzen – wenn nötig auch mit therapeutischer Unterstützung –, können Sie Ihren traumatisierten Anteil annehmen und integrieren. Je größer das »Ja« zu ihm ist, desto mehr verliert er seine Kraft, wird weicher und zugänglicher. Er zeigt sich dann als das, was sein Ursprung ist: ein zartes, verängstigtes, hilfloses, überwältigtes kleines Kind. Es fühlt sich allein, ausgeschlossen, angefeindet und im Stich gelassen. Entsprechend sind die schmerzvollen Gefühle, mit denen es sich äußert:

- sich hilflos und überwältigt fühlen,
- sich verletzlich und/oder unsicher fühlen,
- leicht in Tränen ausbrechen oder aggressiv werden,
- in Panik geraten,
- sich ängstlich fühlen (oft wird unsere Angst überrollt von den Überlebensstrategien, sodass wir sie nicht spüren),

- sich jünger fühlen, als Sie tatsächlich sind, manchmal sogar sehr jung,
- sich wie erstarrt fühlen und unfähig sein, zu handeln.

Folgende Strategien können Sie in solchen Momenten aus dem gesunden Anteil heraus anwenden:

- Bewusst zulassen, dass Ihr Überlebensanteil die Regie übernimmt – schließlich hat das in der Vergangenheit immer funktioniert und in gewisser Weise haben Sie gar keine Wahl. Weil das sowieso passiert, versuchen Sie nur, es aus dem gesunden Selbst heraus zu beobachten.
- Einen sicheren Ort finden, weg von dem, was auch immer gerade passiert.
- Sich selbst Zeit und Raum geben, um sich zu erholen.
- Behutsam und liebevoll mit sich umgehen. In diesem Augenblick kommen Sie dem sehr kleinen, traumatisierten Kind in sich ganz nahe.
- Vorsichtig sein in Bezug auf die Absichten anderer. Versuchen Sie, nur mit Menschen zusammen zu sein, bei denen Sie sich wirklich sicher fühlen.
- Vielleicht sind Sie auch am besten mit sich allein.
- Machen Sie sich bewusst, dass Sie jetzt nicht klar urteilen können. Treffen Sie also keine Entscheidungen und handeln Sie nicht überstürzt, bis Sie sich sicherer und ruhiger fühlen und mehr Kontakt zu Ihrem gesunden Selbst haben. Unterschreiben Sie keine Papiere![356]

Der Überlebensanteil

Der Überlebensanteil wird manchmal mit dem wahren Selbst verwechselt, weil seine über die gesamte Lebensspanne automatisierten Denk-, Fühl- und Handlungsmuster mit der Zeit als Teil des eigenen Wesens empfunden werden. Aber er hat nur die Funktion, traumatische Erfahrungen von Ihrem Bewusstsein fernzuhalten und Triggersituationen irgendwie zu meiden oder zu überstehen. Darüber hinaus hat er nur begrenzte Fähigkeiten, sich selbst zu reflektieren, moralisch zu handeln oder das Damals vom Heute zu unterscheiden. Nach jedem neuen traumatischen Ereignis fährt das Überlebens-Ich fort, Strategien zu entwickeln und zu verfeinern, die dazu dienen, das Ereignis aus dem Bewusstsein zu verbannen. Es vermeidet, verleugnet, lenkt ab, kontrolliert, kompensiert und hält an illusionären Vorstellungen fest. So kommt es zu immer mehr Spaltungen. Für die Arbeit an Ihrem Trauma ist es von entscheidender Bedeutung, dass Sie diese Strategien erkennen.

Viele dieser Strategien wirken wie ganz normale alltägliche Aktivitäten. Tatsächlich kann jede Aktivität, die Sie verfolgen, eine Überlebensstrategie sein, wenn ihre Funktion darin besteht, das Trauma zu vermeiden. Eine Frage, die Sie sich stellen können, wenn Sie an solche Aktivitäten denken, lautet: »Hat das, was ich gerade tue, den Zweck, etwas zu vermeiden, das mich ängstigt oder stört?«

Beispiele für Aktivitäten, die als Überlebensstrategien dienen können, sind:
- Übermäßiges Arbeiten
- Vermeiden von Beziehungen und intimen Kontakt
- Selbstkontrolle
- Kontrolle anderer
- Manipulatives Verhalten
- Zu viel Fernsehen/Computer/Spiele
- Essen, naschen, zwanghaftes Essen, hungern
- Alkohol trinken
- Zigaretten rauchen und Medikamente konsumieren
- Konflikte vermeiden
- Ständig Konflikte anzetteln
- In illusionären Gedanken und Fantasien schwelgen, zum Beispiel darauf bestehen, dass alles gut ist, wie es ist, und dass man eine glückliche und unbelastete Kindheit hatte
- Der ständige Versuch, der eigenen Mutter (oder dem Vater) zu gefallen
- Dauernd anderen Menschen zu helfen oder sie zu retten
- Shoppen gehen.

Von dieser Liste wird wahrscheinlich einiges auf Sie zutreffen und anderes nicht. Vielleicht können Sie sich eine eigene Liste machen und Punkte ergänzen, die Ihnen zusätzlich einfallen, weil Sie typisch für Sie sind. Es ist jedoch nicht so, dass diese Aktivitäten als solche zwangsläufig schädlich oder gefährlich sind, sondern es geht darum, dass Sie den Zweck und die Funktion erkennen, die dahinterstehen. Und es bedeutet auch nicht, dass Sie damit aufhören sollten oder ein schlechtes Gewissen haben müssen, wenn Sie diesen Aktivitäten nachgehen. Betrachten Sie diese Aufzählung als reine Information. Für die weniger offensichtlich schädlichen Aktivitäten wie Schlafen und Einkaufen gilt, dass Sie diesen oft auch einfach um ihrer selbst willen nachgehen. Wir müssen schlafen und wir müssen einkaufen, das gehört zu unserem Alltag dazu. Nur wenn Schlafen oder Einkaufen der Vermeidung schwieriger Gefühle dient, können wir es zu den Überlebenstaktiken zählen. Es geht also darum, die Abläufe in Ihrem Leben zu verstehen. Sie müssen nichts manipulieren oder mit Druck anders machen. Das Verstehen allein bewirkt eine Veränderung.[357]

Außerdem können Gefühle selbst als Überlebensstrategie dienen. Es ist möglich, dass manche Gefühle uns von anderen ablenken wollen und als Ersatz für die tieferen und schmerzlicheren Gefühle dienen, die nicht hochkommen sollen. So wie im Beispiel von Miriam (▶Kap. 5.5.1., S. 328 »Geben Sie schlechten Gefühlen eine Gestalt«): Sie erkannte, dass der Wutdämon sie nur vor viel schmerzvolleren Verlassenheitsgefühlen und Verlustängsten schützen wollte. Genauso können aber auch dumpfe, depressive Gefühle vor den verletzten Emotionen des traumatisierten Anteils schützen. Diese Überlebensgefühle sollten Sie, wenn möglich, als solche erkennen und von Ihren gesunden oder traumatischen Gefühlen unterscheiden lernen. Solche Gefühle

- haben nicht eindeutig mit der augenblicklichen Situation zu tun,
- scheinen hochzukommen und abzunehmen, ohne einen Höhepunkt oder ein klar erkennbares Ende zu haben,
- halten oft lange an, ohne sich aufzulösen,
- entlasten nicht, sondern führen dazu, dass wir uns erschöpft, frustriert und verwirrt fühlen,
- gehen oft einher mit dem Empfinden, einen Kloß im Hals oder eine Anspannung im Brustkorb zu haben,
- sind schwierig klar zu benennen.[358]

Auch hier ist es wichtig, dass Sie sich keinen Druck machen, etwas zu ändern. Es gibt keine falschen Gefühle, alle haben ihre Berechtigung. Versuchen Sie nur, Ihre Gefühle zu sondieren. Fragen Sie sich, ob sie aus Ihrem gesunden, Ihrem traumatisierten oder Ihrem Überlebensanteil stammen und welchen Zweck sie haben. Wir haben für jeden Anteil beschrieben, wie sich die dazugehörigen Gefühle äußern. Sie können diese Listen abschreiben, für sich selbst verändern oder ergänzen und dafür sorgen, dass Sie sie immer parat haben, wenn Sie Ihre Gefühle untersuchen wollen. Hilfreich ist auch wie in ▶Kap. 5.5.1., S. 327 ff. beschrieben (Geben Sie schlechten Gefühlen eine Gestalt), Ihre Gefühle als ein Wesen wahrzunehmen, mit dem sie kommunizieren können und ihm die Frage zu stellen, weshalb es da ist.

5.8.3. Wenn die Überlebensstrategien gefährlich werden

Paradoxerweise nehmen die Überlebensstrategien bei Borderlinern häufig eine gefährliche Form an und können sogar lebensbedrohlich werden. Wenn das Trauma getriggert wird, kann extremes, riskantes und selbstschädigendes Verhalten die einzige Möglichkeit für sie sein, damit umzugehen, denn es verschafft in kritischen Momenten eine kurzfristige Erleichterung. Mit der Zeit werden solche Strategien genutzt, um Gefühle und das Bewusstsein zu betäuben. Die Folge davon sind Selbstverletzungen, Süchte, extremes Essverhalten, Zwangshandlungen und der Drang nach intensiven Erlebnissen ohne Rücksicht darauf, ob man sich dadurch in gefährliche Situationen bringt. So werden die Betroffenen zum Angreifer ihrer eigenen Person, obwohl das ursprüngliche Ziel war, das emotionale Überleben zu sichern.

Zu den gefährlichen Überlebensstrategien gehören:

- aktive Selbstverletzung (Ritzen und alle Arten aktiver Selbstschädigung),
- Suizidtendenzen und -fantasien bis hin zum Suizid,
- die Sucht nach allen Arten von stimmungsaufhellenden, bewusstseinsverändernden Substanzen (Alkohol, Drogen, Medikamente),
- schwere Essstörungen (Bulimie, Anorexie, Binge-Eating/Esssucht),
- zwanghafte Gedanken, Impulse und Verhaltensweisen, die sich aufdrängen und nicht zu unterbinden sind,
- riskante und gefährliche Verhaltensweisen,
- die Flucht in körperliche Erkrankungen,
- schwere psychische Störungen (dissoziative Identitätsstörung/multiple Persönlichkeit, Psychosen, Schizophrenie, bipolare Störung, schwere Depression).

Wenn einer oder mehrere Punkte für Sie zutreffen, sollten Sie sich unbedingt in therapeutische Behandlung begeben. Hier sind Selbsthilfestrategien allein nicht ausreichend! Sie können aber zunächst diese Aktivitäten für sich selbst als das begreifen, was sie sind: Versuche die mit Ihrem Trauma verbundenen Schmerzen zu vermeiden und zu verleugnen, weil dazu tiefe Gefühle von Verzweiflung, Ohnmacht, Hoffnungslosigkeit, Scham, Selbstekel und Selbsthass gehören.

Und noch etwas ist wesentlich für Sie zu realisieren: Zum Zeitpunkt Ihrer Traumatisierung standen Sie dieser Erfahrung vollkommen schutz- und hilflos gegenüber. Ihr Leben schien für Sie an einem dünnen Faden zu hängen. Doch das gilt heute wahrscheinlich nicht mehr. Trotz Ihrer Erfahrung, sich hilflos und als Opfer zu fühlen, leben Sie heute vermutlich in anderen Lebensumständen und sind nicht mehr wirklich ohnmächtig ausgeliefert. Es ist lediglich eine Emotion, die zu einer Art Lebensgefühl geworden ist. So können Sie sich immer wieder den Satz vergegenwärtigen: »Es ist vorbei!«, denn die traumatische Erfahrung liegt in der Vergangenheit. In Wahrheit können Sie heute aktiv die Entscheidung treffen, sich Hilfe zu suchen und die Kontrolle über Ihr Leben zurückzugewinnen. Doch nur Sie können das tun. Gehen Sie nicht davon aus, dass andere Sie retten werden. Erinnern wir uns an die vierte Grundannahme der DBT: »Borderline-Patienten haben ihre Probleme in der Regel nicht alle selbst verursacht, müssen sie aber selbst lösen.« (▶siehe Kap. 4.1., S. 245, Dialektisch Behaviorale Therapie). Wenn eine andere Person Sie ins Wasser wirft, müssen Sie auch selbst schwimmen und würden unter Umständen ertrinken, wenn Sie darauf warten, dass jemand hinterherspringt. Sie müssen sich also selbst retten –, auch wenn vermutlich andere Menschen schuld daran sind, dass es Ihnen schlecht geht.

Schauen wir uns dazu noch einmal die Beziehungsdynamik zwischen Ihren drei Ich-Anteilen an:
- der traumatisierte Anteil sehnt sich danach, erkannt zu werden, sich auszudrücken und die Erfahrung zum Abschluss zu bringen,
- der gesunde Anteil hat ähnliche Ziele wie das traumatisierte Selbst: Er sehnt sich nach Integration, Ganzheit, Auflösung und innerem Frieden,
- der Überlebensanteil hat nur ein Ziel vor Augen: Er will die Spaltungen aufrechterhalten.

So können Sie drei Dinge tun:
- Finden Sie Kontakt zu Ihrem traumatisierten Anteil, dem verängstigten, verletzten, ungeliebten Kind in Ihnen und versprechen Sie ihm, die notwendige Arbeit zu tun.
- Fassen Sie den Entschluss, aus Ihrem gesunden Anteil heraus eigenständig zu handeln.
- Kommen Sie jeden Tag aufs Neue Ihrem Überlebensanteil auf die Spur; erkennen Sie seinen Sinn, ohne ihn zu verurteilen, denn er hat Ihnen gute Dienste geleistet. [359]

5.8.4. Wie Sie übernommene Traumata erkennen

In ▶Kap. 2.6., S. 209 ff. »Die Weitergabe von Traumata über Generationen« haben wir darüber gesprochen, dass Traumata Ihrer Eltern oder Großeltern in Ihnen ähnliches bewirken können wie selbsterlebte Traumatisierungen. Sie werden durch die Bindung zwischen Eltern und Kindern von Generation zu Generation weitergegeben.

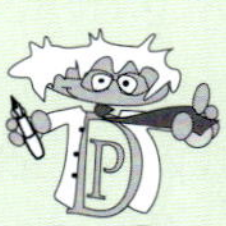

Die 34-jährige Fiona, eine meiner Borderline-Patientinnen, hatte große Schwierigkeiten in ihrer Partnerschaft: Beim Sex mit ihrem Freund Leo fühlte sie sich als Opfer. Sie empfand ihn ausgesprochen egoistisch und sah ihre eigenen Bedürfnisse nicht berücksichtigt. Wenn er sich ihr sexuell näherte, erstarrte sie innerlich, fühlte sich ihm ausgeliefert, ekelte und schämte sich. Fiona war nicht in der Lage, ihm zu sagen, wie sie sich fühlte, ob-

→

wohl er sich liebevoll um sie bemühte. Da es mit ihren früheren Partnern ähnlich gewesen war, nahm sie an, dass sie eventuell in der Kindheit sexuell missbraucht worden war, doch sie konnte sich nicht daran erinnern. Sie war verwirrt und die Vorstellung, missbraucht worden zu sein – vielleicht sogar vom Vater oder einem anderen Familienmitglied – erschütterte sie. Weil sich in ihrer Familiengeschichte kein Hinweis auf einen Missbrauch fand, suchten wir nach Erfahrungen in den Generationen vor ihr und Fiona befragte ihre Familie. Dabei fand sie heraus, dass ihre Großmutter mütterlicherseits im Krieg von russischen Soldaten vergewaltigt worden war. Auch ihre Mutter musste sexuelle Gewalt erleben. Sie wurde auf einer Schullandheimfahrt von älteren Schülern aus einer anderen Klasse unter Drogen gesetzt und zu sexuellen Handlungen gezwungen. Als Fiona ihren Vater befragte, kam noch eine weitere furchtbare Tatsache ans Licht. Er war das Kind eines Inzests und musste als 20-Jähriger erfahren, dass sein Großvater gleichzeitig sein Vater war. Sein Großvater hatte die damals 17-jährige Enkelin – die Mutter von Fionas Vater – missbraucht und geschwängert. Als seine Mutter dann mit ihm, dem Kind ihres eigenen Vaters schwanger wurde, wurde alles vertuscht. Sie heiratete ihre Jugendliebe – einen Schulfreund, der glaubte, er sei der Vater. Bei einem DNA-Test, den seine Mutter veranlasste, als er 20 Jahre alt war, kam schließlich die Wahrheit ans Licht.
In den meisten Fällen wird in Familien, die so furchtbare Dinge erlebt haben, der Mantel des Schweigens darüber ausgebreitet. Und so wusste auch Fiona nichts von den schrecklichen Ereignissen. Unbewusst jedoch spürte sie all die Jahre, dass etwas nicht in Ordnung war. Immer wieder wurde sie von einem verunsicherten Lebensgefühl, von unauflösbaren Ängsten und Blockaden heimgesucht. Sie blieb mit beiden Eltern verbunden, erlebte die traumatischen Gefühle nach und wusste nicht, wie ihr geschah.

Vielen Traumatisierten geht es so wie Fiona. Sie fühlen etwas und spüren, dass sie anders sind, dass da etwas auf ihrer Seele lastet, aber sie können es nicht einordnen. Vielleicht nehmen sie auch noch etwas anderes bei sich wahr: Sie haben das Gefühl, sie würden ihre Potenziale nicht ausschöpfen. Irgendetwas bremst sie.

Der Bindungsforscher und Kinder- und Jugendpsychiater Karl Heinz Brisch macht deutlich: »Klassischerweise werden eigene, unverarbeitete Erlebnisse der Eltern in der Interaktion mit dem Säugling wieder lebendig – geradezu wie Gespenster aus der Vergangenheit. Waren Mutter und Vater in ihrem eigenen Lebensgefühl und in ihrer Identität verunsichert, konnten sie ihren Kindern wenig Orientierung geben und sie emotional nicht erreichen[360].«

Um solchen übernommenen Traumata auf den Grund zu gehen, stellen Sie sich die Frage: »Was von dem, was ich emotional erlebe, gehört wirklich zu mir, und was habe ich durch meine Bindung zu meiner Mutter und zu meinem Vater übernommen? Was gehört also eigentlich zu einer anderen Person?« Selbst wenn Sie sich nur diese Frage stellen, kann das bereits erhellend sein. Sie bringt Sie sofort zu dem Gedanken, dass nicht alles, was Sie fühlen, tatsächlich auch zu Ihnen gehört – vor allem dann nicht, wenn Sie schon früh Ihr eigenes Selbst aufgeben mussten, um in der Beziehung zu den traumatisierten Eltern bleiben zu können, die Ihnen keine sichere Bindung geben konnten.

Um übernommene Gefühle zu erkennen, können Sie sich folgende Fragen stellen:

- Ist das, was ich fühle, den augenblicklichen Ereignissen angemessen?
- Ist die Stärke meiner Gefühle den augenblicklichen Ereignissen angemessen, oder geht sie darüber hinaus?
- Habe ich dieses Gefühl oft, ohne dass es einen greifbaren Anlass zu geben scheint?
- Empfinde ich dieses Gefühl als zwanghaft, als wäre ich davon besetzt?
- Kehrt es immer auf die gleiche Art wieder, so oft ich es auch fühle?
- Schwächt mich dieses Gefühl, anstatt mich zu entlasten (z.B. nicht enden wollende Tränen oder Wut)?
- Ist es mein Gefühl oder verwechsele ich es möglicherweise mit dem meiner Mutter oder meines Vaters?
- Ist es ein Gefühl, das meine Mutter/mein Vater offensichtlich oft empfunden (oder vermieden) haben?
- Gibt es im Leben meiner Mutter/meines Vaters mir bekannte Ereignisse, für die das, was ich empfinde, angemessen sein könnte?
- Gibt es noch weiter zurückliegende, mir bekannte Ereignisse (zwei oder vier Generationen zurück), für die diese Gefühle angemessen sein könnten?[361]

Bereits bei der Beantwortung dieser Fragen beginnen Sie, anders zu denken und die Idee zuzulassen, dass sich Ihre Gefühle mit den unausgedrückten Trauma-Gefühlen anderer Personen vermischen könnten und dass dies über mehrere Generationen hinweg passiert sein kann. Es geht nicht darum, alle Fragen zu beantworten, sondern sie sollen vielmehr einen Anreiz für Ihr unbewusstes Wissen darstellen, um in Ihnen verborgene Einsichten aus Ihrer Tiefe freizugeben. Schauen Sie, welche Antworten Ihnen ganz spontan kommen, ob sie sich richtig anfühlen und welche Bedeutung sie haben könnten.

5.9. Geschichten für den Selbstwert

Bevor nun unsere Interviewpartner zu Wort kommen, um Ihnen noch einige persönliche Empfehlungen zur Selbsthilfe zu geben, möchten wir Ihnen ein paar Geschichten für die Seele mit auf den Weg geben, die Sie lesen können, wenn Sie sich einmal wieder schlecht und wertlos fühlen.

Du kannst es!

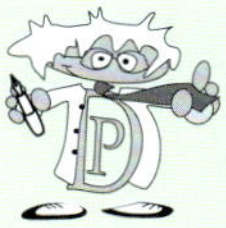

Zum Thema »Wir können mehr als wir denken« möchte ich Ihnen die erste kleine Geschichte erzählen. Es ist die Geschichte von **Mr. Grey, dem Zirkuselefanten.** Ganz bestimmt haben Sie im Zirkus auch einen prachtvoll geschmückten Elefanten erlebt, der mit seinem Dompteur wunderbare Kunststücke aufgeführt hat, der getanzt und Männchen gemacht hat, als hätte er nie in seinem Leben etwas anderes getan. Doch was geschieht eigentlich mit ihm, nachdem er die Manege verlassen hat?
Mr. Grey ist ein solcher Elefant. Seit vielen Jahren schon lebt er in einem kleinen Zirkus in Indien und kehrt nach jeder Vorstellung mit seinem Pfleger Carlo zurück an seinen Platz auf dem Zirkusgelände. Ohne zu murren lässt er sich sein Geschirr mit dem prächtigen Federschmuck abnehmen, nimmt die Banane, die ihm Carlo nach jeder Vorstellung reicht, dankbar mit seinem Rüssel auf und lässt sich mit seinem rechten Fuß an einem kleinen Pflock anketten. Und obwohl die Kette mächtig und schwer ist, steht außer Zweifel, dass Mr. Grey, dieser tonnenschwere Dickhäuter die Kraft hätte, sich mit Leichtigkeit von diesem Pflock zu befreien und zu fliehen. Doch warum tut er es nicht? Warum verharrt er an der Kette? Was hält ihn davon ab, sich auf und davon zu machen? Eine mögliche Antwort darauf wäre, dass Mr. Grey nicht flieht, weil er glaubt, dass er es nicht kann. Allzu tief hat sich die Erinnerung daran, wie ohnmächtig er sich kurz nach seiner Geburt gefühlt hat, in sein Gedächtnis eingebrannt. Er stürzte aus dem warmen, geborgenen Leib seiner Mutter auf den kalten, harten Boden. Nur wenige Sekunden später sah er, dass sich seine Mutter nicht mehr bewegte, denn sie war bei seiner Geburt gestorben. Die einzige Erinnerung, die er daran hatte, auf diese Welt zu kommen war die unglaubliche Einsamkeit, Traurigkeit und Hilflosigkeit, die er verspürt hatte. Er hatte geglaubt, dass er wohl nie in diesem Leben etwas Schönes erleben würde. Natürlich gab es von Anfang an Menschen, die sich um ihn kümmerten, die Akrobaten, Zauberer, Dompteure aus dem Zirkus, die ihm Milch gaben und ihn großzogen, aber das war nicht das gleiche. Seine Mutter fehlte ihm! Nie konnte er diese schreckliche Erfahrung vergessen, und so blieb er in dem Zirkus bei den Menschen,

die für ihn da waren, obwohl es nicht seine Heimat war, nicht der Ort, an dem er sich geborgen, geliebt und sicher aufgehoben fühlte. Dennoch hatte er nie versucht auszubrechen und seine Kraft auf die Probe zu stellen. Mr. Grey fühlt sich schwach, klein und hilflos, er wusste nicht, welch ungeheure Kraft in ihm schlummerte. Bis zu jenem Tag. Es war ein wunderschöner Sommerabend, die Sonne war gerade hinter dem großen Hügel am Horizont verschwunden. Sein Pfleger Carlo hatte ihn angekettet, wie so viele Mal zuvor. Und doch war heute etwas anders. Mr. Grey spürte, dass seine Zeit gekommen war, die Zeit, endlich auszubrechen aus der Enge des Zirkusgeländes. Er stellte seine riesigen Ohren auf und lauschte, ob die Luft rein war. Als alles still blieb, zerrte er mit aller Kraft an der Kette. Der Pflock sprang kurz darauf aus dem Boden und Mr. Grey spazierte in aller Seelenruhe aus dem Zirkusgelände. Niemand hielt ihn auf. »Wie schön das Leben doch sein kann«, dachte er wenig später, während er seine ersten Schritte in den nahegelegenen Dschungel tat. Warum nur hatte er so lange gezögert? Auf seinem Weg kam er an einem riesigen Bananenstrauch vorbei. Er pflückte eine der wunderbaren gelben Leckereien und steckte sie mit seinem Rüssel in den Mund. Was für ein Gefühl, nicht warten zu müssen, bis jemand glaubte, dass es nun Zeit für ihn sei, eine solche Belohnung zu bekommen. Jetzt konnte er sich seine Banane selbst holen, so oft und wann auch immer er es wollte. Mit einem Mal kannte er die Antwort, wusste, warum er so lange gezögert hatte, seinen eigenen Weg zu gehen: Es war der Glaube an sich selbst, der Glaube daran, dass er es schaffen konnte, der ihm die ganze Zeit über gefehlt hatte. Aber jetzt spürte er sie, dieses ungeheure Kraft, die tief aus seinem Innersten aufstieg. Fröhlich hielt er seinen Rüssel in den Wind und begann zu laufen. Schneller, immer schneller, immer weiter vorwärts in sein neues Leben ...

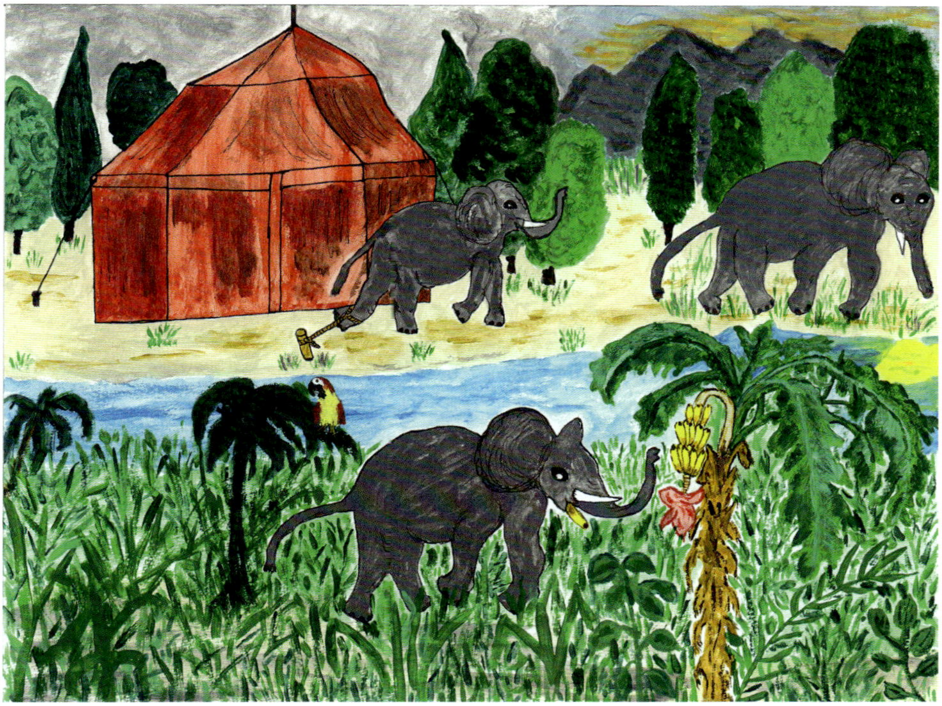

Abbildung 30: »Der Zirkuselefant«, Zeichnung von Katja

Geht es uns nicht allen ein bisschen so wie Mr. Grey? Wir bewegen uns in unserer Welt, als wären wir an Hunderte von Pflöcken gekettet. Wir glauben, einen ganzen Haufen Dinge nicht zu können, bloß weil wir es nie probiert haben, vor langer Zeit bei einem Versuch gescheitert sind oder als Kind die Erfahrung von Ohnmacht und Hilflosigkeit gemacht haben. Wir haben uns genauso verhalten wie der Elefant, weil sich in unser Gedächtnis die Botschaft eingebrannt hat: »Ich kann das nicht, und ich werde es niemals können.« Mit dieser Botschaft, wir seien machtlos, sind wir groß geworden, und seitdem haben wir niemals mehr versucht, uns von unserem Pflock loszureißen. Und manchmal, wenn wir die Fußfesseln wieder spüren und mit den Ketten klirren, gerät der Pflock in unser Blickfeld, und wir denken: »Ich kann nicht, und werde es niemals können.«

Was wir aus dieser Geschichte lernen können? Der einzige Weg herauszufinden, ob wir etwas wirklich können oder nicht, ist, an sich selbst zu glauben und so wie Mr. Grey seinen eigenen Weg zu gehen – und zwar mit vollem Risiko, mit Liebe, Herz und Leidenschaft!

Du musst nicht perfekt sein!

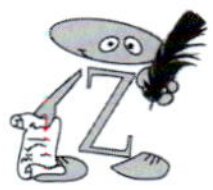

»Unvollkommenheit ist Schönheit, Wahnsinn ist Genialität, und es ist besser absolut lächerlich als absolut langweilig zu sein.« (Marilyn Monroe)

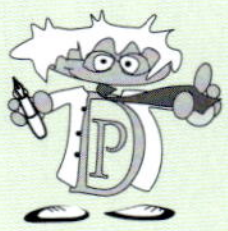

Dazu möchte ich Ihnen eine Geschichte von Anthony de Mello erzählen: Ein Geschäftsmann von etwa fünfzig Jahren, der kaum Zeit hat, sitzt an einer Bar, trinkt seinen Caipirinha und sagt resigniert zum Barkeeper: »Schau dir doch mal meine alten Klassenkameraden an, die haben es wirklich geschafft.«
»Was meinst du damit, sie haben es geschafft?«, fragt der Barkeeper.
»Na, ihre Namen stehen in der Zeitung!«
»Ach so ...«, sagt der Barkeep und lächelt. »Weißt du, wie oft bei mir an der Bar Menschen sitzen, die es wirklich geschafft haben? Promis, die alles erreicht haben – Ruhm, Erfolg, Geld ... Aber glaubst du, dass sie glücklich sind? Ganz im Gegenteil. Jeder von ihnen hat seine ganz eigenen Sorgen.«
Der Geschäftsmann blickt ihn interessiert und nachdenklich an.
»Weißt du, was Erfolg wirklich heißt?«, setzt der Barkeeper nach.
Der andere schüttelt den Kopf.
»Nicht, dass man es geschafft hat und seinen Namen in der Zeitung liest, sondern dass man das, was man tut, liebt. Jeden Abend stehe ich hier und mixe Cocktails für die Menschen an meiner Bar. Und weißt du was? Es macht mich glücklich. Ich liebe es. Nicht, weil ich glaube, es besser zu können als andere oder weil ich denke, dass ich irgendwann einmal reich und berühmt werde. Nein! Jeder meiner Cocktails ist so individuell, so unperfekt, wie die Menschen, die an meiner Bar sitzen.«
Der Geschäftsmann nickt und nimmt noch einen großen Schluck Caipirinha.
»Wer bestimmt, was Erfolg zu haben bedeutet?«, fragt der Barkeeper und fährt fort: »Die törichte Gesellschaft! Je eher du das merkst, desto besser für dich ... Chef einer Firma zu sein hat nichts damit zu tun, ob man ein gelungenes Leben führt. Dein Leben gelingt, wenn du wach wirst! Dann musst du dich bei niemandem mehr entschuldigen, brauchst niemandem mehr etwas zu erklären, es ist für dich nicht wichtig, was jemand von dir denkt oder über dich erzählt. Nichts kann dich mehr quälen. Du bist glücklich. Das heißt für mich, erfolgreich zu sein. Ein guter Posten und Berühmtheit haben absolut nichts mit Glück oder Erfolg zu tun. Alles absolut unwichtig!«
Der Geschäftsmann nickt zustimmend. Wie recht er hatte, dachte er. Wie oft habe ich mich damit beschäftigt, was wohl meine Frau, meine Kinder, meine

→

Nachbarn und meine Kollegen von mir halten? Ja, ich wollte berühmt werden. Aber was heißt das, was ist das wirklich? Nichts als eine leere Hülse, eine Phrase, ein Slogan, den uns unsere Gesellschaft und unsere Kultur Tag und Nacht einhämmert, so lange, bis wir glauben, dass darin unsere Glückseligkeit liegt. Was habe ich geschuftet, weil ich so dumm war, daran zu glauben? Ich habe es geschafft, mein halbes Leben lang meine Energie auf etwas Wertloses zu richten, etwas hinterher zu laufen, wovon ich glaubte, dass ich es haben müsste. Und was ist der Preis dafür? Dass ich ständig das Gefühl hatte, versagt zu haben, nicht gut genug zu sein, es nicht verdient zu haben, geliebt zu werden, so wie ich bin. Ist das etwa Erfolg?[362]

Erfolg ist, sich endlich frei zu machen von dem, was wir glauben, dass andere Menschen es von uns erwarten, dass wir uns frei machen von unserem »Ich muss« und dem Gedanken »Ich muss besser sein«. Viele Borderliner leiden wie Julia mehr als andere unter ihrem Perfektionismus. Sie war nie zufrieden mit sich und hatte permanent einen überhöhten Anspruch an sich selbst und ihre Leistung: »Selbst dann, wenn ich mir sage: ›Das brauchst du nicht! Du bist auch so ein wertvoller Mensch.‹ Aber es sitzt so tief, weil meine Mutter mir das eingetrichtert hat. So funktioniert mein Unterbewusstsein ganz nach dem Motto: ›Nur wenn du eine außergewöhnliche, die BESTE Leistung bringst, könnte man dich VIELLEICHT dafür mögen. Liebe muss man sich verdienen!‹«[363]

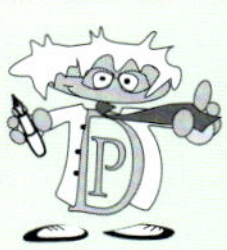

Auch Julia darf – wie der Geschäftsmann in unserer kleinen Geschichte – lernen, sich so anzunehmen wie sie ist: Denn sie ist ein wunderbarer, einzigartiger Mensch, der geliebt wird, gerade weil er so unvollkommen und einzigartig ist.

Solange wir versuchen, immer alles perfekt zu machen, stehen wir ständig unter Druck, unterliegen vielfältigen Zwängen und werden niemals innerlich wirklich frei sein. Wir müssen unsere eigenen Grenzen erkennen, sie wahrnehmen und dürfen uns erlauben, ein ganz normaler Mensch mit Eigenheiten, Fehlern und Schwächen zu sein. Wir müssen spüren, was unsere Veranlagung ist, was für uns möglich und was unsere Wahrheit ist – und unseren eigenen Weg gehen.

Du bist wertvoll!

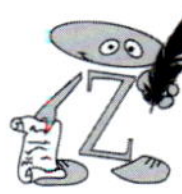

»Ein Quentchen Selbstgefühl ist uns zum Fortkommen in der Welt mehr wert als ein Zentner Wissen und Können.« (Unbekannt)[364]

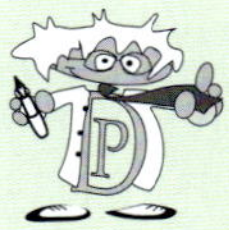

Zum Wert, den wir in uns erkennen, erzähle ich Ihnen eine Geschichte aus dem Buch von Jorge Bucay: Ein Schüler suchte einen Meister auf und bat ihn um Hilfe: »Meister, ich bin gekommen, weil ich mich so wertlos fühle. Viele Menschen sagen oder signalisieren mir immer wieder, dass ich ein Versager sei. Was ich auch anstelle, ich mache immer alles falsch und stelle mich so ungeschickt an, dass immer alles schiefläuft. Meister, was kann ich tun, um ein besserer Mensch zu werden? Was kann ich tun, damit die Leute eine höhere Meinung von mir haben?«

Der Meister gab seinem Schüler daraufhin eine Aufgabe. Er zog seinen Ring vom kleinen Finger der linken Hand, gab ihn dem Jungen und sagte: »Nimm das Pferd, das draußen bereitsteht, und reite zum Markt. Ich muss diesen Ring verkaufen, weil ich eine Schuld zu begleichen habe. Du musst unbedingt den bestmöglichen Preis dafür erzielen, und verkauf ihn auf keinen Fall für weniger als für ein Goldstück.«

Der Junge tat wie geheißen, er ging auf den Markt und pries allen Menschen, denen er begegnete, den Ring an. Doch obwohl er es bei fast hundert Menschen versuchte, wandten sich alle ab, sobald er seinen Preis verlangte. Nur ein alter Mann verweilte länger und sagte ihm, dass ein Goldstück viel zu wertvoll sei, um es gegen seinen Ring einzutauschen. Von seinem Misserfolg vollkommen niedergeschlagen kehrte der Junge mit dem Ring zurück zum Meister. Als er das Zimmer betrat, sagte er zu ihm: »Es tut mir leid. Das, worum du mich gebeten hast, kann ich unmöglich leisten. Vielleicht hätte ich zwei oder drei Silberstücke dafür bekommen können, aber es ist mir nicht gelungen, jemanden über den wahren Wert des Ringes hinwegzutäuschen.« Der Meister entgegnete: »Was du sagst, ist sehr wichtig, mein junger Freund. Wir müssen zuerst den wahren Wert des Rings in Erfahrung bringen. Steig wieder auf dein Pferd und reite zum Schmuckhändler. Wer könnte den Wert des Rings besser einschätzen als er? Sag ihm, dass du den Ring verkaufen möchtest, und frag ihn, wie viel er dir dafür gibt. Aber was immer er dir auch dafür bietet: Du verkaufst ihn nicht. Kehr mit dem Ring hierher zurück.« Erneut machte der Junge sich auf den Weg. Der Schmuckhändler untersuchte schließlich den Ring, besah ihn durch seine Lupe, wog ihn und sagte: »Mein Junge, richte dem Meister aus, wenn er

jetzt gleich verkaufen will, kann ich ihm nicht mehr als achtundfünfzig Goldstücke für seinen Ring geben.«
»Achtundfünfzig Goldstücke?«, rief der Junge aus. »Ja«, antwortete der Schmuckhändler. »Ich weiß, dass man mit etwas Geduld sicherlich bis zu siebzig Goldstücke dafür bekommen kann, aber wenn es ein Notverkauf ist ...«
Aufgewühlt eilte der Junge in das Haus des Meisters zurück und erzählte ihm, was geschehen war. »Setz dich«, sagte der Meister, nachdem er ihn angehört hatte. »Du bist wie dieser Ring: ein Schmuckstück, kostbar und einzigartig. Und genau wie bei diesem Ring kann deinen wahren Wert nur ein Fachmann erkennen. Warum irrst du also durch dein Leben und erwartest, dass jeder x-beliebige um deinen Wert weiß?«[365]

Das Bild, das wir von uns selbst haben, formt uns und lässt uns zu dem werden, was wir von uns halten. Es entscheidet darüber, ob wir uns ungeliebt oder geliebt fühlen, ob wir liebevolle und harmonische Beziehungen haben, ob wir glücklich oder unglücklich sind.

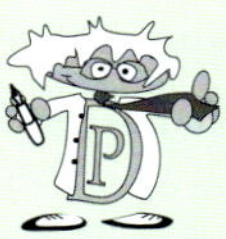

Kürzlich hatte ich eine Sitzung mit meiner 29-jährigen Borderline-Patientin Theresa in meiner Praxis. Sie sagte, dass sie ein schlechtes Selbstwertgefühl hat. Ich fragte sie, ob sie diesem schlechten Selbstwertgefühl ein Bild geben könnte und sie antwortete:
»Es ist ein riesiger, großer, brauner Bär, der mich mit seinen Tatzen umschlingt.«
»Wie fühlt sich das für dich an? Eher warm und geborgen oder bedrückend und beengend?«
»Es fühlt sich gut an. Er gibt mir Kraft und Geborgenheit.«
»Blickt er dich liebevoll an?«, wollte ich weiter wissen.
»Ja«, sagte Theresa. »Er ist sehr liebevoll und zugewandt.«
»Hat der Bär vielleicht einen Namen? Möchtest du ihn fragen, wie er heißt?«, fragte ich.
»Beppo«, sagte Theresa.
»Dann ist dein Bär Beppo ja vielleicht doch nicht so schlecht«?, stellte ich fest.
Theresa erkannte: »Beppo ist gar nicht mein mangelndes Selbstwertgefühl. Sonst würde er mich nicht so liebevoll ansehen und umarmen. Ich fühle, dass er mein großes Potenzial ist, das ich tief in mir trage.«
»Glaubst du, dass es einen Grund hat, dass dein Potenzial sich dir jetzt so zeigt und nicht dein mangelnder Selbstwert?«
»Ich weiß es nicht«, sagte Theresa.
»Magst du Beppo selbst fragen?«

Theresa fragte ihn und erhielt die Antwort: »Ich möchte, dass du weißt, dass ich gut zu dir bin. Und ich möchte, dass du mich siehst, mich fühlst und mit mir bist. Ich bin dein guter Freund.«
»Und wie fühlt sich das für dich an?«
»Ich bin erstaunt, dass ich so ein großes, schönes, starkes und trotzdem sanftes Potenzial habe. Und es fühlt sich für mich kraftvoll und sicher an.«
»Möchtest du Beppo vielleicht noch etwas sagen?«
»Ich bin froh, dass du da bist und werde mich jetzt mehr um dich kümmern.«
Zum Abschluss der Sitzung erkannte Theresa, dass durch die Begegnung mit Beppo ihr Selbstwert ein wenig gestiegen war, denn sie hatte mit ihm ihre große, schöne innere Kraft entdeckt und konnte nun ihr Potenzial spüren.
Ich empfahl Theresa, sich künftig in allen Situationen, in denen sie sich klein oder minderwertig fühlt, Beppo vorzustellen, der sie mit seinen großen Tatzen liebevoll in den Arm nimmt.

5.10. Tipps von Betroffenen für Betroffene

Natürlich habe ich auch meine Interviewpartner gefragt, was ihnen am meisten geholfen hat und was sie daher auch anderen Betroffenen empfehlen würden.

Für Sarah ist entscheidend, dass Borderliner ehrlich zu sich selbst sind und eine Therapie machen. »Ich finde das ganz wichtig. Und sie müssen lernen, mit sich selbst klarzukommen. Und auf jeden Fall zur Therapie gehen und dazu stehen und sagen: ›Ich habe Borderline und ich muss etwas dagegen tun.‹«[366]

Auch Emma empfiehlt, sich auf eine Therapie einzulassen, »auch deshalb, weil ich mich selbst sehr schwer damit getan habe. Obwohl ich mich freiwillig in eine Klinik begeben habe, hatte ich doch den Wunsch, dass jemand bei mir einen Schalter umlegt und es mir dann wieder besser geht. Doch das funktioniert nicht. Man muss es selbst wollen, bereit sein, an sich selbst zu arbeiten und sein eigenes Verhalten zu ändern. Sich diese Bereitschaft zu erarbeiten, möchte ich jedem Betroffenen raten. Man darf keine Angst davor haben, sich in eine Therapie zu begeben. Und was ich wirklich empfehlen kann: sich mit Tieren zu beschäftigen, weil sie einem Sicherheit und Selbstvertrauen geben und einen Spiegel vorhalten. Ich habe das als unfassbar hilfreich erfahren.«[367]

Frida appelliert an Betroffene: »Lernt zu verstehen, zu akzeptieren und zu üben. Das ist das Wichtigste. Und denkt daran: Ihr seid nicht allein!«[368] Michael rät Borderlinern zu akzeptieren, dass Schneiden zu ihrer Erkrankung gehört und empfiehlt die Online-Selbsthilfe: »Es ist besser zu akzeptieren, dass das Schneiden dazugehört, als sich wegen Schneiddruck das Leben nehmen zu wollen.« Außerdem empfiehlt er, dass »sie sich Gleichgesinnte suchen, die sie verstehen können. Von Borderline-Selbsthilfegruppen würde ich abraten, weil Borderliner einfach zu verschieden sind und es in den Gruppen immer wieder Streit gibt. Mir helfen sehr gut die Online-Gruppen bei Facebook. Dort finde ich andere Borderliner, denen ich helfen kann, weil ich sie verstehe. Mit ihnen kann ich auch reden, wenn es mir nicht gut geht.«[369]

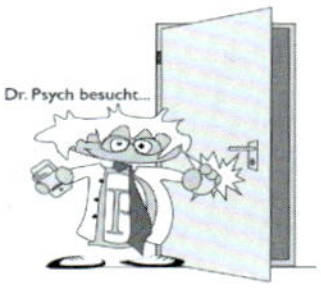

Sascha: Auch Sascha findet es wichtig, dass sich Betroffene Verbündete suchen. »Ich kann den anderen Betroffenen nur raten: Verbündet euch mit euch selbst, denn es gilt, die Wahrheit anzunehmen, ehrlich zu sein und zu sich selbst zu stehen, die Motivation wiederzufinden, um neue kraftvolle Wege zu beschreiten. Leben bewusst zu leben, achtsam sein, zu lieben, zu vergeben und dankbar zu sein. Mut, Hoffnung, Kraft und Zuversicht zu bekommen, dass sie zu sich stehen und sagen: ›Ja ich bin Borderliner, ich muss es akzeptieren, eine andere Wahl habe ich nicht.‹ Nicht aufgeben, seinen Platz in der Gesellschaft suchen, seinen Platz erkämpfen, sich nicht verstecken. Denn: Warum soll man sich verstecken und wovor? Das macht der Mann im Rollstuhl ja auch nicht. Er sagt: ›Ich kämpfe für mein Leben.‹«[370]

Lia gibt die Alltagsstruktur sehr viel. »Dadurch ist die Krankheit mehr Nebensache. Ich würde auch jedem zu Achtsamkeit raten. Achtsamkeit hat mir sehr viel geholfen. Sei es im Bereich Stresstoleranz, Umgang mit Gefühlen und Selbstwert, als auch bei zwischenmenschlichen Dingen. Auch das Abwenden von Krisen ist dadurch besser möglich. Ich merke inzwischen selbst, wann ich Medikamente aufgrund einer depressiven Phase oder anderem hoch dosieren muss und wann es wieder möglich ist, sie zu reduzieren. Das bespreche ich dann rechtzeitig mit meiner Psychiaterin.«[371]

Für Semra ist Borderline eine ›Sch...erkrankung. Aber«, so sagt sie, »das Leben geht weiter. Es kann auch schön sein, wenn man Menschen um sich hat, die einem dabei helfen, das Leben schön zu gestalten. Ansonsten würde ich sagen: Holt euch Hilfe. Ich glaube, dass Einzeltherapie mehr bringt als Gruppentherapie. Und verliert euch nicht in diesem schwarzen Loch, in das man stürzt, wenn man sich einredet, dass Borderline nie geheilt werden kann.«[372]

Für Amelie ist es wesentlich, »den Glauben an sich selbst nie zu verlieren. Ich würde ihnen raten, nie aufzugeben, weil es noch so viele schöne Dinge im Leben gibt, die man auch mit Borderline erleben kann. Auch ein Leben mit Borderline ist lebenswert! Nur weil ich Borderline habe, heißt das ja nicht, dass ich nichts wert bin.«[373]

Und Lena ergänzt: »Stellt euch euch selbst und kämpft jeden Tag aufs Neue und jeden Tag für euch! – Und zwar trotz Scham, trotz Ängsten und trotz aller Schwierigkeiten!«[374]

Charlotte rät Betroffenen, dass sie sich »vor allem an den positiven Dingen im Leben erfreuen sollen. Und wenn es nur der Parkplatz ist, den man in der Innenstadt findet. Es ist wichtig, dass man sich bewusst macht, wie schön die Natur ist, und dass man weiß, was einem guttut. Wenn es beispielsweise ein Kinderlachen ist, kann man sich in der Nähe von Schulhöfen aufhalten. Und es ist auch wichtig, diese positiven Sachen festzuhalten. Ich habe mir das jetzt fürs neue Jahr vorgenommen: Ich habe mir ein großes Glas besorgt, werde alle positiven Dinge auf einen Zettel schreiben und sie dann in das Glas packen. Und wenn es irgendwann voll ist, kann ich sagen: ›Schau mal, das alles waren positive Momente!‹« Zudem empfiehlt Charlotte: »Probiert es doch mal mit Sport. Ich war zeitweilig sehr träge und habe erst spät gemerkt, wie gut mir Sport tut. Allerdings muss man aufpassen, dass man den Sport nicht dazu benutzt, um über seine Grenzen zu gehen.‹«[375]

Marlene fällt es schwer, eine Empfehlung für alle zu geben. »Weil das Krankheitsbild bei jedem so anders ist. Ich habe etliche Borderliner bei mir in der Therapiegruppe und wir sind stellenweise sehr verschieden. Nur eines möchte ich sagen: Gebt die Hoffnung nicht auf, bleibt motiviert, macht weiter!«[376]

Für Nele steht im Vordergrund, sich über Reden zu entlasten: »Wenn ihr jemanden habt, mit dem ihr sprechen könnt, dann packt eure Ängste, eure Wut und alles, was euch bewegt auf den Tisch und redet darüber. Ansonsten bin ich selbst manchmal ratlos und frage mich: ›Warum denn gerade Borderline?‹«[377]

Romy findet es wichtig, dass Betroffene nicht nur »über die Nachteile der Erkrankung nachdenken sollen, sondern auch über die Vorteile.« Romy glaubt, dass Borderliner »auf jeden Fall empathischer, einfühlsamer sind. Sie haben eine andere Wahrnehmung, was Emotionen und Reaktionen anderer Menschen angeht. Und auch dass Borderliner gerne mal manipulieren, muss ja nicht immer nur negativ sein. Man macht andere Menschen so für sich selbst stark. Und wenn man damit bewusst umgehen kann, ist das gar nicht so schlecht.«[378]

6. Für und Wider von Selbsthilfe

Selbsthilfegruppen können Borderliner unterstützen, ihre Symptome zu kontrollieren. Hilfreich dabei ist neben dem Erfahrungsaustausch vor allem das gemeinsame Entwickeln neuer, kreativer, manchmal auch ungewöhnlicher Wege, um mit der Erkrankung umzugehen. Neben den Selbsthilfegruppen entstanden bereits vor einigen Jahren erste größere Internetportale. Sehr bekannt ist die Borderline-Community **(www.borderline-community.de)**. Zudem gibt es verschiedene weitere virtuelle Möglichkeiten des Austauschs, so auch für Angehörige von Borderline-Patienten, wie beispielsweise die Plattform **www.borderline-angehoerige.de** und **www.bpd-partner.de**. Die Online-Selbsthilfe ist geeignet für Menschen, die sich nicht vor einer Gruppe zeigen wollen.

Leider werden Selbsthilfegruppen von Betroffenen nicht selten negativ beurteilt. Viele gehen gar nicht erst hin, weil sie sich nicht wildfremden Menschen gegenüber öffnen wollen. Sie äußern beispielsweise: »Dieses ganze Betroffenheits-Blabla geht mir wirklich auf die Nerven. Das bringt doch alles nichts.« Manche machen leider auch schlechte Erfahrungen. Katja hat in der Selbsthilfe viel für sich mitnehmen können, fühlte sich aber auch in einer für sie schwierigen Situation bloßgestellt.

»Momentan«, erzählt sie Sandra, »ist für mich die Selbsthilfegruppe sehr aktuell, in der du uns auch besucht hast. Es gibt noch eine andere, aber dort sind inzwischen mehr als 25 Teilnehmer und das ist mir einfach zu viel. Und es werden immer mehr. Nun habe ich dem Leiter dieser Selbsthilfegruppe eine SMS geschickt und ihm gesagt, dass ich nicht mehr kommen werde, weil ich Angst vor so vielen Menschen habe. Und der Gruppenleiter, Alex, hat mir dann zurückgesimst, dass ich – wenn ich meine Angst überwinden möchte – kommen soll. Gesagt, getan, ich habe mich also überzeugen lassen, allen Mut zusammengenommen und bin wieder in die Selbsthilfegruppe gegangen. An diesem Abend stieß eine neue Teilnehmerin zu unserer Gruppe und sagte zu mir, nachdem ich meine Geschichte erzählt hatte: ›Ich habe mir auch Rasierklingen besorgt.‹ Dann riss sie ihren Pullover hoch, zeigte mir die Schnitte und sagte: ›Das finde ich total cool, was du da machst.‹ Niemand hat eingegriffen. Ich habe unserem Gruppenleiter immer wieder signalisiert, dass mir das unangenehm ist. Doch er ließ sie gewähren und sie bohrte weiter: ›Hast du dich denn auch mal wieder selbst verletzt?‹ Dann bin ich aufgesprungen und rausgegangen. Unser Gruppenleiter kam hinterher. Draußen habe ich ihm dann gesagt: ›Das Ding hier ist eben gegen die Wand gefahren. Sie ist einfach zu weit gegangen. Ich kann das nicht tragen. Jetzt wissen alle, dass ich mich verletze.‹ Er wollte, dass ich wieder mit reinkomme und dass wir das mit der Gruppe klären, doch ich habe abgelehnt. ›Wow‹, sagte er dann zu mir, ›du hast etwas gelernt, du setzt das durch, was du möchtest.‹« Angefühlt hat sich das für Katja großartig, erzählt sie. »Ich bin dann raus und habe so gedacht: ›Katja, du hast es geschafft.‹ Aber das schlechte Gewissen kam später. Und da bekam ich auch noch von den Mitgliedern der Selbsthilfegruppe Mails wie ›Wir wussten ja gar nicht, dass du dich verletzt.‹ Ich bin auch aus unserem WhatsApp-Chat ausgestiegen. Mir war das einfach zu viel, ich wollte nicht weiter vorgeführt werden.«[379]

Katjas Bericht zeigt einen Teil der Problematik von Selbsthilfegruppen. Es kann geschehen, dass sich die Teilnehmer gegenseitig verletzen, so wie es bei Katja der Fall war. Ein guter Gruppenleiter sollte in der Lage sein einzugreifen, um die betroffenen Teilnehmer zu schützen und eine Klärung herbeizuführen. Manches lässt sich allerdings nicht verhindern, denn jede Gruppe hat eine eigene Dynamik, und wenn etwas ausgesprochen wurde, kann es nicht mehr zurückgenommen werden und steht im Raum. So wie die Tatsache, dass Katja sich selbst verletzt. Natürlich wäre es möglich gewesen, das in der Gruppe zu besprechen, aber Katja war überfordert und musste sich zurückziehen. Manche Gruppenteilnehmer belastet es auch zu sehr, die schwierigen Geschichten der anderen ertragen zu müssen. Sie berichten dann, dass es ihnen nach dem Besuch einer Selbsthilfegruppe schlechter geht als vorher.

Ein weiteres Problem ist, dass dominante Gruppenteilnehmer den Großteil der Redezeit in Anspruch nehmen und damit den Verlauf der gesamten Gruppensitzung bestimmen. Die anderen fühlen sich dann zurückgesetzt und nicht wahrgenommen mit ihren Problemen. Viele können sich nicht zur Wehr setzen. Das verstärkt ihre Erfahrungen von Ohnmacht und Hilflosigkeit, die sie vielleicht im Alltag sowieso schon gemacht haben. So kann der Besuch einer Selbsthilfegruppe demoralisierend sein.
Viele Teilnehmer berichten auch, dass es einige gibt, die vorwärtskommen wollen und andere, die stagnieren und sich immer um die gleichen Themen drehen und damit die anderen aufhalten. Außerdem sollte man bedenken, dass es einen Ansteckungseffekt haben könnte, wenn Teilnehmer von ihren Selbstverletzungen oder anderem selbstschädigendem Verhalten berichten oder wenn sich ein Teilnehmer das Leben nimmt.

Trotz dieser Kritikpunkte, die mitunter zu einem schlechten Ruf von Selbsthilfegruppen geführt haben, können solche Gruppen eine wertvolle und wichtige Ergänzung zum therapeutischen Angebot sein. Sie ergänzen – genau wie die Online-Selbsthilfe – professionelle Hilfsangebote und füllen dort eine Lücke, wo diese nicht zur Verfügung stehen.

6.1. »Ich kann nicht mit einem Mann zusammen sein, mit dem ich auch Sex habe.« – Ein Nachmittag in einer Borderline-Selbsthilfegruppe

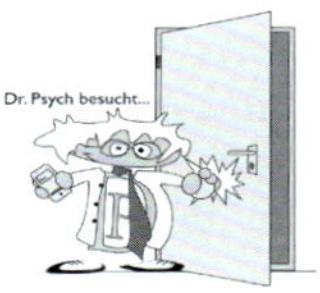

Es ist Freitag, der 11. Dezember. Ein trüber, regnerischer Tag, als ich in der Klinik in Weissensee eintreffe. Ich gebe Katrin, der Leiterin der Selbsthilfegruppe, zur Begrüßung die Hand und setze mich. Der Raum ist hell, mit vielen Fenstern, die Einrichtung ist zweckmäßig, Stühle und Tisch aus hellem Buchenholz. Katrin hat bereits zehn Stühle im Kreis aufgestellt, in der Mitte sehe ich die mir wohlvertrauten Karten von Louise L. Hay und lächele, denn ich liebe diese bunten, lebensfrohen Karten mit den inspirierenden Botschaften. Ich danke Katrin, dass ich heute hier zu Gast sein darf, setze mich auf einen der freien zehn Stühle, und während mein Blick einen Moment lang auf dem kugelrunden Bauch der 34-Jährigen verweilt, erzählt sie mir strahlend: »Ja, im Augenblick habe ich den ›Walrossstatus‹ erreicht, es soll ein Junge werden, Thore. Termin ist am 6. Januar 2016.« Ich freue mich mit ihr und wünsche den beiden von Herzen alles Gute. Und während wir uns über ihr Mutterglück austauschen, erzählt sie mir auch von ihren Zweifeln, die sich hin und wieder einstellen, ob sie denn wirklich eine gute Mutter sein wird. Wie kann sie für einen kleinen Zwerg sorgen, wie für ihn da sein, wenn sie doch ständig selbst wieder zum Kind wird und sich wie eine 3-Jährige verhält?, fragt sie. Unterdessen trudeln langsam die anderen Teilnehmer der Gruppe ein. Vier junge Frauen nehmen Platz in der Runde, sodass wir schließlich wenige Minuten später mit einer Achtsamkeitsübung starten, die Petra, eine etwa 30-jährige, eigentlich eher unauffällige Frau mit Zopf und markanten roten Ohrringen – die an zwei Kirschen erinnern –, anleitet. Petra steht auf und bittet uns, die Augen zu schließen. Ich höre, wie sich ihre Schritte entfernen, wie sie einen Vorhang auf- und wieder zuzieht, nehme das helle Klappern von Besteck war, höre, wie Petra einige Male auf und nieder springt, wie sie mit den Füßen auf den Boden stampft, nehme wahr, wie sie das Licht ein- und wieder ausschaltet, höre das Klirren von Gläsern, das Rascheln von Papier. Erstaunlich, wie geschärft meine Sinne plötzlich sind. Wenig später beendet Petra die Achtsamkeitsübung, die Gruppe bedankt sich bei ihr und es geht weiter mit einer »Blitzlichtrunde«, bei der jede Teilnehmerin berichtet, was sie gerade bewegt.

Elvira, eine kleine 54-jährige Frau mit kurzen dunklen, leicht ergrauten Haaren und markanter schwarzer Hornbrille, beginnt: Sie arbeitet als Forschungsassistentin an einer medizinischen Studie zum Thema Allergie und erzählt, dass sie sich oft überfordert fühlt, wenn sie zu viele Entscheidungen treffen muss,

→

klagt aber gleichzeitig über Langeweile, weil es einfach nicht genug zu tun gibt für einen 8-Stunden-Tag, sodass sie sich nicht selten selbst beschäftigen muss und sich dann ein Hörbuch reinzieht. Elvira spricht offen über das, was sie gerade beschäftigt, erzählt von manipulierten, verzerrten Studienergebnissen, die zustande kommen, weil immer wieder Patienten berücksichtigt werden, die nicht in die klar definierte Untersuchungsgruppe gehören. Man hört, wie genervt sie ist, wenn sie von ihrem Job erzählt, wie sehr sie all das ärgert und wie unzufrieden es sie macht.

Als Nächste erzählt die 43-jährige Marina, eine recht resolute, aber dennoch empathisch wirkende Frau mit hellroten, kurzen Haaren, dass sie momentan etwas »hippelig« ist und ständig unter Strom steht: »Das Arbeitspensum«, berichtet sie, »das ich als Sprechstundenhilfe in der kleinen Privatpraxis zu bewältigen habe, ist enorm, dazu kommt, dass mein Sohn gerade seinen Führerschein bestanden hat – worauf ich sehr stolz bin. Und zu allem Überfluss habe ich auch noch eine Operation im Bauchraum vor mir, der ich mich im Januar unterziehen muss.« Erst jetzt hält Marina kurz inne, holt tief Luft und erzählt, dass sie vergangene Woche das erste Mal seit 5 Jahren in der Praxis richtig ausgerastet sei. »Ich fühle mich dort einfach nicht mehr wohl, das unmenschliche, vergiftete Klima zwischen den Mitarbeitern und das schier nicht zu bewältigende Arbeitspensum – all das macht mich krank. Ich habe das Gefühl, es nicht mehr aushalten zu können: Ich muss einfach nur weg, einfach nur raus! Nach meinem Heulanfall, den ich hatte, ist alles noch schlimmer geworden. Erst kürzlich haben mich meine Chefs zur Rede gestellt, weil sie glauben, dass ich mit meinen häufigen Krankschreibungen einfach nur trickse. Das ist für mich wirklich unfassbar. Vor fünf Jahren habe ich die Diagnose Borderline erhalten und bereits einen Suizidversuch unternommen. Und die denken, ich mache einen ›auf krank‹. Ich gehe nur noch ungern zur Arbeit, denn ich muss bei meinen Kollegen auf jedes Wort achten, das ich sage – weil ich befürchten muss, dass sie mich sonst wieder bei meinen Vorgesetzten anschwärzen.«

Nachdem Marina geendet hat, ist es so ruhig im Saal, dass man eine Stecknadel fallen hören könnte. Alle schweigen betroffen, dann beendet Katrin die Stille: »Das Gefühl, nur noch weg zu wollen, kenne ich gut. Eigentlich wollte ich auch nur noch weg, als mein Mann mal wieder angetrunken nach Hause kam. Ich war wütend, dachte, das kann doch wohl nicht wahr sein! Ich bekomme ein Kind und der hat nichts Besseres zu tun, als sich volllaufen zu lassen. Ich habe mir so gewünscht, dass er mehr auf mich achten würde. Ist dieser Wunsch denn wirklich so abwegig, ist er zu selbstbezogen? Manchmal finde ich es erschreckend, wenn ich bemerke, wie egoistisch ich bin.«

→

Als die Reihe an Petra ist, einer sehr zurückhaltenden, schüchternen Teilnehmerin, sagt sie, dass sie sich gerade nicht so gut fühlt, weil sie immer in der Weihnachtszeit in einen neuen Tiefpunkt gerät.
»Weihnachten ist immer sch...«, stimmt Mila ihr zu, eine sehr attraktive Frau, Mitte 30, mit langen dunklen Haaren. »Aber inzwischen«, so ergänzt sie, »habe ich mich damit arrangiert und meinen Frieden damit geschlossen.« Mila erzählt, dass sie seit zehn Jahren mit der Diagnose Borderline lebt, jedoch erst jetzt mit der Schematherapie (▶Kap. 4.4.) eine Therapie gefunden hat, die ihr wirklich geholfen hat.
Nach einer längeren Krankheitsphase, möchte Mila nun endlich wieder arbeiten. Sie wirkt sehr entschlossen, spricht schnell und macht einen klugen, ausgesprochen eloquenten Eindruck. Mila erzählt, dass sie die Personalabteilung ihres Unternehmens aufgesucht hat und ihnen mitgeteilt hat, dass sie wieder gesund ist. »Das war vor vier Wochen und nichts ist passiert.«, setzt sie hörbar verärgert nach. »Vermutlich wollen die mich in der Firma einfach nur loswerden, denn ich habe schon seit Längerem das Gefühl, dass sie mich nur noch hinhalten. Nun habe ich erst einmal meinen Resturlaub, 42 Tage, beantragt und ihn auch genommen und beschlossen, künftig nur noch Teilzeit zu arbeiten. Und was soll ich euch sagen? Es fühlt sich fantastisch an, endlich dieses passive ›Zum-nichts-tun-verdammte‹-Gefühl abstreifen zu können und die Dinge wieder selbst in die Hand zu nehmen.«
Mila hat ihren Satz gerade beendet, als sich plötzlich die Tür zur Cafeteria öffnet und die 31-jährige Teresa, eine schlanke junge Frau mit brauen langen Haaren, die sie zu einem Zopf gebunden hat, hereinkommt. Sie wirkt aufgeregt und abgehetzt, ihre Stimme überschlägt sich, als sie sagt: »Es tut mir leid, dass ich zu spät bin.« Sie stellt ihre Tasche ab und setzt sich. »Ich habe gerade einige aufregende Wochen hinter mir, war in einem großen Tief und wusste nicht, ob ich Hilfe anfordern oder lieber einfach abwarten soll? Ich habe mich dann doch dafür entschlossen, Hilfe anzunehmen. Besonders runtergezogen hat mich, dass meine Beziehung nach 8 Jahren zerbrochen ist. Seit Montag geht es mir wieder besser.«
Teresa macht eine Pause und die nutzt Katrin, um ihre Frage, die sie bezüglich ihrer »Ich-Bezogenheit« an die Runde gestellt hatte, noch einmal aufzugreifen. »Wir brauchen doch alle Aufmerksamkeit.«, sagt Mila daraufhin. »Ich finde nicht, dass du deshalb egoistisch bist, wenn du sie für dich einforderst. Ich bin oft wieder das kleine Kind, das keine Rücksicht nimmt, ja, keine Rücksicht nehmen kann, auf die Befindlichkeiten seiner Mitmenschen. Also, wie sollst du Rücksicht nehmen, wenn du in diesen Situationen wieder ein Kind bist?«

→

Katrin nickt. »Aber ist das nicht irgendwie verrückt, dass ich immer wieder zum Kind werde? Und wenn ich dann beispielsweise wieder zwanghaft den Lichtschalter gefühlte hundert Mal ein- und wieder ausschalte, glaube ich manchmal wirklich, dass ich ein echter Psycho bin. Niemand, auch nicht mein Mann, kann verstehen, warum ich das tue. Seit ich 15 Jahre alt bin, lebe ich jetzt mit dieser sch… Krankheit. Und immer wieder wünsche ich mir, dass jemand kommt und mich rettet. Hört das denn nie auf?«, ruft Katrin verzweifelt in die Runde.
»Nein«, antwortet Mila, »der Schmerz bleibt.«
»Aber, ich werde doch jetzt Mutter«, setzt Katrin nach, »da kann ich mich doch nicht mehr wie ein Psycho verhalten und einfach an Lichtschaltern herumspielen oder rumheulen. Ich muss überlegter handeln, mich selbst besser beobachten. Ich muss doch für den Kleinen da sein.«
»Ja, das ist schwer«, greift Marina ihre Bemerkung auf, »ich kenne das. Wenn einen die Gefühle übermannen, kann man einfach nichts dagegen machen, dann geht alles so wahnsinnig schnell.«
»Es ist schwer«, sagt Mila, »den Leuten begreiflich zu machen, dass wenn wir sagen: ›Hau ab‹, es nicht heißt, dass wir das wirklich wollen, sondern dass wir eigentlich meinen ›Komm her und nimm mich in den Arm‹. Ich beobachte mich in diesen Situationen immer selbst und mache mir klar, dass das nicht ich bin, die das sagt, sondern es mein inneres Kind ist.«
»Ich glaube«, sagt Marina, »dass es wichtig ist, seinem inneren Kind Raum zu geben und einen Platz einzuräumen, wo es sich austoben kann. Ich beispielsweise habe bei mir im Wohnzimmer eine große Puppe namens Elisabeth auf der Couch sitzen – es ist meine ›Innere-Kind-Puppe‹. Natürlich ist das befremdlich für Menschen, die mich besuchen und mich nicht so gut kennen. Aber damit muss ich eben leben.«
»Ja«, sagt Elvira, das ist bestimmt ein guter Weg. »Dennoch finde ich dieses ewige Klein-Kind-Gehabe furchtbar. Und es ist auch für meinen Mann absolut lusttötend. Schon lange haben wir keinen Sex mehr, Erotik spielt überhaupt keine Rolle mehr zwischen uns. Wir leben vielmehr wie ein altes Ehepaar: Jeden Morgen macht er mir Frühstück, fährt mich zur Arbeit und holt mich abends wieder ab. Er weiß, wann ich wo war und wann ich mit welcher Karte gezahlt habe. Jederzeit hat er die volle Kontrolle über mein Leben.«
»Ist das nicht beunruhigend?«, fragt Katrin. »Wie fühlst du dich damit?«
»Weißt du«, antwortet Elvira, »ich glaube ich könnte nicht funktionieren, wenn mir mein Mann nicht alles abnehmen würde, wenn er nicht den ganzen Haushalt schmeißen, die Wäsche machen, einkaufen und kochen würde. Das einzige,

→

wozu ich mich nach einem Arbeitstag noch in der Lage sehe, ist eine Spülmaschine einzuräumen. Alles andere geht nicht mehr, denn damit wäre ich hoffnungslos überfordert. Vermutlich würde ich noch nicht einmal zur Arbeit kommen, wenn er mich nicht fahren würde. Ich glaube mittlerweile, dass er auch einen an der Klatsche hat. Wie kann er sich nur so aufopfernd um einen Menschen wie mich kümmern? Ich bin so chaotisch, so unberechenbar und er streitet sich nie mit mir, fühlt sich nie missachtet.«

»Ja«, stimmt ihr Mila zu, »das ist schwer zu verstehen. Und doch sind wir gar nicht so unberechenbar, wie wir immer hoffen oder glauben. Mir geht es mittlerweile so, dass ich mich oft ertappt fühle und denke: Eigentlich ist es doch blöd, dass ich gar nicht so unberechenbar bin, wie ich immer gehofft hatte. Oder könnte dein Mann sonst die komplette Kontrolle über dein Leben übernehmen?«

»Ich glaube, dass das nicht der Punkt ist«, entgegnet Elvira. Denn es ist nicht nur das Kontrollieren-Wollen, er ist ja auch stolz auf mich, auf das, was ich im Job leiste.

»Findest du das nicht komisch?«, will Mila wissen.

»Nein, seit 19 Jahren geht das so«, erklärt Elvira. »Jeden Morgen stehe ich lieber um 5 Uhr auf, als dass ich riskiere, dass mein Mann schon weg ist und ich allein aus dem Haus müsste. Das würde ich nicht schaffen.«

»Mir fällt es schwer«, sagt Katrin, »mein inneres Kind rauszulassen. Immer habe ich Angst, dass ich meinen Mann damit zu sehr belaste, dass es ihm Angst macht und es ihm zu anstrengend wird mit mir. Denn das innere Kind hat eigentlich nichts in meiner Beziehung zu ihm zu suchen. Irgendwann ist ihm auch kürzlich der Kragen geplatzt und er hat mich angeschrien: ›Du gehst mir tierisch auf den Sack!‹ Aber es ist nicht nur das. Ich selbst habe einen so hohen Anspruch an mich und absolut keinen Bock mehr auf diese Kinderpisse. Das kotzt mich so an.«

»Ich glaube«, sagt Mila zu Katrin gewandt, »dass deine Mutterrolle ein großes Abenteuer für dich ist.«

»Ja, so ist es«, bestätigt Katrin. »Und damit bin ich so beschäftigt und so sehr bei mir, dass ich keine Zeit habe, mich auch noch um meinen Mann zu kümmern. Aber ich würdige ihn, sage ihm, dass ich es toll finde, was er alles leistet.«

»Klingt nicht nach einer harmonischen, liebevollen Beziehung«, sagt Marina. »Ich hatte das Glück, die große Liebe meines Lebens zu finden, nachdem ich mich nach 18 Jahren Ehe endlich von meinem Mann getrennt habe. Ich habe Michael im Krankenhaus kennengelernt, es war Liebe auf den ersten Blick. Seit zwei Jahren sind wir jetzt verheiratet, und ich wünsche mir eigentlich jeden

→

Tag, dass ich ihn schon vor 20 Jahren getroffen hätte. Erst jetzt weiß ich, was Liebe wirklich sein kann. In unserer Küche klebt ein pinkfarbener Klebezettel am Kühlschrank, auf den er geschrieben hat: ›Ich bin hier und ich bleibe hier.‹ Oft kann ich mein Glück gar nicht fassen, kann gar nicht glauben, dass ich es verdient habe, einen so großartigen Menschen an meiner Seite zu haben. Aber ich habe auch gerade große Angst um ihn. Er verliert immer mehr sein Kurzzeitgedächtnis, kann sich oft nicht mehr erinnern. Wir waren zusammen in der Charité und sie haben dort die Verdachtsdiagnose einer frühen Alzheimer Demenz gestellt.«

Mila, die die ganze Zeit über aufmerksam zugehört hat, sagt: »Ich glaube, dass einem der richtige Mensch zur richtigen Zeit über den Weg läuft.« Und deshalb glaube ich, wenn mir mein jetziger Partner schon vor Jahren begegnet wäre, wäre ich wohl gar nicht bereit dafür gewesen.«

»Ich denke, du hast recht, Mila«, bestätigt Marina. »Ich jedenfalls weiß jetzt, was ich nicht mehr will. Wenn man sich mit 17 verliebt ist es eben etwas vollkommen anderes, als wenn es heute passiert. Es ist einfach die Lebenserfahrung, die dazu kommt und es auch irgendwie schöner und intensiver macht ...«

Jetzt schaltet sich auch Teresa, die seit zwei Jahren mit der Diagnose Borderline lebt, in die Diskussion ein. »Bei mir ist es im Moment so, dass ich – nach der Trennung – mit meinem Ex viel besser reden kann, als noch vor ein paar Monaten, als wir noch ein Paar waren. Aber auch jetzt, kann ich ihm nicht das sagen, was er die ganze Zeit von mir hören wollte, nämlich: »Warte auf mich, ich bin bereit für deine Liebe.« Ich möchte viel lieber Erfahrungen mit Frauen sammeln.«

»Diese Erfahrung«, sagt Katrin, »habe ich schon gemacht. Leider ist das nicht meins. Aber ich glaube, dass es entspannter ist.«

»Ich kann nicht mit einem Mann zusammen sein, mit dem ich auch Sex habe. Das wäre ja fast wie Inzest!«, haut Elvira auf einmal in ihrer trockenen Art raus und viele der Frauen müssen schmunzeln. Niemand in der Runde weiß, ob sie das, was sie gerade gesagt hat, auch ernst meint. Denn Elvira hat einen sehr spröden Humor.

Kurz vor Schluss sprechen die Frauen noch einmal über Weihnachten und die negativen Seiten, die dieses Fest für sie hat. Für die meisten von ihnen ist es etwas »Aufgezwungenes«, »Aufgesetztes« und Mila fragt, »Warum muss man sich eigentlich immer nur an Weihnachten eine Freude machen?«

Die Runde endet, als Katrin die Frauen auffordert, eine Karte mit einer positiven Botschaft von Louise L. Hay zu ziehen, die Botschaft zu fotografieren und sie mit ins neue Jahr zu nehmen. *(Obwohl ich diese Karten liebe, frage ich mich oft,*

→

warum es immer dieselben Karten sind, die man bekommt, und andere hingegen nie. Auch ich ziehe eine Karte und es ist – wie nicht anders zu erwarten – die, die ich in letzter Zeit am häufigsten hatte.)[380]

6.2. »Es ist für mich wahnsinnig anstrengend mit dieser großen »Jammer-Fraktion« – Betroffene berichten über ihre Erfahrungen mit Selbsthilfegruppen

Amelie besucht seit 2010 eine Selbsthilfegruppe und erzählt: »Ich bin jetzt in einer unangeleiteten Gruppe, die nur aus Betroffenen besteht. Es gibt keinen Gruppenleiter. Natürlich ist das oft schwierig, weil wir alle so verschieden sind. Dennoch besteht die Gruppe seit sechs Jahren. Einige von uns haben mit mir gemeinsam eine große Entwicklung geschafft, aber es sind auch andere dabei, die sagen ›Wir wollen das nicht, wir bleiben in unserem Trott‹. Und da liegt natürlich für die, die vorwärtsgehen, die Gefahr, wieder runtergezogen zu werden und zu stagnieren. Deshalb finde ich angeleitete Gruppen besser, aber die gibt es hier bei mir in der Gegend leider nicht.«[381]

Als ich Julia nach ihren Erfahrungen mit Selbsthilfegruppen frage, lacht sie: »Na klar habe ich Selbsthilfegruppen besucht. Aber ich gehe da nicht mehr hin. Die Selbsthilfegruppe ›Depressionen‹ hat mich richtig runtergezogen, weil die anderen auch alle schwer depressiv waren. Und da sitzt man dann so sehr in seiner eigenen Tinte. Borderliner-Selbsthilfegruppen waren insofern schwierig, weil da natürlich die Gruppenmitglieder die ganze Palette von Gefühlen ausleben. Meist sind dort ja junge Frauen und es passiert immer ganz viel: Dann verliebt sich eine in die andere, die aber will nichts von ihr wissen, sodass sie sich zurückgewiesen fühlt, und, und, und. Ich kenne keine Borderline-Selbsthilfegruppe, die lange gehalten hat. Die sind immer irgendwann explodiert, weil zu viel zwischen den Teilnehmern passiert ist. Das ist nun mal unsere Störung. Und ich habe eine Zeit lang eine Selbsthilfegruppe für Frauen mit sexualisierter Gewalterfahrung besucht. Allerdings war das eine von einer Therapeutin angeleitete Gruppe, das war meine Bedingung. Das ging über ein Jahr ganz gut. Aber am Ende war es nur noch eine Belastung für mich: Ich musste regelmäßig jeden Donnerstag ans andere Ende der Stadt fahren, und feste Regeln einzuhalten fällt mir sehr schwer.« Auch Online-Selbsthilfegruppen sind nicht Julias Welt. »Ich sitze nicht gern so lange am Computer«, erklärt sie.[382]

Sarah hat viel gesucht, aber nichts Richtiges gefunden: »Es gab eine Borderline-Gruppe, die aber öffentlich ist. Das schreckt mich ab. Und das Problem ist auch die Frage: ›Wem offenbare ich mich?‹ Ich kann doch nicht jedem sagen, wie es mir geht und was ich mit mir selbst angestellt habe.« Wenn Sarah eine Online-Selbsthilfegruppe besuchen würde, dann müsste sie komplett anonym sein.[383]

Semra erzählt, dass sie sich mit den »Ehemaligen« von der Station einmal im Monat trifft und redet: »Es ist wie eine Gruppentherapie. Viele sind auch jetzt noch in Therapie. Wir geben uns gegenseitig Tipps. Auch meine ehemalige Mitpatientin, die mit mir in Therapie war und dicke Narben am ganzen Körper hat, ist dabei. Sie geht schon wieder in die stationäre Therapie. Das macht mir Angst, denn es ist gerade mal ein halbes Jahr her, dass sie aus der Klinik raus ist.«[384]

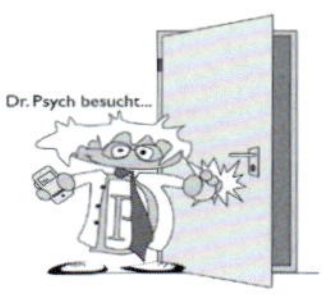

Sascha hat zwar eine Selbsthilfegruppe besucht, aber für ihn sind sie eher kontraproduktiv. »Ich kann mich so unglaublich schlecht emotional abgrenzen. Es ist für mich wahnsinnig anstrengend, wenn ich in einer Selbsthilfegruppe mit einer großen Jammer-Fraktion um mich herum sitze. Und diese Fraktion besteht aus Menschen, die einem erzählen, was für schlimme Dinge sie die Woche über erlebt haben. Aber damit nicht genug. Es sind alles Leute, die nicht an sich selbst arbeiten wollen, nicht über sich reflektieren, nicht bei sich bleiben und nicht schauen, was sie selbst dazu beigetragen haben, dass es so eine schlimme Woche geworden ist. Natürlich kommt es auch immer auf den Moderator der Selbsthilfegruppe an – ob er es hinbekommt, die Gruppe anzuleiten und die Beiträge und Diskussionen zu steuern. Es mag auch andere Gruppen geben, bei denen das nicht so ist, aber die habe ich noch nicht kennengelernt. Vielleicht auch deshalb, weil ich auf dem Land lebe und es hier nicht so viele Möglichkeiten gibt.« Saschas Selbsthilfegruppe wurde von einem Therapeuten geleitet: »Wir wollten gemeinsam schauen, ob das etwas für mich ist, haben am Ende aber festgestellt, dass das nicht der Fall ist. Ich kann mich nicht abgrenzen und habe auf die anderen Teilnehmer auch nicht immer positiv gewirkt. Ich bin eben sehr lösungsorientiert und gehe auch schon mal dazwischen, wenn mir etwas gegen den Strich läuft. Auch habe ich festgestellt, dass – wenn ich meine Geschichte erzähle – andere Menschen ziemlich schnell aufgewühlt sind. Deshalb ist die Selbsthilfegruppe für mich kontraproduktiv – auch weil ich sie mit meinem Verhalten oder mit dem, was ich erzähle, nicht stören möchte. Oft ist es ja auch so eine unbewusste Ausstrahlung, die jeder von uns hat. Man sendet Signale, die einem selbst nicht bewusst sind. Man sagt nichts Böses, aber das Gesicht und die Augen haben vielleicht einen gewissen Ausdruck, der möglicherweise als aggressiv empfunden wird. Ich bin eben auch nicht immer nur freundlich und lächle nicht unentwegt, sondern ich gehe rein und rede Tacheles, und oft bin ich der Elefant im Porzellanladen. Damit kommen viele nicht klar.« Etwa sechs oder

→

sieben Sitzungen hat Sascha in der Selbsthilfegruppe besucht, bis er entschieden hat, dass es für ihn kontraproduktiv ist. Da Sascha mir im Verlauf unseres Gespräches erzählt hat, dass er auch andere Gruppen besucht hat, bitte ich ihn, mir mehr darüber zu erzählen: »Die anderen Erfahrungen habe ich in sozialen Netzwerken und in verschiedenen Kliniken gesammelt, wo es ähnliche Gruppen gibt. Es sind also keine anderen Selbsthilfegruppen im wirklichen Sinn, sondern einfach mein Wissen, das ich über die Funktionsweise von Selbsthilfegruppen gewonnen habe. Ich habe bis jetzt von keiner Selbsthilfegruppe gehört, die tatsächlich funktioniert. Und ehrlich gesagt, habe ich auch keine Lust, mir das noch mal anzutun. Virtuell ist es ja ähnlich. Wenn ich mir anschaue, wie die Leute auf Facebook in den Selbsthilfegruppen miteinander umgehen, wird mir übel. Die Leute kommen – beispielsweise über meine Seite – und huldigen mir mit drei Sätzen wie toll ich das mache und was ich alles bewege, und dann kommen auf einmal Endlosabhandlungen über ihr eigenes Leid. Diese Menschen suchen einfach nur einen Kummerkasten. Und das kann ich einfach nicht, denn der Kummerkasten ist bei mir schon übervoll, ich habe da einfach keinen Platz mehr.«
Saschas Fazit zum Thema Selbsthilfegruppen fällt ernüchternd aus: »Für mich ist das nur was für Menschen, die der Jammer-Fraktion angehören und nur ihren Frust über den Therapeuten oder die Medikamente loswerden wollen.«[385]

Nele war noch »nie in einer Selbsthilfegruppe und ich glaube, dass ich mir da selbst noch etwas im Wege stehe, weil ich noch nicht bereit bin, mir einzugestehen: ›Du bist nicht die Einzige.‹ Ich bin lieber in diesem Borderline-Online-Forum unterwegs. Dort kann ich im Notfall schreiben, wie es mir geht und es gibt dort auch Einzelberatungen, die ich aber noch nicht ausprobiert habe.«[386]

Auch Romy hat noch nie eine Selbsthilfegruppe besucht: »Ich finde es schon traurig, was den anderen so passiert ist. Und wenn ich dann die Parallelen zu mir selbst gefunden habe, hat mich das mehr runtergezogen, als dass es mir etwas gebracht hat.« Online-Foren hingegen können nach ihrer Erfahrung eine Hilfe sein: »Ich war eine Zeit lang auf der Seite ›Rote Tränen‹. Das ist ein Forum, in dem sich Betroffene mit Gedichten austauschen. Das Schreiben war für mich lange ein Ventil. Und dort gibt es ganz viele Gedichte von Leuten, die sich selbst verletzen.« Heute ist Romy nicht mehr auf dieser Seite aktiv. »Aber die Gedichte sind nach wie vor meine Welt«[387], erzählt sie.

6.3. »Verrückt, na und?« – Wie ehrenamtliches Engagement das Leben der Betroffenen verändert

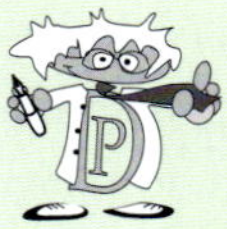

Vor mehr als einem Jahr saß ich mit einer krebskranken Patientin im Wartezimmer der Ambulanz für Radiologie und Strahlentherapie in der Uniklinik Heidelberg. Aufgrund einiger Notfälle mussten wir etwas länger warten als gewöhnlich. Irgendwann kam ein älterer Mann von etwa 70 Jahren in den Wartesaal. Er war klein und trug eine markante Hornbrille, deren eines Glas schwarz verfärbt war. Er erzählte mir, dass er an einem inoperablen Hirntumor leidet, nun schon zum vierten Mal mit Protonen bestrahlt wird und dabei die Sehfähigkeit seines linken Auges verloren habe. Eine Weile saßen wir uns schweigend gegenüber und ich konnte sehen, wie hoffnungslos und verzweifelt dieser Mann war. Plötzlich bog eine Frau von der ökumenischen Krankenhaushilfe mit ihrem Getränkewägelchen um die Ecke und fragte lächelnd, ob wir etwas trinken wollten. Sofort hellte sich der Gesichtsausdruck des Mannes auf und man konnte sehen, wie viel ihm diese kleine Geste bedeutete. Was für eine tolle Idee, dachte ich. Wir bestellten Wasser und Kaffee und gaben ihr eine kleine Spende. In keinem Krankenhaus hatte ich bislang etwas Ähnliches erlebt. Eine kleine Zuwendung, die doch gerade an diesem Ort – einem Ort der Verzweiflung, der Angst, des Hoffens und Bangens – so viel bedeutet.
Warum erzähle ich Ihnen diese kleine Geschichte? Weil sie zeigt, dass es gerade in solchen Situationen entscheidend ist, von anderen Menschen gesehen zu werden und liebevolle Zuwendung zu erfahren. Wie viel die Frau von der ökumenischen Krankenhaushilfe doch mit ihrer liebevollen Geste für die Krebspatienten in diesem Krankenhaus tut. Die Zeit, die die Patienten hier in der Uniklinik Heidelberg verbringen müssen, hat sie mit ihrem beherzten Einsatz auf jeden Fall bereichert. Und sie bekommt dafür viel zurück: Sei es nun ein dankbares Lächeln, ein liebevolles Dankeschön oder auch nur ein zufriedenes Kopfnicken. So wird auch sie bereichert, denn sie kann Gutes für andere Menschen bewirken und erfährt, wie erfüllend es sein kann, gebraucht zu werden.

Für jeden von uns kann eine ehrenamtliche Tätigkeit bereichernd und erfüllend sein und dabei helfen, »sich zu erden«. Wir können lernen, für andere da zu sein, uns selbst nicht zu wichtig zu nehmen, aber auch für andere Menschen wichtig zu sein und Verantwortung für sie zu übernehmen. Und natürlich können wir uns von den Menschen, mit denen wir arbeiten, immer wieder aufs Neue inspirieren und motivieren lassen. Einige Borderliner arbeiten ehrenamtlich für andere Betroffene. So können sie ihre eigenen Erfahrungen mit anderen Menschen teilen und für sie nutzbar machen. Eine solche Beschäftigung stabilisiert und stärkt sie, weil sie einen neuen Sinn finden und Anerkennung erhalten. Außerdem übernehmen sie Verantwortung für andere und bekommen dadurch einen wichtigen Platz in der Gemeinschaft.

Auch Julia hat diese Erfahrung gemacht. »Ich glaube jeder Mensch – aber gerade, wenn man in sich selbst keine Sicherheit hat – sucht sich im Außen diese Sicherheit und versucht, Anerkennung für etwas zu bekommen und zu realisieren: ›Ich kann etwas, was jemand anders für wertvoll hält, was ihm etwas bedeutet‹, das ist einfach unglaublich wichtig. Und diese Anerkennung bekomme ich in unserem Schulprojekt.« Julia ist zufällig auf dieses Projekt gestoßen: »Der Ursprung liegt in Leipzig, wo es heißt: ›Verrückt, na und?‹ Wir haben das in Rostock als Anregung genommen und uns irgendwann zusammengetan, um etwas Ähnliches auch bei uns anzustoßen. Darunter waren Sozialpädagogen, Sozialarbeiter, zwei Ärztinnen, eine Psychologin, eine Kunsttherapeutin und Betroffene mit verschiedensten psychischen Erkrankungen und ganz unterschiedlichen Lebenswegen. Wir wollten aufklären und sind deshalb an Schulen und an Berufsschulen gegangen. Wir haben Schüler ab der achten Klasse besucht und ihnen von unserem Leben erzählt. Die ›Experten‹ in unserem Projekt haben dann ihre Sicht ergänzt und Fragen beantwortet. Dabei war uns wichtig, dass alles ganz lebendig und nicht starr abläuft, also haben wir den Schülern immer auch etwas Action und interaktive Spiele angeboten, beispielsweise, damit sie erfahren konnten, was Gruppendynamik eigentlich ausmacht. Wir haben über die Seele gesprochen, darüber, was da alles passieren kann, was seelische Krankheiten eigentlich sind, was dahintersteckt, wie man damit lebt und was man tun kann. Ganz oft kamen nach dem Gespräch einige Kinder und Jugendliche zu uns und haben uns gefragt: ›Wo kann ich denn anrufen?‹ oder ›Was kann ich tun?‹«

Ein tolles Projekt, wie ich finde. Natürlich möchte ich von Julia erfahren, welche Reaktionen und Feedbacks sie für ihr Engagement bekommen haben. »Im Großen und Ganzen überaus positiv«, erzählt Julia begeistert, »obwohl ich anfangs sehr skeptisch war. Die Kinder und Jugendlichen sind sehr neugierig und geben schnell ihre Zurückhaltung auf. Oft bekommen wir am Ende auch die erstaunte Rückmeldung: ›Ihr seid ja auch nur Menschen!‹ Viele sind auch sehr betroffen über das Leid, das hinter der Erkrankung steckt. Und wenn sie beginnen zu verstehen, warum einer ihrer Klassenkameraden sich so komisch verhält, kommt es auch vor, dass wir zu hören bekommen: ›Oh Mann, schei..., wir mobben hier jemanden, aber der hat richtig heftige Probleme, für die er gar nichts kann.‹ Auch Sätze wie ›Jetzt verstehe ich, warum meine Eltern so komisch sind‹ oder ›Endlich kapiere ich, warum sich mein Freund umgebracht hat‹, hören wir nicht selten.«[388]

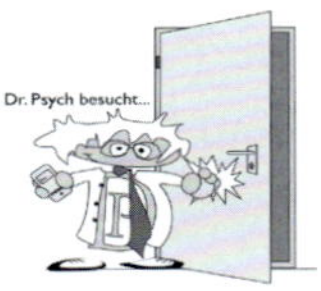

Als ich zum zweiten Mal mit Sascha spreche, erzählt er von seiner ehrenamtlichen Arbeit. Ich frage ihn: »Gibt es positive Veränderungen, die dir Mut machen?« »Ja«, antwortet er, »es gibt schon einige Dinge, die sich verändert haben. Positiv ist beispielsweise, dass ich noch mehr über mich selbst erfahren habe und dass ich klarer und reflektierter bin. Aber auch meine ehrenamtliche Arbeit bei einem Radiosender, die ich seit Anfang dieses Jahres übernommen habe, bringt mir viele schöne Momente. Ich durfte vieles lernen und einiges Neues erfahren. Der Radiosender«, berichtet er mit spürbarer Begeisterung, »sitzt in Lübeck und beschäftigt sich mit Themen rund um die Psyche: Mal geht es um Borderline, mal um Angststörungen, mal um Depression. Ich bin Reporter für Nordrhein-Westfalen, und als solcher zuständig für Öffentlichkeits- und Redaktionsarbeit. Ich bereite Interviews vor und organisiere Lesungen. Anfang Oktober war ich das letzte Mal für den Radiosender unterwegs. Da war ich für eine Außensendung mit dem Kabarettisten Tobi Katze unterwegs, habe einen Stand in der Fußgängerzone in Lübeck und eine Lesung mit Victor Staudt[389] betreut. Diese Arbeit macht mir Freude, denn ich lerne viele unterschiedliche Menschen kennen.« Sascha geht es an den Tagen, an denen er für den Radiosender unterwegs ist, besser als an den Tagen, die er alleine zu Hause verbringt. »Die Arbeit beim Radio ist abwechslungsreich, spannend und sie reißt mich aus meinem Alltag heraus. Aber das Drumherum ist manchmal auch sehr anstrengend, eben weil man im Team mit Menschen mit unterschiedlichen psychischen Erkrankungen zusammenarbeitet. Oft stoße ich da an meine Grenzen.« Wenn Sascha das Gefühl hat, dass er an eine Grenze kommt, zieht er sich zurück, »um in Ruhe eine Antwort zu finden. Allerdings darf diese Ruhephase nicht zu lange dauern, denn bekomme ich zu viel Ruhe, hänge ich wieder fest im Grübel- und Gedankenkreislauf. Oft nehme ich das, was gesagt wird, auch einfach zu persönlich. Ich habe noch nicht gelernt, bei mir zu bleiben und lasse mich noch immer zu sehr von äußeren Umständen beeinflussen. Und so versuche ich dann auch lieber, die Menschen in meinem Umfeld zu verändern, statt an mir selbst zu arbeiten. Dann frage ich mich: ›Ist das jetzt krank?‹, ›Liegt das an mir?‹ oder »›Ist der andere nur komisch drauf?‹ Mittlerweile habe ich gelernt, dem anderen meine Meinung zu sagen: ›Hör endlich auf, mir vors Schienbein zu treten, denn sonst muss ich immer schauen, wie ich mit dem Schmerz, den dein Verhalten bei mir auslöst, umgehe. Und außerdem bist du auch ein besserer Mensch, wenn du aufhörst, mich zu treten.‹

Allerdings habe ich mit allem, was man als soziale Kompetenz bezeichnet, große Probleme. Ich bin einfach sehr dominant und kann mich nicht gut unterordnen. Ich wäre kein guter Angestellter, sondern wohl ein besserer Chef. Und dieses Verhalten bringt mich oft zum Kippeln oder an meine Grenzen. Na klar, es gibt viele schöne Tage mit dem Radiosender, aber auch ›Scheißtage‹. Und doch ist die Arbeit dort eigentlich das, was ich mir immer für mich gewünscht habe. Nur hatte ich eben nicht die Möglichkeiten. Mit dem Sender habe ich auch viel für mich selbst erreicht, denn ich kann etwas bewegen, kann aufklären und gegen Stigmatisierung kämpfen. Und das ist mir wichtig, denn ich möchte, dass das aufhört und dass die Leute einen nicht mehr fragen ›Was ist los mit dir?‹ oder ›Warum bist du so?‹. Ich will erreichen, dass sie ein gewisses Verständnis dafür entwickeln, dass keine Boshaftigkeit hinter meinem Verhalten steckt. Ich möchte einfach nur verstanden werden.«[390]

Inzwischen hat Sascha sein Ehrenamt beim Radiosender aufgegeben, weil die Chemie nicht mehr stimmte. Aber es kam noch etwas dazu: »Bei der Psyche bin ich mit vielen negativen Gedanken befasst. Es ist sehr schwer, Menschen zu helfen, wenn sie erst einmal in diesem Sog feststecken. Für mich bedeutet das, dass ich irgendwann in meiner Entwicklung stagniere und mich mein Ehrenamt dann nur noch weiter runterzieht. Und ein Ehrenamt muss mich erfüllen, es darf mich nicht belasten, nicht anstrengen. Ich habe auch lange überlegt ob es an mir lag, aber ich denke, dass immer zwei dazugehören. Schuld ist nie einer alleine. Es ist gut so, wie es ist, es war eine schöne Zeit und nun warten andere Aufgaben auf mich. Da ich gerne ehrenamtlich tätig bin, war auch klar, dass ich wieder eine neue Aufgabe übernehmen würde. In dem Fall kam mir der sogenannte ›Wünschewagen‹ gerade recht oder sagen wir mal: Das Schicksal möchte wohl, dass ich etwas anderes mache. Und so dachte ich mir, geh diesen neuen Weg und sei neugierig und gespannt, wohin er dich führen wird.«

Sascha hat den ›Wünschewagen‹ im Internet entdeckt, hat sich die Seite angeschaut »und war vom ersten Moment an sehr angetan von dem Projekt. Der Wünschewagen ist eine Aktion des ASB in Essen. Er erfüllt Menschen, die nur noch eine kurze Lebenserwartung haben, ihren letzten Wunsch. Mit dem Wünschewagen werden die Fahrgäste dann beispielsweise noch einmal ans Meer oder zum Angeln gebracht. Was umsetzbar ist, kommt natürlich immer auf den Gesundheitszustand des Betroffenen an. Aber das Team versucht wirklich alles, die letzten Wünsche dieser Menschen zu erfüllen. Ich muss zugeben, dass ich mir anfangs nicht sicher war, ob ich das überhaupt machen kann. Denn im ersten Augenblick dachte ich, dass sie bestimmt nur ehrenamtlich geschulte Rettungssanitäter suchen. Und da ich diese unglaublich verantwortungsvolle Ausbildung nicht machen möchte, habe ich es zunächst wieder verworfen. Aber irgendwie ließ mich der Wünschewagen nicht los, und das Gefühl, es

→

machen zu wollen, wurde von Tag zu Tag stärker. Also habe ich irgendwann dort angerufen und gefragt, welche Voraussetzungen man wirklich mitbringen muss, um mitzumachen. Und dann erfuhr ich, dass ich an der Ehrenamtsschulung teilnehmen müsste, einen Erste-Hilfe-Kurs absolvieren und ein polizeiliches erweitertes Führungszeugnis mitbringen müsste. Das war alles! Weil auf dem Krankenwagen immer zwei ehrenamtliche Mitarbeiter mitfahren, würde es ausreichen, wenn einer davon Rettungssanitäter wäre. Mit diesen Informationen fasste ich Mut, mich zur Schulung anzumelden und diesen Weg zu gehen. Heute fahre ich Fahrgäste an ihr Wunschziel und bringe sie anschließend zurück ins Hospiz, ins Krankenhaus oder zurück nach Hause.«
Seine neue Tätigkeit füllt Sascha rundherum aus. »Denn diese Menschen, denen ich hier helfe, sehen das Leben und vor allem das Ende ihres Lebens anders als die ›Gesunden.‹ Auch wenn es immer wieder sehr traurige, emotionale Momente gibt, gibt es auch immer wieder Momente der Freude, in denen dann Tränen fließen, wenn ihr letzter Wunsch erfüllt wird. Ihre unendliche Dankbarkeit zu erleben, ist nicht nur sehr ergreifend, sie macht mich auch unglaublich demütig. Und was gibt es Großartigeres, als das Gefühl zu haben, einen Menschen glücklich gemacht zu haben – auch wenn es vielleicht das Letzte war, das wir etwas für ihn tun konnten.«
Natürlich, erzählt Sascha, »habe ich Angst vor dem Alleinesein, Angst davor, allein alt zu werden und allein und einsam zu sterben. Aber ich weiß, dass es dann vielleicht auch jemanden geben wird, der mir meinen letzten Wunsch erfüllt: Noch einmal mit meinen liebsten Menschen ans Meer fahren …«[391]

6.4. Mit EX-IN zurück in eine berufliche Tätigkeit

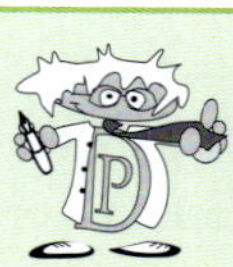

EX-IN ist wohl eines der interessanten und vielversprechendsten Projekte, die in den letzten Jahren für Menschen mit psychischen Erkrankungen entwickelt wurden. Es kommt aus dem englischen »Experienced-Involvement« und lässt sich am ehesten mit »Einbeziehung Psychiatrie-Erfahrener« übersetzen. EX-IN ist eine bildungspolitische Initiative, die europäische Wissenschaftler entwickelt haben. Ziel ist es, Psychiatrie-Erfahrene wieder ins Berufsleben zu integrieren und ihre Erfahrungen gezielt zu nutzen und sie als »Experten« einzubeziehen. Mit der Qualifizierung zum EX-

IN-Genesungsbegleiter wachsen Psychiatrie-Erfahrene Schritt für Schritt in eine neue aktive Rolle hinein und werden so vom »Aussätzigen« wieder zum integrierten Teil der Gesellschaft.
Die Qualifizierung zum EX-IN-Genesungsbegleiter umfasst je elf Ausbildungsmodule mit insgesamt rund 300 Unterrichtsstunden. Zudem sind zwei Praktika Pflicht. Die EX-IN Ausbildung gliedert sich in Grund- und Aufbaukurs. Während die Teilnehmer im Grundkurs ihre eigene Geschichte reflektieren, lernen sie im Aufbaukurs, auf die Nöte und Bedürfnisse psychisch kranker Menschen einzugehen und ihnen mit ihren eigenen Erfahrungen zu helfen und sie in ihrem Therapieprozess zu unterstützen. Die Einsatzfelder der EX-IN'ler sind vielfältig. Es gibt Absolventen, die sich in der Genesungsbegleitung engagieren, andere arbeiten als Dozenten und Referenten. EX-IN'ler sind entweder fest angestellt oder arbeiten auf Honorarbasis in der Akutpsychiatrie, in der Sozialpsychiatrie, der beruflichen Rehabilitation, in Forschung und Lehre, im Qualitätsmanagement, in der Selbsthilfe sowie in der Aus- und Weiterbildung[392].

Auch mit Julia habe ich über EX-IN gesprochen. »Ehrenamtlich gibt es ja schon viele Tätigkeitsbereiche für ›Psychiatrie-Erfahrene‹: In Selbsthilfegruppen, bei Filmtagen oder eben auch in Schulprojekten. Aber die Idee, die hinter EX-IN steckt ist, dass Psychiatrie-Erfahrene ihr Wissen gezielt einsetzen und dafür auch honoriert werden können. So wie ein Ergotherapeut in einer Klinik beschäftigt ist oder eine Sozialpädagogin und eine Pflegekraft, so ist ein ›Peer‹ oder ein ›EX-IN'ler‹ im Team integriert und bringt sein Wissen und seine Erfahrungen mit ein. Es gibt auch gute Beispiele dafür, dass das prima funktioniert. In Bremerhaven gibt es eine Klinik, in der das praktiziert wird. Sie haben auch im letzten Jahr die Auszeichnung ›Innovationspreis des Verbandes der Psychiater‹ bekommen. Dort arbeiten EX-IN'ler schon in Teilzeit, haben ein eigenes Büro und sind voll integriert. In Berlin gibt es zu diesem Zweck meist Jobs auf 450-Euro-Basis, und bei uns in Rostock läuft das leider überhaupt nicht. Und das wäre mein Wunsch, dass sich da etwas tut und wir wieder eine Perspektive bekommen. Und ich würde mir wünschen, das ich nicht weiter nur ehrenamtlich arbeiten kann und weiter von Sozialhilfe leben muss, sondern irgendwann wieder in einem normalen Job arbeite und mein eigenes Geld verdiene.«[393]

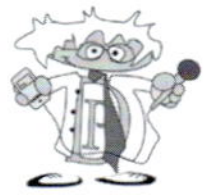

Mit Martin Schultz habe ich im Februar 2016 über die EX-IN-Bewegung gesprochen, mit der er sich schon eine ganze Weile beschäftigt. Seit einem Jahr ist er zudem als Peer-Berater im Stadtteilzentrum Berlin-Pankow tätig. Martin ist außerdem aktives Mitglied der DDL (Deutsche Depressions Liga), sitzt im Klinikbeirat des St. Joseph Krankenhauses in Berlin Weissensee und wird ab Mitte des Jahres an der Entwicklung des Moduls Betriebliche Genesungsbegleitung/Peer-Beratung mitarbeiten. Als er mir all das erzählt, muss ich erst einmal tief durchatmen, denn aus meinen eigenen ehrenamtlichen Tätigkeiten kann ich in etwa ermessen, wie viel Herzblut darin steckt und welchen großen persönlichen Einsatz sein Engagement erfordert. Martin muss mit seinen ehrenamtlichen Tätigkeiten ziemlich beschäftigt sein, so viel ist klar. Und doch vermittelt er mir mit seiner ruhigen Art das Gefühl, dass er sich Zeit nimmt. Martin ist kein Mensch, der von einem Termin zum nächsten hetzt, sondern jemand, der ganz bei dem ist, was er tut. Ja, er scheint mir ein verlässlicher Partner zu sein, einer, der für andere Menschen, die seine Hilfe benötigen, ein Fels in der Bandung sein kann. Vielleicht schöpft er einen Großteil seiner heutigen Stärke auch aus seiner einstigen Schwäche, denn schließlich ist er selbst Betroffener und leidet seit Jahren an einer Dysthymie (einer chronisch depressiven Verstimmung), die mal kommt und mal geht, und doch nie ganz verschwindet. Trotz seiner psychischen Erkrankung wirkt Martin überaus strukturiert, realistisch und zielstrebig. Als mein kleiner Terrier Jerry während unseres Gespräches mal wieder »Alarm schlägt«, lacht Martin herzlich und erzählt mir gut gelaunt, dass er Hunde sehr liebt. Leider fehlt ihm die Zeit für einen eigenen vierbeinigen Gefährten, doch damit er nicht ganz auf solch eine treue Seele verzichten muss, führt er hin und wieder einige Huskies aus dem Tierheim aus.

Martin ist ein Macher, einer, der Dinge anpackt und in der Lage ist, etwas ins Rollen zu bringen, ein Mensch, der wirklich etwas bewegt, ohne sich dabei selbst in den Vordergrund spielen zu müssen. Mit großem Engagement widmet er sich derzeit seiner Ausbildung zum »Heilpraktiker für Psychotherapie«.

Martin, du hast mir geschrieben, dass du zwar noch nicht aktiv im EX-IN-Programm arbeitest, aber gewiss hast du einige Erfahrungen damit gesammelt. Kannst du mir etwas mehr über dieses Programm erzählen?
EX-IN bezeichnet das Curriculum für die gleichnamige Ausbildung, einen zwölfmonatigen Lehrgang, den es seit 2004 in Deutschland gibt. Die Absolventen dieser Ausbildung bezeichnet man auch als Peer-Berater oder Genesungsberater. Ich selbst bin bereits als Peer-Berater tätig, ohne diesen Lehrgang absolviert zu haben.

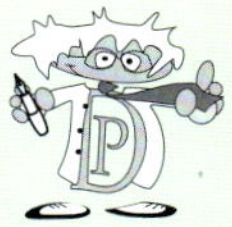

Was ist Peer-Beratung? Diese Form der Beratung wird von Betroffenen für Betroffene und von Angehörigen für Angehörige angeboten. Sie richtet sich an Betroffene, die sich beispielsweise fragen: »Wie wird die Krankheit mein Leben verändern? Werde ich je wieder arbeiten können? Was macht die Erkrankung mit meiner Beziehung? Wem soll ich von meiner Krankheit erzählen, wem nicht?« Sie richtet sich aber auch an Angehörige, die wissen wollen, wie das Leben mit einem psychisch kranken Familienmitglied weitergehen wird. Peer-Berater sind aus eigener Erfahrung Experten im Umgang mit psychischen Krisen. Ihr großer Vorteil ist – und das belegen inzwischen auch zahlreiche Studien –, dass sie mit ihrem Angebot psychisch kranke Menschen früher und besser erreichen, weil sie von ihnen als »Gleicher« anerkannt, respektiert und geschätzt werden und so auch einen Zugang zu den Patienten finden, die sich nicht trauen, die Hilfe eines Arztes oder eines Psychotherapeuten in Anspruch zu nehmen und sonst ohne Hilfe bleiben würden. Manchmal erreichen Peers auch, dass Betroffene durch ihre Unterstützung seltener ihre Therapie abbrechen. Peer-Beratung unterstützt Betroffene also in ihrem Alltag, sie gibt ihnen Hilfe zur Selbsthilfe und kann somit auch dazu beitragen, dass eine psychische Erkrankung nicht chronifiziert.

In meinen Interviews, die ich mit psychisch kranken Menschen geführt habe, habe ich immer wieder erfahren, dass eines ihrer größten Probleme darin besteht, dass sie gern wieder eine Aufgabe übernehmen wollen, aber auf dem normalen Arbeitsmarkt keine Chance bekommen. Wie erklärst du dir das? Und wie kann EX-IN ihnen dabei helfen?

Für psychisch kranke Menschen ist es schwierig, ins Berufsleben zurückzukehren, das stimmt. Nicht selten landen sie durch ihre psychische Erkrankung in der Frühberentung. EX-IN eröffnet ihnen nun die Chance, sich durch eine Beratertätigkeit ein ganz neues Tätigkeitsfeld zu erschließen. Voraussetzung dafür ist allerdings, dass sie selbst eine bestimmte Stabilität mitbringen und sich nicht mehr akut in der Krise befinden. EX-IN ist eine Tätigkeit, mit der sie als Betroffene anderen Betroffenen mit ihrer Erfahrung und dem Wissen, das sie sich während der Ausbildung angeeignet haben, im klinischen Umfeld, in Beratungsstellen und neuerdings auch in sozialpsychiatrischen Diensten helfen können. Die Erfahrungen aus dem Psychenet-Projekt in Hamburg haben gezeigt, dass es für Betroffene und Angehörige von großem Nutzen ist.

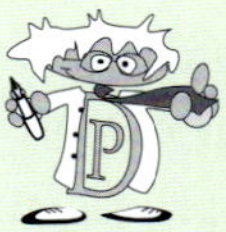

Das psychenet-Projekt, das in Hamburg vor viereinhalb Jahren gestartet wurde, will das Bewusstsein in der Bevölkerung für psychische Erkrankungen fördern – und damit zur Entstigmatisierung dieser Erkrankungen beitragen. Es sollen Lösungen erarbeitet werden, damit Menschen mit psychischen Erkrankungen und ihre Angehörigen wieder besser versorgt werden können. Dabei setzt psychenet auf fünf Schwerpunkte: (1) Die Bevölkerung solle besser über psychische Erkrankungen aufgeklärt werden. (2) Die psychische Gesundheit solle stärker in den Fokus rücken, u. a. durch Vorsorgeuntersuchungen und Gesundheitsberatungen. (3) Hausärztliche Praxen sollen durch qualifizierte Pflegekräfte (sog. Care Manager) bei der Versorgung von Menschen mit psychischen Erkrankungen unterstützt werden. (4) Die Selbsthilfe von Betroffenen und Angehörigen u. a. durch Beratungsangebote von Betroffenen für Betroffene und durch die Förderung der Familienhilfe solle verbessert werden. (5) Und letztlich sollen neue Strukturen in der Versorgung psychischer Erkrankung erarbeitet werden.[394] Als Resümee zieht der wissenschaftliche Leiter von psychenet, Prof. Martin Härter vom Universitätsklinikum Eppendorf (UKE), eine positive Bilanz: Vor allem die Teilprojekte zum Interaktiven Internetportal, zum Selbstmanagement in der Praxis, zur Peer-Arbeit und zu den Gesundheitsnetzen Psychose und Depressionen sind erfolgreich[395].

In Deutschland haben wir nun seit 2004 Lehrgänge, in Berlin seit 2008, in diesem Jahr gibt es sogar zum ersten Mal zwei Lehrgänge. Die Nachfrage ist groß.

Ist das EX-IN-Programm nur auf eine ehrenamtliche Tätigkeit ausgelegt oder ist es so, wie beispielsweise in Bremen, dass ehemals psychisch kranke Menschen wieder ins normale Arbeitsleben zurückfinden können, integriert werden und auch für ihre Arbeit entlohnt werden?

Das EX-IN-Programm ist nicht auf eine ehrenamtliche Tätigkeit ausgerichtet. Gründer war neben dem Universitätsklinikum Hamburg-Eppendorf auch die Bremer Fokus gGmbH. In Bremerhaven gibt es eine Klinik, die tatsächlich acht Peer-Berater mit bis zu 30 Stunden beschäftigt hat. Das ist der Musterbetrieb in Deutschland. Seit dem psychenet-Projekt gibt es auch in Hamburg in allen Fachkliniken zwei Peer-Berater, die meist in Teilzeit arbeiten. Viele Betroffene können auch erst einmal nicht mehr leisten. Deshalb freuen sie sich über eine 20-Stunden-Tätigkeit. Alles, was darunter liegt, ist allerdings schwierig, weil es dann nur noch eine stundenweise Beschäftigungstherapie wäre, und keine wirkliche berufliche Tätigkeit.

Was ist aus deiner Erfahrung für psychisch kranke Menschen besonders wichtig, damit sie in ein »normales«, geregeltes Leben zurückfinden können?
Natürlich ist der Beruf oder eine berufliche Tätigkeit ein ganz wichtiger Faktor. Für die Schizophrenie gibt es beispielsweise die sogenannte Drittel-Regel, das heißt ein Drittel der Betroffenen schafft es, wieder in ihren alten Beruf zurückzukehren, ein anderes Drittel hat eine weitere Episode, und ein weiteres Drittel hat mit einem dauerhaft chronischen Problem zu kämpfen. Was hilft? Natürlich hilft eine Aufgabe. Ich sehe das immer in meinen Selbsthilfegruppen. Diejenigen, die das nicht haben und ohne Job oder frühberentet sind, brauchen dringend eine alternative Aufgabe. Eine Teilnehmerin aus meiner Gruppe schaffte sich einen Hund an. Sie ist frühberentet und Mitte 50. Bei ihr ist es klar, dass sie keine Umschulung mehr machen kann, aber ihre Aufgabe wird es sein, den Welpen – ihren ersten Hund – zu erziehen. Und das ist auch eine schöne Aufgabe.

Was ist aus deiner Sicht verbesserungswürdig, um psychisch kranke Menschen wieder zurück in den Job zu bringen? Das EX-IN-Programm ist ja nur ein Baustein, es braucht sicher viel mehr.
Die Menschen kommen ja aus allen Berufsgruppen, die meisten aus dem Dienstleistungsbereich und den sogenannten helfenden Berufen. Sie alle stehen nach einer psychischen Erkrankung vor der Aufgabe – wenn sie ihren alten Beruf nicht mehr ausüben können –, sich neu zu orientieren. Was allerdings fehlt, ist eine wirklich gute Beratung. Ich habe viele Fälle, die ich selbst coache. Von den Rentenversicherungen und den Arbeitsagenturen werden zwar auch Beratungen angeboten, aber es fehlt die Vernetzung. Denn wer in der Krise steckt, ist nicht gut darin, Termine auszumachen. Genau wie bei der Therapeutensuche, da hört man sich – wenn man dringend Hilfe braucht - nicht gern fünfmal oder öfter nur die Ansage eines Anrufbeantworters an. Ich denke, was für die Betroffenen vor allem am Anfang wichtig ist, wäre eine Art Lotse, eine Beratungsstelle, die auf der Seite des Betroffenen steht. Denn eine Behörde wie die Reha-Beratung bei der Rentenversicherung ist denkbar schlecht geeignet, weil sie oft in einen Interessenkonflikt gerät – denn sie müssen es ja dann auch bezahlen. Deshalb ist eine unabhängige Beratung wichtig. Auch hier kann die Peer-Beratung etwas zur Verbesserung beitragen.

Oft haben mir meine Interviewpartner (Betroffene, die an Depression erkrankt sind und auch Borderliner) erzählt, dass sie die Therapie nicht gut annehmen können, weil sie das Gefühl haben, dass ihnen niemand zur Seite steht, der selbst Betroffener war. Häufig vertrauen sie Ärzten oder Psychotherapeuten nicht, weil sie glauben, dass sie nicht wirklich wissen, wie sie sich fühlen. Über welche Erfahrungen haben Betroffene in deiner Selbsthilfegruppe berichtet?
Da gibt einen schönen Satz von Prof. Dr. Thomas Bock vom Universitätsklinikum Hamburg-Eppendorf (UKE). Er hat die EX-IN-Bewegung mit initiiert und sagte: »Es gab Patienten, und nicht wenige, die nicht mit mir als Fachmann und Profi sprechen wollten, sondern mit meinen Peer-Beratern.« Und genau das zeigt, dass die Augenhöhe beim Arzt oft fehlt, weil er die Erfahrung nie gemacht hat. Wenn ein Arzt sagt: »Ich weiß, wie Sie sich fühlen, Frau Maier«, dann weiß jeder Patient auch, dass er es eben nicht weiß. Es gibt allerdings auch viele Patienten, die so arzthörig sind, dass sie sich dabei nichts denken, aber die, die bereits negative Erfahrungen gemacht haben, werden bei so einem Satz denken: »Nein, das weißt du verdammt noch mal nicht!«. Das macht es oft schwer, auch wenn es um die Mitarbeit des Patienten bei der Therapie geht oder um die Einnahme von Medikamenten. Dann verschreibt der Arzt oft irgendwas, obwohl er gar nicht wirklich weiß, wie es dem Patienten damit geht. Ich denke, dass man generell sagen kann, dass der Zugang zu einem Peer-Berater einfacher ist und deshalb glaube ich, dass es eine gute Sache ist, dass es immer mehr Peer-Berater gibt.

Glaubst du, dass EX-IN auch dazu beitragen kann, den Therapieerfolg zu verbessern?
Ja, denn sonst würde es sich nicht durchsetzen können. Wenn es nur dazu dienen würde, besser mit dem Patienten – auf Augenhöhe – zu kommunizieren, die Studienergebnisse aber am Ende nicht belegen würden, dass es den Patienten auch hilft, zu genesen oder besser mit ihrer Erkrankung klarzukommen, würde es nicht viel bringen. Die Studienlage zeigt ja, dass es hier viel bessere Ergebnisse gibt. »Nice to have« ist es ja sowieso, und es gibt schon einige Krankenhäuser, die EX-IN'ler einstellen, weil es eben gerade so en vogue ist. Aber es gibt eben viele Ärzte, die die Studien verfolgen und wissen, dass es ihren Patienten tatsächlich hilft und dazu beiträgt, die Heilung zu optimieren.

Wie wichtig ist es deiner Erfahrung nach, dass psychisch kranke Menschen nicht nur wieder eine Aufgabe bekommen, sondern auch wieder eigenes Geld verdienen und damit ihren Lebensunterhalt selbst bestreiten können?
Wenn man arbeitet, möchte man dafür auch angemessenen bezahlt werden. Leider besteht gerade bei EX-IN'lern das Problem, dass sie häufig noch unterhalb des Pflegepersonals, also als Hilfspfleger bezahlt werden. Eigenes Geld zu verdienen ist

wichtig. Abhängig von Transferzahlungen zu sein – egal, ob man psychisch krank ist oder nicht – ist nie gut. In Österreich gibt es jetzt tatsächlich schon ein Bundesland, das das Berufsbild eingeführt hat. In Deutschland ist man davon noch meilenweit entfernt. Ich finde auch ganz ehrlich, dass es – wenn man sich den Umfang ansieht – keine echte Berufsausbildung ist. Sie dauert zwar zwölf Monate, aber es gibt nur eine Einheit pro Monat, über drei Tage. Das darf man nicht vergessen. Es ist keine Ausbildung, die auch entsprechendes Fachwissen über psychische Krankheiten vermittelt. Deshalb denke ich, wird es schwierig, für EX-IN'ler eine gute, ordentliche Bezahlung durchzusetzen, weil es bislang nur eine Hilfstätigkeit ist – zwar eine, die verdammt wichtig ist und die man auch braucht, aber auch eine, die nicht so angemessen bezahlt wird, wie es sich die Betroffenen wünschen.

Trägt EX-IN deiner Meinung nach auch ein Stück weit zur Entstigmatisierung psychisch kranker Menschen bei, weil in dem Programm ehemals psychisch Kranke als »normale Arbeitnehmer« behandelt, wieder in den Beruf und somit auch sozial integriert werden? Welche Erfahrungen hast du gemacht bzw. worüber berichten Betroffene, die über EX-IN zurück in den Beruf gekommen sind?
Das Thema Entstigmatisierung ist für die Betroffenen ganz wichtig. Man kann ja heutzutage offen über Diabetes und Krebs sprechen, aber eben noch lange nicht über psychische Erkrankungen. Die Rückkehr in ein berufliches, soziales Umfeld ist wichtig. Allerdings gibt es häufig große Schwierigkeiten, wenn EX-IN'ler in den Arbeitsprozess integriert werden sollen. Das ist eine Erfahrung, die fast alle EX-IN'ler, die in Kliniken arbeiten, gemacht haben: Die Chefärzte, die diese Leute einstellen, finden es meist gut, dass es in ihrer Klinik so etwas gibt. Aber ein ganz großes Problem haben die meisten EX-IN'ler mit dem Pflegepersonal, weil dieses oft fragt: »Was ist denn deine Qualifikation? Dass du krank warst?« Das große Problem, ja, die Herausforderung ist, in einem Team anzukommen und akzeptiert zu werden. Und das ist in einem Arbeitsumfeld und einem neuen Job schon nicht leicht, aber wenn man »nur« die eigene Krankheitserfahrung vorweisen kann, ist das für viele Krankenschwestern und Pfleger nicht akzeptabel.

Du hast ja schon gesagt, dass die EX-IN-Ausbildung nur zwölf Monate dauert und auch nur jeweils einmal im Monat am Wochenende stattfindet. Das ist sehr wenig. Was genau lernen EX-IN'ler in dieser Ausbildung? Müsste die Ausbildung nicht fundierter konzipiert werden?
Richtig. Im Moment ist es pro Monat ein Modul, insgesamt zwölf. Natürlich gibt es darüber hinaus noch das 40-Stunden-Praktikum. Und das ist auch gut, dass es das gibt, weil sich EX-IN'ler dort ausprobieren können. Viele werden auch feststellen, dass sie den Job gar nicht ausüben können, weil sie es nicht schaffen, sich ausreichend abzugrenzen.

Was die Inhalte betrifft, spielen vor allem das »Recovery-Concept« (das das Genesungspotenzial der Betroffenen hervorhebt und unterstützt) und das sogenannte »Empowerment« (das Betroffenen Stück für Stück wieder mehr in die Eigenverantwortung bringt) eine Rolle. Aber auch Selbsterfahrung ist enthalten, d. h. es geht darum, die eigene Erfahrung zu verarbeiten. Die Ausbildung ist also auch therapeutisch für die EX-IN'ler. Und es geht darum, zu lernen, wie sie anderen Betroffenen vermitteln können, was sie selbst gelernt haben (Stichwort: Psycho-Edukation). Leider wird wenig Fachwissen vermittelt. Die EX-IN'ler tauschen sich zwar untereinander aus, denn sie kommen ja mit ganz unterschiedlichen Psycho-Erfahrungen in diese neue Qualifikation: So erfährt der Depressive etwas über den Borderliner und der wiederum etwas über den Depressiven. Aber dieser Erfahrungsaustausch reicht meines Erachtens nicht aus. Auch für mich persönlich ist es schwierig, mich in Menschen mit Borderline oder mit einer Psychose hineinzuversetzen. Da fehlt es mir einfach an Erfahrung.

Hast du Rückmeldungen bekommen, was den Betroffenen ihre Tätigkeit bei EX-IN gebracht hat? Sind sie dadurch stabiler geworden, haben sie sich gebraucht gefühlt und haben sie gelernt, besser mit ihrer Erkrankung umzugehen?
Ja, deshalb sagte ich ganz bewusst, dass es für viele auch einen therapeutischen Charakter hat. Es gibt aber auch einige, die aus diesem Grund abbrechen. Nicht alle beenden die Ausbildung, auch weil sie durch die Geschichten anderer Betroffener getriggert werden und in Krisen geraten. Aber die, die es schaffen, werden stabiler, und sehen auch den »Nutzen« ihrer Krankheit, Störung oder Krise, weil sie erkennen, dass sie notwendige Veränderungen in ihrem Leben ausgelöst hat. Insofern hilft die Ausbildung, auch wenn anschließend nicht alle in diesem Bereich arbeiten. Leider gibt es noch immer eine zu große Nachfrage von EX-IN'lern und zu wenig Krankenhäuser, die sie nach ihrer Ausbildung auch einstellen. Es gibt aber auch einige »Absolventen«, die sagen: »Okay, ich habe die Ausbildung gemacht, aber ich muss gar nicht in diesem Bereich arbeiten. Ich gehe wieder in meinem alten Beruf.«

Was ist aus deiner Sicht das Besondere, das psychisch kranke Menschen in berufliche Tätigkeiten im psychiatrischen Bereich einbringen können?
Das ist eine gute Frage, weil die Voraussetzungen eben so unterschiedlich sind. Ich persönlich habe keine große Klinikerfahrung. Ich war zweimal in Krisen und habe mich mal in einer Klinik beraten lassen. Ich war einmal in einer Reha, für fünf Wochen in einer Kur, aber die Psychiatrie kenne ich eigentlich nur als Besucher. Wer dort mehrere Wochen verbracht hat, der kennt natürlich auch die Innenansicht einer Psychiatrie und kann – gerade wenn Menschen gegen ihren

Willen in der geschlossenen Psychiatrie sind – zur Akzeptanz beitragen. Wer den Film »Nicht alles schlucken« gesehen hat, weiß auch, dass in der Psychiatrie oft zunächst nur Medikamente verabreicht werden und die eigentliche Behandlung – also beispielsweise Gespräche – leider viel zu wenig stattfinden. Das zu akzeptieren und trotzdem Licht am Horizont zu sehen und zu sagen: »Irgendwann wird es auch besser«, ist nicht leicht. Ich glaube, dass es ganz wichtig ist, Hoffnung darauf zu vermitteln, dass es besser wird und dass man sich auch wieder in der Gesellschaft beruflich nützlich machen kann.

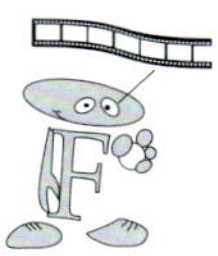

»Nicht alles schlucken« ist ein Dokumentarfilm, in dem Psychoseerfahrene Menschen, Angehörige, aber auch Ärzte und Pfleger vor der Kamera von ihren Erfahrungen mit Psychopharmaka erzählen. War es heilsam oder krankmachend? Sind Psychopharmaka ein Segen oder sind sie doch eher ein Fluch? All diese Fragen werden hier aufgeworfen und von Betroffenen, Angehörigen und Fachkräften aus ihrer Sicht beantwortet. »Nicht alles schlucken« gewährt tiefe Einblicke in die menschliche Existenz und zeigt, was Menschen in Krisen wirklich brauchen.[396]

Ich habe psychisch kranke Menschen als besonders sensibel und einfühlsam kennengelernt. Ist das nicht eine Begabung, die sie gerade für Tätigkeiten im sozialen Bereich prädestiniert?
Ja, absolut. Die, die das mitbringen, sind gut geeignet, die professionelle Nähe zu leben. Eine Krankenschwester hat mir in einem Seminar einmal gesagt: »Ein Arzt würde niemals einen Patienten in den Arm nehmen, eine Schwester macht es vielleicht, und ein Ex-IN'ler ganz bestimmt.« Denn er hat weniger das Problem, dass es die professionelle Distanz verletzt, wenn er dem Patienten so begegnet. Ich glaube, dass es dem Patienten wichtig ist, auch mal in den Arm genommen zu werden, und insofern hast du recht, dass diese besondere Empathie auch eine positive Rolle spielen kann.

Du hast mir ja geschrieben und auch schon ein bisschen was darüber erzählt, dass du bei der Entwicklung des Moduls »Betriebliche Genesungsbegleitung/Peer-Beratung« mitwirken wirst. Was genau macht ihr dort?
Betriebliche Genesungsbegleitung heißt, dass man auf die Erfahrungsexperten setzt. Und das eben nicht nur in Beratungsstellen, sondern bereits in Unternehmen. Immer mehr Arbeitnehmer sind von psychischen Erkrankungen bedroht, auch durch die steigenden Arbeitsbelastungen. Und sie wollen eben nicht nur vom Betriebsarzt oder einem Psychologen betreut werden, sondern von einem Betroffenen. Um das umzusetzen, planen wir derzeit mit der Stiftung »Deutsche

Depressionshilfe« ein Pilotprojekt in Kooperation mit der Deutschen Bahn. Auf Grundlage dieser Erfahrung wollen wir dann ein Curriculum für Deutschland entwickeln. Denn die Möglichkeit der Rückkehr an den »alten« Arbeitsplatz zu haben, finde ich aus meiner eigenen Erfahrung heraus ganz wichtig. Leider ist das bis heute nur sehr schwer möglich. Wer ausgefallen und krank war und wieder zurück möchte, der kommt nach einem Beinbruch oder nach einem Bandscheibenvorfall problemlos wieder in seinen alten Job. Er bekommt dann vielleicht einen neuen Bürostuhl und dann geht das schon. Aber bei einer psychischen Erkrankung sieht das anders aus. Denn da kommen noch viele anderen Faktoren und Fragen dazu, die beantwortet werden müssen, nämlich: »Wie begegne ich meinen Kollegen? Wissen sie Bescheid? Hält mein Chef mich überhaupt noch für leistungsfähig? Wie gehe ich mit diesen Dingen um? Und wie fühle ich mich selbst, in meiner alten Arbeitsumgebung nach meiner Krise? Kann ich das wieder so machen, wie ich es gemacht habe?« Viele Ängste spielen dabei eine Rolle. Und deshalb wollen wir mit unserem Projekt einen Beitrag dazu leisten, die Rückkehr auch für psychisch kranke Menschen ins Unternehmen zu erleichtern.

Gibt es neben dem Pilotunternehmen auch schon andere Unternehmen, die da mitwirken wollen?
Nein. Bislang nicht. Unser Pilotunternehmen ist ein großer Konzern, für den ich bis zu meinem gesundheitsbedingten Ausscheiden tätig war. Ein kleines Unternehmen wird natürlich keinen eigenen Peer-Berater einstellen. Aber so ein Konzern, von dem ich spreche, mit 300.000 Beschäftigten weltweit, kann es sich leisten, eigene Peer-Berater einzustellen. Das System ist analog zu dem bereits in vielen Unternehmen existierenden Suchtkrankenhelfer, die Betroffenen aus ihrer Erfahrung über die Bewältigung der Suchtproblematik berichten können und ihnen damit helfen.

Das hört sich großartig an. Ich wünsche dir viel Erfolg mit diesem wichtigen Projekt und danke dir herzlich für das Gespräch![397]

7. Was Angehörige und Freunde tun können

Borderliner sind einerseits ausgesprochen anziehende Persönlichkeiten, aber andererseits bringen sie Angehörige, Partner und Freunde an die Grenze ihrer Belastbarkeit. Sie sind interessant, charismatisch, sensibel, haben eine große Tiefe, und wenn sie lieben, können sie sehr hingebungsvoll und einfallsreich sein. Doch auf Dauer sind die wechselnden Gefühle, ihre ständigen Aufs und Abs und vor allem ihre Unberechenbarkeit und ihre emotionalen Ausbrüche für andere schwer aushaltbar.

Elena, 43, aus Düsseldorf, hat drei Jahre lang erfahren, wie es ist, mit einem Borderliner zusammenzuleben. »Am Anfang habe ich seine extreme Offenheit und seine tiefe Emotionalität genossen«, erzählt sie. Er legte ihr Rosenblätter aufs Bett, schrieb ihr lange Briefe. »Er gab mir das Gefühl, dass ich ganz toll bin.« Dann kamen die Ausraster. Die Anlässe wurden immer nichtiger. Er zerriss sich auf der Straße das T-Shirt, sperrte Elena manchmal stundenlang im Bad ein, damit sie ihre Freunde nicht besuchen konnte. Am Ende ließ sie sich scheiden. »Ich wurde ausgesaugt, bis nichts mehr drin war«, lautet ihre ernüchternde Bilanz.

Auch mit Valeska führte ich ein bewegendes Gespräch, in dem sie mir über ihre Erfahrungen mit ihrer Borderline-Partnerin erzählte.

7.1. »Anfangs war es so reizvoll, dass ich gar nicht wusste, ob ich mich nun in die Frau oder in die Erkrankung verliebt hatte ...« – Ein Gespräch mit Valeska

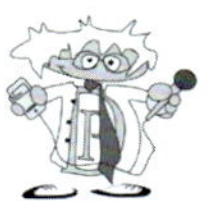

Das Interview, das ich mit Valeska führte, hat mich tief berührt. Nicht nur, weil ich Valeska zu diesem Zeitpunkt schon seit Längerem kannte und ich ihre Ehrlichkeit, ihre Geradlinigkeit, ihre absolute Zuverlässigkeit und ihre unglaubliche Kreativität in unserer Zusammenarbeit bei einem ehrenamtlichen Projekt zu schätzen gelernt hatte, sondern auch, weil sie so offen, ungeschminkt und ausgesprochen lebendig über ihre Beziehungs-Erfahrungen mit Eva, einer Borderlinerin erzählte. Dadurch erhielt ich zum ersten Mal einen sehr emotionalen Einblick, und konnte ahnen, wie schwer es sein muss, eine Beziehung mit einem Menschen zu führen, der an Borderline erkrankt ist. Valeska erzählte mir, wie reizvoll es für sie anfangs war, nie zu wissen, wie sich ihre Partnerin beim nächsten Treffen verhalten würde. Dieser Reiz war so groß, dass sie anfangs gar nicht wusste, ob sie sich nun in diese Frau oder in die Borderline-Erkrankung »verliebt« hatte. Im einen Moment schwor Eva ihr die ewige Liebe, tanzte mit ihr durch die Wohnung und verführte sie ganz romantisch. Doch im nächsten Moment, war sie grob und laut und brüllte sie an, weil sie vergessen hatte, die Geschirrspülmaschine auszuräumen – oder sie wollte sich mal wieder von Valeska trennen. Als die anfängliche Euphorie verflogen war, musste Valeska erkennen, wie schwer es für sie wurde, mit Evas »Altlasten« umzugehen. Das Trauma durch eine Vergewaltigung, die Eva als Studentin erlebt hatte, saß tief und brach immer wieder auf. Einmal versuchte sie sogar, mit Valeska die Vergewaltigung zu reinszenieren –, für Eva möglicherweise eine Art, mit dem Erlebten und den damit verbundenen Gefühlen umzugehen, all ihre Wut, ihre Ohnmacht, das Ausgeliefertsein, die Scham und die Wertlosigkeit rauszulassen, sie auszuleben und das »böse Blut in ihren Adern« loszuwerden. Valeska war so verstört, dass sie an jenem Abend fluchtartig Evas Wohnung verließ. Sie brauchte Abstand. Zu schrecklich war das, was sie soeben erlebt hatte. Als sie sich nach einer Auszeit wieder versöhnten, wurde es für Valeska zunehmend schwerer, sich von Evas übergriffiger Art abzugrenzen, denn Eva war nicht nur unberechenbar, sondern dazu auch noch ausgesprochen vereinnahmend. Alles stellte Valeska für ihr vermeintliches Glück zurück, ganz egal ob es nun ihr Beruf war oder auch ihre Treffen mit Freunden. Sie war im Begriff sich selbst und all das, was sie ausmachte, aufzugeben. Alles drehte sich nurmehr um Eva und deren Bedürfnisse. Valeskas Gedanken und ihr ganzes Leben kreisten nur um sie. Wie sie sich daraus befreien konnte und warum die Beziehung scheiterte, davon erzählte Valeska in unserem Gespräch.

Valeska, ich danke dir, dass du für ein Angehörigeninterview zur Verfügung stehst. Wer in deinem näheren Umfeld lebt oder lebte mit der Diagnose Borderline?
Das war meine ehemalige Lebensgefährtin Eva, mit der ich etwa anderthalb bis zwei Jahre zusammen war. Weil diese Beziehung jedoch so einen »On-Off«-Charakter hatte, ist es für mich schwer zu sagen, wann wirklich das definitive »Aus« kam.

Habt ihr zusammen gelebt?
Wir haben in zwei getrennten Wohnungen gelebt, obwohl ich tatsächlich sehr gern mit ihr zusammengezogen wäre.

Das wollte sie aber nicht?
Genau.

Hat Eva je offen mit dir über ihre Borderline-Erkrankung gesprochen? Oder hast du sie angesprochen, weil dir bestimmte Dinge aufgefallen sind?
Ja, mir sind einige Dinge aufgefallen. Es war etwa nach einem Dreivierteljahr, als mir auffiel, dass wir immer wieder in dieselben Schwierigkeiten miteinander

gerieten. Ich habe sie dann darauf angesprochen, aber sie konnte mir nie eine vernünftige Erklärung für ihr Verhalten geben. Als wir dann mal wieder eine »Off-Phase« in unserer Beziehung hatten, habe ich mich schließlich an eine Freundin aus ihrem Umfeld gewandt und ihr offengelegt, dass ich nicht mehr verstehe, was mit Eva los ist und sie es mir einfach nicht beantworten kann. Und ich wollte es doch so gern verstehen. Diese Freundin war es, die mich über Evas Erkrankung aufgeklärt hat. Von ihr habe ich auch erfahren, dass sie schon einige Therapien versucht hatte und von unterschiedlichen Therapeuten immer wieder dieselbe Verdachtsdiagnose »Borderline-Störung« erhalten hatte. Allerdings hatte Eva jede Therapie nach drei oder vier Sitzungen abgebrochen.

Weißt du denn, wie lange sie bereits mit der Diagnose »Borderline« gelebt hat?
Ich hinterfrage inzwischen, ob sie überhaupt jemals mit dieser Diagnose wirklich gelebt hat, denn sie hat die Erkrankung verdrängt, hat sie nicht an sich herangelassen und auch nie beim Namen genannt. Zudem war Eva der Ansicht, dass die Therapeuten ja sowieso alle falschliegen und dass sie eh »nur« Seelenklempner sind, die ihr nicht wirklich helfen können. Was sie mir aber von sich aus anvertraut hat, war, dass sie mit etwa 17 Jahren eine schwere Vergewaltigung in den USA erlebt hat. Sie wurde damals von dem Vergewaltiger in der Annahme, dass sie tot sei, am Rand der Autobahn liegen gelassen und hat nur knapp überlebt.

Schon einige Zeit, bevor mir Eva diese schreckliche Geschichte erzählte, hatte ich bemerkt, dass sie Schwierigkeiten hatte, sich in unserem Sexleben fallen zu lassen und zu entspannen. Jetzt führte ich es auf dieses traumatische Erlebnis zurück. Erst da ist mir auch klar geworden, warum sich unser Sexleben manchmal total schön und aufregend für mich gestaltete, und warum es manchmal eben auch total bizarr, komisch und verkrampft verlief.

Weißt du, ob deine Lebensgefährtin ihren Vergewaltiger je angezeigt hat? Hat sie mit dir darüber gesprochen?
Ich weiß, dass sie es nicht getan hat.

Warum nicht?
Sie sagte, dass sie mit 17 nur Schulenglisch gesprochen hat und sich irgendwie nicht in der Lage fühlte, sich ausreichend zu verständigen. Sie wurde dann in einem Krankenhaus notversorgt und fand bereits die Ärzte wenig einfühlsam. Vielmehr fühlte sie sich missverstanden und wollte eigentlich nur raus und ihre Ruhe haben.

Wie ist sie denn ins Krankenhaus gekommen? Hat jemand sie gefunden?
Ja. Sie war bewusstlos und es bestand die Gefahr, dass sie verblutete. Es war an einem Highway passiert. Ein Autofahrer hat sie entdeckt, hat auf dem Standstreifen angehalten und nach ihr gesehen. Als er bemerkte, dass sie so stark blutete, hat er sofort einen Krankenwagen gerufen, der sie ins Krankenhaus brachte.

Wie ist Eva denn in die Hände des Vergewaltigers gefallen? Hat sie darüber etwas erzählt?
Sie ist getrampt und hat das damit erklärt, dass sie ihr Elternhaus als sehr repressiv erlebt hat. Zum Abitur hatte sie sich eine Amerikareise gewünscht, für die sie schon lange gespart hatte. Mit dem, was ihre Eltern dazugaben, reichte es schließlich für den Flug und eine Rucksackreise. Und weil sie viel von dem Land sehen wollte, hatte sie sich entschlossen, zu trampen.

Hat sie etwas darüber erzählt, wie die Vergewaltigung abgelaufen ist?
Immer wenn sie etwas darüber erzählen wollte, geriet sie sofort in ein sprachloses Grauen und konnte nur noch bruchstückhaft über das Erlebte sprechen. Auch konnte sie nie von Angesichts zu Angesicht mit mir darüber sprechen, sondern nur dann, wenn wir telefonierten. Was ich aus den wenigen Erinnerungsfetzen verstanden habe, ist, dass sie wohl heftig gewürgt wurde und Schnittwunden im Gesicht erlitten hat.

Das heißt, er hat sie mit einem Messer bedroht?
Das kann ich nicht mit Sicherheit sagen, denn sie hat mir ja immer nur Bruchstücke hingeworfen. Und gerade diese fragmentarischen Erzählungen machten das Geschehen in meiner Fantasie – vielleicht auch in ihrer – eventuell sehr viel grausamer und heftiger als es in der Wirklichkeit vielleicht gewesen ist. Was ich schon spürte, war, dass sie sich so sehr danach sehnte, das Erlebte in Gedanken endlich in eine Kiste sperren zu können und diese Kiste für immer im Keller zu vergraben. Sie hat das auch immer wieder mal versucht. Aber so wie ich es erlebt habe, hat sie es nie geschafft.

Das heißt, es kamen immer wieder Erinnerungen an das erlebte Trauma hoch? Hat sie auch schlecht geschlafen?
Sie litt unter Schlafstörungen und hat das mir gegenüber damit begründet, dass sie in den Wechseljahren sei. Vieles hat sie auf ihren Job, aber einiges hat sie auch auf mich geschoben und mich dann mit Vorwürfen überschüttet, wie etwa: »Du kriechst in meinen Schlaf und raubst ihn mir, weil du ja überall bist!«

Und sie hat auch nie das Bedürfnis gehabt, das traumatische Erlebnis mit einem Therapeuten aufzuarbeiten?
Nein, nicht mit einem Therapeuten. Ich hatte schon den Eindruck, dass sie Versuche unternommen hat, das mit mir auszuagieren. Ich erinnere mich noch gut an ein sexuelles Erlebnis mit ihr, als sie versuchte, die Vergewaltigung, die sie erlebt hatte, zu reinszenieren: Mit mir als Opfer und ihr als Täterin. Ich habe dann aber schnell gespürt, dass das in eine Richtung ging, die mir nicht guttat und habe fluchtartig das Zimmer verlassen. Für sie war das ganz schrecklich. Ich bin dann eine Stunde lang spazieren gegangen und habe anschließend bei ihr geklingelt, um ihr zu erklären, warum ich weggehen musste. Aber sie hat nicht geöffnet. Ich bin dann mit dem Schlüssel rein, den ich hatte, und habe sie zusammengesunken in der Küche gefunden. Ich sah, dass sie sich an den Armen verletzt hatte und stark blutete. Später erklärte sie mir, sie habe das gemacht, um »das böse Blut aus ihren Adern zu lassen«. Sie hat mir erklärt, dass ihr schon klar sei, dass sie zu weit gegangen war und es ja auch einen Grund haben muss, warum sie zu weit ginge, und das könne ja nur in ihrem Blut stecken. An diesem Abend hatte ich den Eindruck, dass sie sich in einer anderen Sphäre befand.

Wie hast du reagiert, als du sie blutend gefunden hast?
Ich habe ihr angeboten, einen Arzt zu rufen. Aber das hat sie rigide abgelehnt und hat dann eine Krankenschwester aus ihrem Bekanntenkreis benachrichtigt. Die ist wenig später gekommen und hat die Erstversorgung vorgenommen.

Wie hatte sie sich die Verletzungen zugefügt?
Soweit ich mich erinnere, hat sie ein Küchenmesser dafür genommen. Ich selbst habe mich, als die Krankenschwester eintraf, in meine Wohnung zurückgezogen, weil ich auch fix und fertig war.

(Das kann ich mir gut vorstellen…)

Was passierte am nächsten Tag? Hast du sie dann wieder besucht oder angerufen?
Ich habe ihr einen Zettel in den Briefkasten gelegt, dass ich jetzt erst mal eine Pause brauche, weil ich auch echt erschöpft war. Ich habe ihr auch geschrieben, dass ich mich noch im Laufe der Woche melden werde. Und das habe ich dann auch getan.

Wie hast du dann euer erstes Gespräch nach diesem Ereignis erlebt?
Alles tat ihr ganz schrecklich leid. Wir hatten uns an diesem Tag in einem Pub getroffen und sind zusammen spazieren gegangen. Sie erzählte mir, dass sie ganz schreckliche Erfahrungen mit ihren Eltern gemacht und den Eindruck hatte, dass die bis heute einen Einfluss auf sie nehmen.

Hat sie konkretisiert, inwieweit ihre Eltern Einfluss auf sie nahmen?
Sie sagte: »Wenn ich schlecht bin …« – das war ihr Begriff – »… dann liegt das daran, dass meine Eltern mich verdorben haben.« Eva ist in Bayern aufgewachsen und kam aus einem streng katholischen Elternhaus, wo sie einen sehr reglementierten Tages- und Wochenablauf hatte. Sie spielte großartig Cello, weil sie bei Carl Orff Privatstunden hatte. Ihr Vater ist ein bekannter Glockenbauer, gießt und stimmt Glocken für die katholische Kirche.

Hat Eva auch später noch Cello gespielt, und hat die Musik sie eventuell sogar etwas entlastet?
Bevor wir uns kennenlernten, hat sie das schon entlastet. Aber dann, als sie mit mir zusammen war, hat sie das Instrument und die Musikrichtung geändert. Sie spielt ja neben Cello auch viele andere Instrumente, darunter auch Klavier. Sie hat begonnen, auch Keyboard zu spielen, hat eine Band mitgegründet und eigene Songs geschrieben. Auch einen über uns. Der Songtext war sehr assoziativ, aber ich habe ihn ganz gut entschlüsseln können, weil ich ja bei dem, was sie darin beschrieben hat, dabei gewesen war. Das Schöne an dieser Beziehung war für mich, dass diese Frau unglaubliche Talente hatte, die sie leider sehr gekonnt sabotierte durch Anteile ihrer Borderline-Dynamik. In manchen Bereichen hatte sie eine hohe, soziale Kompetenz entfalten können, weil sie sehr wahrnehmungsstark ist, aber das, was daran konstruktiv ist, hat sie schlagartig durch einen blöden Tag mit destruktiven Sprüchen komplett in Einzelteile zerlegt. Das hat dann dazu geführt, dass viele Menschen, die sie eigentlich sehr gern hatten und die sie ebenfalls mochte, es nicht ertragen haben, dauerhaft bei ihr zu bleiben.

Würdest du sagen, dass sie mit ihrer Wahrnehmung ein sensibler Mensch war?
Für sich selbst sicher, für andere nur begrenzt. Wenn wir beispielsweise mit Freunden in einer Kneipe beisammen saßen und ein Thema besprochen haben, ist es ihr gelungen, gegensätzliche Positionen zum selben Thema innerhalb kurzer Zeit zu besetzen. Da blieb es dann nicht aus, dass Verwirrung darüber auftauchte, was sie nun eigentlich meint, denn schließlich hatte sie noch vor genau einer dreiviertel Stunde genau das Gegenteil behauptet. Als wir sie dann darauf ansprachen, wurde sie wütend und hat die Schuld an dem »Missverständnis« uns zugeschrieben, sodass wir uns dann alle ansahen und dachten: »Okay, also haben wir jetzt total unaufmerksam diese Diskussion verfolgt.« Denn intuitiv hatten wir alle den Eindruck, dass sie das genauso gesagt hatte. Aber sie hat dann eben sehr glaubhaft bestritten, dass sie es je so gesagt hatte, weil sie ja jetzt eine ganz andere Position besetzte. Das war richtig anstrengend.

Hat Eva je mit dir über Suizidgedanken gesprochen oder einen Suizidversuch unternommen?
Das Wort Suizid kam bei ihr nicht vor. Aus meiner Sicht gibt es viele Arten, einen Suizid zu versuchen, ohne dass es Suizid genannt werden muss. Was ich bei ihr schon erlebt habe waren Situationen, wo ich ausnahmsweise mal zehn Minuten zu spät gekommen bin, was bei mir tatsächlich alle zehn Jahre mal passiert, und dann stand ich in der Tür und sie umarmte mich fest, weinte und sagte immer wieder: »Gott sei dank, dass du da bist.« Ich fand das sehr rührend, außergewöhnlich und sexy. Das waren für mich sicher eher die schönen Momente. Aber mir war schon klar, dass das für sie ganz schrecklich gewesen sein muss. Vielleicht hat sie in diesen Momenten, in denen sie auf mich gewartet hat, wirklich geglaubt, dass sie sterben muss.
Auch für mich gab es in unserer Beziehung immer wieder Augenblicke, wo ich für mich den Eindruck hatte, dass ich aus dieser Beziehung raus muss, weil mein Job auf der Strecke blieb.

Weil diese Beziehung dich so sehr in Anspruch genommen hat und weil Eva so einnehmend war, dass du dich einfach gar nicht mehr auf andere Dinge konzentrieren konntest?
Genau. Es gab auch viele Phasen, in denen es ihr richtig schlecht ging. Dann rief sie mich auf der Arbeit an – obwohl sie wusste, dass ich vielleicht mit einem wichtigen Projekt beschäftigt war –, um mir zu sagen, wie sie sich gerade fühlte. Dann habe ich alles stehen und liegen lassen, denn für mich ist meine Partnerin wichtiger als eine Aufgabe im Beruf. Das heißt, Eva hat immer wieder die Erfahrung gemacht, dass ich bereit war, meine beruflichen Ambitionen hintenanzustellen. Mir selbst ist das lange Zeit gar nicht aufgefallen – auch nicht, wie oft ich das getan hatte. Es ist mir erst dann klar geworden, als es schon beinahe zu spät war und meine Firma kurz vor der Pleite stand. Meine Teammitglieder hatten mich darauf angesprochen, dass ich die Firma vernachlässige. Aber ich wollte das nicht hören und schon gar nicht wahrhaben. Also habe ich mich dagegen gewehrt und gesagt: »Ich habe jetzt so viel zum Aufbau der Firma beigetragen, dass es mir zusteht, nun auch mal private Prioritäten zu setzen.« Mein Verhalten muss meine Kollegen sehr verletzt haben, und rückblickend muss ich ihnen recht geben. Ich habe da eine ganze Reihe von Fehlern gemacht, die zwar alle nachvollziehbar sind, aber für die Firma und für meinen Job waren sie schlimm.

Würdest du sagen, dass Eva deine große Liebe war? Oder war es vielleicht nur eine Teilanziehung, bei der das Sexuelle im Vordergrund stand? Wie würdest du diese Beziehung im Rückblick für dich bewerten?
Das ist im Rückblick immer noch schwer zu beantworten. Ich denke, dass ich den Grad meiner Abhängigkeit mit Liebe verwechselt habe. Und dass es am Ende

wahrscheinlich gar nicht darum ging, Liebe zu leben, sondern ein Defizit zu füllen. Ich fand beispielsweise ganz toll, dass ich so einen Stellenwert für sie hatte. In guten wie in schlechten Tagen kam ich mir vor wie ein Fixpunkt in ihrem Leben. Ich konnte sie auch noch erreichen, wenn sie ganz abgedreht war, in einer ganz anderen Dimension oder einer anderen Wahrnehmung. Das fand ich für mich ganz erstaunlich und bereichernd zu erleben, dass ich das konnte. Ich habe das in der Zeit der Beziehung ganz bestimmt als Liebe empfunden und hätte Eva auch geheiratet, wenn sie es denn zugelassen hätte.

Es waren also tiefe Gefühle vorhanden?
Ja, ich habe in meinem Leben nur zehn Beziehungen geführt und drei von diesen Frauen hätte ich total gerne geheiratet. Und sie ist eine davon.

Was war denn für dich in der Beziehung am schwierigsten auszuhalten?
Am allerschwierigsten auszuhalten war für mich, dass sie mir Schuld zuschrieb, aber ich den Eindruck hatte, dass es nicht an mir liegt. Es war nicht stimmig für mich. Aber irgendwie hat sie es immer geschafft, mir das Ganze so plausibel darzulegen, dass ich am Ende nicht ausschloss, dass mein Verhalten der Auslöser gewesen sein könnte. Im Nachhinein ärgere ich mich über mich selbst, dass ich mir diesen Schuh angezogen habe. Ich weiß, dass ich ein eher komplexer Mensch bin. Und ich fand bei ihr damals sehr gut, dass sie klar benennen konnte, was sie an mir stört. Ich habe ihr auch gesagt, was mich bei ihr ärgert, und wir haben versucht, Kompromisse zu finden. Doch rückblickend habe ich dann festgestellt, dass das, was wir vereinbart hatten, nur von mir eingehalten wurde. Aber damals war mir nicht aufgefallen, dass das eine einseitige Kompromisseinhaltung war.

Hast du sie als manipulativ wahrgenommen?
Sehr lange habe ich nicht gemerkt, wie sehr Eva mich manipuliert hat, aber meinen Freunden, Kollegen und meinem sozialen Umfeld ist es schon stark aufgefallen. Sie haben mir auch immer wieder gesagt: »Valeska, wir erkennen dich gar nicht mehr wieder.« Aber ich habe diese Rückmeldungen beiseitegeschoben und darauf hingewiesen, dass sie sich bitte nicht in meine Beziehung einmischen sollen, weil das meine Verantwortung ist.

Warum erkannten deine Freunde dich nicht mehr wieder? Was war es, das deine Kollegen an dir wahrgenommen haben?
Ihnen war aufgefallen, dass ich mich sehr stark auf meine Lebensgefährtin eingestellt hatte und tatsächlich auch anfing, über mein Verhalten und über meine Äußerungen zweimal nachzudenken, bevor ich sie dann umsetzte. Mit anderen

Worten: Ich habe mich sehr viel stärker selbst reguliert und moderiert, als mein Umfeld das von mir gewohnt war. Denn eigentlich werde ich von meinen Kollegen und Freunden sehr dafür geschätzt, dass ich ausgesprochen direkt bin und auch sehr klar kommuniziere. Und nun bekam ich Hinweise, dass ich immer unklarer, unverständlicher, rätselhafter und unentschlossener wurde.

Wie bist du mit den extremen Gefühlsschwankungen, den widersprüchlichen Aussagen, den ständigen Wechseln umgegangen?
Also, zunächst fand ich das total sexy. Ich fand das aufregend, mit meiner Lebensgefährtin verabredet zu sein, ohne wirklich vorhersehen zu können, wie sie gerade drauf ist und was passiert. Und das hatte in mir den Gedanken freigesetzt: Alles ist möglich. Ich habe das ganz lange als eine große Freiheit empfunden. Belastend für mich wurde es erst, als diese Stimmungsschwankungen zu einem negativen Kreislauf wurden. Aber es gab ja auch schöne Zeiten. Das ging oft damit los, dass wir einfach gute Laune hatten, ganz spontan Tagesausflüge gemacht und eine ganze Menge Geld auf den Kopf gehauen haben. Mir hat das auch riesig Spaß gemacht. Das waren die süßen Höhenflüge im Heißluftballon, nur die Landungen waren oft sehr plötzlich und sehr hart und heftig.

Was passierte bei so einer plötzlichen, heftigen Landung?
Ich erinnere mich an einen Ausflug, als Eva – gerade als wir beide einen sehr innigen, sehr intensiven Moment miteinander erlebten – Streit vom Zaun brechen musste. Ich hatte den Eindruck, dass sie dieses Glück nicht aushält. Sie hat sich dann so extrem daneben benommen, dass wir den Ausflug sofort abbrechen mussten.

Das heißt, es war eine ganz starke destruktive Kraft in ihr?
Ja, auch das. Und mit dem Destruktiven konnte ich am Ende beinahe immer dann rechnen, wenn es besonders schön war. Je höher der Flug ging, desto tiefer war der anschließende Sturz ins Bodenlose und desto plötzlicher kam er auch.

Du hast ja eingangs eine Szene beschrieben, als du Eva in der Küche gefunden hast, nachdem sie sich selbst verletzt hatte. Ist das häufig vorgekommen, dass du sie in solchen Situationen gefunden oder gesehen hast, dass sie sich körperlich verletzt hatte?
Körperliche Selbstverletzungen habe ich später nicht mehr beobachtet. Ich erinnere mich aber schon daran, dass es, wenn wir uns in ihrer Wohnung verabredet hatten, öfter mal metallisch und süßlich nach Blut gerochen hat. Als ich sie darauf ansprach, erklärte sie, dass es Blutungen seien – durch ihre Menopause. Das war für mich dann plausibel. Was ich aber erlebt habe, waren destruktive Verhaltens-

weisen, die nicht mit einer körperlichen Verletzung einhergingen, sondern eher mit psychischem »Terror« und damit, dass sie ihren Freundeskreis verprellte. Beispielsweise hatten Freunde von ihr uns beide zu ihrer Hochzeit eingeladen. Die Einladungskarten landeten bei meiner Lebensgefährtin und sie hat die Einladung an mich nicht weitergeleitet. Später wurde ich vom Hochzeitspaar angesprochen, dass sie sich verletzt fühlten, weil ich noch nicht einmal abgesagt hatte. Ich war vollkommen verdutzt, denn was hätte ich absagen sollen? Ich wusste ja von gar nichts. Natürlich war das Hochzeitspaar berechtigterweise ziemlich sauer auf meine damalige Lebensgefährtin, weil sie ihr nicht zugetraut hatten, dass sie so etwas macht.

Was war denn das Schwierigste in eurer Beziehung? War es tatsächlich das Destruktive, Zerstörerische, Manipulative oder gab es noch etwas anderes?
Für mich war am schwierigsten, dass sie die Haltung hatte: »Wenn es mir schlecht geht, bist du daran schuld.« Ich hatte versucht, ihr klarzumachen, dass jeder immer auch selbst dafür verantwortlich ist, sich sein Leben so einzurichten, dass er sich gut fühlen kann. Das hat sie aber nicht wirklich begriffen. Ich hatte den Eindruck, dass sie mich zur Beauftragten für ihr Wohlbefinden machen wollte. Und wenn es ihr schlecht ging, war immer ich schuld, und wenn es ihr gut ging, hat sie das hin und wieder auch mal anderen Menschen zugeschrieben. Beispielsweise: »Mein Chef war heute so nett« oder »Meine Schüler waren heute fantastisch«. Irgendwelche Gründe hat sie für ihr Wohlbefinden immer gefunden, doch wenn es ihr schlecht ging, gab es nur mich als Grund.

Das heißt, sie hat einen Beruf gehabt und den hat sie auch ausgeübt. Sie war Lehrerin?
Ja, sie hat Alphabetisierungskurse gemacht. Im Nachhinein ist mir ganz klar, dass das eine Tätigkeit ist, die sie gut ausüben kann, weil ihr wichtig ist, dass sie eine Situation durch eine Machtposition kontrollieren kann. Immer wollte sie selbst besser dastehen als die Menschen um sie herum. Oft hat sie auch zu mir gesagt, dass sie mich zu bestimmten Freunden gar nicht mitnehmen könne, weil die mich ja so toll fänden. So hat sie auch begründet, warum sie mich nicht über die Hochzeit informiert hatte.

Also war sie eifersüchtig darauf, dass ihre Freunde dich netter und sympathischer fanden?
Ich glaube gar nicht, dass das so gewesen ist. Meine Wahrnehmung war eine andere: Ich hatte den Eindruck, dass sie sich über meine Lebensgefährtin genauso freuen wie über mich – nur vielleicht ein bisschen anders, weil ich nun mal ein anderer Mensch bin. Aber ich hatte nicht den Eindruck, dass es für die Freunde um einen Wettbewerb ging, nach dem Motto: »Wer ist der interessantere, unterhaltsamere,

gebildetere Mensch?« Für Eva aber war es in ihren Freundschaften ganz wichtig, sich immer selbst zu erhöhen. Deshalb hat sie auch so gern erzählt, dass sie bei dem großen und bekannten Carl Orff Cello spielen gelernt hatte. Es war ihr auch sehr wichtig, dass sie eine Musikalität entwickelt hatte, an die so schnell keiner heranreichte. Und in ihrer Band war ihr wichtig, dass sie die Songs schreibt.

Sie wollte also schon gerne Anerkennung und Erfolg haben? Was war deiner Meinung nach ihre Hauptmotivation?
Ich glaube, ihre Hauptmotivation war, Macht zu haben – Situationen zu schaffen, die ohne sie nicht möglich wären. Weil sie glaubte, dass sie nur auf diese Weise mit anderen Menschen umgehen konnte.

Was hat dir denn, als du mit ihr zusammen warst, geholfen, mit all diesen positiven, aber auch negativen extremen Seiten umzugehen?
Ich bin ein ziemlich kreativer Mensch. Mir hat geholfen, aufzuschreiben, was ich mit ihr so erlebt habe. Allerdings hat Eva irgendwann die Beziehung zu mir beendet, weil ich angeblich so einen schlechten Einfluss auf sie hatte. Sie hat per SMS Schluss gemacht, sehr kindlich.

Kannst du dich noch erinnern, was sie geschrieben hatte?
Die letzte SMS lautete: »Es ist das endgültige Aus. Ich will dich nie wieder sehen. Lass mich in Ruhe!«

Das war es dann auch?
Ja, ich war wie vor den Kopf gestoßen, denn nach meinem Empfinden hatten wir uns gerade berappelt und einen Weg miteinander gefunden – so schien es mir jedenfalls. Für mich kam ihr Trennungsentschluss tatsächlich total aus heiterem Himmel. Ich konnte es nicht fassen. Ich war erschüttert.

Du hast auch nie einen Versuch gemacht, noch einmal mit ihr zu sprechen?
Das war gar nicht möglich.

Weil du auch so tief verletzt warst?
Ich habe schon versucht, bei ihr anzurufen oder ihr zu schreiben. Aber sie hat dann sehr unwirsch und hart reagiert und klargemacht, dass sie das nicht will. Auch hat sie mir vorgeworfen, dass ich ihre Grenzen nicht respektieren würde.

Du hast anfangs gesagt, dass sie immer versucht hat, ihre Erkrankung in eine Kiste zu sperren. Das heißt, sie hat nie mit ihrer Familie oder mit engen Freunden über ihre Erkrankung gesprochen?
Nein. Sie hatte ja ein sehr problematisches Verhältnis zu ihren Familienangehörigen und ist da auch sehr ungern und widerwillig hingegangen. Als ich ihr dann vorgeschlagen habe, sie möge doch zu einer Therapie zurückfinden, hat sie mir geantwortet: »Nur wenn du mitmachst.« Außerdem meinte sie: »Lass uns doch eine Paartherapie machen. Denn das Problem sind wir beide, nicht nur ich.«
Bei dem Thema Paartherapie war ich aufgeschlossen und auch bereit dazu. Ich habe ihr vorgeschlagen, dass sie einen Paartherapeuten heraussucht und ich auch, und wir probieren einfach beide mal aus. Dann hat sie ihren Teil der Vereinbarung mal wieder nicht eingehalten und ich habe daraufhin meinen Teil in den Papierkorb geworfen. Ich hatte den Eindruck, dass sie eigentlich gar keine Paartherapie wollte, sondern dass ich eine Einzeltherapie mache.

Weil du das Problem warst?
Genau. Ich war ja schuld.

Wie würde dein Rat an andere Angehörige lauten, die ebenfalls mit einem Borderliner leben?
Mir hat geholfen, die Bücher von Randy Krieger zu lesen, zum Beispiel »Schluss mit dem Eiertanz«. Wie Schuppen ist es mir von den Augen gefallen, dass ich nicht die einzige Frau bin, die an ihrer Partnerin verzweifelt. Mir ist dann auch bewusst geworden, dass das, was ich an meiner Partnerin für so einzigartig hielt, gar nicht so einzigartig war, sodass ich mir die Frage stellen musste: »Habe ich mich in die Frau verliebt oder in die Störung?« Das war eine ganz harte Erkenntnis für mich.

Das heißt, es kann sein, dass du die Borderline-Erkrankung so attraktiv fandest, weil Eva dadurch so unberechenbar war?
Ja. Es wurde nie langweilig. Ich habe es auch als unterhaltsam wahrgenommen. Und gerade dieses Ungewisse – nie zu wissen, was noch passiert – hatte für mich so einen Abenteuercharakter. Und der hätte gerne den Rest meines Lebens anhalten können. Denn ich denke: Lebe und liebe lieber kurz und ereignisreich als lang und langweilig.

Was würdest du Angehörigen noch empfehlen?
Es ist wichtig, von anderen Angehörigen – vielleicht durch Selbsthilfegruppen – zu lernen, wie man sich abgrenzen kann. Ich bin auch zu einer Selbsthilfegruppe gegangen, die leider nicht spezifisch für Borderline-Angehörige war. Sie haben

mit dem »Zwölf-Schritte-Programm« der anonymen Alkoholiker gearbeitet, aber das hat mir auch geholfen, in dieser Beziehung eine Grenze zu ziehen und zu mir selbst zurückzufinden. Dadurch, dass ich mich selbst und meinen Job vernachlässigt hatte, hatte ich große Teile meiner beruflichen Verantwortung verloren. Aber nicht nur das: Ich hatte mich selbst so sehr verändert, dass ich mich nicht wiedererkannte. Ich fühlte mich verwirrt, wusste nicht mehr, wer ich eigentlich war und wie ich eigentlich als Mensch bin – weil meine Lebensgefährtin mir alles Mögliche zuzutrauen schien. In der Anfangsphase habe ich das sogar alles geglaubt und die Schuld bei mir gesucht. Erst die Gespräche mit anderen betroffenen Angehörigen und die Aufklärung über die Borderline-Erkrankung haben mir die Augen geöffnet.

Liebe Valeska, herzlichen Dank für dieses Gespräch[398].

7.2. Was können Sie tun?

Die Geschichte von Valeska zeigt, welchen Preis es haben kann, mit einem Borderliner zu leben. Seine Widersprüchlichkeit und das Schwanken zwischen »Ich liebe dich, bitte verlass mich nicht, du bist alles, was ich habe«, und »Ich hasse dich, du verletzt mich und lässt mich allein«, führt beim Partner zu Verwirrung und Hilflosigkeit. Valeska war sich ihrer selbst nicht mehr sicher, sie wusste nicht mehr, was richtig und was falsch war, konnte nicht nachvollziehen, was zwischen ihr und Eva geschah. Das führte bei ihr zu starken Selbstzweifeln. Durch die Schuldzuweisungen von Eva bekam sie das Gefühl, dass mit ihr selbst etwas nicht in Ordnung sei und dass sie nicht genügend Aufmerksamkeit und Fürsorge für Eva aufbieten konnte. So verstärkte sie ihre Bemühungen bis hin zur Selbstaufgabe. Eigentlich hätte sich Valeska ausgenutzt und manipuliert fühlen müssen, doch die Anziehungskraft, die Eva auf sie ausübte, war wie ein Sog. Sie wurde in einen Strudel hineingezogen, der ihr den Überblick über die Situation raubte. So merkte sie auch nicht, dass sie kurz davor war, ihre Firma in die Pleite zu manövrieren.

Viele Angehörige und Partner von Borderlinern berichten, dass es ihnen ähnlich ging wie Valeska und sie erst viel zu spät bemerkt haben, dass sie kurz davor waren, sich selbst aufzugeben und ihre Existenz zu ruinieren. Deshalb ist es zunächst wichtig, dass Sie sich eingehend über die Borderline-Störung informieren. Nur so können Sie verstehen, was vor sich geht und das Verhalten des Borderline-Kranken Angehörigen oder Partners und Ihre eigenen Reaktionen darauf besser einschätzen. Das hilft Ihnen dabei, sich abzugrenzen und produktiv mit der Situation umzugehen.

Aber obwohl sich Borderliner widersprüchlich und missverständlich verhalten, wenn sie über Suizidgedanken sprechen, sollte das in jedem Fall ernst genommen werden. Wir werden auf das Thema Suizid hier nicht speziell eingehen, denn wir haben es bereits ausführlich in unserem »Dr. Psych's Ratgeber Depressionen«[399], (▶Kap. 3, Suizid, S. 164 – 196) behandelt. Zunächst haben wir Ihnen einige Links zusammengestellt, die dabei helfen sollen, sich zu informieren und mit anderen Betroffenen oder Angehörigen auszutauschen.

> Unter **www.borderline-plattform.de** finden Betroffene und Angehörige Informationen über Diagnostik und Therapien sowie zur Selbsthilfe und können mit anderen Betroffenen chatten. Auch über **www.borderline-netzwerk.info** können sie sich austauschen und vernetzen, finden Anlaufstellen und können sich Tipps von Experten einholen.
> Die Selbsthilfegruppe **www.bordis-online.de** wurde von jungen Betroffenen gegründet, die es sich zum Ziel gesetzt haben, Hilfe zur Selbsthilfe zu geben. Sie unterstützen und motivieren sich gegenseitig, die eigene Situation zu akzeptieren.
> www.borderlinesyndrom.net bietet von der Entstehung des Borderline-Syndroms über Therapiemöglichkeiten bis zur Diagnose viele Basisinformationen. Zusätzlich bietet die Seite aktuelle Studien zum Thema Borderline und eine Therapeutenliste.
> GRENZPOSTen **www.grenzposten.de** ist ein gemeinnütziger Verein, der über Borderline-Störung informiert. Das Besondere: Alle drei Monate gibt der Verein auch eine Selbsthilfe-Zeitung heraus. Darin geht es vor allem um verhaltenstherapeutische Methoden, die zur Selbsthilfe auffordern.
> Auf **www.borderline-borderliner.de** finden Betroffene u. a. eine Notfall-Liste mit wichtigen Infos, die sie bei sich haben sollten, wenn sie ins Krankenhaus eingeliefert werden. Ein Selbsthilfebogen soll ihnen ermöglichen, sich über Möglichkeiten zur Selbsthilfe klar zu werden. Der Borderliner Selbsttest wiederum soll Aufschluss darüber geben, ob man eventuell unter dieser Störung leidet. Aber auch Angehörige werden einbezogen und mit Tipps versorgt.

> Auch Julies Facebook-Blog »Schwarz-Weiße-Emotionen« möchten wir Ihnen gern ans Herz legen. Julie schreibt über ihren Blog: »Ich habe meine Borderline-Diagnose im April diesen Jahres erhalten, aufgrund einer Depression die seit November mein Leben Stück für Stück einschränkte und die Symptome meiner Borderline-Erkrankung verstärkte. Im Februar wurde ich stationär eingewiesen und bekam intensive Therapie, um wieder die Liebe zu mir selbst und dem Leben zu erlangen. Seitdem ich die Diagnose habe, beschäftige ich mich intensiv mit der Thematik und habe für

→

mich beschlossen, offen damit umzugehen und viele Menschen zu erreichen, damit diese Krankheit nicht länger unter vorgehaltener Hand debattiert wird. Es soll Betroffenen und Angehörigen helfen und Mut machen, sich nicht dafür zu schämen und ihnen zeigen, dass es gute Möglichkeiten gibt, mit der Erkrankung ein gutes Leben zu führen.

7.2.1. Erkennen Sie erste Anzeichen!

Wenn ihr Partner oder Angehöriger unerklärliche Wutausbrüche hat, Sie heftig beschuldigt, ohne dass Sie sich die Ursache dafür erklären können, sich selbst verletzt und andere Verhaltensweisen zeigt, die auf eine Borderline-Störung hindeuten, können Sie mit der folgenden Checkliste herausfinden, ob Handlungsbedarf besteht.

In dieser Checkliste werden verschiedene Borderline-Symptome abgefragt. Antworten Sie für das jeweilige Symptom nur mit »Ja« (sofern es bei Ihrem Angehörigen, Freund oder Partner vorhanden ist), wenn es im Alltag konstant und immer wieder auftritt. Wenn es nur einige Male und nicht permanent aufgetreten ist, antworten Sie bitte mit »Nein«.

Teil 1

1.	Beobachten Sie an Ihrem Angehörigen, Freund oder Partner die Tendenz, unerwartet und ohne Berücksichtigung der Konsequenzen zu handeln?	ja	nein
2.	Beobachten Sie an ihm eine Neigung zu Streitereien und Konflikten besonders dann, wenn er in seiner Impulsivität begrenzt wird?	ja	nein
3.	Haben Sie an ihm die Neigung beobachtet, wütend und gewalttätig zu handeln und haben den Eindruck, Sie können dieses Verhalten nicht begrenzen?	ja	nein
4.	Haben Sie festgestellt, dass eintönige Routinen ihn schnell und nachhaltig langweilen und er diese abbricht (Pflichten bei der Arbeit, in der Ausbildung, im Haushalt usw.)?	ja	nein
5.	Haben Sie den Eindruck, dass er launisch und unbeständig in seinen Stimmungen ist?	ja	nein

Teil 2

6.	Erleben Sie ihn als extrem unstet und wankelmütig, wenn er sich Ziele setzt – also beispielsweise heute verliebt und hingerissen ist, morgen voller Abscheu und dem Bedürfnis, die Beziehung sofort zu beenden (auch berufliche Ziele und Projekte)?	ja	nein
7.	Sind seine persönlichen Beziehungen typischerweise intensiv, aber unbeständig, und kommt es in der Folge oft zu emotionalen Krisen?	ja	nein
8.	Erlebt er oft persönliche Krisen, in denen er an der Situation des Verlassenwerdens stark leidet?	ja	nein
9.	Hat er sich aus einem Impuls heraus schon selbst verletzt?	ja	nein
10.	Kennt er das anhaltende Gefühl, innerlich leer und unbeliebt zu sein?	ja	nein

Tabelle 3: *Checkliste Borderline-Störungen, vgl. Heiligenfeld Kliniken, Bad Kissingen,* **www.heiligenfeld.de**

Wenn drei der ersten fünf Punkte zutreffen und zwei der Punkte sechs bis zehn, könnte es sich um eine Borderline-Störung handeln. Nachdem Sie nun für sich selbst Klarheit gewonnen haben, könnte es für Sie schwierig werden. Denn spätestens zu diesem Zeitpunkt müssen Sie dem anderen Ihre Einschätzung mitteilen. Ein Geheimnis daraus zu machen, was Sie herausgefunden haben, macht alles nur noch schlimmer. Ihr Gegenüber wird spüren, dass Sie sich auf eine merkwürdige Art innerlich von ihm distanzieren, oder er wird möglicherweise sogar das Gefühl haben, dass Sie sich irgendwie für überlegen und besonders schlau halten. Borderliner reagieren nämlich äußerst sensibel auf solche »Hintergedanken« und können sie als Ablehnung oder Abwertung interpretieren. Natürlich laufen Sie Gefahr, dass sich Ihr Angehöriger oder Partner herabgewürdigt und verkannt fühlt oder dass er explodiert, wenn Sie ihm Ihre Einschätzung mitteilen. Doch Ihnen bleibt keine Wahl. Wenn Sie etwas voranbringen wollen, müssen Sie couragiert vorgehen. In allen Fällen gilt: Lassen Sie sich nicht von der Angst vor den Reaktionen des Gegenübers leiten, sondern haben Sie den Mut zur Ehrlichkeit und teilen Sie mit, was Sie denken.

7.2.2. Sind Sie co-abhängig?

Für den Umgang mit einem Borderliner brauchen Sie einerseits sehr viel Einfühlungsvermögen, Liebe, Geduld und Akzeptanz. Andererseits sollten Sie in der Lage sein, sich abzugrenzen, damit es Ihnen nicht so geht wie Valeska. Denn Valeska war co-abhängig. Deshalb ist es vor allem wichtig herauszufinden, ob Sie zu einer Co-Abhängigkeit tendieren. Wie der Name bereits verrät kommt dieser Begriff eigentlich aus der Selbsthilfebewegung der Anonymen Alkoholiker. Ein co-abhängiger Partner ist selbst abhängig – nämlich von seinem suchtkranken Partner – und versucht ihn erfolglos zu retten. Dabei unterstützt er ihn unbewusst in seinem Suchtverhalten. Auch Borderline-Partner oder Eltern Borderline-kranker Kinder können in eine Co-Abhängigkeit geraten, wenn sie selbst unter einem geringen Selbstwertgefühl leiden und sich für unbedeutend halten. Das Gefühl von Wichtigkeit erfahren sie nur in den Reaktionen ihrer Umwelt. Damit sind sie abhängig von den Menschen, die ihnen Bestätigung und Anerkennung geben. So erhält ihr eigenes Leben erst durch andere Menschen Inhalt und Wert.

Co-Abhängige haben oft den Wunsch, den geliebten Menschen zu retten und ihn auf Kosten ihres eigenen Wohlergehens glücklich zu sehen. Sie meinen, wenn sie dem Borderliner nur genug Liebe geben, wenn sie ihn mit ganzer Kraft unterstützen, wenn er spürt, dass er sich voll und ganz auf sie verlassen kann, wird das seine Wunden heilen und er wird sich ändern. Leider entspricht dies nicht der Realität. Vielmehr entspringt dieser Wunsch, andere glücklich zu machen, einem schwach ausgeprägten Selbstwertgefühl. Menschen, die co-abhängig sind, glauben: »Nur, wenn ich den anderen rette, bin ich wertvoll.« So steckt häufig hinter ihrer Fassade des selbstsicheren, kompetenten Helfers, der alles in den Griff bekommt, ein tiefes Gefühl der Unsicherheit. Oftmals haben Co-Abhängige selbst traumatisierte Eltern mit psychischen Problemen, um die sie sich bereits als Kinder kümmern mussten. So haben sie gelernt, dass eine Beziehung nur dann funktioniert, wenn sie sich selbst zurückstellen und ganz für den anderen da sind. Viele Co-Abhängige merken, dass sie von Borderlinern manipuliert und ausgenutzt werden, schaffen es aber nicht, aus diesem Beziehungsmuster auszusteigen.

Um herauszufinden, ob Sie co-abhängig sind, können Ihnen folgende Fragen helfen:

Hinweise auf eine Co-Abhängigkeit

- Haben Sie die Bereitschaft, sich selbst aufzugeben?
- Vernachlässigen Sie sich selbst?
- Stellen Sie Ihre eigenen Bedürfnisse zugunsten anderer zurück?
- Haben Sie Schwierigkeiten, den Blick auf sich zu richten und Ihre eigenen Bedürfnisse überhaupt zu erkennen?
- Fällt es Ihnen schwer, zu sagen, was Sie wollen?
- Befassen Sie sich ausschließlich mit Ihrem Partner und dessen Bedürfnissen?
- Haben Sie das Gefühl, dass Sie für die Befriedigung der Bedürfnisse anderer verantwortlich sind?
- Sind Sie erst zufrieden, wenn es dem anderen gut geht?
- Fühlen Sie sich schuldig, wenn es dem anderen nicht gut geht?
- Fällt es Ihnen leichter, für den anderen verantwortlich zu sein als für sich?
- Sind Sie überzeugt davon, dass nur Sie den anderen retten können?
- Haben Sie die unerschütterliche Hoffnung, für den anderen etwas Positives bewirken zu können, wenn Sie sich nur genug anstrengen?
- Halten Sie sich für grenzenlos belastbar?
- Sind Sie übertrieben nachgiebig?
- Setzen Sie dem anderen keine Grenzen?
- Spüren Sie es nicht oder spielen Sie es herunter, wenn der andere Sie verletzt oder demütigt?
- Verdrängen Sie negative Erinnerungen oder blenden Sie sie aus?
- Sind Sie abhängig von seiner Aufmerksamkeit und Zuwendung, die Sie punktuell von dem anderen erhalten?
- Spüren Sie nicht mehr, wie groß das emotionale Chaos um Sie und den anderen herum wirklich ist?
- Können Sie Ihre eigenen Gefühle und Körpersignale nur schwer erkennen, nehmen aber sehr wohl bei Ihrem Gegenüber kleinste Gefühlsregungen wahr, weil Sie auf ihn fixiert sind?
- Sind Ihnen die Verhaltensmuster von Borderlinern durch vergangene Erfahrungen bereits bekannt?
- Dreht sich Ihr gesamtes Leben größtenteils um die Erkrankung des anderen, während dieser seine Erkrankung leugnet oder herunterspielt?

→

- Sind Sie der Einzige, der an Ihrer Beziehung arbeitet?
- Sind Sie zunehmend isoliert, weil durch Ihre Fixierung auf den anderen Ihr gesamter Freundeskreis und auch die Kontakte zu Ihrer Familie weggebrochen sind?
- Fühlen Sie sich überfordert und erschöpft, droht ein Burn-out?
- Haben Sie eigene Wünsche, Pläne, Ziele, Werte und Moralvorstellungen weitgehend aufgegeben?
- Haben Sie Schwierigkeiten in der Ausbildung und auf der Arbeit? Befinden Sie sich in einer prekären existenziell bedrohlichen Situation?

Wenn Sie sich in diesen Punkten wiedergefunden haben, sollten Sie sich Hilfe holen. Sie können sich beispielsweise an Selbsthilfeforen im Internet, an Selbsthilfegruppen oder an einen Psychotherapeuten wenden.

7.2.3. Empfehlungen für den Umgang mit Borderlinern

Wir möchten Ihnen gern einige Empfehlungen geben, die Ihnen helfen können, Ihrem Borderliner ein liebevoller, zugewandter Begleiter fürs Leben sein zu können, ohne dass Sie sich dabei selbst aufgeben.

Seien Sie so mitfühlend, verlässlich und respektvoll wie möglich!
Das Wichtigste, was Sie tun können, ist, Ihrem Partner, Kind oder Ihrem Freund Ihre Liebe zu zeigen. Geben Sie ihm das Gefühl, so angenommen und geliebt zu werden wie er ist. Gerade wenn es mal wieder schwierig wird, kann es helfen, ihm zu zeigen, dass Sie ihn nicht verurteilen, damit er lernen kann, sich nicht selbst zu hassen. Wenn er beispielsweise mal wieder einen Wutanfall hat oder sich selbst verletzt, versuchen Sie, ruhig auf ihn einzugehen und sich so gut Sie können um ihn zu kümmern. Versuchen Sie seine Ausbrüche und Selbstverletzungen als verzweifelten Hilfeschrei seiner Seele zu sehen und schauen Sie, was er wirklich braucht. Wenn Sie mit Ablehnung und Ärger darauf reagieren, zeigen Sie ihm nur, dass sich die Ablehnung, die er bereits in seiner Kindheit erfahren musste, wiederholt. Häufig steckt hinter den wütenden, negativen Äußerungen ein verzweifeltes Kind, das eigentlich Zuwendung braucht. Wenn Sie also versuchen, solche Äußerungen nicht persönlich zu nehmen, sondern das hilflose Wesen dahinter zu erspüren, geht es Ihnen beiden besser.

Vergegenwärtigen Sie sich, dass er all das, was Sie ärgert, nicht absichtlich tut. Er möchte nur, dass sich jemand um ihn kümmert und sieht, wie er leidet. Hören Sie ihm zu, zeigen Sie Verständnis und erwarten Sie keine Wunder. Auch wenn Sie kurzfristig keine Besserung bemerken, nachdem Sie sich ihm liebevoll zugewandt haben, wird er doch nach und nach erkennen, dass er sich auf Sie verlassen kann. Und das hilft mehr, als Sie sich jetzt vielleicht vorstellen können.

Bleiben Sie so ruhig wie sie können!

In ihrer Wut sind Borderliner nicht nur hoch explosiv, sondern auch verletzend. Häufig lassen sich ihre Nächsten dann in laute Wortgefechte bis hin zu Tätlichkeiten verstricken, weil sie versuchen, den anderen zur Raison zu bringen. Äußerungen wie: »Bleib doch mal auf dem Teppich!«, »Reg dich doch nicht so auf«, »Komm mal runter« oder »Wegen so einer Kleinigkeit machst du hier wieder so einen Terror!«, verschlimmern nur die ohnehin schwierige Situation und bewirken genau das Gegenteil: Es verletzt die Borderliner und sie setzen sich noch lauter zur Wehr.

Es kann Ihnen auch passieren, dass Sie in einem solchen Wortgefecht so verärgert werden, dass Sie zum Gegenangriff übergehen. Vielleicht kommen Ihnen dann auch böse Worte über die Lippen. So bekommt der andere einen Grund, sich noch vehementer zu verteidigen und sich mehr und mehr in seine überbordenden Emotionen hineinzusteigern.

Das Wichtigste ist also, dass Sie, ruhig bleiben und sich - so gut Sie können - nicht in den Strudel der Aggressionen hineinziehen lassen. Versuchen Sie, geduldig und mit ruhiger Stimmlage, durch Nachfragen und Zuhören – auch wenn Ihr Gegenüber laut ist – herauszubekommen, was ihn so wütend macht. Das ist natürlich leichter gesagt als getan, aber auch wenn es nicht immer funktioniert, lohnt sich jeder Versuch.

Helfen kann Ihnen dabei die deeskalierende Kommunikation. Normalerweise reagieren wir auf einen Angriff mit vier unterschiedlichen Art und Weisen: Wir werden aggressiv, flüchten, streiten alles ab oder verteidigen uns. Wenn wir die erste Möglichkeit wählen und zum aggressiven Gegenangriff übergehen und kämpfen, werden wir laut, verwenden Schimpfworte, und im schlimmsten Fall kann es sogar dazu kommen, dass wir tätlich werden. Eine weitere Option ist zu flüchten, d.h. wir verlassen die Situation und ziehen uns zurück. Möglich ist auch, dass wir versuchen, alles abzustreiten, was uns vorgeworfen wird. Wir behaupten dann: »Das habe ich nie gesagt« oder »Das habe ich nicht getan.« Die vierte Variante ist, dass wir uns mit Sätzen wie »Wenn du so zu mir bist, habe ich ja keine andere Wahl« verteidigen.

Wenn wir deeskalierend kommunizieren wollen, müssen wir auf solche Reaktionen verzichten. Stattdessen lassen wir die Gefühle und die Meinung des anderen stehen, ohne sie zu bekämpfen oder zu hinterfragen. Wir sollten akzeptieren, dass es seine momentane Wahrheit ist und sie somit – egal wie absurd sie uns auch erscheint – real ist. Wir können sie nicht wegdebattieren, aber wir können ihm klarmachen, dass auch wir eine Wahrheit und einen Standpunkt haben. Wie das funktioniert, möchte Ihnen Dr. Psych an einem Beispiel aus seiner Praxis erläutern:

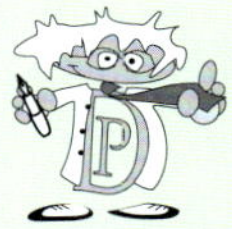

Johann arbeitet als Unfallchirurg an einem Kölner Krankenhaus. Rita ist an Borderline erkrankt und arbeitet als Lektorin eines großen Verlages viel von zu Hause aus. Mehrfach hat sie Johann an diesem Montag angerufen und ihm auf die Mobilbox gesprochen, weil sie sich plötzlich so allein fühlte. Sie hatte sich so sehr nach einem lieben Wort von ihm gesehnt. Johann jedoch war wie jeden Tag mit den Notfällen im Krankenhaus so beschäftigt, dass er sie nicht zurückrief. Als er schließlich spätabends nach Hause kam – wenige Minuten nach der verabredeten Zeit –, herrschte Rita ihn wütend an: »Ich bin stinksauer, es kotzt mich alles so an. Auf niemanden kann ich mich verlassen und auf dich am allerwenigsten. Erst lässt du mich den ganzen Tag hängen und jetzt kommst du auch noch zu spät. Immer denkst du nur an dich. Ich bin dir wohl scheißegal!« Johann versuchte, ruhig zu bleiben und Rita zu zeigen, dass er sich bemüht, sie zu verstehen, indem er ihr erklärte, was er wahrgenommen hat: »Kann es sein, dass du enttäuscht bist und dich alleingelassen fühlst, weil ich dich von der Arbeit aus nicht zurückgerufen habe? Dass du mich als egoistisch und herzlos erlebst und du das Gefühl hast, ich würde nicht an dich denken? Und dann bist du in Panik geraten, weil ich ein paar Minuten zu spät nach Hause gekommen bin? Ich denke, du hast große Angst, ich würde einfach nicht mehr wiederkommen.«

So signalisierte er Rita, dass er Verständnis für ihren Standpunkt hat und ihn respektiert. Danach erklärte er ihr seine Sichtweise: »Wenn ich auf der Arbeit bin, muss ich mich permanent konzentrieren und darf keine Sekunde abgelenkt sein und keine Fehler machen. Deshalb bemühe ich mich tatsächlich, dort gerade nicht an dich zu denken. Vom Krankenhaus würde ich dich deshalb nur in dringenden Notfällen zurückrufen, und das war für mich keiner. Für mich ist es nur dann ein Notfall, wenn ein Leben in Gefahr ist. Und wenn ich ein paar Minuten zu spät angehetzt komme, ist es mir zu umständlich, mich noch einmal bei dir zu melden. Das würde ich erst dann tun, wenn ich mich 15 Minuten oder mehr verspäte.«

Sollten all Ihre Versuche ins Gespräch zu kommen nicht funktionieren und eine komplette Eskalation drohen, bleibt Ihnen nichts anderes übrig als die Situation zu verlassen. Möglicherweise wird Ihnen das sehr übel genommen, aber hier geht es darum, körperliche Auseinandersetzungen zu vermeiden. Es geschieht häufiger als man denkt, dass Borderliner in ihrer Wut auf ihre Nächsten einschlagen. Geschieht das plötzlich und unvermittelt, löst das in manchen Menschen den Reflex aus, zurückzuschlagen. Ein Reflex ist eine automatische Handlung, die nicht zu unterdrücken ist. So realisiert man erst danach, was man getan hat. Manche werden auch, weil sie sich nicht anders zu helfen wissen, auf eine andere Art handgreiflich. So versuchen sie etwa, den anderen mit Gewalt festzuhalten, damit sie keine weiteren Schläge abbekommen. Durch ihr provokantes Verhalten reinszenieren Borderliner die Gewalt, die sie in anderen Beziehungen erfahren haben, in der aktuellen Situation. Sie fühlen sich dann wie damals als Opfer, und es kann sogar geschehen, dass sie die Polizei rufen und den vermeintlichen Täter (der sich eigentlich nur zur Wehr setzen wollte) anzeigen. Dabei können sie nicht sehen, dass auch sie ihren Teil dazu beigetragen haben.

Vielleicht denken Sie nun, ruhig zu bleiben, ist leichter gesagt als getan. Um das wirklich zu schaffen, brauchen Sie natürlich Unterstützung. Hilfreich kann sein, dass Sie die Achtsamkeitsübungen, die wir im Modul »Achtsamkeit des Fertigkeiten- und Skills-Trainings« (▶Kap. 4.1.1., S. 248) und in den »Empfehlungen für Betroffene« unter Achtsamkeitsübungen (▶Kap. 5.2.1., S. 316) beschrieben haben, auch für sich anwenden.

Was Sie nicht tun sollten!
Nun geht es um Verhaltensweisen, die Sie möglichst vermeiden sollten, weil sie bei Borderlinern sehr verletzend wirken, ihren ohnehin geringen Selbstwert untergraben und deshalb heftige Gegenreaktionen provozieren können.

Vermeiden Sie harte Kritik! Denken Sie daran, dass Borderliner nur in eingeschränktem Maß kritikfähig sind. Kritik ist für sie sehr schmerzhaft, selbst dann, wenn sie konstruktiv vorgetragen wird. Es fällt ihnen schwer, zwischen sachlicher Kritik und abwertender Demütigung zu unterscheiden. Meist kennen sie boshafte, verletzende Worte nur allzu gut aus ihrer Kindheit und reagieren deshalb ausgesprochen sensibel und heftig darauf. Vermeiden Sie also verallgemeinernde Aussagen wie »Dein Verhalten ist typisch für einen Borderliner«, »Du bist ja hyperempfindlich« oder »Du bist nie zufriedenzustellen«. Er fühlt sich dadurch abgestempelt und ungeliebt. Vermeiden Sie außerdem, belehrend oder autoritär zu wirken. Reden Sie nicht mit ihm wie mit einem Kleinkind. Denn dieses Verhalten erinnert ihn an seine Kindheit, in der er ständig getadelt, belehrt oder ausgeschimpft wurde. Es gibt ihm das Gefühl, dass Sie ihn dominieren und kleinmachen wollen. Vermutlich wird er darauf ausgesprochen ungehalten reagieren.

Kommunizieren Sie also auf jeden Fall erwachsen und immer auf Augenhöhe mit ihm. Als erwachsener Mensch muss er lernen, dass sein Handeln Folgen hat und dass er durch seine Äußerungen andere verletzt. Daher sollten Sie ihm die Verantwortung für sein Handeln klar, ruhig und bestimmt zuweisen. Melden Sie ihm zunächst differenziert und ohne Wertung zurück, was Sie wahrgenommen haben, z. B. »Ich habe das Gefühl, dass du auf meine Äußerung, dass ich es morgen nicht schaffe, dir zu helfen, sehr heftig reagiert hast«. Dann sagen Sie ihm, was sein Verhalten in Ihnen ausgelöst hat, beispielsweise »Es verletzt mich, wenn du mich als Versager bezeichnest. Die Folge ist, dass ich mich distanziere, weil ich mich vor deinen Verletzungen schützen muss.« Zeigen Sie Ihre Grenzen klar auf, sagen Sie beispielsweise »Ich brauche morgen einen Tag für mich«, und lassen Sie sich nicht davon abbringen, auch wenn der andere weint, wütend wird oder droht.

Verurteilen Sie ihn außerdem auf keinen Fall dafür, was er früher getan hat. Versuchen Sie nicht, ihm seine Fehler in vergangenen Beziehungen nachträglich vorzuhalten, denn das hat nichts mit Ihrer Beziehung in der Gegenwart zu tun. Sagen Sie ihm, dass Sie es gut finden, dass er an sich arbeitet, denn ganz gewiss versucht er das. Sprechen Sie auf keinen Fall Drohungen aus, etwa dass Sie nicht mehr mit ihm sprechen, wenn er sich weiter so benimmt, oder gar ihn zu verlassen, wenn er sich nicht ändert. Denken Sie immer daran, dass er dieses Verhalten über Jahre hinweg »erlernt« hat und es eine Weile dauert, bis er es ändern kann. Es bringt auch nichts, ihn dazu zu drängen, endlich einen Psychologen oder Psychiater aufzusuchen. Er muss für sich selbst entscheiden, wann er bereit dafür ist. Und das geht besser, wenn man nicht unter Druck ist. Spielen Sie auch nicht den Therapeuten, denn damit erheben Sie sich über ihn und er wird sich dagegen wehren.

Grenzen Sie sich ab!

Wir haben Ihnen empfohlen, so mitfühlend, verlässlich und respektvoll wie möglich zu sein, aber das hat natürlich seine Grenzen. Machen Sie sich klar, dass Mitfühlen nicht Mitleiden bedeutet. Versuchen Sie, sich nicht immer wieder in die furchtbaren Gefühle und destruktiven Gedanken verwickeln zu lassen, die ein Borderliner hat. Sie sind nicht dafür zuständig und müssen sich nicht schlecht fühlen, nur weil er sich schlecht fühlt. Lassen Sie sich auch nicht in die schrecklichen, nervenaufreibenden Geschichten hineinziehen, die er erlebt. Sie müssen nicht permanent mitfiebern, wenn er versucht, sein Leben in den Griff zu bekommen. Und wenn er wieder scheitert, hilft es keinem, wenn auch Sie am Boden zerstört sind. Außerdem müssen Sie nicht permanent versuchen, seine Misserfolge auszubügeln, die er in vielen Fällen selbst herbeigeführt hat.

Akzeptieren Sie, dass er dieses Schicksal hat und wahrscheinlich immer wieder Dramen erleben wird. Versuchen Sie, die Kraft, die dahintersteht, zu erkennen, denn schließlich hat er gelernt, irgendwie mit dem Schrecklichen, das er erfahren hat und immer wieder herbeiführt, umzugehen. Er schafft es, immer wieder aufzustehen und weiterzumachen. So hält er vermutlich sehr viel mehr aus als Sie denken. Was sich für Sie katastrophal anfühlt, könnte für ihn fast schon gewöhnlich sein. Gehen Sie davon aus, dass ihm zwar Leid widerfahren ist, dass es aber vielleicht in seinem Innenleben gar nicht so schlimm aussieht, wie es erscheint und dass er stärker ist als Sie denken. Denn schließlich hat er gelernt, mit all dem umzugehen.

Wichtig ist auch, dass Sie sich nicht manipulieren lassen. Borderliner können ihre wahren Bedürfnisse nur schwer erkennen und formulieren. Sie sind es nicht gewohnt, von anderen zu bekommen, was sie brauchen. So haben sie unbewusste Strategien entwickelt, um auf sich aufmerksam zu machen und von anderen Menschen Zuwendung und Fürsorge zu bekommen. Dazu gehört, dem anderen zu schmeicheln, ihn zu idealisieren, sich selbst besonders einzigartig darzustellen, Mitleid zu erregen, dominant aufzutreten, Enttäuschung zu zeigen, dem anderen die Zuwendung zu entziehen und zu drohen, sich selbst zu verletzen oder den anderen zu verlassen. Viele Borderliner haben gelernt, sich besonders anziehend, unwiderstehlich und verführerisch zu verhalten und dadurch andere um den Finger zu wickeln. Außerdem versuchen sie, durch aggressives Verhalten Druck auszuüben oder beim anderen Schuldgefühle zu erzeugen, indem sie zeigen, wie enttäuscht sie von ihm sind und wie schlecht es ihnen geht. Wenn sie ihre Selbstverletzungen zeigen, ist das oftmals ein Appell, dass der andere sich um sie kümmern soll.

All das tun sie nicht, weil sie andere Menschen bewusst manipulieren wollen, sondern weil sie es in ihrer Kindheit nicht anders gelernt haben. Dennoch sollten Sie auf diese Versuche nicht eingehen. Lassen Sie sich nicht um den Finger wickeln, von Ihren Schuldgefühlen überwältigen oder von Ihrer Angst leiten, dass der andere sich etwas antut oder Sie verlässt. Wenn Sie bemerken, dass Sie in den Sog von Verführung und Drama hineingezogen werden, sollten Sie direkt ansprechen, was Sie wahrnehmen und gemeinsam mit ihm herausfinden, was er wirklich braucht. Ebenso wichtig ist es, sich zu vergegenwärtigen, dass bei einer Borderline-Erkrankung keine kurzfristige Behandlung möglich ist. Und selbst mit der richtigen Therapie sollten Sie sich auf Rückschläge gefasst machen. Halten Sie sich nicht an der Hoffnung fest, dass es endlich aufhört, sonst werden Sie immer wieder enttäuscht. Sie müssen sich darauf vorbereiten, dass es – auch wenn es eine Zeit lang gut geht – jederzeit zu einem neuen Einbruch kommen kann. Versuchen Sie, für den anderen da zu sein und an seiner Seite zu bleiben, aber machen Sie sich klar, dass Sie nicht verhindern können, dass er immer wieder abstürzt. Wichtig für den Borderliner ist, dass er eine konstante Bezugsperson hat, die ihm die Sicherheit gibt, dass sie ihn nicht verlässt, egal in welche Schwierigkeiten er gerät. Und das können Sie nur, wenn Sie sich innerlich abgrenzen.

Sorgen Sie für sich!

Auch wenn es Ihnen gelingt, sich nicht hineinziehen zu lassen, kostet die Begleitung eines Borderliners viel Kraft. Deshalb ist es wichtig, dass Sie sich mindestens so gut um sich selbst kümmern wie um ihn. Dazu gehört als Erstes, dass Sie nichts von dem, was Ihnen wichtig ist, für ihn aufgeben. Lassen Sie sich nicht von Ihrer Arbeit abhalten, gehen Sie Ihren Hobbys und Freizeitaktivitäten nach, treffen Sie Ihre Freunde, lassen Sie sich nicht isolieren. Besprechen Sie klar und deutlich mit ihm, wann Sie für ihn da sein können und wann Sie ihm nicht zur Verfügung stehen. Wenn Sie ihm ehrlich sagen, was Sie für ihn leisten können und was nicht, kann er sich darauf einstellen. Er muss lernen zu akzeptieren, dass es für Sie andere Dinge im Leben gibt, die mitunter wichtiger sind als er und seine Probleme. Vermitteln Sie ihm, dass Sie – wie jeder andere Mensch auch – ein eigenes Leben haben und außerdem zwischendurch Zeit für sich brauchen, um Kraft zu tanken und dann wieder für ihn da sein zu können.

Außerdem sollten Sie sich ihre Gefühle zugestehen. Akzeptieren Sie, dass Sie immer wieder traurig, verletzt, wütend, frustriert oder verärgert sind, wenn Sie mit einem Borderliner leben. Geben Sie ihm nicht die Schuld daran, dass Sie sich so fühlen. Geben Sie aber auch sich selbst keine Schuld, denn Sie können unter so einer Belastung nicht immer perfekt reagieren. Versuchen Sie, die Gefühle mit Ihren Freunden zu besprechen und scheuen Sie sich auch nicht, andere Hilfsmöglichkeiten in Anspruch zu nehmen, beispielsweise eine Angehörigengruppe. Oder nehmen Sie Kontakt mit seinem Therapeuten auf, um ihn um Unterstützung zu bitten.

Zum Abschluss möchten wir noch einmal betonen, dass Sie etwas für sich tun sollten, um in schwierigen Situationen ruhig zu bleiben und entspannter zu sein. Wir haben Ihnen bereits empfohlen, die Achtsamkeitsübungen aus diesem Buch auch für sich selbst zu nutzen. Falls Ihnen das alleine schwerfällt, belegen Sie doch einen MBSR-Kurs (MBSR steht für »Mindfulness Based Stress Reduction«). In diesem Achtsamkeitstraining lernen Sie an acht Abenden und einem Tag, die Prinzipien der Achtsamkeit für sich im Alltag umzusetzen.

7.3. »Ich bin für dich da, wenn du mich brauchst« – Empfehlungen von Betroffenen für Angehörige und Freunde

Sarah findet es wichtig, dass Angehörige wissen, dass »ein Borderliner geliebt und anerkannt werden möchte. Ich würde mir von Angehörigen viel mehr Verständnis wünschen. Ein Borderliner braucht viel Liebe und viel Zuwendung. Er muss darüber reden können und die Menschen müssen lernen, zu akzeptieren und auf ihn einzugehen. Sie müssen lernen, dass er anders ist und ihn trotzdem lieben.« Aber gerade mit der Familie darüber zu sprechen, sei für Betroffene sehr schwer: »Ja, da ist er wieder, dieser Teufelskreis. Ich habe angefangen, mit meinem Mann zu reden und er hat zu mir gesagt: ›Bei aller Liebe, aber ich verstehe dein Verhalten nicht! Ich werde nie verstehen, warum Menschen sich so verhalten wie du oder dein Sohn.‹ Darum habe ich aufgehört, darüber zu sprechen.«[400]

Mila würde »gerade Eltern raten, genau hinzuschauen. Es ist wichtig, auch mal über den eigenen Tellerrand hinauszuschauen, um zu verstehen, was mit dem eigenen Kind los ist. Ich habe meinen Eltern jetzt in einem Brief geschrieben, dass ich durch meine eigenen Schmerzen hindurchgegangen bin und das nicht nur für mich gemacht habe, sondern auch für mein zukünftiges Kind. Damit ich all das, was bei uns zu Hause schief gelaufen ist, nicht an meine Kinder weitergeben muss. Ich denke, diese Aufarbeitung ist wohl das Liebevollste, was man für sein eigenes Kind machen kann. Denn dadurch wird man fähig, sich um sich selbst zu kümmern und besser für seine Kinder da sein zu können.«[401]

Charlotte empfiehlt Angehörigen und Freunden: »Beschäftigt euch mit der Krankheit, setzt euch damit auseinander, informiert euch in Büchern, Zeitungen und Internet. Begegnet diesen Menschen vorurteilsfrei und stempelt sie nicht im Voraus ab!«[402]

Nele »weiß, wie schwer es ist, mit einem Borderliner zu leben. Wichtig ist, dass man sich Hilfe bei einer Beratungsstelle oder einem Therapeuten sucht, denn ich glaube, dass Angehörige diese Last, die ein Borderliner mit sich herumschleppt, nicht tragen können.« Ihr Mann hat keine Hilfe in Anspruch genommen. »Er ist eben der typische Mann, der nicht gern über Gefühle spricht. Ich weiß aber, dass es ihn sehr belastet, sonst wäre er nicht so wütend auf mich, wenn ich mich selbst verletze. Ich würde ihm auch raten, sich Hilfe zu suchen, aber ich weiß, dass er sich dann in seinem männlichen Stolz verletzt fühlen würde, wenn er sagen müsste: ›Meine Frau ist krank.‹«[403]

Romy findet es wichtig, klare Grenzen zu definieren. »Man muss schon sagen: ›Hier ist mein Punkt, ich gehe bis dahin und nicht weiter.‹, aber den anderen trotzdem auffangen und ihm signalisieren: ›Ich bin für dich da, wenn du mich brauchst.‹«[404]

8. »Ich bin viele« – Leben mit multipler Persönlichkeitsstörung

8.1. Was eine multiple Persönlichkeitsstörung ist und was Betroffene tun können

Normalerweise hat jeder von uns genau eine einzige Persönlichkeit, ein Ich, das uns ausmacht. Gemeint sind damit unsere Gedanken, Gefühle und Erinnerungen – Eigenschaften, die uns einzigartig machen. Doch es gibt auch Menschen, die mehrere Persönlichkeiten, also viele »Ichs«, in sich tragen. Solche Menschen wechseln in allen möglichen Situationen von einer Persönlichkeit in die andere, ohne etwas dagegen tun zu können. So verwandelt sich eine freundliche, warmherzige Frau von einer Sekunde zur nächsten in eine wütende Furie oder in ein naives dreijähriges Kind. Häufig haben diese unterschiedlichen Ichs keine Ahnung von der Existenz der anderen, weil sie voneinander abgespalten sind und jedes ein eigenständiges Bewusstsein hat. So erinnern sich die Betroffenen nicht, wenn sie einen sogenannten »Switch« (engl. Wechsel, Umschalten) in eine ihrer Teilpersönlichkeiten hinter sich haben. In der Regel gibt es bei den Multiplen eine Haupt- bzw. Primärpersönlichkeit, den »Host« (engl. Hausherr oder Gastgeber), der den größten Teil des Alltags bestreitet. Erst in der Therapie lernen sie sukzessive auch die anderen Persönlichkeiten kennen, die sie in sich tragen. Diese werden als »Subs« oder »Alters« (engl. alternate, sinngemäß: anders, verändert) bezeichnet und als »Innenpersonen« den realen Personen in der Umwelt, den »Außenpersonen« oder »Außenmenschen« gegenübergestellt.

Bis heute scheiden sich sowohl in der Fachwelt als auch unter Laien die Geister über die Frage, ob in einem Menschen tatsächlich mehrere Persönlichkeiten existieren können. Auch wenn die »multiple Persönlichkeit«, die inzwischen als »dissoziative Identitätsstörung« (DIS) bezeichnet wird, Eingang in das offizielle psychiatrische diagnostische Manual ICD-10 (in die Kategorie F44.81, dissoziative Störungen, Konversionsstörungen) gefunden hat, so bleibt es doch schwer vorstellbar, dass in einem Körper tatsächlich mehrere Persönlichkeiten zu Hause sein können. Schätzungsweise ein Prozent der Bevölkerung ist von dieser psychischen Erkrankung betroffen. Genaue Zahlen gibt es allerdings bis heute nicht, was vielleicht auch daran liegt, dass die multiple Persönlichkeitsstörung umstritten ist.

Multiple haben so schwere Traumata erlebt, dass ihnen irgendwann keine andere Wahl blieb, als sich in mehrere Persönlichkeiten aufzuspalten. Für die Opfer seelischer und körperlicher Gewalt ist die multiple Persönlichkeit eine Art Lebensretter, ein schützender Mechanismus, der ihnen das psychische Überleben in extremen und wiederholten Gewaltsituationen überhaupt ermöglicht.

8.1.1. Tanja und ihre Lebensretter

Menschen, die als Kinder Opfer rituellen Missbrauchs wurden, haben oft ihr Leben lang unter den Folgen zu leiden und entwickeln eine multiple Persönlichkeitsstörung. Als rituellen Missbrauch bezeichnet man sexuelle, physische und emotionale Misshandlungen, die mit magischen oder religiösen Handlungen einhergehen. In sehr vielen Fällen sind die Eltern der Kinder am Missbrauch beteiligt.

Auch Tanja wurde Opfer eines rituellen Missbrauchs. Ihre Stimme klingt fest, als sie von ihrem Martyrium erzählt. Dennoch zittert sie am ganzen Körper. »Wir«, so berichtet sie betont sachlich, »waren Teil eines Systems, das Kinder ausbeutete. Andere Kinder zu mögen oder mit ihnen zu sprechen, war uns streng verboten.« Dann verstummt sie; es fällt ihr sichtlich schwer, all das Erlebte in Gedanken wieder lebendig werden zu lassen. »Besonders an Ostern war es heftig.« Wieder macht Tanja eine Pause, ihre Stimme wird leise. Fast flüsternd berichtet sie: »Da gab es dann satanische Feste und Rituale. Meist fanden sie in einem abgeschiedenen Waldstück statt, in einer alten, verfallenen Burgruine. Nachts wurden wir dorthin gebracht und auf einen großen Stein gefesselt, der aussah wie ein Altar. Vorher hatte mein Stiefvater uns meist einen Drogencocktail verabreicht.« Dann bricht Tanja weinend zusammen. Die Erinnerung, die Ängste, die Schmerzen und die Todesangst sind plötzlich wieder da. Als sie sich wieder etwas gefangen hat, neigt sie ihren Kopf, blickt zu Seite, wirkt angespannt und nervös. Auch ihre Stimme ändert sich, wird kindlich und lispelnd, als sie sagt: »Wir hassen meinen Stiefvater, wir wollen ihn töten, ihn hängen sehen, dieses Schwein!«

Wieder ändert sich etwas in Tanjas Ausdruck. Ihr Gesicht zuckt, ihr Blick geht ins Leere. Sie atmet tief ein, bewegt sich ruckartig auf ihrem Stuhl und fährt mit weicher, leiser Frauenstimme fort: »Wir waren wie benebelt, alles schien unwirklich, wie in Watte gepackt. Männer mit schwarzen Kapuzen kamen auf uns zu, drückten uns die Beine auseinander und begannen, uns lange Nadeln in die Oberschenkel und unter die Fingernägel zu stechen. Die Schmerzen waren höllisch, so unvorstellbar heftig, dass wir Angst hatten zu sterben. Doch das war erst der Anfang. Meist vergewaltigten sie uns anschließend stundenlang.«

»Wir« und »uns« – das sind Worte, die Tanja in ihren Schilderungen immer wieder benutzt. Worte, die das Ausmaß ihrer jahrzehntelangen Qual zeigen: Denn Tanja spricht nicht von sich und ihren Geschwistern, sondern nur von sich selbst und von den Persönlichkeiten, die ihre Psyche geschaffen hat. Darunter ist auch die achtjährige Nele, ein Mädchen, das Hamburger mag, Tom & Jerry liebt, Tagebuch führt und einfach nicht erwachsen werden will. »Wir«, das sind die Innenpersonen (Alters), die in Tanja entstanden sind, um die Schmerzen, die Todesangst und das tägliche Grauen in ihrer Kindheit nicht so intensiv erleben zu müssen. »Anders hätte ich es nicht ausgehalten und nicht überlebt«, versucht Tanja ihre vielen Persönlichkeiten zu erklären. Erst nach jahrelanger Therapie kann sie darüber sprechen. Zärtlichkeiten, Berührungen oder gar Sex sind für sie auch heute noch ein Tabu. Sie kann es nicht ertragen, angefasst zu werden, will niemanden mehr nahe an sich heranlassen. Sie hat Angst vor Männern und davor, dass sie sein könnten wie ihr Stiefvater oder all die maskierten Gestalten.

8.1.2. Wie erkennt man eine multiple Persönlichkeit?

Das Erscheinungsbild multipler Persönlichkeiten ist vielfältig. Meist tragen Multiple wie Tanja mindestens zwei Identitäten in sich – allerdings können es auch mehrere Dutzend verschiedene Innenpersönlichkeiten sein, die sich in einem Körper aufhalten. Die diversen Persönlichkeiten unterscheiden sich meist deutlich: Sie haben verschiedene Namen, unterschiedliche Vorlieben, Charaktere und Verhaltensweisen. Während der Host in den meisten Fällen eine erwachsene Persönlichkeit ist, kommen bei den Alters wohl am häufigsten Kinderpersönlichkeiten vor. Sie können verschreckt, misstrauisch oder wütend sein, aber auch zufrieden, ausgeglichen, freundlich und verspielt. Manche Persönlichkeiten sind auch Peiniger, in denen sich Anteile der Täter widerspiegeln oder Opfer, Beschützer, Wächter, Beobachter und gegengeschlechtliche Personen. Die Persönlichkeiten haben teils Kenntnis voneinander und teilweise nicht, einige kooperieren miteinander, andere bekämpfen sich gegenseitig.

Bei allen multiplen Persönlichkeiten treten Gedächtnislücken auf. So hat der Host meist nur teilweise bewussten Zugang zu den anderen Persönlichkeitszuständen und erinnert sich kaum an deren Handlungen oder das, was sie gesagt haben. Viele Betroffene berichten, dass sie manchmal nicht wissen, wie sie an den Ort gekommen sind, an dem sie sich gerade befinden, wer die Person ist, mit der sie gerade sprechen, oder wer die Mail gerade geschrieben hat, die sich im Postausgang befindet.

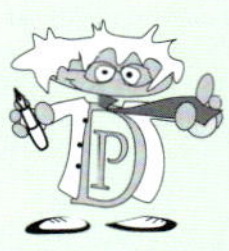

Als bei Lilly wie immer um 6.30 Uhr der Wecker klingelt, versteht sie die Welt nicht mehr. Sie hat heftige Kopfschmerzen, ihre Haare riechen nach abgestandenem Zigarettenrauch, obwohl sie selbst nicht raucht, und um ihre Nase weht ein merkwürdiger Dunst, der an eine Alkoholfahne erinnert. Dabei hatte sie sich doch gestern Abend wie immer gegen 22 Uhr zum Schlafengehen fertig gemacht, um fit zu sein für ihre Arbeit als Assistentin der Geschäftsleitung eines großen Unternehmens. Die pflichtbewusste und anständige Lilly weiß nichts von der anderen Person in ihr, einer zornigen Frau, die auf Konventionen pfeift, raucht wie ein Schlot und säuft wie ein Loch, weil ihr alles egal ist. Immer wieder übernimmt diese Frau die Kontrolle über Lillys Bewusstsein. In der vergangenen Nacht hat sie sich an ihrer Hausbar vergriffen und dazu Kette geraucht.

Oftmals ist es für die Betroffenen nicht einfach festzustellen, dass sie eine dissoziative Identitätsstörung haben. Häufig glauben sie sogar, dass es ganz normal ist, viele zu sein, weil sie es nicht anders kennen. Auch für Außenstehende ist es schwierig, eine multiple Persönlichkeit zu erkennen, weil meist nur jeweils eine Persönlichkeit dominiert. Hinweise können sein, dass sich Betroffene an bestimmte Zeiten oder Ereignisse nicht erinnern können, dass sie das Gefühl haben, einige Freunde oder auch Arbeitskollegen nicht zu kennen, dass sie in ihrer Wohnung merkwürdige Veränderungen vorfinden, die sie sich nicht erklären können und dass sie im Gespräch plötzlich ihre Stimmlage und ihr Verhalten ändern. Die meisten ahnen jedoch, dass sie viele sind. Um Gewissheit zu erhalten, sollten sich Betroffene an einen Psychotherapeuten, Psychiater oder am besten an ein spezialisiertes Traumaberatungszentrum wenden.

8.1.3. Was sind die häufigsten Symptome?

Multiple haben große Schwierigkeiten, ihren Alltag zu bewältigen. Das liegt vor allem an den Zeitverlusten und Erinnerungslücken, unter denen sie leiden. Außerdem verwenden sie viel Energie darauf, andere Menschen nichts von ihrer Verwirrtheit und ihrem inneren Chaos merken zu lassen. Multiple erscheinen Außenstehenden oftmals chaotisch, unkonzentriert und zerstreut. Das kann jedoch auf den schnellen Wechsel zwischen ihren Persönlichkeiten zurückzuführen sein und nicht, wie man zunächst annehmen könnte, auf Konzentrationsstörungen, ein Aufmerksamkeitsdefizit oder ähnliches. Häufig gelingt es dabei keiner ihrer Persönlichkeiten, wirklich die volle Kontrolle über den Körper zu erlangen und aufrechtzuerhalten. So wird das Sprechen oder auch Schreiben in diesen Zuständen nicht selten zum Wortsalat. In diesem Zusammenhang spricht man von einer dissoziativen Symptomatik (dis-sozial, un-zusammengehörig), weil sich Teile des Bewusstseins abspalten und nicht mehr miteinander in Verbindung stehen. Weitere dissoziative Symptome sind Amnesien, zielloses Weglaufen, Gefühle von Depersonalisation (Selbstentfremdung) und Schlafwandeln. Hinzu kommen Phobien, Panik oder Ängste, die oftmals auftreten, wenn Multiple vom Host zu den anderen Persönlichkeiten switchen.

Und dann ist da noch die dunkle Seite ihrer Vergangenheit, mit der Multiple zu kämpfen haben: die Folgen ihrer traumatischen Erfahrungen. Sie leiden unter Flashbacks (sich aufdrängenden Erinnerungen an die Traumata), Selbsthass, selbstschädigendem Verhalten und Depressionen. Auch Aggressionsausbrüche, zwanghaftes Verhalten, Essstörungen und der Missbrauch von Alkohol und Drogen sind häufige Begleitsymptome.

8.1.4. Wie entsteht eine multiple Persönlichkeitsstörung?

Im Traumakapitel (▶siehe Kap. 2.5., S. 199 Die Spaltung der Identität durch ein Trauma) haben wir beschrieben, dass sich die Psyche in gesunde, traumatisierte und Überlebensanteile spaltet, um extreme Gewalterfahrungen oder sexuelle Traumata zu verarbeiten. Bei Menschen mit dissoziativer Persönlichkeitsstörung geht diese Identitätsspaltung noch weit darüber hinaus. Bei der Spaltung der Psyche entstehen verschiedene Identitäten bzw. Persönlichkeiten, die nichts voneinander wissen und ein voneinander unabhängiges Eigenleben führen, sodass je nach Bedarf eine andere Person im Vordergrund des Erlebens und Handelns steht. Wie die Geschichte von Tanja zeigt, haben Menschen mit dissoziativer Identitätsstörung so massive, grauenhafte und sexualisierte Gewalt erlebt, dass man ihre fast unglaublichen Geschichten kaum erträgt und fassungslos darüber ist, dass Kindern so etwas angetan wird. Dass Eltern ihre Kinder unter brutalsten Bedingungen zur Prostitution zwingen oder in satanistischen Ritualen foltern und vergewaltigen, übersteigt unser Vorstellungsvermögen.

Es ist nachvollziehbar, dass die Seele eines Kindes das nicht verkraften kann und sich im Verlauf solcher extremen traumatischen, häufig todesnahen Situationen in verschiedene Personen aufspaltet. Nur so kann es das Entsetzliche portionsweise ertragen und in einer familiären Umwelt überleben, in der es das Objekt sadistischer Perversionen ist. Sich in zehn, zwanzig und mehr Einzelpersonen aufzuspalten ist also der Überlebensmechanismus eines solchen Kindes, mit dem es die Qualen, die ihm zugefügt werden, überstehen kann.

Die betroffenen Kinder erleben über einen längeren Zeitraum Gefahr, Schmerz und Erniedrigungen, denen sie nicht entfliehen können. Auch ein Ruf nach Hilfe ist in der Regel nicht möglich, weil es in den meisten Fällen gerade nahe Angehörige sind, die ihnen dieses Leid zufügen. Durch die Aufspaltung der Persönlichkeit wird die eigentliche Hauptperson beschützt, sie verschwindet zeitweilig an einen sicheren Ort und schottet sich so gegen Angst und Schmerz ab. Ein Teil der abgespaltenen Persönlichkeiten erlebt und durchleidet das Trauma stellvertretend für sie, andere führen unbelastet von den traumatisierten Persönlichkeitsanteilen eine eigene kindlich-unbeschwerte Existenz.

8.1.5. Was geschieht in der Therapie?

Begeben sich Multiple in Therapie, ist es meist die Primärperson, der Host, der unter den Symptomen leidet und große Schwierigkeiten hat, seinen Alltag zu bewältigen. Vorrangiges Ziel ist es jedoch, dass Multiple sich in einer Therapie nicht nur mit dem Host auseinandersetzen, sondern auch mit den Alters. Sie müssen bereit sein, diese kennenzulernen und zu akzeptieren. Durch die vorsichtige Annäherung an die jeweils anderen Personen lernen Multiple ihre Innenpersonen kennen. Sie lernen, dass diese viele positive Funktionen haben. Ziel ist, dass die Teilpersönlichkeiten miteinander kooperieren und sich gegenseitig unterstützen. In der Therapie nähern sich die Betroffenen auch ihren dunklen Seiten, ihren traumatisierten Anteilen und den grausamen, gewalttätigen Teilpersönlichkeiten. Sie lernen, wie sie Dinge vermeiden können, die ihnen Angst machen, und zu erkennen, was ihre Wut hervorruft, um mit ihren aggressiven Anteilen besser umzugehen. So entsteht durch die Therapie ein neu aufgebautes Lebensrettungsteam – dieses Mal allerdings nicht nur, um zu überleben, sondern mit der Mission »Zurück ins Leben«. Dieses Team arbeitet zusammen und die Teilpersönlichkeiten akzeptieren sich gegenseitig in ihrer Unterschiedlichkeit.

Ein weiteres wichtiges Ziel in der Therapie ist es, das Trauma aufzuarbeiten, denn für einige der Innenpersonen stellt das traumatische Geschehen noch immer die aktuelle Gegenwart dar. Oft dauert es Monate, bis sie mit ihren Therapeuten darüber reden können. In der Therapie sollen in einem geschützten und sicheren Rahmen die traumatischen Erfahrungen der bewussten Erinnerung der Hauptpersönlichkeit zugänglich werden und als vergangene Erfahrung in die Gesamtpsyche integriert werden.

8.2. »Sie sind ja viele!« – Ein Gespräch mit Matilda K.

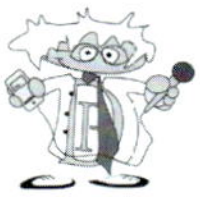

Das Gespräch mit Matilda war eines der intensivsten und bewegendsten Interviews, die ich bis jetzt führen durfte. Äußerlich ist Matilda eine kleine, eher stämmige Frau, doch tief in ihrem Inneren ist sie eine der zerbrechlichsten, sensibelsten Menschen, die ich bis jetzt während meiner Gespräche mit psychisch kranken Menschen kennengelernt habe. Und: Matilda hat Humor, der immer wieder aufblitzt, und oft brechen wir gemeinsam in schallendes Lachen aus. Ich finde es einfach wundervoll, dass Matilda bei all dem, was ihr in ihrem bisherigen Leben widerfahren ist, diesen Humor nicht verloren hat. Natürlich war es für mich nicht immer leicht, Matilda bei ihrer rasanten Reise durch ihr lebendiges Innenleben zu folgen. Doch wie muss das erst für sie selbst sein, wenn sie ihre verschiedenen Persönlichkeiten nicht einfach ein- oder ausschalten kann? Sie kommen und gehen, wann immer sie wollen. »Und ich kann gar nichts dagegen tun«, erklärt mir Matilda. Und so ist sie während unseres Gespräches mal Kind, dann wieder Jugendliche, mal Mann, mal Frau, mal Fabelwesen und mal ein ganz normaler Mensch aus Fleisch und Blut. Eigentlich ist Matilda zum Zeitpunkt unseres Gesprächs knapp 52 Jahre alt. »Aber nein«, sagt sie dann, »das stimmt ja gar nicht. Wir haben ja noch verschiedene Alter in uns: 25, manchmal 35, manchmal acht, manchmal zehn, manchmal zwölf. Im Grunde haben wir alle Altersgruppen in uns. Ganz schön flexibel, unsere Truppe, was?« Eigentlich hat Matilda eine Heilerziehungspflege- und eine Hauswirtschaftsausbildung absolviert. »Aber im Grunde genommen bin ich Autodidaktin.«

Es beeindruckt mich sehr, dass Matilda so belesen ist. Sie steigt beispielsweise ein in die Welt von Christa Wolf oder in die des Büchner-Preisträgers Wilhelm Genazino und verarbeitet die Erkenntnisse, die sie aus den Büchern gewinnt, sehr kreativ. Immer wieder betont sie, wie viel Kraft sie aus dieser Lektüre schöpft und wie sehr sie es genießt, in diese Welt einzutauchen. »Wir leben«, so schreibt sie mir später und zitiert Christa Wolf, »in hellwacher Vernunft.« Auch das Malen hilft Matilda. Sie beschreibt das so: »Wir machen das Beste draus und in Chaoszeiten ist es gut, zu malen. Dann klappt es nicht mehr so gut mit der Literatur. Und die Kleinen (gemeint sind damit die verschiedenen kindlichen Persönlichkeiten von Matilda) unterbrechen meine Lektüre und sagen, dass sie etwas malen wollen. Sie haben dann einen Zauberer gemalt, der blöde Mathelehrer verzaubert, der Kinder demütigt. Das hat unsere Zwölfjährige zumindest etwas beruhigt.«

Matilda ist geschieden, von Beruf »Rente sich wer kann« und hat »ganz viele Innenkinder (ihre kindlichen Persönlichkeiten) und zwei Außenkinder (ihren Sohn und ihre Tochter). Ihr Sohn ist 26, hat vor Kurzem geheiratet und bekommt ein Kind. »Gott sei Dank«, so Matilda, »ist er einigermaßen gesund, aber ein bisschen ›Gagapedia‹ muss er ja auch sein.«

Wann und wie hast du erkannt, dass du an einer dissoziativen Identitätsstörung leidest?
Tja, ich kann sagen, dass ich mich eigentlich schon immer als ein bisschen merkwürdig empfunden habe, auch als Kind schon. Von Anfang an sind wir fehldiagnostiziert worden. Selbst erkannt habe ich schon früh, dass ich anders bin.

Kannst du dieses Gefühl, anders zu sein oder sich als merkwürdig zu empfinden, beschreiben? Erinnerst du dich an eine Situation, anhand derer du erklären kannst, wie es sich angefühlt hat?
Ja, zum Beispiel hat die Siebenjährige gesagt: »Man kann mich nur im Fernsehen sehen, ich bin gar nicht in echt.« (Matildas Tonfall wechselt ins Kindliche, während sie das sagt). Die Erwachsene hat dann auch gesagt: »Nee, mich gibt's nicht, ich bin gar nicht da in dieser Welt. Man kann mich im Fernsehen gucken und alles läuft so neben dem Leben vorbei.«

Mit der Therapie hast du 2013 begonnen?
Seit 1994 bin ich schon in Behandlung. Zuerst bin ich bei einer Neurologin gewesen, die mich als psychotisch hingestellt hat. Danach ging die Odyssee weiter. Man erklärte mir, dass psychiatrische Diagnosen ja immer verwirrend sind. Manchmal haben mir Ärzte auch gedroht. Aber immer haben sie mich mit Pillen vollgestopft, haben mir 20 Jahre lang Pillen verschrieben, die überhaupt nicht richtig waren. Vielleicht hätte ich damals noch eine Chance auf dem Arbeitsmarkt gehabt, aber mit diesen Psychopharmaka wurde ich komplett abgeschossen. Keiner meiner verschiedenen Innenpersonen konnte mehr herauskommen, auch mein Host nicht. Die waren alle völlig verkuscht und verhuscht. Ja, und dann merkt man auch nichts mehr.

2013 hast du die Diagnose bekommen, dass du multipel bist. War das ein Schock oder eine Erleichterung für dich?
Es war meine erste Therapeutin, die plötzlich zu mir sagte: »Sie sind ja viele!« Sie hat es zwar erkannt, aber kam überhaupt nicht damit klar. Schon vorher hatte ich selbst mitbekommen, dass da noch irgendwer in mir ist, weil sich meine Stimme veränderte. Schließlich bin ich in die psychosomatische Fachklinik des evangelischen Krankenhauses in Dortmund gegangen. Dort wurde erst einmal ein vierwöchiges Interviewverfahren à zwei Sitzungen pro Woche, das SKID[405], mit mir durchgeführt. Die Diagnose meiner Therapeutin hat sich schließlich bestätigt.

Letztendlich bin ich froh drüber, denn wenn Bilder aus meiner Vergangenheit hochkamen, war es für uns nie akzeptabel, einfach als psychotisch abgestempelt und mit dem Stempel »Du bist nicht mehr ganz dicht in der Birne, du fantasierst« versehen zu werden. Dabei wusste ich, dass es so einfach nicht ist, sondern dass es eine ganz normale Reaktion eines Menschen ist, der Schlimmes erlebt hat. Zu wissen, dass ich multipel bin, war eine Erleichterung und ein Schock zugleich.

Hast du in dem vierwöchigen Interview, das ihr geführt habt, alle Innenpersönlichkeiten kennengelernt?
(Matilda lacht.) Eine ganze Menge, ja.

Kannst du mir die Innenpersönlichkeiten, die du kennst, beschreiben?
Da gibt es Flippige, Feministinnen, Kinder – eine ganze Menge Kinder, mit denen Alltagsleute manchmal hoffnungslos überfordert sind. Sie kommen meist so richtig durch, wenn Stressfaktoren anstehen. Jetzt beispielsweise, diese Aufregung mit dem Telefonat ... Ich muss mich hier gerade ein bisschen selbst an den Händen festhalten, unter dem Fuß habe ich ein Noppenkissen, damit wir nicht ganz abschwirren. Dann sind da noch Pippi und Michel und Tom, der 19-jährige Matthias, Britta und viele mehr. Wir sind eine große Truppe. In der Klinik haben sie 76 Innenpersönlichkeiten festgestellt, die natürlich nicht alle in Erscheinung treten, denn das würden wir nicht überleben.

Wie fühlt sich das an, mit den 76 Innenpersönlichkeiten jeden Tag zu leben?
Es ist jeden Tag eine neue Herausforderung, weil ich nie weiß, wer heute gerade fit ist, wer gerade da ist und wer ich gerade bin. Bis heute kann ich das nicht einschätzen oder erkennen, weil wir noch ganz frisch mit uns sind und mit dieser Materie. Die Kleinen, die kenne ich jetzt schon ganz gut. So gut, dass ich fragen kann: »Hallo, wer ist da gerade?« Der Rest ist Chaos. Oft fühle ich mich nicht mehr lebensfähig. Sobald ich irgendwo hingehe, ist es, als ob ich über unbekanntes Terrain laufe, aber weiß, dass es ein Minenfeld ist. Das kann man sich vorstellen wie die ehemalige DDR-Grenze mit vielen Tellerminen. Ich laufe über das Feld und weiß nicht, wo die Minen liegen und wie groß die Abstände zwischen ihnen sind. Und dann trete ich irgendwann auf eine drauf und sie geht hoch. Dafür reicht manchmal ein kleiner Reiz wie beispielsweise ein Wort oder ein Geruch, und schon geht die Post ab.

Gibt es bestimmte Schlüsselreize, bei denen du weißt, dass eine bestimmte Innenperson von dir hochkommt? Oder ist es jedes Mal wieder eine Überraschung für dich und du weißt einfach nicht, was passieren wird?
Ich kriege nicht immer alles mit – und oft erst viel später. Manchmal passieren die Wechsel, also das Hochgehen der Tellerminen, sekündlich, »ddddaas ich *(Matilda stottert)* iiiich, dddann gar nicht mehr checke, was abgeht«. Ich muss mich dann irgendwohin retten, raus aus dem Feld, mich verkrümeln.

Wie ist das Leben mit einer multiplen Persönlichkeit für dein soziales Umfeld, für deine Angehörigen, deine Freunde, deine Arbeitskollegen? Wie gehen sie damit um?
Freunde habe ich leider nicht mehr, weil wir uns gegenseitig immer wegswitchen *(Matildas Innenpersonen wechseln so häufig, dass ihr soziales Umfeld nicht damit zurechtkommt).* Mein Sohn geht Gott sei Dank damit ziemlich relaxed um. Wir haben irgendwie einen Weg gefunden, aber manchmal kapiert er es nicht, und dann ist er völlig überfordert damit und schlägt die Hände über dem Kopf zusammen: »Das kann ich nicht mehr, diese Stimmenwechsel.« Der arme Sohn!

In der Therapie, die du jetzt machst, bearbeitet ihr ja bestimmt auch dein Trauma. Hast du das Gefühl, dass es besser geworden ist? Sind es vielleicht weniger Innenpersonen geworden oder hat es sich sogar verschlimmert?
(Matildas Stimme klingt plötzlich sehr ernst) Ich habe mal eine Traumakonfrontation gemacht und da sind wir erst rausgekommen. Dadurch wurde es erst einmal viel schlimmer. Es gibt ja die Leute, die sagen, Konfrontation ist Gift für uns, denn solange wir nicht integriert sind, besteht die Gefahr, dass noch mehr Innenleute entstehen und noch mehr abgespalten werden. Und wie das abläuft? Keine Ahnung. Ich bin momentan so was von überfragt mit uns und mit unserem Team, und ich freue mich, dass ich bald wieder in die Intervalltherapie nach Dortmund gehen kann.

Es sind viele Reize. Es kommen dann Worte wie Vater und Kindheit. Manchmal können wir mit diesen Worten umgehen, dann machen wir auch ganz viel. Und manchmal können wir nicht damit umgehen, dann loggen wir uns wieder aus, und dann geht wieder gar nichts mehr. Es ist ein unberechenbares Leben.

Kannst du über dein Erlebnis, über deine traumatische Erfahrung sprechen oder bist du noch nicht so weit?
Ich habe ja diese Konfrontationstherapie. Und in einer der Sitzungen hat eine von uns über das Trauma erzählt. Das war in der NET, einer »Narrativen Expositionstherapie«[406]. Es war Matthias, der Gothic. Er hat mit weiblicher Stimme gesprochen. Das ging irgendwie, keine Ahnung wie, aber es hat funktioniert.

Kannst du über das sprechen, was du als Kind erlebt hast?
Nein! Weil, wenn ich darüber rede *(Matildas Stimme klingt nun kindlich),* geraten die ganzen Kinder in Not. Das ist eine Gratwanderung: mal können wir das, dann haben wir erzählt *(Matildas Stimme wechselt noch einmal und klingt jetzt sehr hoch):* »Der Papa ist böse gewesen. Siehst du, jetzt geht das ab. Nicht schön, nee.«

Kommt es, wenn deine Innenpersönlichkeiten hervortreten, in deinem normalen Leben häufig zu Konflikten mit anderen Menschen?
Ja. Wenn eine Außenperson, egal ob Frau oder Mann, richtig laut brüllt, bekommen die Innenkinder Angst. Dann kommt ein alter Mutterkonflikt oder ein alter Papakonflikt wieder hoch und die Post geht ab. Wenn man mich ganz laut anschreit, passiert das. Vor Kurzem erst hat eine ambivalente Frau, die vorgab, uns zu mögen, uns zusammengefaltet, als wären wir nicht mehr ganz frisch in der Birne. Die Kleinen kamen dann raus und brüllten mit ihren komischen Kinderstimmen: »Bäh, die Alte, das geht mir auf den Sack.« Das tut weh, und ich habe dann gesagt: »Wir können nur noch zu Hause bleiben und niemals rausgehen.«

Ist dir eine deiner Innenpersönlichkeiten besonders ans Herz gewachsen?
Ach die Kleinen sind alle süß: »Peacemaker«, die »Kram-Augustine«, die »Lobbyistin«, die »Feministin«, eigentlich alle. Der große Teil ist wirklich lieb und harmlos und nicht gewalttätig. Gestern allerdings hätten wir gerne jemandem eine Murmel an den Kopf geschmissen: *(Matildas Stimme wird wieder kindlich):* »Das muss ich jetzt ehrlich mal sagen.«

Kannst du »Peacemaker«, die »Kram-Augustine« und die »Lobbyistin« näher beschreiben und erklären, was diese Personen ausmacht?
Sie haben Power. Und sie haben uns gerettet: die Psychologin, die Fachleute, die Poetin, die Buchhändlerin – wir sind so eine große Truppe. Lesen ist unser Leben. Und da oben im Kopf haben wir ein ganz schönes Fachwissen angehäuft. Das Wissen alleine hilft uns zwar nicht, aber für uns als Fachleute ist das ein Geschenk. Es erleichtert manches, erschwert es aber auch wiederum. Nicht alle verstehen, was da abgeht.

Du hast gesagt, die Kleinen sind süß und Peacemaker, Kram-Augustine und die Lobbyistin haben dich gerettet. Wovor?
Dass wir uns suizidiert haben. Oder die Kamikaze-Kampfkatze, die kämpft sich durch. Wir haben jetzt hier ein völlig chaotisches Leben und trotzdem hängen wir daran. Die Kleinen haben Angst, wenn dann jemand sagt: »Ich bring mich um.« *(Matildas Stimme wird wieder kindlich)* »Du Arschloch, du sollst das nicht immer sagen.«

Wie oft hast du versucht, dich umzubringen?
Versucht habe ich es, glaube ich, nie.

Aber du hast oft daran gedacht?
Ja, das ist ein chronisch bedingter Zustand. Schon die Vierjährige wollte nicht mehr essen. Die wollte schon nicht mehr leben. Und dann kommt auch immer mal wieder die Magersüchtige durch, die das Essen völlig vergisst. Und dann müssen die Kinder wieder einspringen und sagen: »Hallo, hey, was haben wir heute vergessen? Komm, wir essen ein bisschen.« Meistens gibt's dann Nudeln mit Pesto oder Pizza.

Du sagst, du denkst oft daran, dir das Leben zu nehmen. Was ist es, das dich dann doch zurückhält? Sind es nur die netten Kleinen oder gibt es Dinge im Leben, die dir wichtig sind?
Die Literatur und mein Pflegepferd. Ich habe angefangen mit Reitunterricht, hatte auch eine Reittherapie und da hatte ich gleich dieses Erlebnis: Reiten, Pferde – wie schön! Das hat mir so gutgetan, mich am Leben gehalten. Schon als Kind waren Pferde für mich Lebensretter.

Was verbindest du mit Pferden?
Freiheit! Glück! Fliehen! Getragen werden! Einfach diese ganze Verbindung. Mein Pflegepferd Santoz ist ein Andalusier. Er zeigt mir, wie ich ticke. Wenn ich ängstlich bin oder viel wechsle, dann reiten wir besser nicht ins Gelände. Das Pferd hält mich wirklich am Leben. Ich sage mir immer: »Wenn es nicht Menschen sind, hast du genau drei Gründe zu leben: die Pferde, die Bücher und die Musik. Wenn unser System sich dann irgendwann wieder Menschen öffnet, ist es gut.« Natürlich ist mein Sohn wichtig für mich, auch meine Sozialarbeiterin, die regelmäßig zu mir kommt, und meine Therapeutin.

Es sind also Pferde, Bücher und Musik, die dich am Leben halten. Wie sieht es mit Menschen aus? Du hast deinen Sohn, die Sozialarbeiterin und die Therapeutin erwähnt. Lässt du Menschen nahe an dich ran, und wie ist es für dich, wenn dich jemand berührt?
(Matilda atmet tief ein) Berührungen lasse ich bei meinem Sohn und meiner Therapeutin zu. Auch Umarmungen sind noch okay, aber weiter geht es nicht. Das loggt unser System aus.

Was spürst du dann, wenn dich jemand Fremdes am Arm berührt?
(Sie atmet wieder tief ein) Schreck. Panik. Ja, und manchmal laufen dann Filme ab.

Kannst du die Filme beschreiben?
Gleich kommt ein Vergewaltiger ... Oft sind alte Traumasituationen wieder da. Manchmal kann ich nicht einmal in ein fremdes Badezimmer gehen, weil es ein traumatischer Ort ist. Wenn mich jemand anfasst, fühlen wir uns bedroht, geraten in Panik. Ein wildes Switchen passiert dann auch oft. Ganz viel Übelkeit, Herzrasen, Kopfschmerzen, viele Wechsel, eine Verspannung sämtlicher Muskeln. Manchmal können wir uns auch gar nicht mehr bewegen.

Sind unter deinen Innenpersönlichkeiten einige, die du überhaupt nicht magst, die dir komplett unangenehm sind oder die du ablehnst?
(Matilda antwortet ganz spontan) Oh ja! Zombies, die schmeißen mit Wörtern um sich – ohha. Das geht aber auf keine Kuhhaut. Und ich mag es überhaupt nicht, wenn die abgehen mit einem Vokabular, das mir völlig fremd ist und das ich total unangenehm finde. Und als ich dann mitbekommen habe, dass das aus meinem Mund kommt, fand ich es schrecklich. Da habe ich mir gewünscht, sie rauszuschmeißen. Oh ja, das wäre ein Traum, aber das geht gar nicht.

Hast du ein Beispiel, was das für Wörter sind?
»Fick dich, du Drecksau!« »Schieb dir doch was in die Fotze.« »Ich schieb dir jetzt gleich eine Flasche in den Arsch.« – Solche Sachen. Oder es sind Täterintrojekte[407] wie »Ich bin sowieso zu blöd.« oder Bagatellisierungen über sexuellen Missbrauch, die uns sagen »Stell dich nicht so an.« Vor allem die suizidalen Anteile sind so anstrengend, dass ich manchmal gar nicht mehr weiß, wie ich damit klarkommen soll. Wir sind vollkommen überfordert mit denen, denn sie wollen ja eigentlich alle leben. Aber diese Schweinehunde sind immer wieder da. Im Moment sind die so was von nervig, aber wir haben ja die Kampfkatze!

Also, die »Kampfkatze« hält die »Zombies« in Schach?
Jo. Also es gibt da so eine innere Bühne, eine Art inneren Garten, wo wir versuchen, die Kommunikation mit den Zombies stattfinden zu lassen. Das haben wir auch in der Klinik erst gelernt. Das ist äußerst hilfreich. Aber es klappt nicht immer. Manchmal ist einfach zu viel Chaos im Kopf.

Aber wir versuchen schon, unsere sicheren Orte zu finden. Manche Anteile stellen wir dann auf eine Wiese und sagen ihnen: »Ey Alter, jetzt chill erst mal ganz cremig und bleib in der Ecke. Du hast jetzt mal die Klappe zu halten.« Meist funktioniert das. Aber wenn zu viele Reize auf uns einströmen, dann ist es schwer, das zu steuern.

Hast du Bilder im Kopf, wie die »Zombies« und die »Kampfkatze« aussehen?
Der Zombie sieht schrecklich aus. Der ist grimmig, hat eine verzerrte Fratze, der sieht schon ein bisschen aus wie ein Mensch. Er ist ja auch irgendwo ein Mensch, aber er macht uns Angst.

Hat er auch noch irgendetwas anderes an sich, was Angst macht?
Ich muss mal gerade innen gucken, aber ich will den Zombie nicht sehen. Er macht mir Angst, der sieht doof aus *(Matilda klingt jetzt wieder kindlich)*, der hat immer einen schiefen Zahn und eine Pulle Alkohol in der Hand – und ein Messer.

Was macht er mit dem Messer?
Drohen. Aber das Messer, das müssen wir ihm immer wieder klauen. Der will uns immer schneiden damit. Und dann hat er auch gesagt, wir sollen uns doch ritzen. Wir sollen uns doch killen. Das sagt er uns immer. Und darum muss der auf die Wiese.

Wenn du jetzt die »Kampfkatze« auspackst, wie sieht die aus?
Die? Die sieht richtig fetzig aus. Die hat Muckies. Und vor allem schützt sie uns vor diesen Zombies. Aber volles Rohr, oh Mann. *(Matilda lacht)*.

Was macht sie?
Sie kämpft. Sie schützt die Kleinen. Die hat es auch schon geschafft, die Aggros, und davon gibt es eine Menge, nach hinten zu schieben.
Denn es ist nicht nur der eine Zombie, den ich gerade beschrieben habe. Da sind mehrere. Ich weiß nicht, wie die aussehen, denn wenn ich sie alle sehen müsste, wäre das eine Überflutung. Ich kann sie alle nicht beschreiben, jedenfalls sind sie stimmenmäßig da. *(Matildas Stimme wird bestimmt, kämpferisch, als sie in die Rolle der Kampfkatze schlüpft)* »Zombies, Aggros – alle ab nach hinten.« Das war ein echter Kampf, irgendwann haben wir dann platt in der Ecke gelegen. Und endlich war Ruhe.

Du möchtest die Zombies gerne komplett aussperren, aber das ist nicht möglich?
(Matildas Stimme klingt leise, resigniert, depressiv) Ich hoffe, dass die irgendwann einmal zur Raison zu bringen sind. Sie kommen durch, und irgendwo haben die Zombies auch eine Funktion, nämlich die, uns zu schützen, aber mit Aggression und Gewalt und Gegengewalt – und das ist nun einmal nicht sehr konstruktiv. Und darum machen die uns auch immer Angst. Meine Therapeutin sagt immer, das ist eine Schutztruppe. Sie passt auf und wehrt Angriffe ab, die auf uns niederprasseln.

Kennst du deine Hauptpersönlichkeit – deinen Host – und kannst du diese Persönlichkeit beschreiben?
(Matildas Stimme klingt traurig, aber gefasst) Die ist panisch, depressiv, lebensunmutig, dünnhäutig, verletzlich, ja, lebensmüde. Das habe ich jetzt vor Kurzem erst erkannt, doch das ist er nun einmal, unser Kern.

Wenn du dir wünschen könntest, dass eine deiner Innenpersönlichkeiten dein Host wird, welche von ihnen würdest du dir wünschen?
Auf keinen Fall Matthias! Denn ein Mann will ich eigentlich nicht sein. Mir wurde lange gesagt, dass ich Männer in mir habe, aber ich wollte es nicht glauben, habe dann immer gesagt »Ey, du hast einen Knall.« Dann habe ich es aber irgendwann auch selbst mitbekommen, dass da Männer sind. Matthias, der Gothic, ist mit seinen 19 Jahren echt cool. Aber ich möchte ja kein Mann sein. Manchmal möchte ich es schon, aber ich bin nun einmal als Frau auf die Welt gekommen. Aber Matthias ist ein prima Kumpel.

Was hat Matthias, was du dir wünschst?
Matthias hat was Kämpferisches, aber auch Sanftmütiges. Der ist sensibel, aber wenn man ihn angreift, dann packt er auch mal an. Er ist ein konstruktiver Kämpfer. Immer konstruktiv zu kämpfen wäre schön. Das klappt auch schon ganz häufig. Dann bin ich froh, dass in meiner Unberechenbarkeit, die ich auch nach außen oft vermittle, doch etwas Berechenbares liegt. Dass wir lernen, dass diese Unberechenbarkeit Schritt für Schritt weniger wird. Dass es nicht dazu kommt, dass mal einer meiner Aggros auf jemanden mit dem Messer losgeht. Das ist ganz wichtig.

Gibt es etwas, was deine vielen Innenpersonen, so verschieden sie auch sind, gemeinsam haben?
(Matildas Stimme wird ganz kindlich) Das Pferd. Da habe ich das Gefühl einer großen Gemeinschaft. Da werden selbst die Aggros zu lieben Seelen. Die Aggros schicken wir auch manchmal auf den Reithof, da können sie sich richtig ausleben. Jeden Tag müssen die dann Pferdeställe ausmisten, auf der Koppel Zäune flicken – dann sind sie ruhig.

Welchen Rat würdest du anderen Multiplen geben?
Welchen Tipp kann man geben? Dass wir unsere Vielseitigkeit schätzen lernen, denn sie macht uns letztendlich aus. Dass es nicht unmöglich ist, so zu leben. Dass es zwar schwer ist, mit uns und dem System in uns zu leben – doch ich lebe gern. Besonders im Pferdestall, in der Natur und mit meiner Literatur. Wir müssen lernen, uns immer wieder positive Nischen zu suchen.

Was wünscht du dir für die Zukunft?
Ein bisschen mehr Geld auf der Naht, weil wir zusätzlich auch noch mit Armut geschlagen sind. Ich empfinde es oft als zusätzliche Bestrafung, dass wir nicht arbeitsfähig sind und erwerbstätig und in vielerlei Hinsicht immer wieder scheitern mussten. Ich wünsche mir, dass mit dem Opfer-Entschädigungsgesetz endlich meine Bewilligung durchkommt, die wir vor fast zwei Jahren beantragt haben. Aber weil wir niemanden angezeigt haben, ist es schwer. Und ich wünsche mir eine öffentliche Anerkennung unserer Krankheit, der dissoziativen Identitätsstörung, vor allem auch die Anerkennung weltweit und deutschlandweit. Denn häufig wird sie bis heute als nichtexistent angesehen, und es wird gesagt, dass es die Diagnose gar nicht gibt, dass sie Erfindung ist.

Was wäre deiner Meinung nach nötig, um bei anderen Menschen mehr Respekt oder mehr Akzeptanz im Umgang mit Multiplen zu erreichen? Glaubst du, dass es überhaupt möglich ist, dass andere Menschen das, was in dir vorgeht, verstehen können?
Das glaube ich nicht wirklich, denn der Großteil der Bevölkerung ist ja mit einer Depression schon überfordert und sagt: »Stell dich nicht so an.« Aber dieses spezifische Feld wird wohl die nächsten 100 Jahre noch eine große Herausforderung sein.

Wie würdest du jemandem deine Multiple Persönlichkeit kurz erklären?
Das kann man eigentlich kaum. Ich bin ein Schmetterlingskind. Ich habe viele Seiten. Und: Ich bin natur-stoned *(lacht)*.

Gibt es ein Lebensmotto, das deine Situation gut beschreibt?
Ich habe Gott sei Dank viele lustige, fröhliche Menschen in mir, habe Humor. Und mit Humor geht vieles besser. Es ist ganz befreiend, auch mal über die eigenen Wechsel, die eigenen Unzulänglichkeiten zu lachen. Einfach leben dürfen!

Matilda, ich danke dir herzlich für dieses Gespräch![408]

Mit Matilda entwickelte sich über die Zeit ein reger Austausch. Immer wieder fragte ich nach, wie es ihr und ihrem Chaosteam gerade ging. Sie berichtete mir aus ihrem Leben und teilte mir mit, was sie aktuell beschäftigte. Nach unserem Interview bekam ich ein sehr schönes Feedback von ihr: »Danke Sandra, deine Art ist frisch, fröhlich und natürlich, das hilft einem Schmetterling sehr auf dem Weg, multipel sein zu dürfen. Wir fühlen uns so angenommen, Matilda & Co.« Wenig später schrieb sie nach einer Therapiesitzung: »Unser Gespräch hat viele

Erkenntnisse in uns geweckt, die wir heute in unserer Sitzung umsetzen konnten. Mit viel Mut haben die Kleinen von ihrer Not erzählt. Das hat für Ruhe im System gesorgt. Diese Rückmeldung ist uns wichtig. Ein herzliches Dankeschön, und auch einen Gruß von Santoz, Matilda & Co.«[409] Im weiteren Austausch mit ihr berichtete sie mir von ihrem Therapiepferd Santoz, von ihren Problemen mit den Psychopharmaka, die ihr verordnet wurden, und von den Schwierigkeiten, einen Therapieplatz zu finden.

Matilda und Santoz

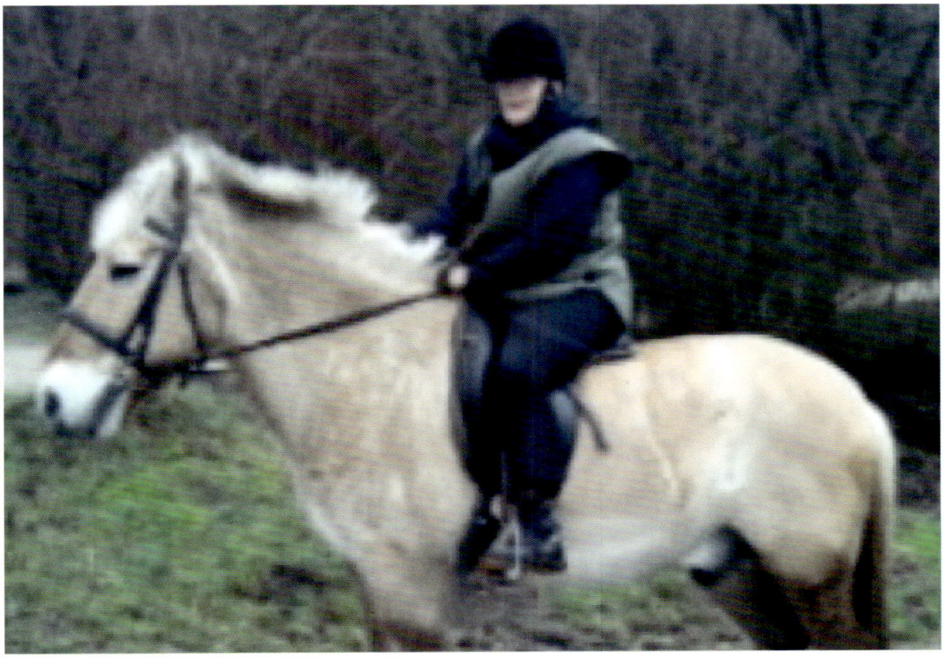

Foto: Matilda K. auf ihrem Pferd Santoz (Gesicht unkenntlich gemacht)

Matilda schickte mir ein Foto von Santoz, »dem besten Co-Therapeuten unserer Welt« und schrieb dazu: »Mit ihm durchs Gelände zu reiten, zu kuscheln, ihm nah zu sein, berührt unsere verletzten Seelen. Er schafft es, uns durch die Täler von Hoffnungslosigkeit, Ohnmacht und Nervenzusammenbrüchen zu tragen. Mit Santoz sind wir glücklich. Auch das Lesen und Schreiben sind für uns wichtige Ressourcen, neben den schon erwähnten. Auch gibt es Zuversicht und Glück durch eine tolle Blume, einen seltenen Käfer, einen schönen Schmetterling und auch nur durch eine vorbeihuschende Maus. Liebe Grüße, Matilda Bücherwurmina.« Matilda sucht das Glück in den kleinen Dingen, denn, so sagt sie, »das große Glück gehört ins Utopische.«[410]

Viele Multiple fühlen sich von Pferden angezogen. Da sie mit Menschen verwirrende, bedrohliche und traumatisierende Beziehungserfahrungen gemacht haben, genießen sie es, endlich die Erfahrung zu machen, dass mit Pferden hingegen eine vertrauensvolle Beziehung möglich ist. Von Menschen wurden sie lediglich gequält, gedemütigt und abgewertet, von Pferden jedoch werden sie so angenommen wie sie sind – eine heilsame Erfahrung. Außerdem reagieren Pferde in der Regel klar und direkt auf ihre Stimmung und ihr Verhalten. So bekommen sie eindeutige Rückmeldungen, sie wissen, woran sie sind und können lernen, sich selbst durch die Reaktionen eines anderen wahrzunehmen und sich auf ihn einzustellen.

Multiple sehnen sich einerseits nach Kontakt und Bindung, andererseits ist Nähe für sie bedrohlich. Entweder sie verursacht ihnen Panik oder sie verlieren sich darin. Dann überschreiten sie eigene Grenzen und die des anderen, nicht selten auch die der Therapeuten. Durch den Umgang mit einem Pferd können sie lernen, warum Grenzen nötig sind und wie sich eine stabile, sichere Beziehung zwischen zwei eigenständigen Individuen gestalten lässt, die sich gegenseitig ineinander einfühlen.

Matildas Pferd Santoz gehört einer Privateinstellerin auf einem Reiterhof in ihrer Nähe. Sie macht mit ihm eine »selbstorganisierte Reittherapie«, da dort keine angeboten wird. Santoz ist, wie sie sagt, für sie »lebenswichtig«, denn er vermittelt ihr das Gefühl, angenommen zu werden und er gibt ihr Geborgenheit. Wenn sie von ihrem wunderbaren Begleiter erzählt, gerät sie leicht ins Schwärmen: »Als meine Kleinen vor Vergnügen gequietscht haben, legte er bei einer unserer letzten Begegnungen ein Ohr zurück, als wäre er daran interessiert zu erfahren, was bei uns gerade abging. Jede Stunde, jede Minute mit ihm ist so unglaublich kostbar. Er ist unser Lebensretter. Oft wollten wir einfach nur noch sterben, weil entweder die ständigen Flashbacks uns das Leben zur Hölle machten, oder aber die Sorgen um unsere Finanzen. Bei Santoz jedoch konnten wir wieder Lebensmut und Kraft tanken, um weiterzumachen. Schon in unserer Kindheit waren es Pferde, die uns getragen haben und nun retten sie uns erneut. Wir sind so froh, dass es Santoz gibt. Dreimal die Woche reiten wir ihn, misten seinen Stall aus, füttern ihn und schmusen mit ihm. Er ist unser Co-Therapeut, denn es ist nicht nur das Reden, was uns hilft. Es ist die Berührung, der Kontakt mit einem Lebewesen, das uns so akzeptiert, wie wir sind. Worte sind für uns oft retraumatisierend[411], aber er zeigt uns, wie wir ticken. Sind wir unruhig, bemerkt er es, denn Santoz ist unglaublich empfindsam. Mit ihm können wir gut an uns arbeiten und runterfahren. Es ist einfach ein wunderbares Miteinander zwischen Tier und Mensch. Sobald wir auf dem Hof sind und seinen Stall ausmisten, geschieht etwas mit uns. Es ist als ob wir mit einem Mal all unsere Sorgen ablegen und uns hier wieder mit Kraft und Freude vollsaugen könnten. Manchmal schleppen wir uns förmlich mit letzter Kraft auf den Hof, und denken: ›Oh, Mann, wir haben keine Power mehr‹, aber dann, wenn wir sein fröhliches Wiehern hören, seine Freude spüren, dann wachsen auch bei uns Zuversicht und Kraft. Santoz trägt uns und wiegt uns, gibt uns die Sinnhaftigkeit zurück, wenn sie abhanden gekommen scheint, ihm brauchen wir nichts zu erklären, ER IST EINFACH DA. Ach, eigentlich haben wir doch noch so viel ›Glück in glücksfernen Zeiten‹«, zitiert Matilda den deutschen Schriftsteller Wilhelm Genazino

Die Menschen auf dem Reiterhof meidet Matilda, denn ihr ist nichts so wichtig, wie endlich unabhängig und frei zu sein: »Wir gehen den Menschen auf dieser Neurosenfarm lieber aus dem Weg. Die Freiheit, zu machen, was wir möchten, ist die Therapie. Wir haben auch keinen Bock, alles nur als Therapie zu machen. Wir wollen Eigenständigkeiten, FREIHEITEN.«[412]

Matilda und die Pillen

Über ihre Krise, die durch Probleme mit ihren Psychopharmaka ausgelöst wurde, schrieb mir Matilda: »Liebe Sandra, wir sind dem Feind noch mal von der Schippe gesprungen. Das klingt zwar heftig, aber so war es. Der Feind, der uns quälte, war das Antidepressivum Cipralex® (▶siehe S. 432), mit dem wir plötzlich Suizidgedanken und heftige Schmerzzustände hatten und wir befürchteten, Santoz aufgeben zu müssen. Unser ganzer Körper tat uns weh, und die Depression wurde immer schlimmer. Als wir dann den Beipackzettel lasen, dachten wir: ›Na, schlimmer geht's nimmer.‹, und begannen, das Medikament auszuschleichen. Und siehe da, es ging uns besser. Diese furchtbare Zeit, mit den ständigen Gedanken, uns auszulöschen, den Suizidabsichten und dem Lebensüberdruss war vorbei. Unser Arzt hatte sich zwar unser Gejammer angehört, aber getan hatte er nichts. Nur immer noch eine Pille drauf. Doch damit ging nix mehr. Und je höher die Dosis wurde, umso schlechter ging es uns. Wir bekamen auch noch Herzrhythmusstörungen und Pulsjagen davon.

Inzwischen sind wir clean, haben nicht nur das Cipralex® sondern auch alle anderen Medikamente ausgeschlichen und leben nun mit den täglichen Entzugserscheinungen. Dazu gehören Schweißausbrüche, Frösteln und eine erhöhte Sensibilität. Wir sind eben noch dünnhäutiger geworden, aber auch das bekommen wir mithilfe von homöopathischen Mitteln und Bachblüten gebacken. Aber nach sechs Jahren mit Pillen war jetzt Schluss! Der Doc hatte uns die ganze Zeit über lapidar erklärt: ›Eigentlich sollen Ihre Medikamente Ihnen ja helfen.‹ Er kam nicht auf den Trichter, dass es eben zu viel sein könnte. Manchmal fragen wir uns, warum man erst zum Doc geht, wenn man am Ende doch alles selbst entscheiden muss. Wir fühlen uns da wie im Tal der Ahnungslosen. Fachärzte für Traumafolgestörungen oder auch Psychosomatiker sind in meiner Gegend ziemlich dünn gesät, um nicht zu sagen: Es gibt gar keine!«[413]

Über Cipralex und die Nebenwirkungen von Psychopharmaka

Matilda wurde über einen Zeitraum von sechs Jahren mit verschiedenen Psychopharmaka in verschiedenen Kombinationen behandelt. Zum Schluss bekam sie Cipralex®, ein Mittel aus der Gruppe der so genannten selektiven Serotoninwiederaufnahmehemmer (SSRI), das ihre emotionalen Spannungszustände regulieren sollte. Es wird zur Behandlung von Depressionen, Ängsten und Zwängen eingesetzt. Leider haben die meisten Medikamente – mitunter sehr unangenehme – Nebenwirkungen. So kann es bei Cipralex® tatsächlich – wie Matilda es beschreibt – zu Suizidgedanken kommen und auch Schmerzen und Herzrhythmusstörungen sind möglich.

Die individuelle Verträglichkeit solcher Medikamente ist sehr unterschiedlich. So kann ein Mittel von einem Patienten gut vertragen werden, ein anderer leidet dagegen unter heftigen Nebenwirkungen. Matilda hat ganz offensichtlich das Cipralex® nicht vertragen.

Um mir ein eigenes Bild zu machen, habe ich mir eine große Zahl von klinischen Studien zu den Medikamenten und ihren Nebenwirkungen angeschaut. Alle enden mit der gleichen Empfehlung für Ärzte, die ungefähr so lautet: »Sie müssen gemeinsam mit Ihrem Patienten ausprobieren, welches Mittel er verträgt, und wenn er ein bestimmtes Medikament gut vertragen hat, sollten Sie darauf zurückgreifen.« Hier handelt es sich also um das alte, gut bewährte Trial-and-Error-Prinzip. Dass manch ein Patient bei zu vielen »Errors« nicht mehr mitmacht, ist nachvollziehbar. Manchmal liegt die Krux auch in der Kombination verschiedener Präparate, denn nicht alle vertragen sich und wirken gut zusammen. Hier muss ein Arzt über sehr gute Fachkenntnisse und große Erfahrung verfügen, um die passende Kombination zu finden. Und wenn man, wie Matilda es nennt, »im Tal der Ahnungslosen« lebt, ist die Gefahr groß, keinen passenden Mediziner zu finden, der einen medikamentös richtig einstellen kann. In ländlichen Gebieten mit geringer Ärztedichte übernehmen allzu häufig ungenügend ausgebildete Ärzte diese Aufgabe, weil Spezialisten fehlen.

Dazu kommt, dass auch die erwünschte Wirkung von den Patienten unterschiedlich wahrgenommen wird. Während einer sich erleichtert fühlt, weil sein

→

unangenehmer emotionaler Zustand gebessert wurde, fühlt ein anderer sich total »ausgebremst«. Matilda ist eine sehr lebendige, geistig wache Frau. Sie zieht es vor, sich selbst in allen Facetten zu erleben und sich den Schwierigkeiten ihrer vielen verschiedenen ICHS auszusetzen, statt sich mit dämpfenden Medikamenten »wegzubeamen« und so einen wichtigen Teil ihrer Persönlichkeit dauerhauft zu unterdrücken. In meiner psychotherapeutischen Praxis versuche ich, meine Patienten immer selbst entscheiden zu lassen, welche Variante sie wählen. Matilda würde ich keine Psychopharmaka verordnen, denn sie ist eine äußerst motivierte Frau mit viel Willenskraft und einer ganzen Menge Stärken, die ihr helfen, mit ihrer Erkrankung umzugehen.

Matilda berichtete weiter: »Als wir in 3sat eine Dokumentation über SSRI gesehen haben, waren wir sehr dankbar, dass wir das Präparat abgesetzt haben. Ohne die Scheißdrogen auf Rezept geht es uns viel besser, aber es bedeutet eben auch viel mehr Arbeit, denn wir bekommen viel mehr voneinander mit, können aber gleichzeitig auch besser miteinander sprechen. Wir wechseln häufig zwischen unseren Persönlichkeiten, aber mit den Pillen hatten wir es viel schwerer. Unsere Täterintrojekte (Gipfelstürmer) sind jetzt viel milder gestimmt, sie sind lenkbarer, besser zu handhaben.

Manchmal ist es schon ein Wunder, dass es immer wieder etwas gibt, das uns von einem Sturm des Lebens zum nächsten trägt. Aber aufgeben, das war für uns nie eine Alternative. Unser No-Go-Kampfkatzenteam und unser Expertenteam hinterfragen eben 'ne Menge. Und das ist gut so! So leicht lassen wir uns jedenfalls nicht wieder diese Scheißglückspillen verordnen. Ich fand es irgendwie wichtig, dir das mitzuteilen. Herzliche lebendige Grüße, Matilda & Combo.«[414]

Matilda und die Therapie

Matilda hat schon viele Jahre Erfahrung mit stationärer wie mit ambulanter Therapie bei verschiedenen Ärzten, Psychiatern und ihrer Psychotherapeutin. Ihre Einstellung über die Psychiatrie fasst sie so zusammen: »Kennst du ein gelöstes Problem? Psychiatrie in Salzsäure!« Bei ihrer Therapeutin dagegen fühlte sie sich sehr aufgehoben. Leider ging die Therapie mit dieser zu Ende, weil die maximale Stundenzahl erreicht war, und Matilda musste sich auf die Suche nach einer neuen Therapeutin begeben. In dem Zusammenhang schrieb sie: »Hallo, liebe Sandra, die Freude über deine Mail ist gerade groß. Uns geht's momentan durchwachsen, denn unsere Knuddeltherapeutin ist bald weg. Es wird oft gesagt, dass in der Therapie der Körperkontakt vermieden werden sollte, aber gerade die herzlichen

Umarmungen waren für uns sehr HEILSAM. Nun haben wir zum zweiten Mal einen Antrag auf Psychotherapie gestellt, denn auf den ersten Antrag bekamen wir keine Antwort.

Und wir haben Pläne: Gern würden wir nach Dortmund ziehen wollen, weil dort die DIS (Anmerkung: Dissoziative Persönlichkeitsstörung) kein Fremdwort ist und wir schon eine Ärztin für Psychosomatische Medizin gefunden haben, die mit DIS arbeitet. Leider bekommen wir pro Quartal nur einen Termin à 20 Minuten, wenn alles klappt. Weil wir bald die letzte Stunde mit unserer Therapeutin haben, ist momentan jeder Strohhalm wichtig. Wenn sie nicht gewesen wäre, hätten wir uns bestimmt das Leben genommen. In Dortmund ist auch eine Traumaklinik. Wenn wir eine Krise hätten, könnten wir da hingehen. Aber der Wohnungsmarkt ist nicht gerade mit bezahlbaren Wohnungen voll. Das wird dauern.[415]

Ich bin auch im VieleNetzwerk (Anmerkung: ein moderiertes Netzwerk für Menschen mit Dissoziativer Identitätsstruktur). Das ist nicht schlecht, aber zwischenmenschlich nicht der Hit, weil uns echte Kontakte fehlen. Die Therapeutin hat noch keine neue Perspektive für mich, weil hier der Therapienotstand sehr groß ist. Kurz vor Ende der Therapie kommen viele Anteile mit schlimmen Erlebnissen vor, aber meist hier zu Hause. Da muss man schon viele Möglichkeiten finden zu unterstützen, zu trösten und die guten Dinge eruieren, Flexibilität ist Programm. Ich hoffe aber auf eine süße Wohnung in Dortmund. Dort sind die Menschen auch irgendwie offener und lockerer als hier in der tiefsten Provinz. Da gibt es auch mehr Veranstaltungen und Demos, Subkultur und Frauentreffs mit witzigen Frauen und vielleicht finden wir dort unsere Traumfrau??? Also, wir melden uns gern wieder, wollen aber auch niemandem auf den Keks gehen. Bis bald und dann mehr. Herzliche Grüße Matilda & Co.«[416]

Matildas Antrag auf eine neue Psychotherapie wurde von der Krankenkasse abgelehnt, da zwischen einer abgeschlossenen Psychotherapie und der Aufnahme einer neuen eine Pause von zwei Jahren liegen muss. Schließlich beantragte sie die Finanzierung einer weiteren Psychotherapie bei den Hilfsorganisationen »Weißer Ring« und »Fonds Sexueller Missbrauch« (▶siehe S. 186) und fand eine neue Therapeutin in Dortmund: »Wir haben eine neue Therapeutin gefunden, die der ›Fonds Sexueller Missbrauch‹ finanzieren wird, es ist aber noch keine Bewilligung da. Der ›Weiße Ring‹ ist erst mal mit 30 Stunden in Vorleistung gegangen, bezahlt aber nicht die Fahrtkosten. Der ›Fonds Sexueller Missbrauch‹ braucht lange zur Bearbeitung, das kostet Energie. Die Kasse zahlt keine Therapie, nach 80 Stunden ist für die Feierabend und dann erst einmal zwei Jahre Zwangspause. Die neue

Therapeutin hat keine Kassenzulassung, somit streikt die Krankenkasse sowieso, aber vom ›Fonds Sexueller Missbrauch‹ genehmigen die sie meist, so hoffen wir. Die neue Therapeutin arbeitet anders als die frühere. Uns scheint es der bessere Ansatz zu sein. Mit Vermeidungsstrategien und Verhaltenstherapie stehen wir inzwischen auf dem Kriegsfuß. Das ist nur ein Programmieren und Wegschieben, es hilft uns nicht mehr weiter. Nun probieren wir andere Möglichkeiten aus, aber erst mal langsam, weil wir noch vertrauter werden müssen, aber es läuft ganz gut an. Mit Therapeutinnen kommen wir klar, aber auf der freien Wildbahn, naja. Wegen Santoz bleiben wir nun doch hier, er ist unser Halt hier. Ansonsten wären wir gern nach Dortmund gezogen, weil die Therapieanfahrt 30 Kilometer weit ist, aber Pferdi ist eben hier. Die Fahrten sind teuer und mit meiner Minirente auf Dauer nicht zu bezahlen. Wir müssen das aber notgedrungen, dann ist allerdings eine Woche Schmalkost angesagt. Das ist blöd, aber die Therapie ist wichtig. Und dauernd betteln bei öffentlichen Pötten ist zermürbend und nicht erfolgreich, außerdem ist durch den Hochstresspegel mit Krisen zu rechnen. Liebe Grüße Matilda & Co«[417]

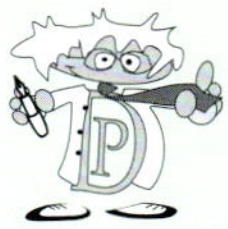

Matilda ist eine von vielen Patienten, die Leidtragende des »Psychotherapienotstands« sind. Schon lange ist in Deutschland die Zahl der Psychotherapeuten mit Kassenzulassung insgesamt viel zu gering und das Ruhrgebiet ist die Region mit der größten Versorgungslücke. Hinzu kommt, dass nur wenige Psychotherapeuten mit Menschen, die an einer dissoziativen Persönlichkeitsstörung leiden, arbeiten wollen bzw. können, weil ihnen schlicht die Qualifikation fehlt. So hat Matilda, die genug damit zu tun hat, mit ihrer Erkrankung überhaupt einen funktionierenden Alltag aufrechtzuerhalten, auch noch riesige Probleme bei der Therapeutensuche und muss mit ihrer kleinen Rente die Fahrt ins 30 Kilometer entfernte Dortmund zu ihrer neuen Therapeutin selbst zahlen.

Doch der Therapieplatz allein ist nicht Matildas einziges Problem. Sie kämpft darüber hinaus mit den Psychotherapierichtlinien der gesetzlichen Krankenkassen, die im Normalfall vorsehen, dass eine neue Therapie erst zwei Jahre nach einer bereits abgeschlossenen bewilligt wird. Matilda hat also nach ihrer abgeschlossenen Verhaltenstherapie nur mit großem Aufwand eine Chance auf eine weitere Therapie, die von ihrer gesetzlichen Krankenkasse übernommen wird.

Ganz sicher sind wir damit noch weit von einer bedarfsgerechten Versorgung entfernt, denn gerade Multiple benötigen eine ambulante Psychotherapie mit dem Therapeuten ihres Vertrauens über viele Jahre hinweg. Matilda war klug und informiert genug, sich an Hilfsorganisationen zu wenden, die auch eine Behandlung bei Psychotherapeuten, der nicht kassenzugelassen ist, übernehmen (▶siehe S. 186). Die Fahrtkosten allerdings muss sie weiter selbst bezahlen, obwohl ihr nur die sehr dürftige Rente zur Verfügung steht, mit der sie ihren Lebensunterhalten bestreiten muss.

8.3. »Meist übernimmt eine Persönlichkeit den Kopf, während die andere den Körper steuert« – Ein Gespräch mit Katharina B.

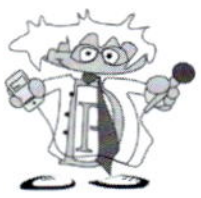

Mit der 43-jährigen gelernten Rechtsanwaltsgehilfin Katharina spreche ich über ihr Leben mit der multiplen Persönlichkeit. »Leider«, so erzählt sie mir, »kann ich meinen Beruf nicht mehr ausüben«. Zuletzt hat Katharina, die während unseres gesamten Gespräches sehr gefasst und fokussiert auf mich wirkt, als Teamassistentin in der Agentur für Arbeit gearbeitet. Doch die Erkrankung lässt ihr keinen Spielraum, denn sie macht ihr ein normales Leben unmöglich. »Meist«, so Katharina, »ist es so, dass eine Persönlichkeit den Kopf und die andere den Körper steuert. Das führt dazu, dass zwei Kapitäne versuchen, das gleiche Schiff zu steuern, doch jeder von ihnen in eine andere Richtung.«

Während unseres Gespräches merke ich immer wieder, wie schwer es Katharina fällt, über ihre multiple Persönlichkeit zu sprechen. Anders als Matilda steht sie erst am Anfang ihrer Therapie und kann deshalb noch nicht so differenziert über ihr Innenleben berichten.
Katharina lebt getrennt, hat zwei Kinder und ist alleinerziehend.

Wann und wie hast du erkannt, dass du an einer multiplen Persönlichkeit leidest?
Gar nicht. Mir war zwar klar, dass hier mehrere sind, aber erkannt hat das meine Psychotherapeutin.

War die Diagnose eher ein Schock für dich oder war es Erleichterung?
Ein Schock, weil ich geglaubt habe, dass das bei allen Menschen so ist, dass sie »mehrere« in sich haben. Und wenn man dann plötzlich gesagt bekommt, nein, das ist nicht bei allen so, ist das ein Schock.

Das war für dich ganz normal, dass du viele in dir hast?
Ja, es war Alltag und normal. Es gab schon Phasen, wo wir uns wie Aliens gefühlt haben, aber ich habe immer gedacht, dass das Phasen sind, die jeder hat.

Wie muss ich mir das Gefühl, ein Alien zu sein, vorstellen?
Das war das Gefühl, hier auf der Welt nicht den richtigen Platz zu haben und hier nicht richtig zu sein.

Wie fühlt es sich an, mit verschiedenen inneren Persönlichkeiten zu leben? Wie viele innere Persönlichkeiten hast du und sind dir alle bekannt?
Also, wie viele es gibt, ist mir nicht bekannt. Aber zumindest wissen wir schon von zwölf.

Kannst du mir diese zwölf beschreiben?
(überlegt lange)

Wer sind sie? Sind das Kinder? Sind das Erwachsene?
Es sind vier Kinder, mindestens drei Jugendliche, drei Männer und der Rest Frauen.

Kannst du mir diese Persönlichkeiten näher beschreiben? Welche Charaktereigenschaften haben sie?
Das kann jetzt aber Stunden dauern ... *(Katharina zögert).*
Von den Kindern gibt es eine Dreijährige, die nicht spricht, es gibt einen Sieben- und eine Achtjährige, die Aufgaben haben und erledigen, die eigentlich die von Erwachsenen sind. Bei den Jugendlichen kann eine nur in Versen denken und reden, dann gibt es noch ein Zwillingspärchen, von dem eines gar nicht sprechen kann. Ich bezeichne sie als die Helle, die positiv eingestellt ist, und die Dunkle, die absolut negativ ist. Und bei den Männern ist das unterschiedlich. Es gibt einen, der den Haushalt führt, und einen, der Auto fährt, der dritte ist für den sexuellen Kontakt zuständig. Bei den Frauen gibt es auch eine, die für den sexuellen Kontakt zuständig ist und extrem negativ geprägt ist, aber es gibt auch eine neutrale Frau, die versucht, zwischen allen zu vermitteln und die mit Emotionen nichts anfangen kann. Ich als Person bin für die Außenkinder zuständig, dann gibt es noch eine arbeitende Persönlichkeit, die für Job und Organisation zuständig ist. Mehr fällt mir jetzt gerade nicht ein.

Kannst du mir ein Beispiel geben, wann sich die einzelnen Persönlichkeiten zeigen? Fühlst du es, kannst du es vorhersehen oder passiert es total spontan und du kannst es überhaupt nicht beeinflussen?
Beides. Es gibt natürlich Trigger, die bestimmte Personen hervorholen. Das können Menschen sein, das können Gerüche oder Geräusche sein. Und es gibt auch spontane Situationen, die ich nicht einschätzen kann und in denen dann plötzlich jemand von den anderen da ist. So wie beim Arbeiten: Wenn ich das Büro betre-

ten habe, war klar, dass ich nicht mehr da oder im Hintergrund war und dass die arbeitende Persönlichkeit den Job erledigt hat. Irgendwann wurde ich im Büro angerufen und mir wurde mitgeteilt, dass ich die Kinder aus der Schule holen soll. Der arbeitenden Persönlichkeit – die eigentlich ihre Arbeit machen wollte und mit den Kindern nichts zu tun hatte – war das scheißegal, was da mit den Kindern gelaufen ist. Das sind dann schon schwierige Situationen, weil wir keine Zeit haben, darüber zu diskutieren oder zu streiten und die Situation gelöst werden muss. Bisher bin ich immer die Stärkere gewesen, wenn es um die Betreuung der Kinder ging.

Ich nehme mal an, dass die Personen, die du jetzt beschrieben hast, zumindest für ihren Bereich eher positive Innenpersonen sind. Gibt es auch welche, die du überhaupt nicht magst? Und wenn ja, welche sind das?
Wen ich überhaupt nicht mag, das ist zum Beispiel diese Jugendliche, die körperliche, negative Handlungen an uns vornimmt und uns manipuliert, damit Dinge passieren, die einfach nicht gut sind, oder sie versucht, Situationen zu verursachen, die nicht gut sind. Und es gibt definitiv auch die ganz dunklen Persönlichkeiten, von denen ich momentan nur zwei im Kopf habe, weil ich die anderen einfach noch nicht kenne. Natürlich mag ich sie nicht, aber ich kann auch noch nicht wirklich sagen, warum oder wieso, denn ich kenne sie noch nicht besonders gut.

Kannst du diese zwei dunklen Persönlichkeiten beschreiben, von denen du gerade erzählt hast? Was machen die? Wer sind die?
Das geht geht über meine Grenze.

(Okay).

Wie ist dein Leben als Multiple für dein soziales Umfeld? Wie gehen deine Angehörigen, deine Freunde und deine Arbeitskollegen damit um?
Na ja, ich habe es ja nicht nach außen getragen, also wissen die wenigsten davon. Es ist aber schon so, dass mein Verhalten auffällig war. Es gab schon Arbeitskollegen, die mich angesprochen und mir gesagt haben: »Warum bist du heute so, und morgen so? Es ist wirklich so extrem, dass man nie weiß, ob man angeraunzt oder ignoriert wird, wenn man dir begegnet.« Man eckt also schon an. Auch für mich war es schwierig, weil es immer wieder Situationen gegeben hat, wo ein Arbeitskollege einer anderen Persönlichkeit begegnet ist, und wir angeblafft wurden, was uns denn einfiele oder warum wir an einem Tag so ausgerastet sind? Also entschuldigt man sich häufig für Dinge, von denen man gar nicht weiß, dass man sie gemacht hat.

Das heißt, du kannst dich als »Hauptperson« nicht mehr daran erinnern, was eine deiner Innenpersonen gesagt oder getan hat?
Zum Großteil ja.

Wie muss man sich das vorstellen? Sind dein Denken, dein ICH in diesen Situationen ganz abgetaucht in der anderen Person?
Ja. Abgetaucht ist der richtige Begriff. Am besten lässt es sich mit dem Bild eines Kapitäns und seines ersten Offiziers am Steuer eines Schiffs beschreiben. Je nachdem wer gerade Dienst hat, übernimmt derjenige das Steuer, während der andere in der Kabine verschwindet und ein Nickerchen macht. Doch man bekommt nicht mit, wer gerade das Steuer übernimmt. Das einzige, was man mitbekommt, ist, dass das Schiff in unruhigem Fahrwasser ist.

Gibt es auch Momente, in denen du das Gefühl hast, dass zwei Persönlichkeiten gleichzeitig in Erscheinung treten?
Ja, es gibt diese Situationen zu zweit oder zu dritt, wobei Momente zu dritt eher selten sind. Aber zu zweit, das passiert schon. Zum Beispiel auf der Arbeit, wenn zwei miteinander arbeiten müssen, obwohl sie das nicht wollen. Manchmal kann man gegensteuern, und manchmal ist es sogar produktiv, dass beide Persönlichkeiten da sind: Beispielsweise wenn eine Persönlichkeit arbeitet und handelt und die andere Persönlichkeit spricht. Hin und wieder ist das durchaus praktisch, dass zwei Persönlichkeiten gemeinsam versuchen, die Situation zu managen: Die eine übernimmt dann den Kopf und die andere den Körper.

Ich kann mir gerade schwer vorstellen, wie das ist, wenn zwei Persönlichkeiten gleichzeitig agieren. Was passiert dann mit dir?
Meist übernimmt eine Persönlichkeit den Kopf, während die andere den Körper steuert. Es gibt allerdings Situationen, in denen das nicht mehr geht – wenn ein Trigger dazukommt, und diese Aufteilung unmöglich macht. Dann passiert es, dass die zweite Persönlichkeit nach hinten gedrängt wird und die andere absolut das Steuer übernimmt. Es kommt immer darauf an, bei welcher Person das passiert und was der Auslöser ist.

Du hast erwähnt, dass du gerade eine Therapie machst. Seit wann machst du die Therapie und woran arbeitet ihr dort?
Ich mache jetzt die zweite Therapie. Davor habe ich fünf Jahre lang mit einer Therapeutin gearbeitet, die die multiple Persönlichkeitsstörung auch diagnostiziert hat. Momentan arbeiten wir an unterschiedlichsten Dingen. Oft sind es aktuelle

Problemstellungen, die akut sind und gelöst werden müssen und die Krankheit dann zurückdrängen. Aber wenn wir an der Krankheit arbeiten, geht es darum, eine innere Landkarte zu erstellen, um auch die anderen kennenzulernen und zu schauen, was man tun kann, wenn eine unpassende Persönlichkeit das Steuer übernimmt. Man sieht sich auch an, was die einzelnen inneren Persönlichkeiten brauchen. Vor Kurzem mussten wir beispielsweise unsere Hündin einschläfern lassen. Und das hat nicht nur eine Person betroffen, sondern ganz viele. Und dann muss man erst einmal auseinandernehmen, wer hier was ist und warum es dem einen gut und dem anderen schlecht geht.

Bestimmt habt ihr in der Therapie auch schon Traumaarbeit geleistet. Wie weit bist du mit der Aufarbeitung deiner traumatischen Erlebnisse?
Da konnten wir noch nicht viel machen. Ich stehe, was mein Wissen angeht, fast an der gleichen Stelle wie vor fünf Jahren. Uns fehlt einfach die Zeit.

Weil die aktuellen Dinge für dich wichtiger sind?
Ja. Und auch, weil die aktuellen Dinge Einfluss auf alle Persönlichkeiten nehmen. Und wenn ich das Aktuelle nicht weggeräumt habe, kann ich mich nicht um die Vergangenheit kümmern.

Gibt es Innenpersönlichkeiten, die dir besonders ans Herz gewachsen sind, und wenn ja, welche?
(Katharina atmet tief aus) Also wenn ich wirklich ganz ehrlich bin, betrachte ich das Ganze als Zweckgemeinschaft. Keiner hat eine höhere oder eine niedrigere Stellung als andere.

Wie würdest du deinen Host, deine Hauptpersönlichkeit beschreiben?
Die Hauptpersönlichkeit bekommt immer das Feedback, dass sie eine ruhige, gefasste, verständnisvolle Person ist, die so wirkt, als sei sie eine starke Persönlichkeit, die alles im Griff hat.

Wie viel Kraft kostet das den Host, dieses Bild von der Person, die stark ist und alles im Griff hat, nach außen zu tragen?
Das kostet jeden Tag unendlich viel Kraft. Ich glaube, dass jeder Phasen im Leben hat, in denen er sich durchkämpfen muss. In unserem Fall ist es tatsächlich eine ganz andere Herausforderung: Weil wir die Erfahrung gemacht haben, dass, wenn die Erkrankung bekannt wird, einem nichts mehr zugetraut wird, müssen wir nach außen immer wieder präsentieren, dass wir stark und nicht angreifbar sind. Die Außenkinder sind inzwischen beide erwachsen. Doch bis dahin hatten wir

viel mit dem Jugendamt zu tun. Einmal haben wir gehört, dass eine Mitarbeiterin vom Jugendamt ein Telefonat geführt hat, in dem sie sagte: »Was, diese Frau hat DIS? Das geht ja gar nicht, die Kinder müssen sofort raus aus diesem Milieu!« Das hat sie einfach so entschieden, ohne irgendwelche Hintergründe oder Details zu kennen. Und dann kamen die Leute vom Jugendamt zu uns. Das war ein einprägsames Erlebnis, das alles gesprengt hat. Von da an versuchte ich, nach außen ruhig und gefasst rüberzukommen und meine Kämpfe im Inneren versteckt mit mir selbst auszutragen.

Woher nimmst du diese Kraft?
Keine Ahnung. Ich weiß es nicht. Die größte Kraft geben uns wohl meine Außenkinder. Sie sind das, was uns hält, uns hier sein lässt und hier bleiben lässt.

Gibt es außer deinen zwei Außenkindern noch etwas, das dir Kraft gibt?
Ganz ehrlich, das wüsste ich nicht.

Gibt es etwas, was alle deine Innenpersönlichkeiten, so verschieden sie auch sein mögen, gemein haben?
Sturheit *(lacht)*. Ja, sie sind alle auf ihre Art und Weise stur. Im Gegenzug aber auch sehr geduldig.

Geduldig womit?
Mit Einflüssen von außen, mit Menschen, mit Tieren, aber auch mit Situationen. Mit anderen sind wir geduldig, nur mit uns selbst nicht. Der Arbeitspersönlichkeit wurde immer nachgesagt, sie habe eine »Affengeduld« beim Sortieren von Papieren, und mir wird nachgesagt, dass ich eine »Wahnsinnsgeduld« mit Tieren habe.

Wenn du anderen Multiplen einen Rat geben könntest, wie sie mit ihrer Erkrankung umgehen können, welcher wäre das?
In erster Linie ist es wichtig, auf alle im System zu achten. Weil man sich nur so eine Art Leben aufbauen kann, denn eigentlich ist es ja nur mehr ein Überleben, wenn man alle im System beachtet. Das ist nicht einfach und das funktioniert hier bei uns noch nicht. Aber ich bin mir ziemlich sicher, dass das der Weg ist, um irgendwann in ein Leben zu kommen, das mehr ist als nur Funktionieren und Überleben.

Gibt es etwas, das für dich überhaupt nicht möglich oder so stark mit Angst besetzt ist, dass du sagst, dass es gar nicht geht? Wie reagierst du beispielsweise auf Berührungen von Menschen und wie nahe lässt du Menschen an dich heran?
Berührungen gehen tatsächlich gar nicht. Wirklich nur sehr wenige. Wenn, dann können das nur meine Kinder, das geht schon. Aber die sind auch nicht so, dass sie das unheimlich brauchen. Auch bestimmte Gerüche gehen nicht.

Gibt es etwas, das dir Angst macht und wenn ja, was ist das?
Also, was uns viel Angst macht, sind körperliche Krankheiten, die uns lahmlegen, sodass gar nichts mehr geht. Das beginnt schon mit einem Migräneanfall, wenn man es kaum schafft, den Tag richtig zu überstehen. Die Angst betrifft eigene Krankheiten, aber auch die anderer Menschen. Wir wissen ziemlich viel darüber und versuchen das mit dem Wissen ein wenig abzupuffern, aber es ist mit viel Angst und Panik verbunden.

Was wünschst du dir für deine Zukunft?
Zum einen, überhaupt einmal das Gefühl zu haben, dass es eine vernünftige Zukunft gibt. Solange das Gefühl von Funktionieren und Überleben vorherrscht, kommt man ja nur bis zum Tellerrand und schafft es nicht, darüber hinauszuschauen. Aber wenn wir es irgendwann schaffen, darüber hinauszuschauen, dann haben wir auch das Gefühl, dass es eine Zukunft gibt. Wünschen würden wir uns vor allem, dass eine Krankheit wie die multiple Persönlichkeitsstörung nicht den Rest der Menschheit in die Flucht schlägt und panisch macht, und dass man nicht verurteilt wird. Aber das erscheint im Moment zumindest eher utopisch.

Wie würdest du einem Außenstehenden in kurzen Worten deine multiple Persönlichkeit beschreiben?
Wir sind zwar ganz viele, die sehr verschieden und bestimmt nicht einfach zu nehmen sind, aber wenn man versucht, uns anzunehmen, dann kann man mit uns tolle Überraschungen erleben, die ganz neue Sichtweisen eröffnen können. Und das empfinden wir persönlich als etwas sehr Positives. Menschen haben ja oft einen Tunnelblick, was ihr eigenes Leben angeht, aber dadurch, dass wir viele in uns sind und viele Facetten bieten, können wir vielleicht den Tunnelblick etwas erweitern. Und das würde vielen Menschen guttun.

Katharina, ich danke dir herzlich für dieses Gespräch.[418]

8.4. »Ein bisschen Gagapedia muss schon sein« – Multiple und ihre ganz besonderen Herausforderungen

Frauen wie Katharina und Matilda haben es schwer, ein »normales« Leben zu führen, das für uns alle so selbstverständlich erscheint: Viele können weder in einer Partnerschaft dauerhaft Erfüllung finden, noch sind sie in der Lage, ihren Beruf uneingeschränkt auszuüben. Zu groß sind die Behinderungen und Einschränkungen, die sie durch ihr inneres Chaosteam und die Durchbrüche ihrer traumatischen Erlebnisse immer wieder erfahren. Oft haben sie enorme Schwierigkeiten, sich und ihre Mitmenschen zu verstehen. Die meisten Multiplen haben darüber hinaus eine wahre Odyssee auf dem Weg zur Diagnose und Therapie hinter sich gebracht. Allzu oft erkennen die behandelnden Ärzte das Problem nicht und kommen zu einer falschen Diagnose. So ist es Matilda ergangen, die über viele Jahre mit Psychopharmaka behandelt wurde, die ihr das Leben noch schwerer machten, anstatt ihr zu helfen. Selbst Psychotherapeuten erkennen häufig viel zu spät, dass ihr Patient mehrere Persönlichkeiten in sich trägt. Hier ist noch viel Aufklärungsarbeit notwendig.

Es ist nicht leicht für Multiple, mit all diesen Schwierigkeiten umzugehen, mit ihrer Vergangenheit zu leben und sich trotz allem, was geschehen ist, selbst mit allen Innenpersonen zu akzeptieren und wertzuschätzen. Aber weitaus schwieriger ist es für sie, Menschen zu finden, die sie mit ihren schrecklichen Erfahrungen und ihren Innenpersonen so annehmen, wie sie sind. Die meisten Multiplen jedenfalls wünschen sich nichts sehnlicher, als auf Menschen zu treffen, die sie nicht verurteilen und als verrückt abstempeln, sondern sie mit ihren vielen Facetten respektieren. Um das zu erreichen, braucht es vor allem mehr Information über das Krankheitsbild und mehr Toleranz Menschen gegenüber, die anders funktionieren als wir.

Matilda und Katharina haben eindrucksvoll gezeigt, dass es auch mit einer dissozitiven Persönlichkeitsstörung gelingen kann, ein Leben zu führen, das schöne und erfüllende Momente bereithält. Während Matilda ihr Glück mit ihrem Pferd Santoz gefunden hat und es liebt, als »Bücherwurmina« in die literarische Welt einzutauchen, sind es für Katharina vor allem ihre zwei Kinder, die ihr Halt geben und Mut machen, nicht aufzugeben.

»Ein bisschen Gagapedia muss schon sein«, wie Matilda es ausdrückte. Und vielleicht würde es auch uns guttun, unseren Blick zu erweitern und unseren Horizont zu öffnen für die so andere, fremde Welt, in der Multiple leben.

Nachwort

Wir hoffen, dass Sie am Ende unserer kleinen Reise etwas für sich ganz persönlich mitnehmen: Dass Sie sich als Betroffene oder Angehörige nicht mehr so verloren fühlen wie der kleine Pinguin in unserer Geschichte zu Beginn des Buches. Und dass Sie die Anforderungen, die die Erkrankung und das Leben an Sie stellen, gestärkt meistern werden, weil Sie wissen: Sie sind nicht allein. Es gibt andere, die es geschafft haben. Und vielleicht haben Sie ja auch Mut gefasst und Hoffnung geschöpft und sagen sich: »Ja, auch ich kann es schaffen!«

Gerade Pinguine zeigen uns, wie wir den realen Herausforderungen des täglichen Lebens erfolgreich begegnen können. Und vielleicht denken Sie künftig in Situationen, in denen Sie möglicherweise vollkommen verzweifelt, einsam, wütend oder hoffnungslos sind, öfter an unsere kleinen Überlebenskünstler, die in ihrem Element, dem Wasser, elegante und schnelle Schwimmer sind, doch an Land mit ihren kurzen Beinen nur langsam vorwärtskommen. Dennoch begeben sich diese Vögel immer wieder auf lange, kräftezehrende Fußmärsche, wissend, dass am Ziel weitere Mühsal wartet. Doch Pinguine nehmen das alles auf sich. Sie sind kleine Kämpfer und zeigen auf all ihren gefährlichen Reisen, was für einzigartige Tiere sie wirklich sind: unverzagt, mutig, lebensfroh, selbstbewusst und zielstrebig. Und genau das wünschen wir Ihnen auf Ihrem Weg, ganz egal wie rau und unwirtlich die Bedingungen dort auch gerade sein mögen.

Ihre Wegbegleiter
Hedda Rühle & Sandra Maxeiner
(die übrigens beide große Pinguin-Liebhaber sind).

DIE VERGRABENEN SCHÄTZE

Ich weiß, man hat dich bitter verletzt,
ich weiß, dass niemand dich geschätzt,
als du warst, wie du warst,
doch wie bist du jetzt?
Voll Bitterkeit hast du
die Schätze vergraben,
voll Hochmut hast du
dein Schicksal ertragen,
hast dich voll Zweifel
durch's Leben gehetzt,
so bist du jetzt.
Komm, lass es uns wagen,
dein Leben zu wenden,
die Hetzjagd und den
Hochmut beenden,
die Bitterkeit mit Freude verjagen,
um endlich uns
an den Schätzen zu laben.
Voll Wärme und Glück,
mit eignem Geschick
nimmst du dein Leben
in zärtliche Hände,
lässt dich in deiner Art erblühn,
wirst dir nun selbst zur Seite stehn.
Wirst deine Wunden
mit Verzeihen heilen,
wirst nie mehr sinnlos
durch das Leben eilen,
und immer findest
im Innern du Ruh,
dort bist nur du.

Renate Lilge-Stodieck

Fußnotenverzeichnis

1 Wenn wir in diesem Buch die Bezeichnung »Borderliner« oder »Multiple« für Menschen wählen, die an einer Borderline-Störung oder einer multiplen Persönlichkeitsstörung erkrankt sind, möchten wir das weder abwertend noch diskriminierend verstanden wissen. Es dient ausschließlich einer kürzeren, prägnanteren Form und stellt keinerlei Wertung oder Verurteilung dar.
2 http://www.zeit.de/karriere/2016-11/musikbranche-kritik-adoro-laszlo-maleczky-trennung-opernsaenger/komplettansicht?print
3 Milk, C. (2012), Ein harter Kerl im Tal der Tränen – Eine wahre Geschichte…, Verlag 3.0,
4 Mail von Sascha Milk, Mai 2016
5 v. Hirschhausen, E. (2011), sowie www.glueck-kommt-selten-allein.de
6 Persönliches Interview mit Katja P. (Name von der Redaktion geändert), 10.12.2015
7 Interview mit Katja P. (Name von der Redaktion geändert), 27.04.2015
8 Persönliches Interview mit Katja P. (Name von der Redaktion geändert), 27.04.2015
9 Das Wildwasser-Forum ist ein Selbsthilfeforum für Betroffene, die Opfer sexueller Gewalt geworden sind.
10 Fassung aufgrund des Fünfzigsten Gesetzes zur Änderung des Strafgesetzbuches – Verbesserung des Schutzes der sexuellen Selbstbestimmung vom 04.11.2016 (BGBl. I S. 2460), in Kraft getreten am 10.11.2016 Gesetzesbegründung
11 vgl. www.tagesschau.de, 09.01.2016
12 Persönliches Interview mit Katja P. (Name von der Redaktion geändert), 10.12.2015
13 vgl. www.huffingtonpost.de/sandra-maxeiner/bose-schmetterlinge-im-bauch-leben-mit-dem-borderline-syndrom_b_5847432.html, 19.09.2014
14 vgl. Marquart, M., in: www.spiegel.de, 12.03.2015
15 vgl. www.zeit.de, 27.01.2016
16 vgl. Petersen, V. (2014), in: www.n-tv.de, 31.01.2014
17 vgl. Haegele, A., in: Der Spiegel, 5/2001
18 Ein Übergangsobjekt ist ein Gegenstand, der eine Beziehung symbolisiert oder ersetzt. Das kann ein Kuscheltier sein, das elterliche Qualitäten wie Bindung, Geborgenheit und Sicherheit vermittelt, eine Schmusedecke, die Zärtlichkeit und Zuwendung gibt, aber auch ein Stein oder ein anderer Gegenstand, den man von einem wichtigen Menschen bekommen hat, um mit ihm in Verbindung zu sein.
19 vgl. Kalb, C. (2016)
20 vgl. Beyer, S., Gorris, L, in: Spiegel 40/2010
21 vgl. Margolis, J., Buskin, R. (2014)
22 Andersen, C. (2013)
23 vgl. blogs.psychcentral.com/all-things/2013/08/patrick-kennedy-addresses-borderline-personality-disorder-stigma-and-parity/
24 vgl. Haegele, A., in: Der Spiegel (2001)
25 vgl. www.romy-schneider.de
26 vgl. www.romy-schneider.de
27 vgl. www.welt.de/vermischtes/prominente/article145663258/Der-fruehe-Tod-von-Romy-Schneider.html
28 vgl. www.spiegel.de/spiegel/print/d-46237036.html
29 vgl. Petersen, V. (2014), in: www.n-tv.de, 31.01.2014
30 Häufigkeit der Personen, die einmal in ihrem Leben an einer bestimmten Erkrankung leiden.
31 vgl. Bohus, M., Lieb, K. (2012), State of the Art. Borderline-Persönlichkeitsstörung, Mannheim
32 Messner, R., in: Interview mit Alexander Kluge, vgl. www.magazin.dctp.tv, »Grenzen der Erfahrung«, 12.09.2004
33 Messner, R., in: Wittershagen, M., vgl. faz.net, »Dort oben lebe ich als Anarchist«, 18.11.2009
34 Messner, R., in: Interview mit Alexander Kluge, vgl. www.magazin.dctp.tv, »Grenzen der Erfahrung«, 12.09.2004
35 Messner, R., in: Wittershagen, M., vgl. faz.net, »Dort oben lebe ich als Anarchist«, 18.11.2009
36 vgl. http://www.kapstadt-net.de/pages/sehenswuerdigkeiten/kuestengebiete/kap-der-guten-hoffnung/der-fliegende-hollaender.php
37 Interview mit Julia T. (Name von der Redaktion geändert), 23. 12. 2015
38 Telefonisches Interview mit Nele G. (Name von der Redaktion geändert), 23.12.2015
39 Telefonisches Interview mit Romy E. (Name von der Redaktion geändert), 21.12.2015

40 International Classification of Diseases (ICD-10), Kapitel V (F), Dilling, H., Mombour, W., Schmidt, M. H. (2008), 6. Aufl.
41 Persönliches Interview mit Katja P. (Name von der Redaktion geändert), 10.12.2015
42 Persönliches Interview mit Katja P. (Name von der Redaktion geändert), 10.12.2015
43 Persönliches Interview mit Katja P. (Name von der Redaktion geändert), 10.12.2015
44 Telefonisches Interview mit Emma B. (Name von der Redaktion geändert), 03.09.2014
45 Telefonisches Interview mit Emma B. (Name von der Redaktion geändert), 03.09.2014
46 Telefonisches Interview mit Emma B. (Name von der Redaktion geändert), 03.09.2014
47 Telefonisches Interview mit Emma B. (Name von der Redaktion geändert), 03.09.2014
48 Telefonisches Interview mit Sascha Milk, 05.09.2014
49 Telefonisches Interview mit Sascha Milk, 05.09.2014
50 Telefonisches Interview mit Semra A. (Name von der Redaktion geändert), 23.12.2015
51 Telefonisches Interview mit Sarah C. (Name von der Redaktion geändert), 21.12.2015
52 Telefonisches Interview mit Lia F. (Name von der Redaktion geändert), 05.09.2015
53 Telefonisches Interview mit Lia F. (Name von der Redaktion geändert), 05.09.2015
54 Telefonisches Interview mit Amelie E. (Name von der Redaktion geändert), 15.12.2015
55 Telefonisches Interview mit Amelie E. (Name von der Redaktion geändert), 15.12.2015
56 Telefonisches Interview mit Lena F (Name von der Redaktion geändert), 29.09.2014
57 Depersonalisation ist ein Zustand der Selbstentfremdung.
58 Bei der Dissoziation werden Bewusstseinsinhalte abgespalten, die dann dem wachen Tagesbewusstsein nicht mehr zugänglich sind. Die Betroffenen können sich beispielsweise an Dinge, die sie getan haben, nicht mehr erinnern.
59 Telefonisches Interview mit Frida V. (Name von der Redaktion geändert), 11.09.2014
60 Telefonisches Interview mit Nele G. (Name von der Redaktion geändert), 23.12.2015
61 Telefonisches Interview mit Charlotte M. (Name von der Redaktion geändert), 17.12.2015
62 Telefonisches Interview mit Charlotte M. (Name von der Redaktion geändert), 17.12.2015
63 Telefonisches Interview mit Romy E. (Name von der Redaktion geändert), 21.12.2015
64 Venlafaxin ist ein Antidepressivum aus der Gruppe der selektiven Serotonin-Noradrenalin-Wiederaufnahmehemmer (SSNRI).
65 Telefonisches Interview mit Michael B. (Name von der Redaktion geändert), 17.12.2015
66 Telefonisches Interview mit Amelie E. (Name von der Redaktion geändert), 15.12.2015
67 Telefonisches Interview mit Marlene R. (Name von der Redaktion geändert), 03.09.2014
68 Telefonisches Interview mit Marlene R. (Name von der Redaktion geändert), 03.09.2014
69 Telefonisches Interview mit Emma B. (Name von der Redaktion geändert), 03.09.2014
70 Telefonisches Interview mit Lia F. (Name von der Redaktion geändert), 03.09.2014
71 Telefonisches Interview mit Sascha Milk, 05.09.2014
72 Telefonisches Interview mit Amelie E. (Name von der Redaktion geändert), 15.12.2015
73 Persönliches Interview mit Katja P. (Name von der Redaktion geändert), 10.12.2015
74 Mail von Emma B. (Name von der Redaktion geändert), 10.09.2014
75 Persönliches Interview mit Katja P. (Name von der Redaktion geändert), 10.12.2015
76 Interview mit Semra P. (Name von der Redaktion geändert), 22.12.2015
77 Interview mit Lena P. (Name von der Redaktion geändert), 29.09.2014
78 Persönliches Interview mit Katja P. (Name von der Redaktion geändert), 10.12.2015
79 Telefonisches Interview mit Sarah C. (Name von der Redaktion geändert), 21.12.2015
80 Telefonisches Interview mit Lia F. (Name von der Redaktion geändert), 05.09.2015
81 Telefonisches Interview mit Sascha Milk, 05.09.2014
82 Telefonisches Interview mit Semra A. (Name von der Redaktion geändert), 23.12.2015
83 Telefonisches Interview mit Marlene R. (Name von der Redaktion geändert), 03.09.2014
84 Telefonische Interview mit Charlotte M. (Name von der Redaktion geändert), 17.12.2015
85 Telefonisches Interview mit Romy E. (Name von der Redaktion geändert), 21.12.2015
86 Telefonisches Interview mit Lia F. (Name von der Redaktion geändert), 05.09.2015
87 Telefonisches Interview mit Frida V. (Name von der Redaktion geändert), 11.09.2014
88 Telefonisches Interview mit Nele G. (Name von der Redaktion geändert), 23.12.2015
89 Telefonisches Interview mit Michael B. (Name von der Redaktion geändert), 17.12.2015
90 Telefonisches Interview mit Emma B. (Name von der Redaktion geändert), 03.09.2014

91 Telefonisches Interview mit Sarah C. (Name von der Redaktion geändert), 21.12.2015
92 Telefonisches Interview mit Sascha Milk, 05.09.2014
93 http://www.tagesspiegel.de/weltspiegel/liz-taylor-und-richard-burton-vor-50-jahren-heirateten-sie-zum-ersten-mal/9617976.html
94 vgl. http://luxus.welt.de/living/society/beruehmte-liebespaare-elizabeth-taylor-und-richard-burton
95 vgl. http://luxus.welt.de/living/society/beruehmte-liebespaare-elizabeth-taylor-und-richard-burton
96 Telefonisches Interview mit Michael B. (Name von der Redaktion geändert), 17.12.2015
97 Telefonisches Interview mit Marlene R. (Name von der Redaktion geändert), 03.09.2014
98 Telefonisches Interview mit Amelie E. (Name von der Redaktion geändert), 15.12.2015
99 Telefonisches Interview mit Amelie E. (Name von der Redaktion geändert), 15.12.2015
100 Telefonisches Interview mit Amelie E. (Name von der Redaktion geändert), 15.12.2015
101 Telefonisches Interview mit Nele G. (Name von der Redaktion geändert), 23.12.2015
102 Telefonisches Interview mit Nele G. (Name von der Redaktion geändert), 23.12.2015
103 Telefonisches Interview mit Nele G. (Name von der Redaktion geändert), 23.12.2015
104 Persönliches Interview mit Katja P. (Name von der Redaktion geändert), 10.12.2015
105 Telefonisches Interview mit Emma B. (Name von der Redaktion geändert), 03.09.2014
106 Telefonisches Interview mit Semra A. (Name von der Redaktion geändert), 23.12.2015
107 Telefonisches Interview mit Emma B. (Name von der Redaktion geändert), 03.09.2014
108 Telefonisches Interview mit Emma B. (Name von der Redaktion geändert), 03.09.2014
109 Telefonisches Interview mit Sascha Milk, 06.11.2015
110 Telefonisches Interview mit Sascha Milk, 06.11.2015
111 Telefonisches Interview mit Sascha Milk, 06.11.2015
112 Telefonisches Interview mit Nele G. (Name von der Redaktion geändert), 23.12.2015
113 Telefonisches Interview mit Romy E. (Name von der Redaktion geändert), 21.12.2015
114 Telefonisches Interview mit Romy E. (Name von der Redaktion geändert), 21.12.2015
115 Telefonisches Interview mit Romy E. (Name von der Redaktion geändert), 21.12.2015
116 Telefonisches Interview mit Romy E. (Name von der Redaktion geändert), 21.12.2015
117 Telefonisches Interview mit Romy E. (Name von der Redaktion geändert), 21.12.2015
118 Breng, J. (2016), in: zeitonline, Stadtleben, 24. 01. 2016
119 Telefonisches Interview mit Nele G. (Name von der Redaktion geändert), 23.12.2015
120 Telefonisches Interview mit Lia F. (Name von der Redaktion geändert), 05.09.2015
121 Telefonisches Interview mit Charlotte M. (Name von der Redaktion geändert), 17.12.2015
122 Telefonisches Interview mit Charlotte M. (Name von der Redaktion geändert), 17.12.2015
123 Telefonisches Interview mit Marlene R. (Name von der Redaktion geändert), 03.09.2014
124 Gespräch mit Katja P. (Name von der Reaktion geändert), 10. Dezember 2015, Berlin
125 Persönliches Interview mit Katja P. (Name von der Reaktion geändert), 10.12.2015
126 Persönliches Gespräch mit Katja P. (Name von der Redaktion geändert), 10.12.2015
127 Persönliches Interview mit Katja P. (Name von der Redaktion geändert), 10.12.15
128 Persönliches Interview mit Katja P. (Name von der Redaktion geändert), 10.12.2015
129 Telefonisches Interview mit Lia F. (Name von der Redaktion geändert), 05.09.2015
130 Telefonisches Interview mit Michael B. (Name von der Redaktion geändert), 17.12.2015
131 Telefonisches Interview mit Semra A. (Name von der Redaktion geändert), 23.12.2015
132 Telefonisches Interview mit Semra A. (Name von der Redaktion geändert), 23.12.2015
133 Telefonisches Interview mit Sascha Milk, 06.11.2015
134 Telefonisches Interview mit Michael B. (Name von der Redaktion geändert), 17.12.2015
135 Telefonisches Interview mit Michael B. (Name von der Redaktion geändert), 17.12.2015
136 Telefonisches Interview mit Michael B. (Name von der Redaktion geändert), 17.12.2015
137 Telefonisches Interview mit Charlotte M. (Name von der Redaktion geändert), 17.12.2015
138 Telefonisches Interview mit Charlotte M. (Name von der Redaktion geändert), 17.12.2015
139 Telefonisches Interview mit Sarah C. (Name von der Redaktion geändert), 21.12.2015
140 Telefonisches Interview mit Sarah C. (Name von der Redaktion geändert), 21.12.2015
141 Telefonisches Interview mit Amelie E. (Name von der Redaktion geändert), 15.12.2015
142 Telefonisches Interview mit Amelie E. (Name von der Redaktion geändert), 15.12.2015
143 Telefonisches Interview mit Amelie E. (Name von der Redaktion geändert), 15.12.2015
144 Telefonisches Interview mit Amelie E. (Name von der Redaktion geändert), 15.12.2015
145 Telefonisches Interview mit Nele G. (Name von der Redaktion geändert), 23.12.2015
146 Telefonisches Interview mit Nele G. (Name von der Redaktion geändert), 23.12.2015

147 Telefonisches Interview mit Nele G (Name von der Redaktion geändert), 23.12.2015
148 Telefonisches Interview mit Romy E. (Name von der Redaktion geändert), 21.12.2015
149 Telefonisches Interview mit Romy E. (Name von der Redaktion geändert), 21.12.2015
150 Westerwelle, G. (2016), kindle edition
151 Persönliches Interview mit Katja P. (Name von der Redaktion geändert), 10.12.2015
152 Telefonisches Interview mit Lia F. (Name von der Redaktion geändert), 05.09.2015
153 Telefonisches Interview mit Sarah C. (Name von der Redaktion geändert), 21.12.2015
154 Telefonisches Interview mit Frida V. (Name von der Redaktion geändert), 11.09.2014
155 Telefonisches Interview mit Sascha Milk, 05.09.2014
156 Telefonisches Interview mit Marlene R. (Name von der Redaktion geändert), 03.09.2014
157 Telefonisches Interview mit Amelie E. (Name von der Redaktion geändert), 15.12.2015
158 Telefonisches Interview mit Marlene R. (Name von der Redaktion geändert), 03.09.2014
159 Telefonisches Interview mit Marlene R. (Name von der Redaktion geändert), 03.09.2014
160 Telefonisches Interview mit Romy E. (Name von der Redaktion geändert), 21.12.2015
161 Amelie E., Mail vom 23.02.2016 (via Facebook)
162 Telefonisches Interview mit Frida V. (Name von der Redaktion geändert), 11.09.2014
163 Telefonisches Interview mit Sarah C. (Name von der Redaktion geändert), 21.12.2015
164 Telefonisches Interview mit Sarah C. (Name von der Redaktion geändert), 21.12.2015
165 Telefonisches Interview mit Lia F. (Name von der Redaktion geändert), 05.09.2015
166 Telefonisches Interview mit Sascha Milk, 05.09.2014
167 Telefonisches Interview mit Sascha Milk, 05.09.2014
168 Telefonisches Interview mit Amelie E. (Name von der Redaktion geändert), 15.12.2015
169 Telefonisches Interview mit Nele G. (Name von der Redaktion geändert), 23.12.2015
170 Telefonisches Interview mit Nele G. (Name von der Redaktion geändert), 15.12.2015
171 Telefonisches Interview mit Michael B. (Name von der Redaktion geändert), 17.12.2015
172 Telefonisches Interview mit Semra A. (Name von der Redaktion geändert), 23.12.2015
173 Telefonisches Interview mit Semra A. (Name von der Redaktion geändert), 23.12.2015
174 Telefonisches Interview mit Semra A. (Name von der Redaktion geändert), 23.12.2015
175 Telefonisches Interview mit Charlotte M. (Name von der Redaktion geändert), 17.12.2015
176 Telefonisches Interview mit Emma B. (Name von der Redaktion geändert), 03.09.2014
177 Telefonisches Interview mit Lia F. (Name von der Redaktion geändert), 05.09.2015
178 Telefonisches Interview mit Romy E. (Name von der Redaktion geändert), 21.12.2015
179 Nachricht von Kati via Facebook, 07.06.2016
180 Nachricht von Sarah via Facebook, 07.06.2016
181 Nachricht von Sabrina, via Facebook, 07.06.16
182 Telefonisches Interview mit Semra A (Name von der Redaktion geändert), 23.12.2015
183 Telefonisches Interview mit Julia T. (Name von der Redaktion geändert), 23.12.2015
184 Telefonisches Interview mit Marlene R. (Name von der Redaktion geändert), 03.09.2014
185 Telefonisches Interview mit Marlene R. (Name von der Redaktion geändert), 03.09.2014
186 Telefonisches Interview mit Marlene R. (Name von der Redaktion geändert), 03.09.2014
187 Telefonisches Interview mit Mila S. (Name von der Redaktion geändert), 21.12.2015
188 Telefonisches Interview mit Mila S. (Name von der Redaktion geändert), 21.12.2015
189 Telefonisches Interview mit Emma B. (Name von der Redaktion geändert), 03.09.2014
190 Telefonisches Interview mit Emma B. (Name von der Redaktion geändert), 03.09.2014
191 Telefonisches Interview mit Emma B. (Name von der Redaktion geändert), 03.09.2014
192 Telefonisches Interview mit Romy E. (Name von der Redaktion geändert), 21.12.2015
193 Telefonisches Interview mit Romy E. (Name von der Redaktion geändert), 21.12.2015
194 Telefonisches Interview mit Charlotte M. (Name von der Redaktion geändert), 17.12.2015
195 Persönliches Interview mit Katja F. (Name von der Redaktion geändert), 10.12.2015
196 Telefoninterview mit Michael B. (Name von der Redaktion geändert), 17.12.2015
197 Telefoninterview mit Sarah C. (Name von der Redaktion geändert), 21.12.2015
198 Telefoninterview mit Marlene R. (Name von der Redaktion geändert), 03.09.2014
199 Telefoninterview mit Romy E. (Name von der Redaktion geändert), 21.12.2015
200 Telefoninterview mit Charlotte M (Name von der Redaktion geändert), 17.12.2015
201 Telefoninterview mit Nele G. (Name von der Redaktion geändert), 23.12.2015
202 Telefoninterview mit Amelie E. (Name von der Redaktion geändert), 15.12.2015
203 Telefoninterview mit Sascha Milk, 06.11.2015

204 Grün, A. (2015), S. 138 - 139
205 de Mello (2008), S. 10
206 Telefoninterview mit Amelie E. (Name von der Redaktion geändert), 15.12.2015
207 Telefoninterview mit Amelie E. (Name von der Redaktion geändert), 15.12.2015
208 Telefoninterview mit Amelie E. (Name von der Redaktion geändert), 15.12.2015
209 Telefoninterview mit Amelie E. (Name von der Redaktion geändert), 15.12.2015
210 Telefoninterview mit Amelie E. (Name von der Redaktion geändert), 15.12.2015
211 Telefoninterview mit Semra A. (Name von der Redaktion geändert), 23.12.2015
212 Telefoninterview mit Julia T. (Name von der Redaktion geändert), 23.12.2015
213 Telefoninterview mit Mila S. (Name von der Redaktion geändert), 21.12.2015
214 Telefoninterview mit Sarah C. (Name von der Redaktion geändert), 21.12.2015
215 Telefoninterview mit Marlene R. (Name von der Redaktion geändert), 03.09.2014
216 Telefoninterview mit Marlene R. (Name von der Redaktion geändert), 03.09.2014
217 Telefoninterview mit Charlotte M. (Name von der Redaktion geändert), 17.12.2015
218 Telefoninterview mit Nele G. (Name von der Redaktion geändert), 23.12.2015
219 Telefoninterview mit Michael B. (Name von der Redaktion geändert), 17.12.2015
220 Franziskus, Papst, Amoris laetitia Verlag Herder, 1. Aufl., § 166, S. 142 - 143
221 Persönliches Interview mit Katja P. (Name von der Redaktion geändert), 10.12.2015
222 Störung, bei der das Trauma in sich aufdrängenden Erinnerungen immer wieder erlebt wird, siehe dazu Lehrbuch Dr. Psych, Band II, Kapitel 11, S. 136 ff.
223 vgl. auch Ruppert, F. (2014), Trauma, Angst und Liebe, München, Kösel
224 Das Stockholm-Syndrom ist ein psychologisches Phänomen, bei dem Opfer von Missbrauch und Gewalt – sowohl im häuslichen Bereich als auch beispielsweise bei Geiselnahmen – positive Gefühle zu ihren Peinigern aufbauen. Das Spektrum kann von einfacher Sympathie bis hin zur Kooperation und im Extremfall sogar bis hin zur Liebe für den Täter reichen.
225 Vgl. www.br.de/themen/ratgeber/inhalt/familie/sexueller-missbrauch-anzeichen100.html
226 Mail von Sophia Z. (Name von der Redaktion geändert), 03.12.2015
227 Telefoninterview mit Amelie E. (Name von der Redaktion geändert), 15.12.2015
228 Telefoninterview mit Romy E. (Name von der Redaktion geändert), 21.12.2015
229 Telefoninterview mit Charlotte M. (Name von der Redaktion geändert), 17.12.2015
230 Telefoninterview mit Michael B. (Name von der Redaktion geändert), 17.12.2015
231 Telefoninterview mit Julia T. (Name von der Redaktion geändert), 23.12.2015
232 Telefoninterview mit Nele G. (Name von der Redaktion geändert), 23.12.2015
233 Telefoninterview mit Nele G. (Name von der Redaktion geändert), 23.12.2015
234 vgl. www.weisser-ring.de
235 vgl. www.weisser-ring.de
236 Affidamento ist eine gemeinnützige Gesellschaft und hilft Frauen in sozialen Schwierigkeiten.
237 Interview mit Sora (Name von der Redaktion geändert), 29.01.2016
238 Telefoninterview mit Semra A. (Name von der Redaktion geändert), 23.12.2015
239 vgl. www.deutschlandfunk.de/soziologin-necla-kelek-der-islam-schreibt-ganz-klar-vor.694.de.html?dram:article_id=342507
240 Ruppert, F. (2010), Symbiose und Autonomie, S. 140 ff.
241 Cileli (2008), zitiert in: Ruppert, F. (2010), Symbiose und Autonomie, S. 140 ff.
242 Ruppert, F. (2010), Symbiose und Autonomie, S. 140 ff.
243 vgl. Ruppert, F. (2015), S. 79
244 Ruppert, F. (2015), S. 79 - 81
245 vgl. Ruppert, F. (2015), S. 82 - 83
246 Telefoninterview mit Julia T. (Name von der Redaktion geändert), 23.12.2015
247 Bode, S. (2017), Kriegsenkel: Die Erben der vergessenen Generation sowie (2016), Nachkriegskinder: Die 1950er Jahrgänge und ihre Soldatenväter
248 Ustorf, Anne-Ev. (2010), Wir Kinder der Kriegskinder: Die Generation im Schatten des Zweiten Weltkriegs
249 Radebold, H. (2005), Die dunklen Schatten der Vergangenheit
250 Für Sie, 6/2017, S. 57 - 59
251 Pro Familia (Deutsche Gesellschaft für Familienplanung, Sexualpädagogik und Sexualberatung) ist ein deutschlandweiter Verbund von Beratungsstellen. Angeboten wird Beratung in medizinischen, psychologischen, psychosozialen und familienrechtlichen Fragen.

252 Telefonisches Interview mit Sarah C. (Name von der Redaktion geändert), 21.12.12015
253 Telefoninterview mit Sarah C. (Name von der Redaktion geändert), 21.12.2015
254 vgl. Ruppert, F. (2010), Symbiose und Autonomie, S. 111 ff.
255 vgl. Ruppert, F. (2010), Symbiose und Autonomie, S. 111 ff.
256 vgl. Ruppert, F. (2010), Symbiose und Autonomie, S. 111 ff.
257 Interview mit Cheyenne (Name von der Redaktion geändert), 29.01.16
258 Interview mit Cheyenne (Name von der Redaktion geändert), 29.01.16
259 vgl. www.psychiatrie.charite.de/patienten/krankheitsbilder/krankheitsbilder/borderline_dialektisch_behaviorale_therapie_dbt/die_borderline_stoerung/
260 www.psychotherapiepraxis.at/surveys/test_borderline.phtml
261 www.testzentrale.de/programm/borderline-persoenlichkeits-inventar.html
262 www.testzentrale.de/shop/diagnostisches-interview-fuer-das-borderlinesyndrom.html
263 Telefoninterview mit Semra A. (Name von der Redaktion geändert), 23.12.2015
264 Telefoninterview mit Nele G. (Name von der Redaktion geändert), 23.12.2015
265 Telefoninterview mit Marlene R. (Name von der Redaktion geändert), 03.09.2014
266 Telefoninterview mit Sascha Milk, 05.09.2014
267 Telefoninterview mit Charlotte M. (Name von der Redaktion geändert), 17.12.2015
268 Telefoninterview mit Emma B. (Name von der Redaktion geändert), 03.09.2014
269 Benzodiazepine sind abhängig machende Beruhigungsmittel wie beispielsweise Valium®.
270 Telefoninterview mit Lia F. (Name von der Redaktion geändert), 05.09.2015
271 Telefoninterview mit Romy E. (Name von der Redaktion geändert), 21.12.2015
272 Telefoninterview mit Amelie E. (Name von der Redaktion geändert), 15.12.2015
273 Telefoninterview mit Marlene R. (Name von der Redaktion geändert), 03.09.2014
274 Telefoninterview mit Emma B. (Name von der Redaktion geändert), 03.09.2014
275 Telefoninterview mit Sascha Milk, 05.09.2014
276 Telefoninterview mit Amelie E. (Name von der Redaktion geändert), 15.12.2015
277 Telefoninterview mit Lia F. (Name von der Redaktion geändert), 05.09.2015
278 Telefoninterview mit Lena P. (Name von der Redaktion geändert), 29.09.2014
279 Telefoninterview mit Charlotte M. (Name von der Redaktion geändert), 17.12.2015
280 Telefoninterview mit Nele G. (Name von der Redaktion geändert), 23.12.2015
281 Telefoninterview mit Romy E. (Name von der Redaktion geändert), 21.12.2015
282 Telefoninterview mit Michael B. (Name von der Redaktion geändert), 17.12.2015
283 Telefoninterview mit Semra A. (Name von der Redaktion geändert), 23.12.2015
284 vgl. Niklewski, G., Niklewski, R. R. (2011), S. 94 - 95
285 vgl. Niklewski, G., Niklewski, R. R. (2011), S. 95
286 vgl. Niklewski, G., Riecke-Niklewski, R. (2011), 3. Aufl., S. 97 - 98
287 vgl. Niklewski, G., Riecke-Niklewski, R. (2011), 3. Aufl., S. 101 ff.
288 vgl. Niklewski, G., Riecke-Niklewski, R. (2011), 3. Aufl., S. 102 ff.
289 vgl. Niklewski, G., Niklewski, R. R. (2011), S. 86 - 88
290 vgl. Niklewski, G., Niklewski, R. R. (2011), S. 86 - 88
291 Reddemann, L. (2001)
292 Telefoninterview mit Mila S. (Name von der Redaktion geändert), 21.12.2015
293 Interview mit Katja, P. (Name von der Reaktion geändert), 27.04.2015
294 Whats-app-Nachricht von Katja P. (Name von der Redaktion geändert), 19.02.16
295 Bericht von Katja P. (Name von der Redaktion geändert), 19.02.2016
296 Telefoninterview mit Semra A. (Name von der Redaktion geändert), 23.12.2015
297 Telefoninterview mit Michael B. (Name von der Redaktion geändert), 17.12.2015
298 Telefoninterview mit Charlotte M. (Name von der Redaktion geändert), 17.12.2015
299 Telefoninterview mit Marlene R. (Name von der Redaktion geändert), 03.09.2014
300 Telefoninterview mit Romy E. (Name von der Redaktion geändert), 21.12.2015
301 Telefoninterview mit Semra A. (Name von der Redaktion geändert), 23.12.2015
302 Telefoninterview mit Semra A. (Name von der Redaktion geändert), 23.12.2015
303 Telefoninterview mit Julia T. (Name von der Redaktion geändert), 23.12.2015
304 Telefoninterview mit Emma B. (Name von der Redaktion geändert), 03.09.2014
305 Telefoninterview mit Sascha Milk, 06.11.2015
306 Telefoninterview mit Sascha Milk, 06.11.2015
307 Telefoninterview mit Amelie E. (Name von der Redaktion geändert), 15.12.2015

308 Telefoninterview mit Nele G. (Name von der Redaktion geändert), 23.12.2015
309 Telefoninterview mit Sarah C. (Name von der Redaktion geändert), 21.12.2015
310 Telefoninterview mit Michael B. (Name von der Redaktion geändert), 17.12.2015
311 Telefoninterview mit Romy E. (Name von der Redaktion geändert), 21.12.2015
312 Telefoninterview mit Amelie E. (Name von der Redaktion geändert), 15.12.2015
313 Telefoninterview mit Amelie E. (Name von der Redaktion geändert), 15.12.2015
314 Telefoninterview mit Marlene R. (Name von der Redaktion geändert), 03.09.2014
315 Telefoninterview mit Semra A. (Name von der Redaktion geändert), 23.12.2015
316 Telefoninterview mit Emma B. (Name von der Redaktion geändert), 03.09.2014
317 Telefoninterview mit Charlotte M. (Name von der Redaktion geändert), 17.12.2015
318 Telefoninterview mit Nele G. (Name von der Redaktion geändert), 23.12.2015
319 Persönliches Gespräch mit Katja P. (Name von der Redaktion geändert), 10.12.15
320 Telefoninterview mit Charlotte M. (Name von der Redaktion geändert), 17.12.2015
321 Telefoninterview mit Lia F. (Name von der Redaktion geändert), 05.09.2015
322 Der Zonk stammt aus der Fernsehshow »Geh aufs Ganze!« Als Trostpreis konnte man diese rot-schwarze Stoffratte gewinnen.
323 Telefoninterview mit Marlene R. (Name von der Redaktion geändert), 03.09.2014
324 Telefoninterview mit Nele G. (Name von der Redaktion geändert), 23.12.2015
325 Telefoninterview mit Romy E. (Name von der Redaktion geändert), 21.12.2015
326 Telefoninterview mit Amelie E. (Name von der Redaktion geändert), 15.12.2015
327 Telefoninterview mit Sarah C. (Name von der Redaktion geändert), 21.12.2015
328 Telefoninterview mit Emma B. (Name von der Redaktion geändert), 03.09.2014
329 Telefoninterview mit Sascha Milk, 05.09.2014
330 Telefoninterview mit Sascha Milk, 06.11.2015
331 Telefoninterview mit Sascha Milk, 05.09.2014
332 FÜR SIE 6/2017
333 Grün, A. (2015), S. 33
334 Lilge, R. (1979), in: Der Tagesspiegel, S. 40, Nr. 10414, 23.12.79
335 Grün, A. (2015), S. 34
336 vgl. www.zeit.de/2016/03/papst-franziskus-buch-barmherzigkeit-interview-andrea-tornielli
337 Papst Franziskus (2015), kindle edition
338 Grün, A. (2015), S. 36 - 37
339 vgl. Reddemann, L. (2017), S. 47
340 vgl. Reddemann, L. (2017), S. 50
341 vgl. Reddemann, L. (2017), S. 88 - 89
342 Nietzsche, Also sprach Zarathustra. Ein Buch für Alle und Keinen. 1883-1885
343 Ruppert, F., in: Für Sie, 06/2007
344 vgl. Reddemann, L. (2017), S. 87 - 88
345 in Anlehnung an: Reddemann, L. (2017), S. 65 - 66
346 vgl. Reddemann, L. (2017), S. 76 - 78
347 In Anlehnung an: www.hekaya.de/maerchen/der-schatz-am-rande-des-regenbogens--europa_235.html
348 in Anlehnung an: Reddemann, L. (2017), S. 37 - 39
349 Loise L. Hay, Allegria Verlag 2007
350 Beruhigungsmittel mit dem Benzodiazepin-Wirkstoff Lorazepam
351 zitiert in: Broughton, V. (2014)
352 vgl. Broughton, V. (2014), S. 64
353 vgl. Broughton, V. (2014), S. 63
354 vgl. Broughton, V. (2014), S. 64-65
355 vgl. Broughton, V. (2014), S. 69 - 70
356 vgl. Broughton, V. (2014), S. 76 - 79
357 vgl. Broughton, V. (2014), S. 76 - 79
358 vgl. Broughton, V. (2014), S. 90 - 92
359 vgl. Broughton, V. (2014), S. 80-86
360 Bode, S. (2012), kindle edition
361 vgl. Broughton, V. (2014), S. 86 - 88
362 vgl. de Mello, A. (2006), S. 31 - 32

363 Telefoninterview mit Julia T. (Name von der Redaktion geändert), 23.12.2015
364 Aus den Fliegenden Blättern, ersch. 1845-1928 bei Braun & Schneider, München. Originaltext
365 vgl. Bucay, J. (2008), kindle edition
366 Telefoninterview mit Sarah C. (Name von der Redaktion geändert), 21.12.2015
367 Telefoninterview mit Emma B. (Name von der Redaktion geändert), 03.09.2014
368 Telefoninterview mit Frida V. (Name von der Redaktion geändert), 11.09.2014
369 Telefoninterview mit Michael B. (Name von der Redaktion geändert), 17.12.2015
370 Telefoninterview mit Sascha Milk, 05.09.2014
371 Telefoninterview mit Lia F. (Name von der Redaktion geändert), 05.09.2015
372 Telefoninterview mit Semra A. (Name von der Redaktion geändert), 23.12.2015
373 Telefoninterview mit Amelie E. (Name von der Redaktion geändert), 15.12.2015
374 Telefoninterview mit Lena P. (Name von der Redaktion geändert), 29.09.2014
375 Telefoninterview mit Charlotte M. (Name von der Redaktion geändert), 17.12.2015
376 Telefoninterview mit Marlene R. (Name von der Redaktion geändert), 03.09.2014
377 Telefoninterview mit Nele G. (Name von der Redaktion geändert), 23.12.2015
378 Telefoninterview mit Romy E. (Name von der Redaktion geändert), 21.12.2015
379 Interview mit Katja P. (Name von der Redaktion geändert), 27.04.2015
380 Erfahrungsbericht »Borderline-Selbsthilfe-Gruppe« im Alexianer St. Joseph Krankenhaus, Berlin Weissensee, am 11. Dezember 2015
381 Telefoninterview mit Amelie E. (Name von der Redaktion geändert), 15.12.2015
382 Telefoninterview mit Julia T. (Name von der Redaktion geändert), 23.12.2015
383 Telefoninterview mit Sarah C. (Name von der Redaktion geändert), 21.12.2015
384 Telefoninterview mit Semra A. (Name von der Redaktion geändert), 23.12.2015
385 Telefoninterview mit Sascha Milk, 06.11.2015
386 Telefoninterview mit Nele G. (Name von der Redaktion geändert), 23.12.2015
387 Telefoninterview mit Romy E. (Name von der Redaktion geändert), 21.12.2015
388 Telefoninterview mit Julia T. (Name von der Redaktion geändert), 23.12.2015
389 Viktor Staudt hat einen Bahn-Suizid überlebt und machte das Thema mit seinem Buch »Die Geschichte meines Suizids« öffentlich.
390 Telefoninterview mit Sascha Milk, 06.11.2015
391 Mail von Sascha, 27.05.16
392 vgl. http://www.psychiatrie.de/arbeit/ex-in/
393 Telefoninterview mit Julia T. (Name von der Redaktion geändert), 23.12.2015
394 vgl. http://www.psychenet.de/ueber-psychenet/ziele-und-aufgaben.html
395 http://www.abendblatt.de/ratgeber/wissen/article205429363/psychenet-Ein-Netzwerk-fuer-kranke-Seelen.html
396 www.nichtallesschlucken.de/film/
397 Telefoninterview mit Martin Schultz, 04.02.2016
398 Interview mit Valeska G. (Name von der Redaktion geändert), 11.12.2015
399 Maxeiner, S., Rühle, H. (2015), S. 164 - 196
400 Telefoninterview mit Sarah C. (Name von der Redaktion geändert), 21.12.2015
401 Telefoninterview mit Mila S. (Name von der Redaktion geändert), 21.12.2015
402 Telefoninterview mit Charlotte M. (Name von der Redaktion geändert), 17.12.2015
403 Telefoninterview mit Nele G. (Name von der Redaktion geändert), 23.12.2015
404 Telefoninterview mit Romy E. (Name von der Redaktion geändert), 21.12.2015
405 Das SKID (Structured Clinical Interview for DSM-IV Dissociative Disorders) ist ein halbstrukturiertes Interview, mit dem der Schweregrad der Symptomatik einer dissoziativen Störung erfasst wird. Betroffene werden dann beispielsweise zum Symptom Amnesie gefragt: »Haben Sie je das Gefühl gehabt, dass es größere Lücken in Ihrem Gedächtnis gibt?« Auch werden sie gebeten, Beispielsituationen zu beschreiben und darzulegen, wie die Symptome ihre sozialen Beziehungen und ihre Arbeitsfähigkeit beeinträchtigen.
406 Die NET ist ein Verfahren für schwer traumatisierte Menschen. Bei der Therapie werden die Erinnerungen an die traumatischen Erfahrungen in Erzählungen aufgearbeitet, was eine Verarbeitung der Traumata bewirken soll.
407 Ein traumatisiertes Opfer übernimmt häufig die Einstellung und das Verhalten des Täters. Es ist dann, als ob der Täter in dem Opfer selbst zu leben begänne und somit zum dauerhaften Begleiter wird. Das führt dazu, dass das Opfer sich gewalttätig gegen andere und sich selbst gegenüber verhält.

408 Videointerview mit Matilda K. (Name von der Redaktion geändert), 11.09.2014
409 Mails von Mathilda, in der Zeit zwischen dem 12.09.14 und 22.04.16
410 Mails von Mathilda, in der Zeit zwischen dem 12.09.14 und 22.04.16
411 Von Retraumatisierung spricht man, wenn durch bestimmte Auslöser traumatische Erfahrungen wiederholt erlebt werden.
412 Mails von Mathilda, in der Zeit zwischen dem 12.09.14 und 22.04.16
413 Mails von Mathilda, in der Zeit zwischen dem 12.09.14 und 22.04.16
414 Mail von Matilda, 24. April 2015
415 Mails von Mathilda, in der Zeit zwischen dem 12.09.14 und 22.04.16
416 Mail von Matilda, 05.11.2015
417 Mails von Mathilda, in der Zeit zwischen dem 12.09.14 und 22.04.16
418 Telefoninterview mit Katharina M. (Name von der Redaktion geändert), 10.09.2014

Abbildungsverzeichnis

4 Abbildung 1: »Das Sonnenkind«, Zeichnung von Katja
23 Abbildung 2: »Katja und der Pinguin in der Wüste«, Zeichnung von Katja
26 Abbildung 3: »Die Welt in Trümmern«, Zeichnung von Katja
28 Abbildung 4: »Blutendes Herz«, Zeichnung von Katja
64 Abbildung 5: »Gebrochenes Herz im Käfig«, Zeichnungen von Katja
67 Abbildung 6: »Zwischen den Welten«, Zeichnung von Katja
69 Abbildung 7: »Damit ihr wisst, wie ich mich fühle«, Zeichnung von Katjax
70 Abbildung 8: »Kopf in den Sand«, Zeichnung von Katja
81 Abbildung 9: »Ich spüre nur noch LEERE in mir«, Zeichnung von Katja
83 Abbildung 10: »Der Gedankenbaum«, Zeichnung von Katja
88 Abbildung 11: »Wer bin ich?«, Zeichnung von Katja
92 Abbildung 12: »Meine größten Ängste«, Zeichnung von Katja
105 Abbildung 13: »Zertreten wie ein Insekt«, Zeichnung von Katja
119 Abbildung 14: »Tief in der Einsamkeit«, Zeichnung von Katja
121 Abbildung 15: »Gegen den Baum«, Zeichnung von Katja
122 Abbildung 16: »Sprung in den Tod«, Zeichnung von Katja
123 Abbildung 17: »Der Tod als Tor zum Licht?«, Zeichnung von Katja
124 Abbildung 18: »Die Wippe«, Zeichnung von Katja
124 Abbildung 19: »Die Beerdigung«, Zeichnung von Katja
127 Abbildung 20: »Nach dem Suizidversuch«, Zeichnung von Katja
133 Abbildung 21: »Negative Gefühle und Gedanken, die nicht vergehen«, Zeichnung von Katja
135 Abbildung 22: »Es heißt, die Zeit heilt alle Wunden ...«, Zeichnung von Katja
140 Abbildung 23: »Niemand muss sich für seine psychische Krankheit schämen!«, Zeichnung von Katja
149 Abbildung 24: »Sind Sie bekloppt?«, Zeichnung von Katja
156 Abbildung 25: »Schrei nach Hoffnung«, Zeichnung von Katja
158 Abbildung 26: »Einmal Elch und Nordlicht erleben«, Zeichnung von Katja
167 Abbildung 27: »Oh nein! Wir wollen dich nicht!«, Zeichnung von Katja
302 Abbildung 28: »Am liebsten einfach loslassen, fliegen und endlich frei sein ...«, Zeichnung von Katja
335 Abbildung 29: »Mein Notfallkoffer«, Zeichnung von Katja
353 Abbildung 30: »Der Zirkuselefant«, Zeichnung von Katja

Fotoverzeichnis

14 Foto: Sascha Milk, © Sascha Milk
429 Foto: Matilda K. auf ihrem Pferd Santoz (Gesicht unkenntlich gemacht)

Tabellenverzeichnis

61 Tabelle 1: Diagnostische Leitlinien emotional instabile Persönlichkeitsstörung, impulsiver Typ F60.30
62 Tabelle 2: Diagnostische Leitlinien emotional instabile Persönlichkeitsstörung, Borderline-Typ F60.31
402 Tabelle 3: Checkliste Borderline-Störungen, vgl. Heiligenfeld Kliniken, Bad Kissingen, www.heiligenfeld.de

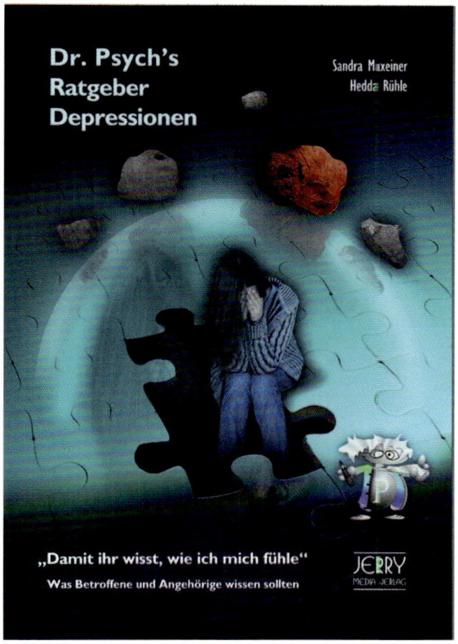

17 x 24 cm | 360 Seiten
Klebebindung | broschiert
24,95 €
ISBN: 978-3-9523672-7-8

Dieser Ratgeber stellt diejenigen in den Mittelpunkt, die es betrifft: depressive Menschen und ihre Angehörigen. Dr. Psych besucht Betroffene und spricht mit ihnen über ihre Gefühlswelt, ihren Alltag mit der Erkrankung, ihre Hoffnungen und Wünsche und darüber, wie ihre Familien und ihr Umfeld darauf reagieren. Der Ratgeber ist geeignet für alle, die einen unverstellten, unvoreingenommenen Blick in die Welt depressiver Menschen gewinnen möchten und natürlich auch für die Betroffenen selbst. Dr. Psych erläutert, wie man eine Depression erkennt und welche Behandlungsmöglichkeiten es gibt. Außerdem gibt er Tipps und Empfehlungen zum Umgang mit Betroffenen und zur Suizidprävention. Er hilft nahestehenden Menschen, mehr Verständnis zu entwickeln und mit mehr Akzeptanz und Empathie auf die Erkrankten einzugehen. "Der Ratgeber ist fantastisch, ich mag gar nicht aufhören zu lesen. Er ist einfach großartig geschrieben und durch die Menschen, die ihre Geschichte erzählen, ist er so realistisch. Ich habe mich in vielem wiedererkannt, es war manchmal wie ein Spiegelbild. Auch liefen mir des Öfteren die Tränen. Es ist genau das, was wir und andere wissen möchten. Soviel Natürlichkeit und vor allem für kranke und gesunde Menschen verständlich. Einfach toll ..." (Feedback von Katja, P., einer Betroffenen)

Mehr Informationen unter www.dr-psych.com

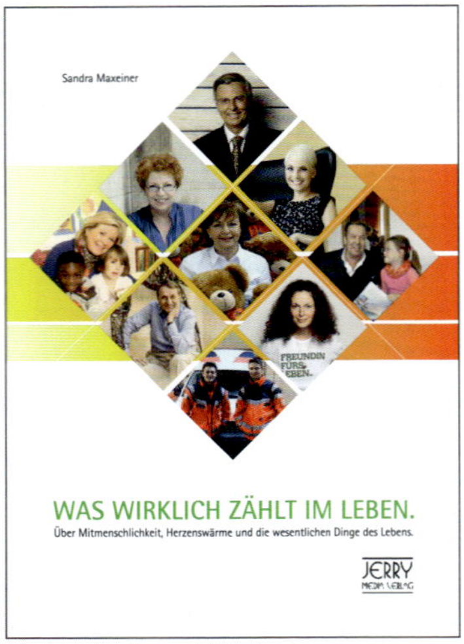

Gebundene Ausgabe, Teil 1
9,99 €
ISBN: 978-3-9524441-2-2

Was ist es, das mir wichtig ist? – Gespräche über die wesentlichen Dinge des Lebens. Im ersten Teil der Reihe stellt Sandra Maxeiner Menschen vor, die zeigen, »Was wirklich zählt im Leben«. Dank einfühlsamer, gezielter Fragen öffneten sich auch Prominente wie der Politiker Wolfgang Bosbach, Schlagersänger Roland Kaiser, die Schauspielerinnen Jutta Speidel und Hansi Jochmann sowie die RTL-Moderatorin Susanne Klehn für Innenansichten ihrer Lebenseinstellungen.

Warum macht sich Gutsein nicht an heroischen Taten fest? Weshalb lassen sich Depressionen nicht erklären? Inwiefern verändert eine Krebserkrankung den Charakter? Warum ist mancher ein Held wider Willen? Wieso ist nur Liebe das geeignete Mittel gegen Gewalt? Wie gelingt ein Leben ohne Angst? Und warum können wir sehr wohl einen Unterschied machen? Antworten auf diese und viele weiteren Fragen geben außergewöhnliche Menschen, die unterschiedlicher nicht sein könnten und doch eines gemeinsam haben: das Bedürfnis, einen Beitrag für die Gemeinschaft leisten zu wollen.

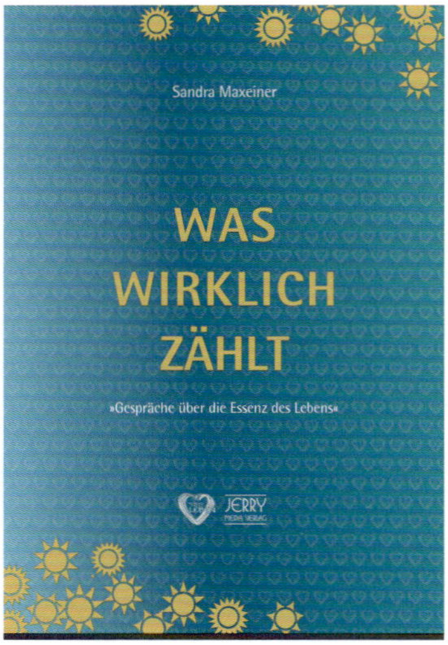

Gebundene Ausgabe, Teil 2
7,80 €
ISBN: 978-3-9524441-5-3

Was zählt wirklich in unserem Leben? Wie können wir das Beste daraus machen und warum sind wir hier? Sandra Maxeiner suchte und fand Antworten auf diese und weitere Fragen in Begegnungen mit ungewöhnlichen Menschen, die existenzielle Lebenserfahrungen gemacht haben. So traf sie die buddhistische Nonne Ani Choying Drolma aus Nepal, die ihrem gewalttätigen Vater zu vergeben lernte und damit zu einem neuen, positiven Leben fand. Für die 46-Jährige Nonne steht heute fest: Jede Erfahrung im Leben ist gut, egal ob sie positiv oder vermeintlich negativ ist. In Sandra Maxeiners zweitem Interviewbuch finden sich spannende, berührende, weise und inspirierende Lebenserfahrungen und Einsichten. Zu Wort kommen unter anderem der Politiker Gregor Gysi, der Sänger Roland Kaiser, die Schauspielerin Michaela May, Musiker Jens Sembdner und Notfallpsychologe Gerd Reimann.